U022443

小儿晶状体病学
Pediatric Lens Diseases

主　编 刘奕志

编　者（以所编写章节先后为序）

李永平　丁运刚　陈伟蓉　谈旭华　陈晓云　吴开力
钟潇健　何明光　李　猛　柳夏林　张新愉　倪　瑶
陈晴晶　林浩添　甘小亮　凌洪锋　肖惠明　罗莉霞
曹乾忠　刘奕志　郑丹莹　孙　懿　吴明星　刘臻臻
曲　博　丁小燕　袁钊辉　娄秉盛　刘良平　邓大明
李劲嵘　余敏斌

主　译 陈伟蓉
副主译 林浩添
译　者（以所翻译章节先后为序）

刘臻臻　蔡雯嘉　曲　博　王晓然　谈旭华　李金燕
陈　卉　许博涵　曹乾忠　熊　浪　刘良平　李剑冰
陈晴晶　肖　薇　陈　婉　王婧荟　王琦玮　张树意
何　嫦　孙　琰　靳光明　伍洁仪

人民卫生出版社
·北京·

版权所有，侵权必究！

Translation from the English language edition：
Pediatric Lens Diseases
edited by Yizhi Liu
Copyright © Springer Science+Business Media Singapore 2017
This Springer imprint is published by Springer Nature
The registered company is Springer Nature Singapore Pte Ltd.
All Rights Reserved

图书在版编目（CIP）数据

小儿晶状体病学 / 刘奕志主编；陈伟蓉主译 .—
北京：人民卫生出版社，2020.10
ISBN 978−7−117−30457−3

Ⅰ.①小… Ⅱ.①刘…②陈… Ⅲ.①小儿疾病 —晶
状体 —眼病 —防治 Ⅳ.①R779.7

中国版本图书馆 CIP 数据核字（2020）第 175665 号

人卫智网	www.ipmph.com	医学教育、学术、考试、健康，
		购书智慧智能综合服务平台
人卫官网	www.pmph.com	人卫官方资讯发布平台

图字号：01-2018-0663

小儿晶状体病学
Xiaoer Jingzhuangtibingxue

主　　译：陈伟蓉
出版发行：人民卫生出版社（中继线 010-59780011）
地　　址：北京市朝阳区潘家园南里 19 号
邮　　编：100021
E - mail：pmph @ pmph.com
购书热线：010-59787592　010-59787584　010-65264830
印　　刷：北京华联印刷有限公司
经　　销：新华书店
开　　本：787 × 1092　1/16　印张：23
字　　数：560 千字
版　　次：2020 年 10 月第 1 版
印　　次：2020 年 11 月第 1 次印刷
标准书号：ISBN 978-7-117-30457-3
定　　价：238.00 元
打击盗版举报电话：010-59787491　E-mail：WQ @ pmph.com
质量问题联系电话：010-59787234　E-mail：zhiliang @ pmph.com

译 序

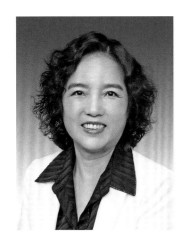

小儿晶状体病的诊疗是国际性难题,存在诊疗决策难、缺乏小儿眼病专业队伍、预后不佳等一系列问题。患儿如未能及时得到合理治疗,可能与光明失之交臂,在黑暗中度过漫漫人生,这给患儿、家庭和社会造成沉重的负担。

我是一名具有 30 余年临床经验的眼科医生,长期从事小儿眼病,特别是婴幼儿白内障的诊疗,深切体会到国际、国内小儿晶状体病的诊疗困境。我曾带领中国眼科医疗团队走过了16 万公里的防盲路,为世界各地 8 个国家带去先进眼科诊疗技术。在援外医疗过程中,我们接触了很多晶状体病患儿,由于该病的诊疗复杂,国际上缺乏相应诊疗规范,这些患儿往往得不到正确的治疗与康复。而在我国,优质医疗资源往往集中在大城市,不同区域的小儿晶状体病的诊疗水平参差不一,为了诊治疾病,边远地区的家长往往需要带着患儿辗转奔波数千里到大城市去治疗和复查。如何帮助小儿晶状体病患者获得良好的视觉和光明的未来,是我一直在思考的问题和不懈努力的方向。

2011 年,刘奕志教授与我共同牵头在中山大学中山眼科中心建立了国内首个"小儿白内障之家",通过规范化的诊疗平台、专业团队长期的跟踪随访,帮助患儿改善视功能康复预后及生活质量,为数千名小儿白内障患者带来光明。我们团队还创建了国际上样本量最大的先天性白内障患儿临床研究队列和相应的生物样本库,组建了小儿白内障诊疗从基础研究到临床转化的学术医疗团队,培养了一批学术严谨、临床过硬的中青年小儿白内障诊疗人才。在此过程中,我们积累了大量关于小儿晶状体病诊疗的宝贵资料和经验。基于此,刘奕志教授带领我和团队成员共同撰写了 *Pediatric Lens Diseases* 一书,将团队的经验、成果,以及国际上该领域的最新进展整理成文,由 Springer 出版社于 2016 年出版,力求与世界各地的眼科同道分享、探讨和解决小儿晶状体病的诊疗难题。

为增进国内眼科同道对小儿晶状体病诊治的了解,我作为主译组织了 *Pediatric Lens Diseases* 的翻译,经过整个团队 3 年的努力,这本凝结了我国与国际小儿晶状体病的最新研究成果和宝贵诊疗经验的译本得以面世。在翻译过程中,我们在不偏离原著原意的基础上,对最新诊疗规范、相应参考文献等进行了更新,并结合我国的临床诊疗实际对相关知识进行讲解。诚然,翻译过程中我们力求完美,但仍难免有不尽人意之处,恳请广大眼科同道在阅读过程中不吝批评,多提宝贵意见。

医学科学的发展道阻且长,但行而不辍,则未来可期。我衷心希望中文版《小儿晶状体病学》能为国内广大眼科同道带来系统、全面的小儿晶状体病诊疗知识,助力大家拓宽视野、辩证地对待知识、践行创新,共同促进我国小儿晶状体病诊疗水平的长足发展,使千万患儿和家庭从中受益,获得光明和幸福!

陈伟蓉

2020 年 9 月

序

　　成人白内障患病率高,眼科医生又对白内障的新手术方式和人工晶状体技术更为关注,故小儿白内障患者的治疗仍然是白内障手术领域中最易被忽视的主题。总体上看,这些病例最难处理,这体现在小儿白内障的诊断、手术摘除以及术后康复三重挑战上。遗憾的是,眼科住院医师培训、书籍或课堂极少涉及这个主题。

　　《小儿晶状体病学》是关于这个重要主题的一本急需的、内容全面的新书。中山大学中山眼科中心是中国首屈一指的眼科学术单位,院长刘奕志教授为本书主编。他精湛的眼科手术技术在中国居于领先地位,同时,他也是全球小儿白内障领域的学术带头人之一。

　　中山眼科中心是服务于广大患者的三级转诊医院。自 2011 年建立中国第一个儿童白内障中心以来,刘教授及其团队已治疗超过 2 000 名白内障患儿。因此,中山眼科中心团队可以说是世界上治疗小儿白内障经验最丰富的团队之一。这里有着独特的临床数据库、先进的临床培训,并催生了重要的基础和临床研究。

　　本书是一本有关小儿白内障的令人印象深刻的著作,它是将相关研究、诊治经验和诊疗水平融为一体的学术结晶。刘教授及其同事撰写了 27 个包含精美插图的章节,涵盖小儿晶状体病理学和外科手术学的每个重要领域,同时,也展现了现阶段能获取的一些小儿白内障及其手术过程的最佳数字图像。本书的结构非常清晰,因为本书大部分的作者来自同一个儿科转诊中心,因此,他们的临床经验得以良好地整合在一起。

　　可以说,这是一部小儿白内障领域的权威著作,汇集了来自国际一流儿童白内障中心的医生们的心血,书中的专业知识能够使全世界的眼科医生受益。在此,我衷心祝贺刘教授及其团队取得的这一不朽的成就,由衷感谢他与我们分享这本具有宝贵学术价值的著作。

David F. Chang, MD

(刘臻臻　蔡雯嘉　译)

前　言

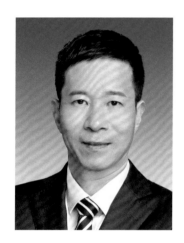

　　小儿晶状体病是儿童中排名首位的致盲眼病,其病因复杂,临床表现各异,治疗方法存在争议。如果不充分考虑小儿眼球解剖和病理生理特点,仅采用常规成年白内障的治疗方法,术后反应重、并发症多,影响视功能发育和重建,使患儿及其家庭无法摆脱疾病的困扰。同时,我国现阶段小儿白内障手术者培养周期长,队伍不稳定,且手术难度大,手术技术不完善,诊疗水平亟须提高。

　　近年来,随着晶状体发育生物学、病理生理学研究的进展,人们对小儿晶状体病有了新的认识;微创白内障手术技术的进步使得小儿晶状体病的治疗效果得到了显著提高。在此,我们总结了国内外新近研究成果,立足于小儿眼球结构和视功能发育,收集整理大量的临床数据、图像资料,在病理生理、围手术期处理、手术技术、并发症防治、视功能重建等方面进行了详尽的阐述,集合成书,希望引起广大术者的更多关注和思考,以促进小儿晶状体病诊治水平的提升。

　　虽然我们竭尽全力,但医学技术日新月异,书中疏漏在所难免,敬请广大读者批评指正。

刘奕志

致　谢

　　本书是中山大学中山眼科中心优秀的编写团队与 Springer 出版社的编辑们共同做出巨大贡献的、不懈努力的成果。我们感谢他们每个人贡献的专业知识和致力于为全球眼科医生传授小儿晶状体病相关的宝贵知识的决心。

　　我还要特别感谢钟潇健、Philip Wall 和林卓玲三位对本书的特殊贡献。钟博士在编辑和校对全部 27 章英文原稿上花费了大量的时间和精力；Wall 先生为各章内容完善做出了巨大贡献；林卓玲女士收集了大量、宝贵的儿童晶状体疾病的临床图像，这对于儿童眼科学著作是不可或缺的。

刘奕志

目　录

第一篇

总　论

1

第一章
晶状体的胚胎发育

李永平　丁运刚

摘　要

视泡外层的表皮外胚层眼前段可导致先天性白内障等晶状体疾病的发生基因转录和调控参与晶状体发育的全过程，是晶状体发育最重要的影响因素之一。基因水平干预治疗晶状体是眼球屈光间质的重要组成部分，来源于视泡外层的表皮外胚层。晶状体的发育受多种转录因子的调控，反之，其发育也对胚胎期眼前段乃至整个眼球的发育具有一定的调控作用。晶状体胚胎发育过程中发生的任何异常均可能导致先天性白内障等晶状体疾病，甚至影响整个眼球的正常发育。了解晶状体的胚胎发育过程，有助于进一步理解小儿晶状体疾病的病理分子机制。

第一节　晶状体发育的组织胚胎学

一、晶状体原基的形成

晶状体源自视泡外层的表皮外胚层，在胚胎第 3 周由视泡同表皮外胚层相互接触诱导发育形成(图 1-1a)。视泡与其外层的表皮外胚层接触，并诱导后者增厚形成晶状体板，为晶状体形成的原基(图 1-1b)。接触部位以外的表皮外胚层细胞是晶状体板的细胞来源，能迅速分裂、增生，并向中央(即晶状体板)迁移，直至到达晶状体板区才进一步分化。

任何影响晶状体板形成的因素都将阻碍晶状体的发育，甚至导致无晶状体眼的发生。临床上单纯无晶状体眼很罕见，常常伴有眼球的其他组织发育障碍[1]。笔者曾遇到一例临床诊断为无眼球的发育畸形，发育障碍的眼组织外观上仅表现为结膜下黄豆大小的软组织。经连续病理切片检查发现尽管没有完整的眼球结构，但软组织内仍可见排列不规则、结构欠完整的眼球血管膜组织，以及团块状的发育极不成熟的视网膜样组织和平滑肌组织(睫状肌)，未见角膜、小梁网、虹膜、晶状体和玻璃体。除此之外，还可见不规则的胶原纤维束、脂肪组织和软骨团块。

二、晶状体泡的发育

受视泡向下凹陷形成视杯这一原始动力的吸引,晶状体板中心部分也向下凹陷(图 1-1c)。伴随着晶状体凹陷的进一步扩大,其两侧的前缘收缩并向中央靠拢,逐渐形成一细茎与表皮外胚层相连。

胚胎第 6 周时晶状体凹陷与表皮外胚层完全脱离,形成泡状结构,即为晶状体泡(图 1-1d)。晶状体泡随着视泡凹陷的加深而落入视杯内,分化也开始加速。晶状体泡前壁细胞,源自晶状体板周边的细胞,分化形成前囊下的晶状体上皮层,并终身保持单层立方上皮细胞的特性。晶状体泡后壁细胞,源自晶状体板中央的细胞,逐渐拉长分化形成晶状体纤维,突向泡内空腔,最终这些细胞顶端向前生长,到达前壁下,分化成原始晶状体纤维(图 1-1e)。晶状体泡前后壁交界处的上皮细胞,则分化为赤道部上皮细胞,终生不断分化形成次级晶状体纤维(图 1-2)。晶状体泡发育过程中如受到干扰,将导致晶状体发育障碍,表现为不同形式的晶状体疾病。

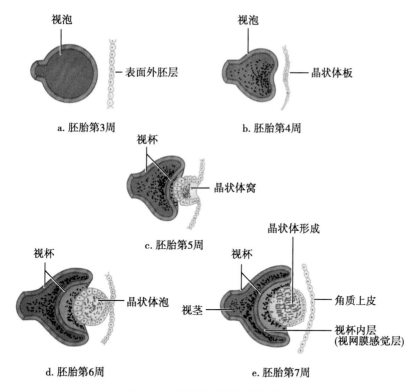

图 1-1　晶状体胚胎发育示意图

a. 胚胎第 3 周,视泡形成,并逐渐与表皮外胚层接触;b. 胚胎第 4 周,晶状体板形成;c. 胚胎第 5 周,晶状体板和视泡向内凹陷;d. 胚胎第 6 周,晶状体泡完全形成;e. 胚胎第 7~8 周,原始晶状体纤维形成

三、晶状体上皮的发育

成熟的晶状体虽然源自相同的晶状体板细胞,但其各部分结构却不相同。晶状体前囊

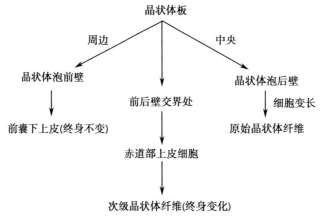

图 1-2　晶状体板细胞的分化

晶状体板的周边细胞最终转化为前囊下上皮细胞,中央细胞最终转化为原始晶状体纤维,
前后壁交界处细胞最终转化为赤道部上皮细胞并,产生次级晶状体纤维

下为单层立方上皮细胞,两侧赤道区为梭形细胞,晶状体后囊下则无任何细胞的存在。产生
这种差异性分化的原因,需追溯到晶状体板的发生。如前所述,晶状体板源自视泡前的表皮
外胚层,是形成晶状体的原始干细胞。而晶状体板为原始单层未分化细胞,其中不同部位的
细胞形态、大小不尽相同。晶状体板越接近中央的细胞,即晶状体窝底部的细胞,分化特性
越明显,细胞形态接近柱状;晶状体板越靠近周边的细胞,即以后形成晶状体泡前表面的细
胞,分化特性则越低,呈圆形,具有干细胞的性质;而晶状体板周边边缘处的细胞与角膜上皮
干细胞相邻,两者在发育上有着潜在的联系。

　　胚胎 6~7 周时,已能见到晶状体上皮细胞,但在形态学上并非典型的单层立方细胞,而
是增生非常活跃的假复层细胞。从胚胎期的 4 个月到足月该上皮细胞变化不大。

四、晶状体纤维的形成

　　晶状体纤维分为原始晶状体纤维和次级晶状体纤维。

　　1. 原始晶状体纤维　晶状体泡脱离表皮外胚层后,泡内的上皮细胞分化加速。晶状体
泡后壁细胞变大并逐渐变为梭形,由后壁向晶状体泡中央突出,细胞核由细胞中央逐渐向细
胞前端迁移。其后细胞胞体也逐渐变长,晶状体泡内的腔隙越来越窄,逐渐由圆形空心状变
为弧形或新月形。当中央的梭形晶状体纤维细胞到达晶状体前囊下上皮层时,晶状体泡内
腔隙消失,成为球状实体。伸长的晶状体纤维细胞逐渐脱核,最终分化为原始晶状体纤维,
形成胚胎核。胚胎核性白内障为胚胎 6~8 周时原始晶状体纤维前部异常所致,表现为晶状
体中央出现极小而分散的白色点状混浊,往往不影响患儿视力。

　　2. 次级晶状体纤维　在胚胎 7 周左右源自晶状体赤道部的上皮细胞开始分化,呈梭形,
并向晶状体泡中心迁移。细胞前极达前囊膜上皮下,后极达后囊膜下,在晶状体前后极与对
侧的晶状体纤维对接,并紧靠原始晶状体纤维的外面,逐层包绕。环绕胚胎核的次级晶状体
纤维又称胎儿核,胚胎发育 3 个月时晶状体受到损伤可导致胎儿核性白内障。主要表现为
前后 Y 字缝之间的晶状体混浊,常影响患儿视力。

五、晶状体囊膜的形成

晶状体囊膜是由晶状体上皮细胞分泌产生的板层样物质积聚而形成的基底膜,主要成分为层粘连蛋白、纤维连接蛋白、Ⅵ型胶原、硫酸糖胺聚糖等[2]。胚胎 5 周时,均质、透明、完整、极薄的晶状体囊膜开始形成。胚胎 7 周时,晶状体囊膜的结构已清晰可见。胚胎 10 周时,晶状体囊膜前后极部位的厚度基本相同。此后,随着晶状体的发育囊膜各部位的厚度也逐渐增加。

六、晶状体缝的形成

胚胎第 8 周晶状体缝开始形成。晶状体缝是由来自赤道部的次级晶状体纤维,在晶状体的前后极分别终止于特定的部位,形成 Y 字形外观(图 1-3)。前极达 Y 字缝分叉的纤维,在后极将到 Y 字缝的顶点处,反之亦然。晶状体纤维在接近终止处变尖、变扁,与对侧的晶状体纤维达到精确对接。Y 字缝形成后,晶状体逐渐变成椭圆形。胚胎晚期至出生后,随着晶状体体积的增大,晶状体纤维的伸展,晶状体缝变得不规则,可呈现为复杂的树枝状。胚胎 3 个月时的晶状体损害可导致缝性白内障,表现为前、后 Y 字缝的混浊。

胚胎核形成后,由赤道部上皮细胞分化产生的新晶状体纤维将先形成的晶状体缝包埋在晶状体实质内,形成规则的层状结构。胎儿核形成后的胚胎晶状体受损可产生绕核性白内障,表现为胎儿核外周包绕的一圈白色壳状混浊,壳与囊膜呈同心圆排列。壳内胎儿核透明,壳外围的晶状体皮质也透明。不同发育阶段的晶状体纤维的排列方式决定了晶状体的这种层状外观。成年人的晶状体在裂隙灯光学切面下可分辨出如下层次:胚胎核、胎儿核、成年核、皮质区等(图 1-3)。

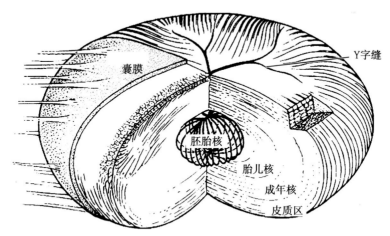

图 1-3　晶状体缝及晶状体的层次结构
晶状体纤维在晶状体前后极部形成 Y 字缝。晶状体从内到外
依次为胚胎核、胎儿核、成年核、皮质区和囊膜

七、晶状体血管鞘的形成

胚胎期晶状体周围复杂的血管网为晶状体的发育提供营养,称之为晶状体血管鞘。胚

胎 1 个月时,玻璃体动脉分支成多个血管,它们互相吻合形成血管网,覆盖了晶状体的整个后表面,称为后部晶状体血管鞘。后部血管鞘分支形成的毛细血管延伸至晶状体赤道部,并与脉络膜静脉相互吻合形成晶状体血管鞘的瞳孔囊区,该区的血管分支又和睫状长动脉相互吻合形成前部晶状体血管鞘,这部分吻合血管也称为瞳孔膜。这些血管网在胚胎第 9 周时已完全形成,其后随着胚胎发育逐渐消退,出生时应已消失。若出生时后部晶状体血管鞘没有完全消失,则表现为晶状体后囊上的小片状混浊,称为米顿道夫点(Mittendorf dot)。前部晶状体血管鞘残留在临床上也经常可以看到,表现为瞳孔区的线状色素组织残留。

出生后晶状体继续生长发育,第 1 年生长最快,1~10 岁逐渐减慢,之后虽有生长但极其缓慢[3-5]。另外,有研究发现 10 岁以前晶状体的厚度变薄约 0.5mm,多发生于 3 岁以前,而前、后表面半径分别增长 1.0mm 和 0.2mm。以上变化可能与晶状体赤道部的生长引起整个晶状体被动拉伸,导致晶状体表面弯曲度变小,而屈光力减弱有关[6]。

第二节　晶状体发育的调控因子

晶状体发育的全过程受到多种转录调控因子和信号传导通路的调控。任何参与调控晶状体发育的转录因子表达异常或信号传导通路障碍,都会导致晶状体发育异常和/或白内障的形成。探索晶状体发育过程中不同时期的转录调控网络,有利于进一步了解晶状体疾病的分子生物学机制。目前发现与晶状体发育密切相关的转录调控因子主要有以下几种。

一、PAX6

配对盒 6(paired box 6,PAX6)是一个十分保守的同源配对盒基因,是眼球发育的主导基因,其产物为 DNA 结合蛋白,是一种转录因子。PAX6 基因在晶状体板的前体细胞中即有表达,是晶状体板形成的主要决定基因[7]。PAX6 基因中一个等位基因的突变即可引起一系列的眼球发育异常,包括无虹膜、白内障、角膜混浊及新生血管和视神经发育不良等[8]。在小鼠及大鼠的模型中发现 PAX6 基因的缺失可导致眼球缩小以及整个眼球形态的渐进性破坏。PAX6 蛋白还可调控性别决定区 Y 盒转录因子 2〔SRY(sex determining region Y)-box transcription factor 2,SOX2〕,腱膜纤维肉瘤致癌基因同系物(musculoaponeurotic fibrosarcoma oncogene homolog,MAF)和同源异形盒蛋白 1(prospero homeobox protein,PROX1)等转录因子的表达,调控晶状体纤维的分化及晶状体的形成[9]。在晶状体分化过程中 PAX6 蛋白确保分化的细胞从细胞周期中退出,并逐渐变长及表达晶状体纤维特定的晶状体蛋白,从而完成分化过程。此外,PAX6 蛋白还能与 MAF,PROX1,SOX2,无眼同源框同源物 3(sine oculis homeobox homolog 3,SIX3)等转录因子协同作用,并通过其他因子如视网膜母细胞瘤蛋白(retinoblastoma protein,pRB),小眼畸形相关转录因子(microphtalmia-associated transcription factor,MITF)等发挥功能。刘奕志等检测了 PAX6 蛋白在小鼠晶状体发育各阶段的表达,发现在鼠胚胎期第 12.5 天(E12.5),E17.5 及出生后第 10、20、60 天均有表达。同时 PAX6 蛋白也表达于晶状体上皮细胞,说明 PAX6 基因不仅与胚胎期的晶状体发育密切相关,在出生后晶状体纤维的分化过程中也发挥重要作用[10]。体外研究也证实了 PAX6 基因的正常表达对维持晶状体上皮细胞的增殖和分化至关重要[11]。此外,我们最新的研究结果也证明 PAX6 基因在白内障术后晶状体纤维的再生中也同样发挥重要作用[12]。

二、MAF

MAF 蛋白是一个含有碱性亮氨酸拉链（basic leucine zipper，b-Zip）基本区域的转录因子家族。MAF 蛋白之间或 MAF 与其他相关蛋白结合形成的二聚体，可与 DNA 的特殊序列相结合。MAF 家族包括 L-MAF、C-MAF、V-MAF、MAFB，以及神经视网膜亮氨酸拉链基因（neural retina leucine zipper，NRL）等。1998 年，首次发现 *MAF* 基因家族中的 *L-MAF* 在晶状体发育中起到关键作用，*L-MAF* 通过调控 αCE2 增强子来影响鸡的 αA- 晶状体蛋白的表达[13]。之后的研究发现 *MAF* 家族中 *C-MAF* 与 *MAFB* 也都参与晶状体的分化[14-16]。此外，研究也证实 *MAF* 基因的错义突变可引起先天性白内障[17]。以上研究表明，*MAF* 家族直接参与晶状体的发育，其突变可导致白内障的形成。然而，也有研究指出对于晶状体的发育仅 *C-MAF* 是必需的，而 *L-MAF* 和 *MAFB* 不是必需的[18]。

三、SOX 家族

SOX 家族编码一组高度保守的转录因子，其产物具有一个 HMG 基序保守区。在晶状体的分化初期，该家族中的 SOX2、SOX3 和 PAX6 同时在晶状体中表达，并调控 δ- 晶状体蛋白和 γ- 晶状体蛋白的产生。δ- 晶状体蛋白产生后，SOX1 在晶状体基板凹陷处也开始表达，而此时 SOX2 和 SOX3 表达下调甚至缺失[19]。由此提示，*SOX2* 和 *SOX3* 仅在晶状体分化的初始阶段发挥作用，而对晶状体整个发育过程起主要作用的是 *SOX1*。此外，还有研究提出 *SOX11* 也参与了眼前段的发育，*Sox11* 缺失可导致小鼠晶状体发育延迟，出生时伴有小眼畸形和眼前段发育不全等异常，且其作用机制是通过调控 BMP7 信号通路从而调控眼前段发育，也是参与眼前段发育的重要基因[20]。

四、SIX3

SIX3 是脊椎动物眼发育的重要调控因子，是最早开始调控晶状体发育的关键基因。在小鼠的晶状体发育中，Six3 最早表达于神经板的形成期，在晶状体泡和晶状体的形成过程中也有表达。Lengler 等发现小鼠 E 14.5 天 Six3 在晶状体纤维中表达减少而在晶状体上皮中表达增多，这与 Pax6 的表达相似，提出可能是 Pax6 激活 Six3 的表达[21]。但是 Liu 等认为在哺乳动物晶状体发生的早期阶段 Six3 会直接活化 Pax6，进而启动一系列晶状体发育需要的基因，因此推测 *SIX3* 基因是晶状体发育过程中级联反应的最上游调控因子[22]。

五、MSX2

肌节同源结构域同源框基因 2（muscle segment homeodomain homeobox 2，*MSX2*）是肌节同源盒基因家族的一员，在晶状体板和晶状体中均表达。研究发现 *MSX2* 具有抑制 *SOX2* 启动子的作用[23]。2012 年 Zhao 等首次通过基因敲除小鼠证实 *Msx2* 的缺失会引起 FoxE3 的下调及 Prox1 和晶状体蛋白的上调，进而导致晶状体泡中晶状体细胞的周期紊乱，最终出现角膜与晶状体粘连和小眼球等异常[24]。

六、BMP

骨形态发生蛋白（bone morphogenetic protein，BMP）中的 BMP4 和 BMP7 在晶状体的

早期发育中也起着重要作用。敲除 *BMP7* 基因后晶状体板不能形成,而 PAX6 和 SOX2 的表达下降[25]。BMP4 不会影响 PAX6 的表达,但它可以激发 SOX2 的表达上调[26]。

另外,PROX1,维甲酸受体 β(retinoic acid receptor beta,RARβ),类维甲酸受体 β(retinoic x receptor beta,RXRβ),热休克转录因子 2(heat shock factor 2,HSF2),垂体同源盒家族因子 3(pituitary homeobox 3,PITX3),叉头框 E3(forkhead Box E3,FOXE3,GATA 结合蛋白 3(GATA-binding factor 3,GATA-3)等也是参与晶状体发育的转录调控因子,它们通过协同或拮抗作用来调节晶状体发育。除了转录因子,无翼整合蛋白(wingless/Int-1,WNT),纤维母细胞生长因子(fibroblast growth factor,FGF)等多种信号传导通路也对晶状体的发育起着重要作用[27-29]。刘奕志等[30]还发现钙调蛋白(calmodulin,CaM)除参与晶状体的蛋白代谢、调节细胞间缝隙连接和维持细胞膜的稳定性等功能外,还参与晶状体的生长发育过程,Ca^{2+}-CaM 信号通路异常可引起晶状体发育异常和白内障的形成。

第三节 胚胎期晶状体对眼球发育的调控作用

胚胎期的晶状体发育受到多种转录因子、信号通路及周围组织的调控,同时,晶状体的发育也向周围组织输出一系列信号,对眼球的正常发育也起着重要的调控作用。

在眼前段的发育过程中,神经嵴间充质细胞转移到晶状体和角膜上皮之间,分化形成了角膜内皮及基质、虹膜基质和小梁网。早期的研究发现,在胚胎早期通过机械性去除发育中的晶状体,可导致角膜内皮层缺失、角膜实质层发育不良及虹膜睫状体发育不良或缺失,以及前房形成异常[31,32]。Zinn 等曾将胚胎第 4 天鸡胚中的晶状体移除,然后发现无可辨认的角膜内皮细胞层,而角膜基质内可见与巩膜胶原纤维类似的排列不规则、直径不等的胶原纤维[33]。

机械性去除晶状体可能会对眼球造成一定的物理性损害,从而影响眼球其他组织的发育。为了避免机械性破坏胚眼,后续的研究多通过改变基因等手段干扰晶状体的正常发育,进而观察其对眼球发育的影响,发现除了眼前段组织,胚胎早期晶状体的缺失还会影响到眼后段组织的发育。Harrington 等[34]发现在胚胎第 12 天后随着晶状体的逐渐消融,神经视网膜、巩膜和角膜也出现了发育迟滞,视杯前唇不能分化为正常的虹膜和睫状体上皮,玻璃体也停止了发育。Zhang 等[35]也发现在眼球发育过程中,晶状体的缺失可引起前房、角膜内皮细胞、睫状体和虹膜的分化异常等。Rho GTP 酶信号通路是晶状体发育所必需的,而 C3- 胞外酶具有选择性使 Rho GTP 酶失活的作用。在晶状体内特异性高表达 C3- 胞外酶的转基因小鼠中,不仅出现晶状体纤维分化不良、晶状体纤维伸长受抑制、后囊膜缺损和前囊膜增厚等晶状体发育异常,还出现前房积血、虹膜晶状体粘连和虹膜角膜粘连等眼前段其他组织的发育异常,以及玻璃体积血、玻璃体血管发育不完整等眼后段异常[36]。

以上研究结果提示,晶状体发育对整个眼球的正常发育具有重要的调控作用,但目前具体的作用机制尚不清楚。有人猜测胚胎期的晶状体可能通过产生某些调控因子促进眼前、后段的发育,但具体的调控因子还有待进一步研究。

小 结

综上所述,晶状体的发育是一个受到众多因素精细调控的过程,而其对眼球其他组织,如角膜内皮层、睫状体、虹膜和视网膜等的正常发育也是不可或缺的。研究晶状体的胚胎发育过程有利于我们全面了解小儿晶状体疾病的分子机制,以期将来实现小儿晶状体疾病在基因水平甚至早期发育阶段的治疗。

(刘臻臻　蔡雯嘉　译)

参考文献

1. Johnson BL, Cheng KP. Congenital aphakia: a clinicopathologic report of three cases. J Pediatr Ophthalmol Strabismus. 1997;34(1):35–9.

2. Dische Z, Zelmenis G. The content and structural characteristics of the collagenous protein of rabbit lens capsules at different ages. Invest Ophthalmol. 1965;4:174–80.

3. Augusteyn RC. Growth of the human eye lens. Mol Vis. 2007;13:252–7.

4. Augusteyn RC. On the growth and internal structure of the human lens. Exp Eye Res. 2010;90(6):643–54.

5. Augusteyn RC, Nankivil D, Mohamed A, et al. Human ocular biometry. Exp Eye Res. 2012;102:70–5.

6. Mutti DO, Zadnik K, Fusaro RE, et al. Optical and structural development of the crystalline lens in childhood. Invest Ophthalmol Vis Sci. 1998;39(1):120–33.

7. Cvekl A, Yang Y, Chauhan BK, et al. Regulation of gene expression by Pax6 in ocular cells: a case of tissue-preferred expression of crystallins in lens. Int J Dev Biol. 2004;48(8–9):829–44.

8. Glaser T, Jepeal L, Edwards JG, et al. PAX6 gene dosage effect in a family with congenital cataracts, aniridia, anophthalmia and central nervous system defects. Nat Genet. 1994;7(4):463–71.

9. Shaham O, Smith AN, Robinson ML, et al. Pax6 is essential for lens fiber cell differentiation. Development. 2009;136(15):2567–78.

10. Xia ZX, Liu YZ. Expression of Pax6 homeobox gene in lens epithelial cells in mice. J Sun Yat-Sen Univ (Med Sci). 2005;26(z1):54–6.
夏朝霞, 刘奕志, 吴艺.同源盒基因 Pax-6 在鼠晶状体上皮细胞中的表达分析 [J]. 中山大学学报 (医学科学版), 2005, 26 (z1): 54-56.

11. Liu YZ, Xia ZX, Liu XL, et al. Expression of Pax-6 homeobox gene in lens epithelial cells in vitro. Zhonghua Yan Ke Za Zhi. 2003;39(7):395–9.
刘奕志, 夏朝霞, 柳夏林, 等 . 同源盒基因 Pax-6 在鼠晶状体上皮细胞中的表达分析 [J]. 中华眼科杂志 , 2003, 39 (7): 395-399.

12. Lin H, Ouyang H, Zhu J, et al. Lens regeneration using endogenous stem cells with gain of visual function. Nature. 2016;531(7594):323–8.

13. Ogino H, Yasuda K. Induction of lens differentiation by activation of a bZIP transcription factor, L-Maf. Science. 1998;280(5360):115–8.

14. Sakai M, Serria MS, Ikeda H, et al. Regulation of c-maf gene expression by Pax6 in cultured cells. Nucleic Acids Res. 2001;29(5):1228–37.

15. Kawauchi S, Takahashi S, Nakajima O, et al. Regulation of lens fiber cell differentiation by transcription factor c-Maf. J Biol Chem. 1999;274(27):19254–60.

16. Reza HM, Urano A, Shimada N, et al. Sequential and combinatorial roles of maf family genes define proper lens development. Mol Vis. 2007;13:18–30.

17. Narumi Y, Nishina S, Tokimitsu M, et al. Identification of a novel missense mutation of MAF in a Japanese family with congenital cataract by whole exome sequencing: a clinical report and review of literature. Am J Med Genet A. 2014;164A(5):1272–6.

18. Takeuchi T, Kudo T, Ogata K, et al. Neither MafA/L-Maf nor MafB is essential for lens development in mice. Genes Cells. 2009;14(8):941–7.

19. Kamachi Y, Uchikawa M, Collignon J, et al. Involvement of Sox1, 2 and 3 in the early and subsequent molecular events of lens induction. Development. 1998;125(13):2521–32.

20. Wurm A, Sock E, Fuchshofer R, et al. Anterior segment dysgenesis in the eyes of mice deficient for the high-mobility-group transcription factor Sox11. Exp Eye Res. 2008;86(6):895–907.

21. Lengler J, Graw J. Regulation of the human SIX3 gene promoter. Biochem Biophys Res Commun. 2001;287(2):372–6.

22. Liu W, Lagutin OV, Mende M, et al. Six3 activation of Pax6 expression is essential for mammalian lens induction and specification. EMBO J. 2006;25(22):5383–95.

23. Lengler J, Bittner T, Munster D, et al. Agonistic and antagonistic action of AP2, Msx2, Pax6, Prox1 AND Six3 in the regulation of Sox2 expression. Ophthalmic Res. 2005;37(6):301–9.

24. Zhao J, Kawai K, Wang H, et al. Loss of Msx2 function down-regulates the FoxE3 expression and results in anterior segment dysgenesis resembling Peters anomaly. Am J Pathol. 2012;180(6):2230–9.

25. Faber SC, Dimanlig P, Makarenkova HP, et al. Fgf receptor signaling plays a role in lens induction. Development. 2001;128(22):4425–38.

26. Furuta Y, Hogan BL. BMP4 is essential for lens induction in the mouse embryo. Genes Dev. 1998;12(23):3764–75.

27. Nakayama Y, Miyake A, Nakagawa Y, et al. Fgf19 is required for zebrafish lens and retina development. Dev Biol. 2008;313(2):752–66.

28. Patthey C, Gunhaga L, Edlund T. Early development of the central and peripheral nervous systems is coordinated by Wnt and BMP signals. PLoS One. 2008;3(2):e1625.

29. Song N, Schwab KR, Patterson LT, et al. pygopus 2 has a crucial, Wnt pathway-independent function in lens induction. Development. 2007;134(10):1873–85.

30. Wang XZ, Liu YZ, Gu XF. Effect of calmodulin on lens development and cataractogenesis in rat. Chinese Ophthal Res. 2004;22(3):236–9.

王晓贞, 刘奕志, 顾熊飞. 钙调蛋白在大鼠晶状体生长发育和白内障形成中作用的研究 [J]. 眼科研究, 2004, 22 (3): 236-239.

31. Genis-Galvez JM. Role of the lens in the morphogenesis of the iris and cornea. Nature. 1966;210(5032):209–10.

32. Genis-Galvez JM, Maisel H. Lactic dehydrogenase isozymes: changes during lens differentiation in the chick. Nature. 1967;213(5073):283–5.

33. Zinn KM. Changes in corneal ultrastructure resulting from early lens removal in the developing chick embryo. Invest Ophthalmol. 1970;9(3):165–82.

34. Harrington L, Klintworth GK, Secor TE, et al. Developmental analysis of ocular morphogenesis in alpha A-crystallin/diphtheria toxin transgenic mice undergoing ablation of the lens. Dev Biol. 1991;148(2):508–16.

35. Zhang Y, Overbeek PA, Govindarajan V. Perinatal ablation of the mouse lens causes multiple anterior chamber defects. Mol Vis. 2007;13:2289–300.

36. Rao V, Wawrousek E, Tamm ER, et al. Rho GTPase inactivation impairs lens growth and integrity. Lab Invest. 2002;82(2):231–9.

第二章
人类的视觉发育

李永平　丁运刚

摘　要

　　视觉发育指从胚胎期到出生后,视觉系统的结构和功能从不成熟发展到成熟状态的复杂过程。小儿的视觉系统出生后仍会继续发育,小儿晶状体疾病可能导致形觉剥夺,从而影响视觉发育,导致弱视。本章主要介绍视觉系统、视功能的发育过程及其影响因素,视觉发育的敏感期及影响因素,以及小儿晶状体疾病对视觉发育的影响,从而为确定治疗方案(保守治疗或手术治疗)、手术时机,以及术后视觉功能的重建提供理论依据。

　　视觉系统是神经系统的重要组成部分之一,通过视觉系统,人类和动物可感知周围的世界,获得各种重要的信息。视觉发育是指视觉神经系统的结构及功能从胚胎开始到出生后,逐渐成熟的复杂过程。视觉发育包括出生前及出生后两个连续的过程。根据视觉发育的时程和与内外界刺激的关系可分为三个阶段:刺激非依赖阶段、内源性刺激依赖阶段和外源性刺激依赖阶段,这三个阶段相继发生但存在重叠[1]。

　　晶状体作为眼球屈光系统的重要组成部分之一,其对视觉系统的发育及功能完善至关重要,出生后早期的晶状体疾病可造成形觉剥夺,影响视觉发育,最终导致弱视的产生。

第一节　视觉发育过程

一、人类视觉系统和视觉形成过程

　　人类的视觉系统主要包括视网膜、视神经、视交叉、视束、外侧膝状体、视放射和视皮层(图 2-1)。视觉的形成过程非常复杂,外界光线经过角膜、晶状体等屈光介质的折射后,投射至视网膜,视网膜光感受器(视锥和视杆细胞)启动光电换能机制,将光信息初步加工后转化为神经信号,经视网膜光感受器、双极细胞和神经节细胞传导,通过视神经向视皮层传递信息。视神经在蝶鞍上方的视交叉发生交汇,来自视网膜鼻侧的纤维交叉至对侧,而来自颞侧的纤维不交叉,在同侧继续行走并与来自对侧眼的交叉纤维组合成视束,终止于丘脑的外侧膝状体,该组织是视觉系统在大脑的第一个突触接替站。经外侧膝状体换神经元后再发出纤维,该视纤维分层投射,第Ⅰ、Ⅳ、Ⅵ层接收同侧眼的传入神经纤维,第Ⅱ、Ⅲ、Ⅴ层接收对侧眼的传入神经纤维,然后经内囊后肢后部形成视放射,终止于初级视皮层,亦称纹状皮层。人类的视觉皮层包括初级视皮层(V1)以及纹外皮层(V2,V3,V4,V5等)。初级视皮层位于Brodmann17 区,纹外皮层位于 Brodmann 18 和 19 区。视皮层负责视觉信息的高级处理,视觉信息在视皮层依次由初级视皮层向高级视皮层传递,最终视觉信息有机地组织起来,形成视觉。

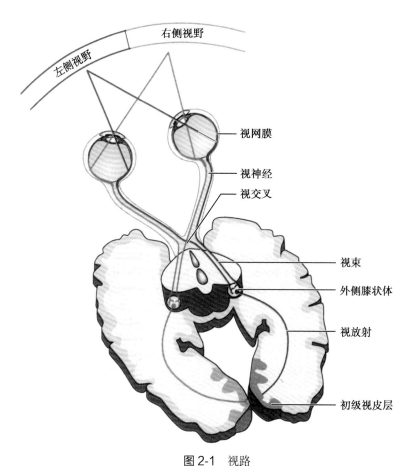

图 2-1　视路

视路由视网膜、视神经、视交叉、视束、外侧膝状体、视放射和视皮层组成

二、出生前的视觉发育

出生前(胚胎期)视觉系统已作为一个整体基本形成。视觉相关神经元的产生及功能定位,轴突的产生及向下一级神经元的投射,视交叉处神经纤维的交叉和视皮质眼功能柱等均已具备和形成。该阶段的视觉发育主要受基因、分子及内源性电生理活动刺激的调控,是非视觉经验依赖的拓扑投射发育阶段。根据发育的调控因素及神经回路的形成可将其分为

刺激非依赖视觉发育阶段和内源性刺激依赖视觉发育阶段。刺激非依赖阶段是神经元突触之间相对无序连接的形成阶段，取决于遗传因素；而内源性刺激依赖阶段是神经元自发活动刺激形成初期神经回路形成的阶段，主要受神经节细胞自发产生的有规律的成串动作电位影响。

1. 刺激非依赖视觉发育阶段　该阶段是视觉发育的第一阶段，由固有的遗传信号介导，不依赖于电生理活动和视觉刺激。该阶段包括细胞分裂、细胞分化、细胞迁移、早期细胞调整和早期轴突生长，形成早期正常的结构和初始的神经元突触连接[1]。此阶段视网膜的视杆细胞、视锥细胞和双极细胞的分布和定位由遗传信息和眼球的发育决定，均不依赖于电生理活动和刺激调控。

在胚胎发育早期，视网膜神经节细胞、外侧膝状体细胞和初级视皮层的神经元细胞相距甚远，神经节细胞和外侧膝状体细胞的轴突是在导向分子的引导下生长并到达其靶细胞，形成早期的突触连接。动物实验发现外侧膝状体分层结构的出现早于光感受器细胞的形成，早期的一些轴突从视网膜节细胞延伸到外侧膝状体核，与外侧膝状体核神经元之间形成非特异性的突触连接，其后外侧膝状体神经元的轴突再到达视皮质。

2. 内源性刺激依赖阶段　基于遗传信息所建立的早期突触连接是非特异性的，必须由自发的内源性刺激对突触连接进行精细化的修饰（refinement）。有学者认为内源性刺激主要来源于视网膜波（retinal wave）[2]。视网膜波是脊椎动物随机部位的视网膜神经节细胞自发产生有规律的成串动作电位，并迅速形成同步化的刺激波，向内层和外层视网膜传播。在视网膜波的刺激下，外侧膝状体的神经元迁移到其6个分层结构中，形成双眼神经节细胞轴突在外侧膝状体的分层和拓扑投射。同时，在外侧膝状体和视皮质等部位也存在类似的内源性神经活动，在其刺激下还形成了外侧膝状体向视皮质的拓扑投射[3]。在这些神经活动的刺激下轴突的早期拓扑投射形成，为后续视觉刺激引起的更精细的修饰奠定了基础。在直接刺激、刺激竞争和神经反馈等机制的共同作用下，视皮质眼优势柱和方位柱的发育也日趋精细。此外，也有学者提出除了视网膜波，其他的眼特异性分子信号（eye-specific molecular cues）也发挥了一定的作用[4]。

由于人类胚胎视觉发育的研究较少，关于人类视觉发育的认识绝大多数来自哺乳动物和灵长类动物的研究。实际上，人类与灵长类动物的视觉发育过程惊人的相似，主要的差异是功能分布区域、发育所需时间和高级功能等。因此，虽然基于灵长类动物的视觉发育理论基本适用于人类，但仍不能精确地解释人类视觉系统的发育。

早期，有学者通过形态学方法研究了人胚胎视觉系统发育的时空变化[5]，随后有研究者通过将DiI染色晶状体的神经轴突示踪技术应用到人胚胎中，从而了解了视网膜、外侧膝状体、视皮层轴突投射的形态学特征和动态发育过程[6]。人视网膜的神经投射在7周胎龄时到达外侧膝状体，神经纤维与外侧膝状体细胞之间的突触连接在13~14周胎龄时形成。利用神经轴突示踪技术发现视网膜外侧膝状体神经纤维终末的分隔现象要早于外侧膝状体分层结构的形成，出现在12~20周胎龄，而胎儿早期的外侧膝状体仅是一些细胞团块，至22周胎龄时出现两个大细胞层，到25~27周胎龄时才出现明显的6层结构。此外，在16~17周胎龄时视神经的轴突最多，随后逐渐减少，到29周胎龄时基本达成人的数量，轴突的减少也许与其投射的修饰过程有关。

三、出生后的视觉发育

视觉的形成依赖于足够的视觉刺激、精确的光学系统及正常的生理和神经通路的建立。新生儿光学和视觉通路均未发育完善,尚不能形成良好的视觉。出生后的视觉发育包括视觉系统的结构、生理和功能三个方面。在此阶段,视网膜神经节细胞接受视觉和图形信号后刺激视觉发育,即婴儿睁眼后依赖于外源性刺激的发育阶段,其特点是可塑性高。视觉环境和视觉体验对于这一阶段的视觉发育至关重要。20 世纪 60 年代起,Hubel 和 Wiese 在视觉发育的研究方面做出了巨大的贡献,他们关于视觉经验在视觉发育中作用的开创性研究为后续研究奠定了基础[7,8],并且近 20 年来,新技术和新设备的发展为小儿视觉发育的研究也提供了更便利的条件。

(一) 出生后视觉系统解剖及生理的变化

视觉神经的结构、生理和功能在出生时已初具雏形,但视觉系统,尤其是视网膜、外侧膝状体和视皮层均未完全发育成熟,且它们之间的连接仍需进一步修饰。出生后视觉系统的组织结构和神经回路均将发生更精细的改变。

1. 视网膜的发育   正常足月儿出生后 6 个月内视网膜发育最快,1~4 岁时视网膜发育成熟。出生时周边视网膜的结构和功能已基本成熟,出生后的改变主要发生在后极部,特别是黄斑区。黄斑区视网膜神经节细胞层、内核层、视杆细胞逐渐向周围迁移形成凹陷,而视锥细胞不断由外围向中心集中,使黄斑中心小凹区域不断收缩,直至出生后 15~45 个月才接近成人水平,该变化与视觉刺激无关。视锥细胞内、外节在出生后不断变细变长,15 个月时内节接近成人形态,但外节长度仍不及成人的一半。45 个月时,视锥细胞内节长度达成人水平,而外节达到成人长度 50%~70%。视锥细胞不断向视网膜中心集中,使黄斑区视锥细胞的密度迅速增加,这是出生后视觉敏感度迅速提高的关键因素。

2. 外侧膝状体的发育   出生后视网膜神经元在外侧膝状体各层次相应的投射区也不断发育。刚出生时外侧膝状体神经元可辨认,但发育不成熟,基膜上有许多树突和树突棘,4 月龄最多,约在出生后第 2 年达成人水平,表明其发育已经成熟[9]。灵长类动物的解剖学观察显示外侧膝状体神经元的 6 层分化在出生前就已经形成,靠近腹侧的 I、II 层由大细胞神经元组成,而 III、IV、V 和 VI 层由小细胞神经元组成。出生后小细胞层发育较大细胞层快,1 岁左右接近成人水平,而大细胞层则需到 2 岁左右才达成人水平。在婴幼儿期接受视网膜中心凹神经纤维的外侧膝状体神经元空间分辨率很低,出生后 30 周才达成人水平。

3. 视皮层的发育   随着视觉功能的发育,视皮层神经元及其突触的数量、结构与功能均可随环境的改变而发生变化,具有视觉经验依赖的可塑性。出生后视皮层神经元突触密度迅速增加,到 8 月龄达最大值,相当于出生时的两倍,随后缓慢减少,4 岁时初级视皮层的突触密度达到成人水平,更高级别的皮层需要到 11 岁时才能接近成人水平[9,10]。同时,视皮层水平连接纤维迅速增加,7 周龄时形成一个均匀的纤维连接丛,8 周龄后出现成年样不规则投射,15 月龄前达到成熟[11]。然而,越来越多的研究表明视皮层功能与结构至青少年和成年期一直处于变化之中[12~14]。

4. 髓鞘化   视神经的髓鞘化从脑端向眼端进行,以出生后前 3 个月为主,2 岁时达筛板后停止[15],而部分纹外皮层的视觉区域和皮层中间神经元的髓鞘化则需要持续更长时间。

5. 视网膜-外侧膝状体-初级视皮层神经元的神经回路发育　视觉系统发育和成熟不仅包括中心凹、外侧膝状体和视皮质结构的发育,还包括视网膜、外侧膝状体和视皮质轴突连接的修饰,以及视皮层原发和继发的视觉区域变化。出生前视网膜到外侧膝状体的突触投射已经完成,出生后在视觉刺激的调控下进一步修饰。纵贯视皮层厚度的眼优势柱也将继续发育,尤其是方向柱几乎在此阶段完成。视觉经验对于视网膜到视皮层视觉通路的修饰是必不可少的,其引起的双眼神经元活动强弱不同,也会影响眼优势柱的形成。也就是说,视觉神经回路在视觉经验刺激引起的神经元活动的作用下进行了一个更精细的修饰过程,在视觉通路各级产生拓扑式突触连接,最终形成成熟的视觉系统[2]。

(二) 视功能的发育

1. 视力　视力即视锐度。小儿的视力呈动态变化,一般认为 5 岁时基本发育成熟,6 岁时相对稳定,接近成人水平。

新生儿及婴儿的视力检查相当困难,不同的检查方法如主观的心理物理学检查和客观的电生理检查,结果差异较大。行为学研究发现新生儿对条栅的视敏度进步缓慢,3~5 岁左右才达到成人水平[16]。而视觉诱发电位(VEP)的研究则发现当利用振幅作为条栅频率或对比度指标时,新生儿视力在 6 个月~1 岁时便可达成人水平[17]。对于学龄前儿童,有研究者分别用 Landolt C 字视力表与翻转 E 字视力表对 3~6 岁儿童的视力进行评估,发现 3~4 岁的儿童用 E 字视力表检查的视力要明显好于 Landolt C 字视力表,而 5~6 岁的儿童两种视力表检查的视力无明显差异,且与成人无异[18]。因此,小儿的视力检测结果不但有年龄特异性,也与视力的检测方法密切相关,对于小儿视力的评估需要特别谨慎。

2. 双眼视觉　外界物体在双眼视网膜相应的对应点都形成一个单独的像,它们所引起的神经冲动传达到大脑视皮层,在视皮层融合,使人眼感觉到不是两个分离的物体,而是一个完整的影像,这种功能称为双眼视觉或双眼单视。双眼视觉功能从低级到高级可分为同时视、融合视和立体视觉三级。1959 年,Hubel 和 Wiesel 研究了双眼视觉的相互关系,提出视觉信息在极早期就发生了汇合[19]。1967 年,在猫的视皮层首次发现对双眼视差(binocular parallax)敏感的驱动细胞位于 Brodmann 17 区和 18 区[20]。Banks 等指出双眼视觉发育的敏感期开始于出生后几个月,高峰在 1~3 岁间[21]。Leguire 等利用 VEP 对 1~58 月龄的正常儿童和斜视儿童的双眼电位反应总和进行检测,发现在 1.5~3 个月间双眼反应总和快速增加,随后 3~58 个月逐渐减少,并认为这与出现双眼共轭运动、融合和立体视觉有关[22]。Fox 等利用动态随机点立体图测量立体视锐度,证明立体视产生于出生后第 3.5~6 个月,与出生后的视觉系统快速发育相符。关于儿童双眼视觉发育何时达到成熟,目前尚缺乏系统性的研究[23]。Romano 等用 Titmus 立体检查图形检查了 1.5~13 岁具有正常视功能儿童的立体视敏度,发现立体视敏度在 9 岁前随年龄不断提高,9 岁以上的儿童立体视锐度为 40 弧秒为正常[24]。Simons 利用 Frisby 立体视检查、Randot 立体视检查、随机点立体图检查、TNO 立体视检查等方法研究了 3~5 岁儿童和成人的立体视觉,发现儿童双眼视功能在 5 岁时尚未成熟[25]。Walraven 等通过 TNO 和随机点立体图检查法检测了 4~18 岁人群,认为小儿双眼视觉建立后,立体视还需在正常视觉的长期刺激下逐渐完善[26]。

第二节 视觉发育的敏感期及影响因素

一、视觉发育的敏感期

视觉系统发育关键期的学说最早由 Hubel 提出,他在研究幼猫单眼形觉剥夺时发现,在出生后一定时间段内的形觉剥夺会引起视皮层眼优势柱持久的异常,严重时可导致终生弱视和失明[27]。视觉刺激能够对视觉系统产生广泛和持久的影响,对眼优势柱形成至关重要的阶段被定义为关键期。后来的研究发现关键期没有明确的节点,而是一个逐渐过渡的时期,因此现在较多学者称它为敏感期,而且不同的视觉功能有不同的敏感期[28]。由动物的研究推测,人类脑部较高解剖平面的敏感期比较低解剖平面发生早、持续时间长、结束晚,同时视觉经验也会影响敏感期的起止时间[29]。现在一般认为,人类视觉发育敏感期出生时开始,2~3 岁可塑性最强,4~6 岁后明显减弱,9~12 岁左右敏感期结束。

还有学者提出视觉发育敏感期的早期阶段为特别敏感期,称为高敏期或关键期,从而区分了敏感期与关键期的概念。从高等哺乳类动物和灵长类动物的研究结果推测人类视觉发育的关键期为出生后至 3 岁左右,而敏感期可从出生后至 12 岁左右。临床工作中发现在视觉发育敏感期的开始阶段还存在潜伏期,发生于潜伏期的形觉剥夺对视功能可无明显影响。例如,一出生即有形觉剥夺的特殊病例(如先天性白内障)若出生后 6 周内病因一直存在但能及时手术,其视功能可无明显异常,由此推测在视觉发育敏感期开始之前还存在着潜伏期,时间范围至少为 6 周[28]。

视觉发育敏感期还取决于不同的视觉功能。婴儿视力在出生后 6 个月内迅速提高,4 到 6 岁时达成人水平;鼻侧视野的发育敏感期落后于颞侧,全部视野的发育敏感期终止时间尚未确定;眼球运动的发育要到 6~11 岁才能达到成人水平[28]。此外,即使同一种视觉功能也可能不仅仅存有一个发育敏感期。

二、视觉发育的影响因素

视觉发育的影响因素包括内在因素和外在因素。内在因素包括遗传、神经递质(如多巴胺、儿茶酚胺、谷氨酸、色氨酸、γ-氨基丁酸等)和神经营养因子(如神经营养素、脑源性神经营养因子、神经生长因子等)等。外在因素主要包括围产期因素和营养因素。前者如早产、宫内发育迟缓及低体重等;后者包括二十二碳六烯酸、维生素 A、钙、锌、铜、维生素 D、维生素 E、铁、叶黄素、玉米黄素等营养素的缺乏[30]。

出生后的视觉刺激对视觉发育非常重要,是造成弱视的主要因素,也是白内障患儿需要早期手术的原因。形觉剥夺可造成视觉发育不良或弱视。Wiesel 等发现在哺乳动物视觉发育的关键期若将其一只眼的眼睑缝合,形觉剥夺 1 周以上可造成该眼弱视甚至失明[27]。形觉剥夺对不同层面的视觉及视觉发育的不同时期会有不同的影响,如双眼形觉剥夺比单眼形觉剥夺所造成的影响要小得多[31]。另外,环境中色彩视觉经验在色觉的发育中也发挥非常重要的作用[32,33]。Held 和 Suzuki 等在利用猫和可运动机器人来观察运动因素对视觉发育的影响时,发现积极的身体运动可以促进视觉系统的发育,而被动的运动无明显作用[34,35]。

第三节　小儿晶状体疾病对视觉发育的影响

晶状体疾病是小儿弱视和失明的主要原因,它可使视网膜成像模糊或不能成像,从而阻止小儿视觉的正常发育,尤其是单眼白内障可导致严重的弱视。人类视觉发育的关键期约在 3 岁以前,期间的视觉刺激对视觉发育极为重要,小儿晶状体疾病在此期间缺乏视觉体验且延误治疗可造成不可逆的视觉发育障碍。为了防止形觉剥夺性弱视的发生,建议在早期去除病变的晶状体并进行光学矫正。

在视觉系统尚未发育成熟之前尽早行病变的晶状体手术摘除并适时植入人工晶状体,将有利于恢复屈光介质的透明性,使视网膜获得足够的视觉刺激,也为进行适当的屈光矫正提供条件,从而阻断弱视的发展,促进视功能的发育。目前已有大量研究表明,早期进行小儿白内障摘除及人工晶状体植入术,并结合视觉训练,不仅能获得较满意的视力,双眼视功能恢复也较理想。

致密性的先天性白内障会引起严重的形觉剥夺,只有通过手术摘除混浊的晶状体后才可能进行视力矫正[31]。研究发现单侧致密性白内障患儿在出生后 6 周内手术效果最佳,此期间任何时间点的手术长期预后视力均相似,而 6 周后手术预后视力急剧下降[36]。该类患儿在出生时已经存在形觉剥夺,但如在生后 6 周内手术,并且术后及时给予对侧眼遮盖疗法,术前的形觉剥夺并不会对远期的视力预后产生严重影响,因此推测人类视觉发育的关键期(高敏期)前有一段潜伏期。对于单侧先天性白内障而言,该潜伏期应该在出生后 6 周内[37]。而对于双眼致密的先天性白内障,类似的"潜伏期"为出生后 10 周内,因此,一般推荐在 8 周前行白内障手术[38]。另外,有研究者对双眼致密的先天性白内障患儿进行长期随访,发现影响预后的主要因素是手术年龄,在生后 3 个月内手术可以显著降低视力丧失的风险[39]。

一些学者通过对小儿白内障的临床观察,提出个体视觉功能的发育存在三个不同的敏感期——正常发育敏感期、损害敏感期和修复敏感期[28]。视觉驱动的正常发育敏感期是指视觉刺激引起的视觉器官的发育阶段;损害敏感期是指视觉正常发育中易受形觉剥夺的损害阶段;修复敏感期指的是视觉系统具有从形觉剥夺的损害中恢复的潜能的阶段。对视力和对比敏感度的发育而言,视觉驱动的正常发育敏感期可以持续到 5~7 岁,损害敏感期可以持续到 10 岁。对低空间频率对比敏感度的修复敏感期可持续到 7 岁,而对高空间频率对比敏感度的修复敏感期仅能持续到 5 岁。有研究指出成人的视觉损害通过一些训练也可能部分恢复[40,41]。

小儿晶状体手术的主要目的是恢复屈光介质的透明性,重建良好的光学系统,促进视觉发育,防止形觉剥夺性弱视的形成。视觉发育的相关理论和关于小儿晶状体疾病手术时机的临床观察均强调早期手术对视功能重建的重要性。虽然小儿晶状体手术已有 30 多年的历史,近 10 年也取得了突飞猛进的发展,但小儿早期的手术依然面临很大的挑战——临床医生受到术后并发症及视功能重建相关问题的困扰。相信随着手术水平的提高、人工晶状体设计及材料的改良、术后弱视治疗及对小儿眼球和视觉发育的进一步研究,小儿晶状体手术,尤其婴儿早期的手术治疗效果会越来越好。

小 结

　　人类视觉发育是从胚胎期开始持续到出生后的一个非常复杂的过程。在这个过程中，任何影响视觉发育的因素（如基因、营养缺乏和视觉经验等）均可引起弱视等视觉损害，甚至致盲。发生在视觉发育关键期内的小儿晶状体疾病是导致形觉剥夺性弱视的最常见原因之一。晶状体手术可有助于患儿恢复屈光介质的透明性，促进视觉发育，防止形觉剥夺性弱视的产生。然而，小儿晶状体手术对眼科医生仍然是一个具有挑战性的难题，我们将在后面的章节中详细阐述。

（曲 博　王晓然　译）

参考文献

1. Graven SN. Early visual development: implications for the neonatal intensive care unit and care. Clin Perinatol. 2011;38(4):671–83.
2. Feller MB. Retinal waves are likely to instruct the formation of eye-specific retinogeniculate projections. Neural Dev. 2009;4:24.
3. Ackman JB, Burbridge TJ, Crair MC. Retinal waves coordinate patterned activity throughout the developing visual system. Nature. 2012;490(7419):219–25.
4. Chalupa LM. Retinal waves are unlikely to instruct the formation of eye-specific retinogeniculate projections. Neural Dev. 2009;4:25.
5. Provis JM, van Driel D, Billson FA, et al. Human fetal optic nerve: overproduction and elimination of retinal axons during development. J Comp Neurol. 1985; 238(1):92–100.
6. Hevner RF. Development of connections in the human visual system during fetal mid-gestation: a DiI-tracing study. J Neuropathol Exp Neurol. 2000;59(5): 385–92.
7. Hubel DH, Wiesel TN. Receptive fields, binocular interaction and functional architecture in the cat's visual cortex. J Physiol. 1962;160:106–54.
8. Hubel DH, Wiesel TN. The period of susceptibility to the physiological effects of unilateral eye closure in kittens. J Physiol. 1970;206(2):419–36.
9. Garey LJ. Structural development of the visual system of man. Hum Neurobiol. 1984;3(2):75–80.
10. Huttenlocher PR. Morphometric study of human cerebral cortex development. Neuropsychologia. 1990; 28(6):517–27.
11. Burkhalter A, Bernardo KL, Charles V. Development of local circuits in human visual cortex. J Neurosci. 1993;13(5):1916–31.
12. Giedd JN, Snell JW, Lange N, et al. Quantitative magnetic resonance imaging of human brain development: ages 4–18. Cereb Cortex. 1996;6(4):551–60.
13. Kovacs I, Kozma P, Feher A, et al. Late maturation of visual spatial integration in humans. Proc Natl Acad Sci U S A. 1999;96(21):12204–9.
14. Sowell ER, Thompson PM, Holmes CJ, et al. In vivo evidence for post-adolescent brain maturation in frontal and striatal regions. Nat Neurosci. 1999;2(10):859–61.
15. Okuda T. The development of myelin formation in the human optic nerve. Nippon Ganka Gakkai Zasshi. 1985;89(11):1156–65.
16. Teller DY. The development of visual acuity in human and monkey infants. Trends Neurosci. 1981;4:21–4.
17. Sokol S. Measurement of infant visual acuity from pattern reversal evoked potentials. Vision Res. 1978;18(1):33–9.
18. Lai YH, Wang HZ, Hsu HT. Development of visual acuity in preschool children as measured with Landolt C and Tumbling E charts. J AAPOS. 2011;15(3): 251–5.
19. Hubel DH, Wiesel TN. Receptive fields of single neurons in the cat's striate cortex. J Physiol. 1959;148: 574–91.
20. Barlow HB, Blakemore C, Pettigrew JD. The neural mechanism of binocular depth discrimination. J Physiol. 1967;193(2):327–42.
21. Banks MS, Aslin RN, Letson RD. Sensitive period for the development of human binocular vision. Science. 1975;190(4215):675–7.
22. Leguire LE, Rogers GL, Bremer DL. Visual-evoked response binocular summation in normal and strabismic infants. Defining the critical period. Invest Ophthalmol Vis Sci. 1991;32(1):126–33.
23. Fox R, Aslin RN, Shea SL, et al. Stereopsis in human infants. Science. 1980;207(4428):323–4.
24. Romano PE, Romano JA, Puklin JE. Stereoacuity development in children with normal binocular single vision. Am J Ophthalmol. 1975;79(6):966–71.
25. Simons K. Stereoacuity norms in young children. Arch Ophthalmol. 1981;99(3):439–45.
26. Walraven J, Janzen P. TNO stereopsis test as an aid to the prevention of amblyopia. Ophthalmic Physiol Opt. 1993;13(4):350–6.
27. Wiesel TN, Hubel DH. Comparison of the effects of unilateral and bilateral eye closure on cortical unit responses in kittens. J Neurophysiol. 1965;28(6): 1029–40.
28. Lewis TL, Maurer D. Multiple sensitive periods in human visual development: evidence from visually deprived children. Dev Psychobiol. 2005;46(3): 163–83.
29. Daw NW. Critical periods and amblyopia. Arch Ophthalmol. 1998;116(4):502–5.

30. Hammond Jr BR. Possible role for dietary lutein and zeaxanthin in visual development. Nutr Rev. 2008; 66(12):695–702.

31. Lewis TL, Maurer D. Effects of early pattern deprivation on visual development. Optom Vis Sci. 2009; 86(6):640–6.

32. Intskirveli IE, Roinishvili MO, Kezeli AR. Experience-dependent color constancy in guppies (Poecilia reticulata). Neural Plast. 2002;9(3):205–16.

33. Sugita Y. Experience in early infancy is indispensable for color perception. Curr Biol. 2004;14(14): 1267–71.

34. Held R, Hein A. Movement-produced stimulation in the development of visually guided behavior. J Comp Physiol Psychol. 1963;56:872–6.

35. Suzuki M, Floreano D, Di Paolo EA. The contribution of active body movement to visual development in evolutionary robots. Neural Netw. 2005;18(5–6): 656–65.

36. Birch EE, Stager DR. The critical period for surgical treatment of dense congenital unilateral cataract. Invest Ophthalmol Vis Sci. 1996;37(8):1532–8.

37. Lloyd IC, Ashworth J, Biswas S, et al. Advances in the management of congenital and infantile cataract. Eye (Lond). 2007;21(10):1301–9.

38. Kim DH, Kim JH, Kim SJ, et al. Long-term results of bilateral congenital cataract treated with early cataract surgery, aphakic glasses and secondary IOL implantation. Acta Ophthalmol. 2012;90(3):231–6.

39. Sjostrand J, Magnusson G, Nystrom A, et al. Stability of visual outcome from 7 years in children treated surgically for bilateral dense congenital cataracts before 37 weeks of age. Acta Ophthalmol. 2011;89(1):30–6.

40. Li RW, Ngo C, Nguyen J, et al. Video-game play induces plasticity in the visual system of adults with amblyopia. PLoS Biol. 2011;9(8):e1001135.

41. Plow EB, Obretenova SN, Fregni F, et al. Comparison of visual field training for hemianopia with active versus sham transcranial direct cortical stimulation. Neurorehabil Neural Repair. 2012;26(6):616–26.

第三章
晶状体的解剖与生理

陈伟蓉　谈旭华　陈晓云

摘　要

　　了解晶状体的解剖结构和正常生理功能对于明确晶状体疾病的发病机制至关重要。出生后小儿晶状体的解剖结构仍继续发育，包括晶状体的大小、重量和体积，晶状体囊膜的厚度和弹性，晶状体上皮细胞的密度和增殖速度，悬韧带纤维的数量，晶状体后囊膜和前段玻璃体之间的关系等。本章讨论晶状体的解剖结构和生理功能如何随年龄变化、晶状体透明性的维持及其相关因素、以及晶状体在眼屈光和调节中的作用，这些将为小儿晶状体疾病患者确定适合的治疗方案提供有用信息。

　　晶状体是眼内重要的屈光间质之一。正常晶状体是一个富有弹性的形似双凸透镜的透明体，呈椭圆形，其前后表面曲率半径不一致，前曲率半径较大而后曲率半径较小，前后表面交接部称为晶状体的赤道部，赤道部与睫状突之间借助晶状体悬韧带的连接将晶状体固定于虹膜之后、玻璃体之前。晶状体也是唯一具有调节功能的屈光间质，能使眼前不同距离的物体清晰成像于视网膜，但其调节能力会随着年龄的增长而逐渐降低，从而出现老视现象。

第一节　晶状体的解剖

一、晶状体的形态

　　晶状体的大小随年龄呈非线性增长。胎儿早期，晶状体水平径和前后径相近，呈球形；胎儿晚期，由于晶状体水平径增长速度超过前后径，故晶状体呈椭圆形；婴儿期到青春期，晶状体前后径的增长速度超过水平径，使晶状体前表面曲率和屈光力增加，从而参与了眼球的正视化过程[1]。

　　出生时晶状体水平径约为 6.5 mm，出生后 2~3 岁内增长最为迅速，1 岁时达 7.5mm，2 岁时达 8.2mm，之后增长速度减缓，15 岁达到 9 mm，成年人平均水平径约为 9~10 mm，而从成年至老年几十年间仅增加 1 mm[2,3]。晶状体的前后径在胚胎发育 8 个月时即达到 4mm，出生后增长非常缓慢[4]。在 20 岁之前，晶状体的前后径几乎无改变，20 岁以后以每年约 25μm 的速度持续增长，老年时达到约 5.5mm[1]。

出生时晶状体重约 (65.6 ± 1.9) mg，60~70 岁时重约 (230.1 ± 3.1) mg，平均每年增长 1.32mg（表 3-1 和表 3-2）[6~10]。出生时晶状体体积约 72mm³，20~30 岁时约为 (162.9 ± 1.8) mm³，之后以稳定的速度增长（见表 3-1 和表 3-2）[6~10]。

表 3-1 胎儿到成人各时期晶状体的重量变化

时期	胎龄、月龄或年龄	增长速度 /(mg/ 年)
胎儿	13~39 周	181
新生儿	0~11 个月	24
婴儿至青少年	1~10 岁	2.8
青少年至老年	10~90 岁	1.43

注：数据来自 Brown 1996 年的研究[5]。

表 3-2 出生后人晶状体重量和体积的变化

年龄	入组晶状体数量	平均重量($\bar{x} \pm s$)/mg	入组晶状体数量	平均体积($\bar{x} \pm s$)/mm³
新生儿	10	65.6 ± 1.9	—	—
1~3 月	24	92.9 ± 1.2	—	—
4~5 月	4	109.0 ± 6.1	—	—
10~11 月	2	124.5	—	—
1~10 岁	1	146.8	—	—
10~20 岁	6	152.8 ± 2.1	—	—
20~30 岁	24	172.0 ± 2.0	21	162.9 ± 1.8
30~40 岁	31	190.3 ± 1.5	22	177.3 ± 1.7
40~50 岁	34	202.4 ± 1.9	23	188.1 ± 2.1
50~60 岁	25	223.3 ± 2.5	22	205.4 ± 2.7
60~70 岁	41	230.1 ± 3.1	32	213.0 ± 3.0
70~80 岁	22	237.1 ± 3.4	21	218.3 ± 2.9
80~90 岁	15	258.2 ± 2.8	15	238.7 ± 3.0

注：数据来自 Brown 1996 年的研究[5]。

晶状体的前后两个凸面不对称，呈前扁后凸状，前、后表面曲率半径分别约为 10mm 和 6mm，有人将后表面的轮廓形容成抛物面形态[1]。晶状体前、后表面的曲率半径在人群中存在很大变异,但总体变化规律是随着年龄增长逐渐减小(即曲率半径渐减,曲率渐增)。由于晶状体的不断增长,导致前房容积随年龄增长而减小,但由于晶状体后极部向后移动不明显,所以后房容积变化不大(图3-1和图3-2)。

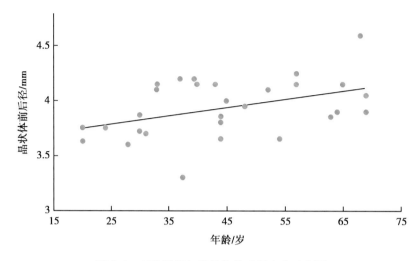

图3-1　年龄增长与晶状体前后径变化示意图

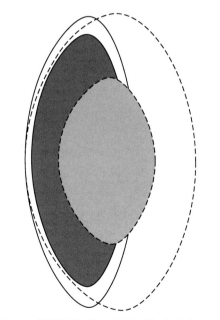

图3-2　晶状体前后径和体积随年龄变化示意图
——:8岁晶状体;------:80岁晶状体

二、晶状体囊膜

晶状体的囊膜本质上是一层透明且有弹性的基底膜,最初来源于胚胎时期形成晶状体泡的表皮外胚层细胞的分泌产物,之后由晶状体上皮细胞分泌,是全身最厚的基底膜。晶状体囊膜在光镜下呈均一的 PAS 染色阳性,在电镜下可见其约由 40 层平行排列的胶原纤维板层结构构成。组成胶原板层的主要成分为Ⅳ型胶原,其他还包括Ⅰ型和Ⅲ型胶原、层粘连蛋白、纤维粘连蛋白、硫酸糖胺聚糖等[11]。晶状体各部位囊膜的厚度不同,赤道部附近最厚,约为 21~23μm,而后极部最薄,厚度仅 2~3μm,是白内障手术中最易发生破裂的部位[12]。此外,晶状体前囊膜随年龄增长厚度不断增加,弹性却逐渐降低,因此,小儿晶状体的前囊膜相对较薄,但弹性较大,故连续环形撕囊难度更大[12]。

晶状体赤道部及附近的囊膜下存在具有活跃生发特性的晶状体上皮细胞,此部分的囊膜相对于前后极处更厚,且有悬韧带附着。超微结构研究显示有悬韧带附着处的囊膜存在内、外两层结构,外层为极薄的小带层,内层才是真正的晶状体囊膜[13]。小带层即为晶状体悬韧带的附着部位,悬韧带的胶原纤维束与囊膜的胶原纤维板层交织融合形成密不可分的附着联系。研究表明,晶状体前囊膜中心 6~7mm 以外的区域开始有悬韧带交织附着,因此,当白内障手术中连续环形撕囊口直径大于 6mm 时,易损伤悬韧带引起晶状体不稳定,且囊膜撕开处存在向外放射状撕裂的倾向[13]。

三、晶状体上皮细胞

晶状体上皮细胞是紧密黏附于晶状体前部及赤道部囊膜下的单层立方上皮细胞,由胚胎时期形成晶状体泡的细胞分化而来。其中,附着于晶状体赤道部囊膜下的上皮细胞具有活跃的增殖能力,较前囊下的细胞体积略小、呈立方状、富含线粒体,称为生发区[14]。自胚胎长约 25mm 时起,晶状体上皮细胞便不断增殖,分化为次级晶状体纤维细胞,并从前到后伸长,分化为晶状体纤维,从而使晶状体得以在人的一生中持续生长。人眼晶状体上皮细胞总数量的个体变异很大,成熟的晶状体大约有 50 万个细胞,成年男性平均细胞密度为 5 000 个 /mm^2,成年女性为 5 800 个 /mm^2,从中央区往周边部晶状体上皮细胞密度逐渐增加[15]。普遍认为,晶状体上皮细胞的平均密度和增殖速度均随年龄增长逐渐降低,但也有研究者认为,晶状体上皮细胞的密度变化与年龄无显著关系[16]。白内障术后残留的晶状体上皮细胞迁移、增殖及发生上皮间充质细胞转分化(epithelial-mesenchymal transition,EMT)是发生后囊膜混浊的病理基础[17~19]。

四、晶状体纤维

晶状体纤维由晶状体细胞分化而来,为长带状,横断面呈六边形,胚胎核的原始晶状体纤维长度小于 250μm,但成人的纤维长度可长达 10mm。在晶状体纤维形成过程中,由晶状体上皮细胞增殖形成的晶状体细胞转变为长带状,细胞核随之伸长,带状细胞的基底部突起沿后囊膜下向后极延伸,顶部突起沿前囊膜下的上皮细胞内侧向前极延伸,细胞核相对前移,微管、微丝、中间丝等细胞骨架结构增多。随着变形的晶状体细胞向前后延展,细胞核裂解,细胞基底部与后囊膜脱离联系,各种细胞器结构也向细胞两极迁移,并逐渐消失,晶状体细胞转变为晶状体纤维,并不断被新生的晶状体细胞推挤向晶状体内部。晶状体细胞的纤维化进程速度和晶状体上皮细胞的分裂速度都会随着年龄增长而减缓,提示两者之间存在着相互作用。晶状体上皮细胞生成晶状体细胞和晶状体细胞转化为晶状体纤维的进程不断重复,旧的晶状体纤维不断被新生纤维向核心推挤。

由于晶状体纤维不能收缩,而在眼球调节状态下整个晶状体必须改变弯曲度,因此,晶状体中周部皮质区的晶状体纤维通过位于细胞侧边的球 - 凹形连接而紧密连接在一起,在调节状态下抵抗晶状体悬韧带的牵拉力量,导致晶状体弯曲度改变。

五、晶状体核

最初来源于胚胎时期晶状体泡后部细胞的原始晶状体纤维到达晶状体的核心部位,称为胚胎核;而胎儿期生成的次级晶状体纤维称为胎儿核。晶状体纤维向前后延伸时,末端变得扁长,在晶状体前后部发生细胞末端的交错会合,形成晶状体缝。在胎儿核前部是 Y 字缝,后部是倒 Y 字缝,随着晶状体体积的增大,晶状体纤维的伸展,逐渐形成更为复杂的晶状体缝,如星形缝等。除了上述两层核外,成人晶状体还有密度不同的其他几个层次。根据晶状体纤维形成的先后顺序,从内到外依次为:由出生前 1 月到青春期阶段形成的晶状体纤维构成婴儿核;由青春期到成人期阶段形成的晶状体纤维构成成人核;成人期后形成的表层晶状体纤维则构成晶状体皮质。由于晶状体上皮不断分裂形成晶状体细胞,皮质层的厚度随年龄增长逐渐增加,但晶状体核的厚度不变甚至减小。随年龄增长晶状体核的密度逐渐增加,颜色变为黄色甚至棕色,在成人核表面出现放射状或沙砾状浮雕样纹理。晶状体核逐渐发生硬化,晶状体弹性逐渐减退,调节力减弱,发生老视现象。

六、晶状体悬韧带

晶状体悬韧带从锯齿缘的睫状体平坦部发出,附着于晶状体赤道部前后的囊膜上,在囊膜外部的小带层内与囊膜组织交织在一起,形成牢固的附着。晶状体悬韧带的主要作用是维持晶状体的解剖位置,同时在屈光调节中将来自睫状体的张力传递至晶状体囊膜,从而改变晶状体形态。新生儿的晶状体悬韧带纤维相对密集,纤维数量随年龄增长逐渐减少[20]。研究表明,悬韧带由许多原纤维束组成,附着于赤道部前、后部囊膜组织的原纤维束较粗,而附着于赤道部囊膜的原纤维束较细[21]。每根原纤维束直径约为 0.35~1.0μm,原纤维束内部包含许多直径 8~12nm 的微丝,微丝的成分与由胶原组成的晶状体囊膜截然不同,主要是原纤蛋白[20,21]。原纤蛋白在血管和其他连接组织中广泛存在,在马方综合征中由于原纤蛋白基因突变,晶状体悬韧带纤维薄弱而引起晶状体脱位[20,21]。有研究者将晶状体悬韧带纤维分为主要纤维和辅助纤维,主要纤维悬挂于晶状体和睫状体之间,辅助纤维则是一些与主要纤维走向垂直的短纤维,可起到强化并协助固定主要纤维的作用。悬韧带纤维受损伤后不能再生[22]。

七、晶状体后囊膜与前部玻璃体的关系

晶状体菲薄的后囊膜与前部玻璃体间存在环形接触区,直径约为 9mm,称为 Wieger 韧带,包围着两个解剖结构之间的潜在间隙,称为 Berger 晶状体后间隙。在儿童时期晶状体后囊膜与玻璃体前表面间的粘连尤为紧密,白内障术中后囊膜撕开的操作易将玻璃体前界膜同时打开。有研究提出在小儿白内障术后,前部玻璃体可能成为囊膜下残存的晶状体上皮细胞增殖和迁移的支架,促进后发性白内障的发生和发展[23]。因此,小儿白内障术中,在行晶状体后囊膜连续环形撕囊的同时应联合前部玻璃体切割术,可进一步降低后发性白内障的发生率。

第二节　晶状体的生理功能

晶状体的生理功能主要有三方面：①屈光：眼球重要的屈光介质，使光线经折射聚焦于视网膜；②调节：通过晶状体悬韧带及睫状肌的舒缩，共同完成眼的调节功能；③滤过紫外线，保护视网膜。

一、晶状体透明性的维持

晶状体透明性的维持是其发挥生理功能的前提，而其自身的解剖结构和特殊的蛋白构成在其透明性的维持中发挥着重要作用。晶状体的超微结构分析显示，晶状体囊膜是由多层平行排列的胶原板层构成，每个板层内含有大量胶原微丝，其成分以Ⅳ型胶原为主，使晶状体囊膜透明和富于弹性。晶状体囊膜对物质的通透具有选择性，能自由通过水、离子和其他小分子物质，而大分子物质（如白蛋白、血红蛋白和免疫球蛋白等）则无法通过囊膜进入晶状体[24]。囊膜的这种选择通透性也有助于保持晶状体的透明性。

晶状体囊膜下的上皮细胞向外与囊膜间存在紧密连接，向内与晶状体纤维间存在闭合连接，上皮细胞间存在缝隙连接。这些连接构成外部物质进入晶状体的第二道屏障，有助于晶状体保持透明性[25]。晶状体上皮细胞的生理功能主要包括生成晶状体纤维、分泌构成晶状体囊膜的生物成分和协助转运晶状体所需的营养物质和代谢产物。

晶状体纤维在空间结构上呈与囊膜平行、向心、致密、有序的排列，这种规则的排列方式对形成晶状体的透明性起到重要作用[26]。晶状体纤维内富含各类晶状体蛋白，整个晶状体的蛋白质含量高达30%~35%。晶状体蛋白的存在既可以使晶状体透明也能使晶状体混浊。当大量蛋白质分子致密、有序排列时，晶状体保持透明；当蛋白质变性或空间结构被破坏时，晶状体会相应发生混浊[27]。晶状体纤维在形成过程中细胞核与细胞质内的绝大多数细胞器结构都逐渐消失，留下近乎均质的细胞质，这种独特的细胞内超微结构特征也对晶状体保持透明性发挥重要作用[28]。晶状体纤维与肌肉、神经组织等类型的细胞相似，其细胞膜内外也存在活跃的离子交换，在细胞膜离子泵的作用下，细胞内保持高钾低钠状态，而细胞外则保持低钾高钠状态，这种细胞内外电解质的平衡对保持细胞膜电位和细胞内含水量的稳定至关重要。钙离子平衡对维持晶状体的透明性也起到重要作用。动物实验表明降低晶状体外环境中的钙离子浓度可导致晶状体内细胞膜对钠、钾离子的通透性增高，钠离子内流和钾离子外流速度增加，晶状体含水量随之增加，透明度降低[29]。

此外，晶状体组织中无神经、无血管也是其透明性维持的重要因素。晶状体的能量主要来源于房水及玻璃体中的葡萄糖，其中80%的葡萄糖是通过无氧酵解进行代谢，产生乳酸和三磷酸腺苷，仅有少部分葡萄糖经需氧的三羧酸循环进行代谢。多种酶和辅酶参与了晶状体的葡萄糖代谢过程，使晶状体正常生长并保持其透明性。当某些关键酶的活性或含量改变时，可引起晶状体的代谢紊乱，从而导致白内障的发生。

二、晶状体在屈光和调节中的作用

晶状体与角膜共同构成人眼屈光系统的主体部分。晶状体的形态就像一个前后表面不对称的凸透镜，前、后表面的平均曲率半径分别为10mm和6mm，其屈光力与表面曲率半径和内部折射率有关。在简化的模型眼中,晶状体被视为一个均质的屈光体,屈光力约为 16~20D。但晶状体的实际屈光状态十分复杂,由于晶状体内部从皮质到核存在明确的层次划分,各层次的晶状体纤维分布密度和晶状体蛋白浓度不同,因此,晶状体是一个折射率渐变的复杂屈光体,其核心部位折射率较高,而周边皮质区折射率相对较低,且晶状体的实际折射率并非各层次折射率的简单平均。在晶状体屈光折射的多个相关研究中,人眼屈光系统简化方式不同,计算出晶状体折射率的结果也有所不同。在 Gullstrand 简化眼中,晶状体的平均折射率是 1.386,而在 Helmholtz 模型眼中,晶状体的平均折射率是 1.473。

目前关于晶状体调节机制的众多学说中,占主导地位的仍然是 Helmholtz 的理论,该学说认为晶状体在睫状肌张力作用下发生的形态改变是产生屈光调节的主要因素[30]。睫状肌收缩,晶状体悬韧带松弛,囊膜张力减低,晶状体厚度增加、曲率变大、位置前移、屈光力增强;睫状肌放松,晶状体悬韧带紧张,囊膜张力增大,晶状体变薄、曲率变小、屈光力减弱。由于晶状体悬韧带的解剖位置介于睫状肌和晶状体之间,人们容易理解为悬韧带传递张力的方式是睫状肌的收缩舒张变化直接作用于交织于晶状体囊膜表面的悬韧带。实际情况并非如此,悬韧带的发出部位不是睫状突表面而是睫状突之间的凹陷部位,因此睫状肌张力对悬韧带的影响很可能是通过睫状体整体表面张力的改变和睫状环直径的变化来实现的。晶状体囊膜通过悬韧带传递的张力,来改变晶状体的形态,最终实现对眼球屈光调节的贡献。总而言之,在调节过程中晶状体横径缩小、厚度增加、前表面曲率增加、前极向前突出、后极后移,整个晶状体的形态在调节状态下趋向于球形。另一学说是 1992 年 Schachar 等[31]提出的理论,认为调节时睫状肌收缩增加了赤道部悬韧带的张力,而前后部悬韧带松弛,引起晶状体中部前后曲率加大而周边部减小,晶状体中央变凸而周边变平,赤道部直径增大,移近巩膜。然而,晶状体的调节力并不是不变的。随着年龄的增长,晶状体物质逐渐硬化,囊膜弹性下降并增厚,悬韧带弹性也随之减弱,甚至部分或全部离断,这些因素均可导致晶状体调节力明显下降[32]。因此,人眼屈光系统在儿童时期的调节力可高达 14D,20 岁时调节幅度只有 11D,40 岁时降至 6D,在 50~60 岁时调节力基本丧失,从而导致老视的发生[33]。

三、晶状体吸收紫外线的功能

晶状体可吸收波长在 380~400nm 的大部分可见光,仅有少量的紫外线可到达视网膜,且随着年龄的增长,晶状体吸收可见光的能力将逐渐增加,从而避免可见光对视网膜的损伤[34]。

小 结

晶状体是眼内唯一具有调节功能的屈光介质,除了能将光线折射到视网膜,还可通过睫状肌的收缩或松弛改变屈光度,从而实现人眼从远到近不同距离的视物清晰。因此,各种晶状体疾病如白内障、晶状体脱位、无晶状体眼等均可导致视力障碍。此外,晶状体还能过滤一部分的紫外线,长期保护视网膜免受紫外线损伤。然而其调节能力会随着年龄增长而逐渐降低,从而出现生理性老视现象。

(曲 博 王晓然 译)

参考文献

1. Iribarren R. Crystalline lens and refractive development. Prog Retin Eye Res. 2015;47:86–106.
2. Augusteyn RC, Nankivil D, Mohamed A, et al. Human ocular biometry. Exp Eye Res. 2012;102:70–5.
3. Augusteyn RC. On the growth and internal structure of the human lens. Exp Eye Res. 2010;90(6):643–54.
4. Augusteyn RC. Growth of the human eye lens. Mol Vis. 2007;13:252–7.
5. Brown NP, Bron AJ. Lens disorders: a clinical manual of cataract diagnosis. 3rd ed. Oxford: Butterworth-Heinemann; 1996. p. 19–23.
6. Bours J, Födisch HJ, Hockwin O. Age-related changes in water and crystallin content of the fetal and adult human lens, demonstrated by a microsectioning technique. Ophthalmic Res. 1987;19(4):235–9.
7. Scammon RE, Hesdorffer MB. Growth in mass and volume of the human lens in postnatal life. Arch Ophthalmol. 1937;17:104–12.
8. Broekhuyse RM. Phospholipids in tissues of the eye. 3. Composition and metabolism of phospholipids in human lens in relation to age and cataract formation. Biochim Biophys Acta. 1969;187(3):354–65.
9. Clapp CA. A communication upon the weight of infant's lenses and their solids. Arch Ophthalmol. 1913;42:618–24.
10. Smith P. Diseases of crystalline lens and capsule. 1. On the growth of the crystalline lens. Trans Ophthalmol Soc UK. 1883;3:79–99.
11. Dische Z, Zelmenis G. The content and structural characteristics of the collagenous protein of rabbit lens capsules at different ages. Invest Ophthalmol. 1965;4:174–80.
12. Parmigiani CM, McAvoy JW. A morphometric analysis of the development of the rat lens capsule. Curr Eye Res. 1989;8(12):1271–7.
13. Fox J. Anatomy of the lens. Nurs Mirror. 1984;158(18):31–5.
14. Boulton M, Albon J. Stem cells in the eye. Int J Biochem Cell Biol. 2004;36:643–57.
15. Francois J, Victoria-Troncoso V. Histology of the epithelium of the normal and cataractous lens. Ophthalmologica. 1978;177(3):168–74.
16. Vrensen GF. Aging of the human eye lens-a morphological point of view. Comp Biochem Physiol A Physiol. 1995;111(4):519–32.
17. Wallentin N, Wickstrom K, Lundberg C. Effect of cataract surgery on aqueous TGF-beta and lens epithelial cell proliferation. Invest Ophthalmol Vis Sci. 1998;39(8):1410–8.
18. Meacock WR, Spalton DJ, Stanford MR. Role of cytokines in the pathogenesis of posterior capsule opacification. Br J Ophthalmol. 2000;84(3):332–6.
19. Duncan G. Lens cell growth and posterior capsule opacification: in vivo and in vitro observations. Br J Ophthalmol. 1998;82(10):1102–3.
20. Streeten BW. The nature of the ocular zonule. Trans Am Ophthalmol Soc. 1982;80:823–54.
21. Streeten BW, Swann DA, Licari PA, et al. The protein composition of the ocular zonules. Invest Ophthalmol Vis Sci. 1983;24(1):119–23.
22. Streeten BW, Licari PA. The zonules and the elastic microfibrillar system in the ciliary body. Invest Ophthalmol Vis Sci. 1983;24(6):667–81.
23. Mackool RJ, Chhatiawala H. Pediatric cataract surgery and intraocular lens implantation: a new technique for preventing or excising postoperative secondary membranes. J Cataract Refract Surg. 1991;17(1):62–6.
24. Trokel S. The physical basis for transparency of the crystalline lens. Invest Ophthalmol. 1962;1:493–501.
25. Lo WK, Biswas SK, Brako L, et al. Aquaporin-0 targets interlocking domains to control the integrity and transparency of the eye lens. Invest Ophthalmol Vis Sci. 2014;55(3):1202–12.
26. Cvekl A, Ashery-Padan R. The cellular and molecular mechanisms of vertebrate lens development. Development. 2014;141(23):4432–47.
27. Jaenicke R, Slingsby C. Lens crystallins and their microbial homologs: structure, stability, and function. Crit Rev Biochem Mol Biol. 2001;36(5):435–99.
28. Bassnett S. On the mechanism of organelle degradation in the vertebrate lens. Exp Eye Res. 2009;88(2):133–9.
29. Rhodes JD, Sanderson J. The mechanisms of calcium homeostasis and signalling in the lens. Exp Eye Res. 2009;88(2):226–34.
30. Lee DB. Error tolerance in helmholtzian accommodation. Ophthalmology. 2002;109(9):1589–90.
31. Schachar RA. Cause and treatment of presbyopia with a method for increasing the amplitude of accommodation. Ann Ophthalmol. 1992;24(12):445–7, 452.
32. Schachar RA, Cudmore DP, Black TD. Experimental support for Schachar's hypothesis of accommodation. Ann Ophthalmol. 1993;25(11):404–9.
33. Kirkwood BJ, Kirkwood RA. Accommodation and presbyopia. Insight. 2013;38(3):5–8.
34. Sliney DH. How light reaches the eye and its components. Int J Toxicol. 2002;21(6):501–9.

4

第四章
小儿白内障的病因学

吴开力　陈晓云　钟潇健

摘　要

小儿晶状体疾病可分为白内障和晶状体异位。小儿白内障的病因复杂,可分为遗传性、非遗传性和特发性。其中,遗传性白内障约占小儿白内障的1/3,其发病与基因缺陷有关。晶状体蛋白基因、膜蛋白相关基因、细胞骨架蛋白基因和发育调节基因的缺陷均可导致白内障。非遗传性白内障可继发于宫内感染、代谢异常、外伤或医源性因素,而特发性白内障的病因仍不清楚。随着分子生物学的发展,遗传性白内障的病因学研究已从对致病基因的定位和突变的筛查,发展到对基因突变相关发病机制的探索。此外,全基因组测序和基因芯片技术的应用将使遗传性白内障的基因诊断和治疗成为可能。

小儿白内障的病因复杂,可分为遗传性、非遗传性以及特发性三大类。其中遗传性白内障可进一步分为单纯性遗传性白内障和合并眼部及全身异常白内障两类;非遗传性白内障包括继发于宫内感染、并发性、代谢性、外伤性以及医源性等;而目前无明确病因的则归类于特发性小儿白内障。

传统观念认为三大类小儿白内障的患病人数各占总数的1/3。但近年丹麦的一项小儿白内障病因调查显示:小儿白内障中最常见的是特发性白内障(63%),其次是遗传性白内障(29%),非遗传性小儿白内障仅占8%[1]。尽管目前大多数小儿白内障未能明确病因,但随着遗传学及发育生物学的发展,越来越多白内障患儿的突变基因及发育异常有望通过全基因组测序等技术确定,特发性白内障患儿的比例将逐渐降低。

第一节　遗传性小儿白内障

由遗传因素引起的小儿白内障称为遗传性白内障,与基因突变和家族遗传有关。在遗传性白内障患儿中,单纯晶状体混浊的约占70%,合并其他眼部异常的约占15%,而合并系统性遗传综合征的约占15%[2]。

一、单纯性遗传性小儿白内障

单纯性遗传性小儿白内障是指不伴有眼部和全身其他系统异常的遗传性白内障,均为单基因病。单基因病根据致病基因所在染色体及遗传方式的不同可分为常染色体显性遗传、常染色体隐性遗传、X 染色体连锁显性遗传、X 染色体连锁隐性遗传和 Y 染色体遗传五种类型。与单纯性遗传性小儿白内障相关的遗传方式主要有常染色体显性、常染色体隐性和 X 染色体连锁隐性遗传三种,其中常染色体显性遗传最为常见。目前已报道了许多与单纯性遗传性白内障相关的突变基因,约一半发生于晶状体蛋白,1/4 发生于晶状体的连接蛋白(connexin),其他则为热休克因子 -4(heat shock factor-4,HSF-4),晶状体纤维主要内源性蛋白(lens fiber major intrinsic protein,MIP)和念珠状纤维结构蛋白(beaded-filament structural protein,BFSP)等[2]。先天性白内障的表现型复杂多变,在不同的家系或同一家系的不同个体之间即使突变的基因及位点相同,也可以出现不同形态和程度的晶状体混浊;反之,相同的晶状体混浊也可能是由于不同的基因突变所致。由此说明,除突变基因外,晶状体混浊可能还受到其他因素的调控。

目前已知的与单纯性遗传性小儿白内障相关的突变基因包括以下几类。

(一)晶状体蛋白基因

晶状体蛋白是晶状体蛋白质中的主要成分,人晶状体蛋白包括 α、β、γ 三大类。约 50% 的遗传性白内障是由于编码这三类晶状体蛋白的基因发生突变所致[2]。目前已确定的编码晶状体蛋白的基因有 CRYAA、CRYAB、CRYBB1、CRYBB2、CRYBA1、CRYGC、CRYGD、CRYGS 等。

1. α- 晶状体蛋白(α-crystallin)基因　α- 晶状体蛋白(CRYAA/CRYAB)是成熟晶状体纤维细胞中的主要结构蛋白,由 αA 和 αB 两种多肽构成,约占晶状体总蛋白的 40%,占新生儿晶状体可溶性蛋白的 20%,在晶状体透明性的维持中发挥着重要的作用。此外,α- 晶状体蛋白也属于小热休克蛋白家族的成员,在晶状体中不仅发挥结构蛋白的作用,还具有分子伴侣的活性。αA- 晶状体蛋白的基因突变所致的先天性白内障多为常染色体显性遗传或隐性遗传。目前研究较多的为 R116C 突变,即第 116 位的精氨酸被半胱氨酸所替代。R116C突变可破坏 CRYAA 蛋白的三级结构,减少蛋白的疏水表面,使蛋白聚集,分子量增大,蛋白可溶性降低,进而发生沉淀[3]。R116C 突变还可破坏晶状体蛋白之间的相互作用,使 CRYAA 与 CRYBB2 及 CRYGC 的相互作用减少,破坏晶状体结构蛋白相互有序的联系[4]。此外,R116C 突变还可导致 α- 晶状体蛋白丧失部分分子伴侣的活性[4]。CRYAA 的另一突变 R49C 位于 CRYAA 基因的第一外显子,可使 αA- 晶状体蛋白异常分布于细胞核中,失去保护晶状体上皮细胞不受星状孢子素诱导凋亡的作用[5]。发生于第 98 位的使甘氨酸突变为精氨酸的 G98R 突变可使蛋白折叠过程障碍,导致非折叠蛋白聚集和包涵体的形成[6]。CRYAA 基因突变导致的先天性白内障还可伴发小角膜(图 4-1),这提示其在眼前段的正常发育中也发挥一定的作用[7]。

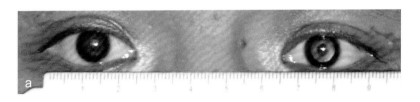

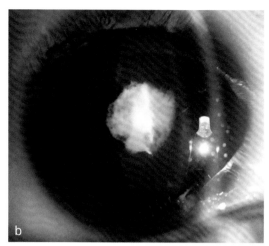

图 4-1 *CRYAA* 基因突变导致的先天性白内障合并小角膜
男性患者,24 岁,由 *CRYAA* 基因的 c.34C>T 突变导致先天性核性白内障,合并小角膜。a. 患者眼部外观彩照,b. 裂隙灯显微镜下晶状体呈核性混浊(图片由中山大学中山眼科中心张清炯教授提供)

关于 αA 与 αB 晶状体蛋白还有多个引起白内障的关键突变,见表 4-1 [3~7,12~15]。

表 4-1 常见的遗传性白内障突变基因及其临床表现

基因	染色体	遗传方式	DNA 改变	氨基酸改变	表现型
BFSP2	3q21-q25	AD	c.859C>T	R287W	青少年进展性绕核性白内障[8]
		AD	c.697-699delGAA	E233del	缝状白内障[9]
		AD	c.1091G>A	R339H	绕核性白内障[10]
BFSP1	20p11.23-p12.1	AR	C736-1384_c.957-66del	T246fsX7	发育性白内障[11]
CRYAA	21q22.3	AD	c.346C>T	R116C	绕核性、核性中央混浊,虹膜缺损,小角膜[12]
		AD	c.14C>T	R49C	核性混浊[5]
		AD	c.347G>A	R116H	前极、皮质、胚胎核、前囊下混浊,小角膜,角膜混浊[13]
		AR	c.27G>A	W9X	先天性白内障[14]
		Sporadic	c.62C>G	R21L	核性混浊,黄斑下移[4]
		AD	c.247G>A	G98R	早老性进展性绕核性或全白内障[6]
		AD	c.1134C>T	R12C	后极性进展至核性或绕核性白内障[13]
		AD	c.130C>T	R21W	前极性、后极性混浊[13]

续表

基因	染色体	遗传方式	DNA 改变	氨基酸改变	表现型
CRYAB	11q23.3-q24.2	AD	c.358A>G	R120G	晶状体混浊和肌病[4]
		AD	c.450delA	K150fs	后极性白内障[15]
		AD	c.418G>A	D140N	薄板状白内障[4]
		AD	c.58C>T	P20S	后极性白内障[4]
CRYBA1/3	17q11.1-q12	AD	IVS3+1G>T		缝状白内障[16]
		AD	IVS3+2T>G		核性白内障[17]
		AD	IVS3+1G>A		绕核性、缝状白内障[18]
		AD	IVS3+1G>A		后极性白内障[19]
CRYBA4	22q11.2-q13.1	AD	c.317T>C	F94S	双侧层状白内障及小眼球[20]
		AD	c.225G>T	G64W	双侧核性白内障及小角膜[21]
CRYBB1	22q11.2-q12.1	AD	c.658G>T	G220X	双侧粉状混浊,多位于胎儿核,也可位于皮质和前、后 Y 字缝[22]
		AR	c.2T>A	M1K	核性粉状白内障[23]
		AD	c.737C>T	Q223X	核性白内障[24]
CRYBB2	22q11.2-q12.2	AD	c.463C>T	Q155X	形态多样,点状、蓝点状、Coppock 样、缝性混浊[25,26]
		AD	c.453G>C	W151C	核性白内障[27]
		AD	c.383A>T	D128V	核性伴皮质环状混浊[28]
		AD	c.607G>A	V187M	核性白内障[29]
		AD	c.453G>C	W151C	膜性白内障[30]
CRYGC	2q33-q35	AD	c.125A>C	T5P	Coppock 样白内障[31]
		AD	c.502C>T	R168W	绕核性白内障[18]
		AD	c.327C>A	C109X	核性白内障[31]
		AD	c.470G>A	W157X	核性白内障,小角膜[31]
CRYGD	2q33-q35	AD	c.67C>A	P23T	蓝点状、珊瑚状白内障[32-35]
		AD	c.176G>A	R59H	皮刺状白内障[36]
		AD	c.109C>A	R36S	双眼对称性晶状体皮质结晶沉积伴浅灰色混浊[37]
		AD	c.70C>A	P24T	蓝点状或皮刺状白内障[38,39]
		AD	c.466G>A	W156X	核性白内障[40]
		AD	c.229C>A	R77S	前极蓝点状白内障[36]
		AD	c.34C>T	R14C	珊瑚状白内障[40]

续表

基因	染色体	遗传方式	DNA 改变	氨基酸改变	表现型
GCNT2	6p24-p23	AR	c.1043G>A	G348E	先天性（全）白内障，血型 i 表型[41]
		AR	c.1148G>A	R383H	i 表型相关[41]
GJA3	13q11	AD	c.188A> G	N63S	板层粉尘状白内障[42,43]
		AD	c.1138insC	S380fs	带状粉尘状白内障[43]
		AD	c.560C> T	P187L	带状粉尘状白内障[42,43]
		AD	c.114C> A	F32L	核性粉尘状白内障[42,43]
		AD	c.227G> A	R76H	核性粉尘状白内障[42,43]
		AD	c.563A> C	N188T	核性粉尘状白内障[43]
		AD	c.82G>A	R76G	全白内障[43]
		AD	c.176C> T	V28M	皮质性、囊膜性白内障[43]
		AD	c.7G> T	P59L	核性点状混浊[42,43]
		AD	c.32T> C	D3Y	带状粉尘样混浊[42]
		AD	c.260C> T	L11S	蚁卵样混浊[43]
GJA8	1q21.1	AD	c.262C>T	P88S	带状粉尘样白内障[44]
		AD	c.143A> C	E48K	板层粉尘样白内障[45]
		AD	c.263C>A	P88Q	板层粉尘样白内障[46]
HSF4	16q21-q22.1	AR	c.221G>A	R74H	先天性全白内障[47]
		AR	c.524G> C	R175P	核性、皮质性白内障[48]
LIM2	19q13.4	AR	c.313T> G	F105V	早老性白内障[49]
		AR	c.587G>A	G154E	青少年始发的白内障[50]
MAF	16q22-q23	AD	c.863G> C	R288P	少年发病，板层混浊[51]
		AD	c.890A> G	K297R	先天蓝点状白内障[52]
AQP0	12q13	AD	c.413C> G	T138R	非进展性板层和缝状混浊[53]
		AD	c.401A> G	E134G	多形性白内障（双侧进行性点状、板层、不均匀前/后极混浊、皮质混浊）[53]
NHS	Xp22.13	XL	c.2387insC	A797fsX35	白内障，牙齿异常，智力障碍[54]
		XL	c.3459delC	L1154fsX28	先天性全白内障[54]
		XL	c.718insG	E240fs	先天性全白内障[54]
		XL	c.400delC	R134fsX61	先天性全白内障[54]
		XL	c.3738delTG	C1246AfsX15	先天性全白内障[54]
		XL	c.2687delA	Q896fsX10	先天性全白内障[54]

续表

基因	染色体	遗传方式	DNA 改变	氨基酸改变	表现型
OCRL	Xq26.1			R577Q	点状白内障,蛋白尿,轻度代谢性酸中毒[55]
PAX6	11p13	AD	c.669C>T	R103X	无虹膜,先天白内障,眼球震颤,上睑下垂,青光眼,角膜血管翳[56]
		AD	c.1080C>T	R240X	白内障,无虹膜,黄斑发育不全,青光眼[57]
		AD	c.553G>T	G64V	早老性白内障,黄斑发育不全[57]
		AD	c.475_491del17	R38PfsX12	先天性白内障,无虹膜[58]
		AD	c.572T>C	L46P	双眼小眼球、先天性白内障及先天性眼球震颤[59]
		AD	c.655A>G	S74G	双眼球的多向震颤、进展性白内障、黄斑下移甚至缺损、神经系统发育异常[59]
		AD	c.51C>A	N17K	双眼严重的眼部异常,包括先天性眼球震颤、角膜白斑、虹膜前粘连和前极性白内障[60]
		AD	c.579delG	V48fsX53	双眼球震颤、先天性白内障、先天性虹膜缺如和黄斑下移[59]
VIM	10p13	AD	c.596G>A	E151K	粉尘白内障[10]

AD:常染色体显性遗传,autosomal dominant inheritance;AR:常染色体隐性遗传,autosomal recessive inheritance;XL:X 连锁遗传,X-linked inheritance;Sporadic:散发性;del:氨基酸缺失,deletion;fs:移码突变,frameshift;fsX:包含终止密码子的移码突变,frameshift including the stop codon(X)。

2. β- 晶状体蛋白(β-crystallin)基因　β- 晶状体蛋白是晶状体中重要的水溶性结构蛋白之一,约占晶状体总蛋白的 35%,主要表达于晶状体纤维细胞,在晶状体皮质的纤维细胞中浓度最高[61]。β- 晶状体蛋白由 6 个 CRYB 基因分别编码的 βB1、βB2、βB3、βA1、βA2、βA3 和 βA4 7 个亚基构成,其中 βA1 和 βA3 由同一个基因(CRYAB1)编码。

目前已发现十余个可导致遗传性白内障的 β- 晶状体蛋白的突变位点,以 βB2- 晶状体蛋白最为多见,见表 4-1[16-30,62,63]。β- 晶状体蛋白基因突变导致的白内障表型多样,同一突变位点在不同家系中的表型可完全不同,即使在同一家系中也可存在表型程度的不同。例如,我们在南方的一个家系中发现由 CRYBB2 基因第六外显子的 W151C 突变导致该家系 22 位成员患有膜性白内障(图 4-2a),而该突变在印度人中也曾有过报道,其表型为核性白内障,由此说明相同的突变位点在不同的种族中临床表型可完全不同[27,30]。此外,在作者发现的该家系中,膜性白内障的程度有所不同,表现为随年龄的增长晶状体混浊呈进行性发展,且伴有晶状体异位和囊膜通透性改变,混浊的皮质逐渐被溶解吸收(图 4-2b)[30]。β- 晶状体蛋白的基因突变导致白内障发生的机制是由于突变引起氨基酸的替换,导致蛋白质结构改变,疏水性增加而可溶性降低,最终蛋白质聚集而引起晶状体混浊[63]。

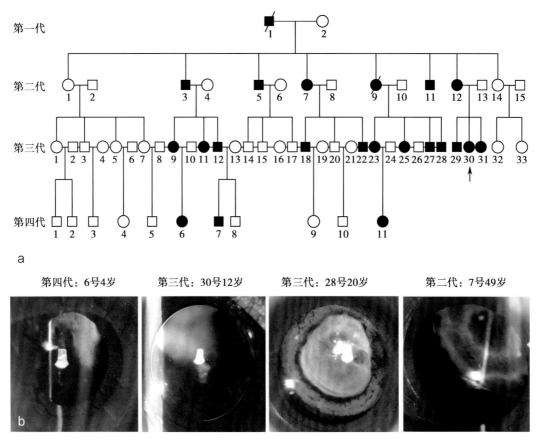

图 4-2 *CRYBB2* 基因突变导致的先天性膜性白内障

a. 家系图:该家系包括 4 代人,22 个患病成员。黑色标记代表患病者,白色标记代表正常家庭成员,而方框代表男性,圆圈代表女性,箭头指向先证者。该家系图提示其遗传方式为常染色体显性遗传。b. 该家系的白内障表型特征:裂隙灯照相显示该家系患者的白内障类型为膜性白内障,晶状体混浊随着年龄的进展而不断加重,晶状体向上移位,且混浊的晶状体皮质逐渐被溶解吸收

3. γ- 晶状体蛋白(γ-crystallin)基因 γ- 晶状体蛋白约占晶状体总蛋白的 25%,是一种高度稳定的单体蛋白,由 7 个不同的基因编码,其中编码 γA-F 晶状体蛋白的基因均位于 2号染色体,且序列高度相似,而编码 γS 晶状体蛋白的基因则单独位于 3 号染色体。γ- 晶状体蛋白特异性地表达于晶状体纤维细胞,在晶状体纤维细胞分化末期合成。人晶状体内主要表达 γC、γD 和 γS 晶状体蛋白。

γ- 晶状体蛋白的基因突变方式包括错义、插入和剪接突变等,主要导致核性和绕核性白

内障,见表 4-1[30~41,64,65]。其导致白内障的发生机制与 β- 晶状体蛋白突变相类似,均通过破坏蛋白质的可溶性和稳定性导致白内障的发生发展。如 *CRYGD* 基因的 R36S 和 R58H 突变均可通过改变蛋白质的表面特性,使其溶解性降低,引起蛋白质沉淀而导致白内障[36,37];另一 R14C 突变则可增加 CRYGD 对巯基介导聚合的敏感性,使蛋白质易于聚集而导致晶状体混浊[40]。由此可知,晶状体蛋白不需要经过变性或其他影响蛋白质折叠等重大结构的改变便可引起白内障的产生。

(二) 膜蛋白基因

膜蛋白含量较低,不超过晶状体湿重的 1%,但对于保证细胞间的信号传导及维持晶状体的透明起着非常重要的作用。常见导致白内障的膜蛋白基因突变主要发生于缝隙连接蛋白、晶状体纤维主要内源性蛋白和晶状体纤维膜固有蛋白 2。

1. 缝隙连接蛋白(gap junction protein,GJP)基因　缝隙连接蛋白也称为连接蛋白(connexin),由来自相邻细胞的 6 个连接蛋白组成双环结构,形成完整的缝隙连接通道。人类编码连接蛋白的基因至少有 21 种,其中晶状体连接蛋白有 3 种:GJA1(α1 连接蛋白,connexin 43,Cx43),GJA3(α3 连接蛋白,connexin46,Cx46),GJA8(α8 连接蛋白,connexin 50,Cx50)。晶状体上皮细胞主要表达 GJA1 和 GJA8,而纤维细胞主要表达 GJA3 与 GJA8。

由于晶状体没有血管,缝隙连接介导的细胞间交流和小分子转运(离子、代谢物、第二信使分子)在维持细胞的功能以及生长、分化和发育中发挥着极为重要的作用。GJA3 与 GJA8 的突变常为常染色体显性遗传,其表型相似,主要表现为粉尘状、斑点状、核心白内障和绕核的带状板层晶状体混浊(图 4-3),见表 4-1[42~46,66~72]。其突变引起白内障的发生机制主要是导致蛋白合成后的转运障碍,突变的蛋白聚集于内质网和高尔基体内,不能转运至细胞膜形成缝隙连接通道,导致细胞间的物质转运障碍而发生白内障[46,68,72]。

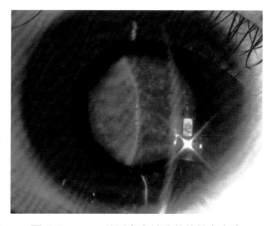

图 4-3　CJA3 基因突变导致的核性白内障
女性患者,17 岁,由 *CJA3* 基因的 c.1143–1165del23 突变导致点状核性白内障(图片由中山大学中山眼科中心张清炯教授提供)

2. 晶状体纤维主要内源性蛋白(Lens fiber major intrinsic protein,MIP)基因　MIP 又称为 MIP26 或 Aquaporin-0(AQP0),属于水通道蛋白家族。AQP0 特异性表达于晶状体,主要分布于终末分化的纤维细胞,是晶状体内含量最高的膜蛋白,除了发挥水通道的作用外,还参与维持晶状体的结构,在晶状体透明性的维持和调节过程中发挥重要作用。目前发现 *MIP/AQP0* 突变导致的遗传性小儿白内障均为常染色体显性遗传,且双眼发病。如位于 *AQP0* 跨膜 H4 区域的错义突变 T138R 和 E134G,以及位于 H6 区域的缺失突变,均是通过导致合成的 AQP0 滞留在胞浆内,不能插入胞膜而影响水通道的形成,从而引起白内障[53,73]。

3. 晶状体固有膜蛋白 2(lens intrinsic membrane protein-2,LIM-2)基因　LIM-2 也称为晶状体固有膜蛋白 19(intrinsic membrane protein 19,MP19),在晶状体纤维中含量仅次于 MIP。LIM-2 位于晶状体纤维细胞间的连接区域,对维持晶状体纤维细胞间、上皮细胞间、上皮细胞和纤维细胞间的离子交换和物质代谢起重要作用。目前关于 LIM-2 突变的报道较少，其 G154E 点突变可导致严重的先天性全白内障及视力损害[50]；F105V 点突变可导致早老性晶状体混浊[49]。此外，在 *LIM-2* 敲除的小鼠中可形成粉尘状白内障，且晶状体内部的梯度折射率受到了破坏，由此提示 LIM-2 在维持晶状体内部屈光特性中也发挥一定的作用[74]。

(三) 细胞骨架蛋白基因

细胞骨架是真核细胞中由蛋白聚合而成的纤维网架体系，起维持细胞形态、参与细胞运动、介导物质运输和细胞分裂的作用。晶状体细胞中的骨架蛋白包括微丝(microfilaments)、微管(microtubules)和中间丝(intermediate filaments)。胞浆中的细胞骨架蛋白可与晶状体蛋白相互作用，在晶状体细胞的分化和晶状体透明性的维持中发挥重要作用。

1. 念珠状纤维结构蛋白(beaded-filament structural protein, BFSP) 基因   BFSP 是重要的胞浆蛋白，由 BFSP1(又称 CP115 和 filensin)和 BFSP2(又称 CP49 和 phakinin)组成，构成细胞骨架结构。BFSP 不表达于晶状体上皮细胞，而特异性地表达于分化的晶状体纤维细胞。在晶状体纤维细胞中，BFSP1 和 BFSP2 结合形成念珠状中间丝(beaded filaments)，与 α- 晶状体蛋白相互作用，维持细胞形态及参与细胞运动，从而维持晶状体的正常结构与功能。

BFSP 基因的突变主要引起核性及绕核性白内障，但也有报道 BFSP1 突变可引起皮质性白内障。BFSP1 第六外显子的缺失突变 (c.736-1384_c.957-66 del) 可引起常染色体隐性遗传性白内障，可表现为发育性皮质性白内障，也可表现为 50 岁之后发生的核硬化性白内障，主要是由于缺失突变引起 BFSP1 蛋白部分缺失，从而不能有效地形成纤维丝所致[11]。2004 年我国南方家系研究发现，*BFSP2* 的 E233del 缺失突变可引起 Y 字缝性白内障，并伴发近视(图 4-4)[9]。此外，*BFSP2* 第 4 外显子的错义突变 R278W 可引起常染色体显性遗传性青少年进行性白内障，第 5 外显子的 R339H 突变可引起绕核性白内障[8,75]。

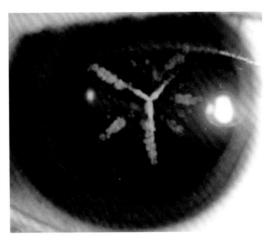

图 4-4   *BFSP2* 基因突变导致的 Y 字缝性白内障女性患者，20 岁，由 *BFSP2* 基因的 E233del 缺失突变引起 Y 字缝性白内障(图片由中山大学中山眼科中心张清炯教授提供)

2. 波形蛋白(vimentin)基因   波形蛋白属于细胞骨架中的Ⅲ型中间丝蛋白，主要表达于晶状体上皮细胞，也表达于纤维细胞，可与 BSFP2/BSFP1 共同形成骨架网络，构成与胞膜相连的细胞骨架。波形蛋白的表达随着晶状体上皮细胞逐步分化为纤维细胞而不断减少直至消失，其基因突变可引起遗传性白内障。如 vimentin 的编码基因 *VIM* 第一外显子的 E151K 错义突变可引起粉状白内障，主要是通过影响 vimentin 的编排和折叠使其在胞浆中异常聚集，而导致白内障的发生[10]。

(四) 发育调节因子

晶状体的发育过程受到一系列调节因子在不同时空上的严密调控，主要包括转录因子和生长因子。尤其转录因子，其调节外胚层与视泡之间的相互作用，影响晶状体正常发育的诱导、生长和分化，在胚胎期晶状体的发育中发挥非常重要的作用。这些调节因子的基因突变不仅可引起晶状体混浊,也可引起眼前段的发育异常。各种转录因子如 *PITX3*、*PAX6*、*FOXE3*、*EYA1*、*MAF* 和 *HSF4* 等的基因突变均可引起遗传性白内障,其中 HSF4 的突变仅引起单纯性白内障,而其余转录因子的突变除导致白内障还常合并其他的眼部异常,将于后一小节阐述。

人热休克因子(heat shock factor,HSF)家族包括 6 个成员,即 HSF1、HSF2、HSF4、HSF5、HSFY 和 HSFX,其广泛地表达于胚胎及成人的晶状体中,提示其在晶状体的发育中发挥重要的作用,但它们对发育的调控机制至今仍不清楚[76]。热休克因子作为分子伴侣影响蛋白质的合成、组装、折叠和变性等,其结构及表达的异常均可导致白内障的发生[77]。

HSF4 的突变可导致常染色体显性和隐性遗传性白内障。其显性遗传性白内障可在儿童期才出现,以绕核性白内障为主[78],而隐性遗传性白内障出生时即存在,表现为显著的核性混浊伴部分皮质性混浊,也可表现为严重的全白内障,常伴有眼球震颤[47,48]。最新研究认为,*HSF4* 的突变主要通过三个途径导致白内障的发生,包括下调 γ- 晶状体蛋白(尤其 γs- 晶状体蛋白)及念珠状纤维蛋白的表达和介导 αA- 晶状体蛋白转录后修饰的缺失[79]。

(五) 其他基因

β-1,6-N- 乙酰葡萄糖氨基转移酶 2(β-1,6-N-acetylglucosaminyltransferase 2,GCNT2)基因　GCNT2 又叫 I 分支酶(I-branching enzyme),表达于晶状体上皮细胞,其作用是将胎儿红细胞表面的直链形 I 抗原转化为有重复分支结构的成人 I 抗原——N- 乙酰乳糖胺。已有报道 *GCNT2* 的 G348E、R383H 的突变可引起先天性白内障[41]。

二、合并眼部及全身异常的遗传性小儿白内障

合并眼部及全身异常的遗传性小儿白内障约占遗传性白内障患儿的 30%,其病因包括单基因病和染色体病两种。导致此类遗传性白内障的单基因病可仅有眼部表现,亦可合并全身多系统的异常(见表 4-1 和表 4-2),而染色体病导致白内障的患儿则均合并全身多系统的异常(见表 4-2)。

(一) 单基因病

单基因病是指受一对等位基因控制的疾病或病理性状。根据遗传方式的不同,单基因病又可分为常染色体显性遗传病、常染色体隐性遗传病、X 连锁显性遗传病、X 连锁隐性遗传病和 Y 连锁遗传病等五类。

1. 仅合并眼部异常　MAF 作为转录因子的激动或抑制因子,与 MAF 反应元件(MAF responsive elements,MARE)结合而发挥作用。MARE 存在于晶状体蛋白的编码基因和 *PITX3* 的启动子中,故 MAF 参与调节晶状体蛋白的表达和胚胎期晶状体纤维细胞的分化。目前已发现三个 *MAF* 突变位点可导致先天性白内障合并小角膜,且均位于 *MAF* 的 DNA 结合区域的碱性区,提示这一区域是先天性白内障合并小角膜的好发突变区域。如 R288P 突变,可导致核性及皮质性晶状体混浊,并伴有小角膜和双侧虹膜缺损[51],K297R 突变可导致双眼蓝点状白内障伴小角膜[52],R299S 突变可导致后极性白内障并伴有小角膜[99]。由此可知,*MAF* 不仅在晶状体,还在眼前段的发育中发挥重要的作用。

PITX3 是 *RIEG/PITX* 同源盒基因(paired-like homeodomain transcription factors)家族成员之一,主要参与调控眼组织包括角膜、虹膜、晶状体、小梁网和视网膜的早期发育。*PITX3* 基因的突变最常导致后极性白内障,也可为全白内障,并常合并眼前段间质发育不全(anterior segment mesenchymal dysgenesis，ASMD），包括有角膜白斑、小角膜、虹膜粘连、虹膜萎缩及视神经发育异常等病变[100-102]。

表 4-2　合并遗传性白内障的系统性综合征

综合征	全身表现	眼部异常	遗传方式
肾病			
Lowe 综合征（眼脑肾综合征）	前额隆起，眼窝内陷，有特殊面容；1 岁后出现运动和智力障碍，部分患者有软骨病和骨软化、蛋白尿，最后发生代谢性酸中毒	双眼白内障，晶状体后圆锥，角膜混浊水肿、晶状体前囊赘生物，先天性大角膜、小角膜等	XR[55]
Alport 综合征（家族性出血性肾炎）	家族性遗传性肾病伴双侧对称性耳聋	不同类型的白内障，多数为前囊和后囊下混浊，球形晶状体或圆锥形晶状体；少数患者有视盘玻璃疣，点状角膜病变	AD[80]
中枢神经系统			
Marinesco Sjögren 综合征（遗传性共济失调 - 白内障 - 侏儒 - 智力缺陷综合征）	神经系统异常，表现为小脑共济失调及锥体束征，智力低下，语言功能发育迟缓、呆小、性器官不发育	多为先天性绕核性白内障，内眦赘皮，眼球震颤，斜视，小眼球，无虹膜，视网膜色素变性，进行性眼肌麻痹	AR[81]
Smith-Lemli-Opitz 综合征（小头 - 小颌 - 并趾综合征）	多系统畸形：小头、小下颌、低耳位、鼻上翻、指（趾）畸形、多囊肾	白内障、内眦赘皮、斜视、眼球震颤	AR[82]
Laurence-Moon-Bardet-Biedl 综合征（劳 - 穆 - 比综合征）	肥胖、多指（趾）、性腺发育不良、智力低下	白内障出现较晚，晶状体后囊下混浊，屈光不正，眼球震颤，视网膜色素变性	AR[83,84]
Cockayne 综合征（侏儒 - 网膜萎缩 - 耳聋综合征）	皮下脂肪少，眼球内陷，鼻梁塌陷，耳大，呈现特殊老人面容，反应迟钝	眼震、视网膜色素变性、小瞳孔、白内障	AR[85]
骨骼			
马方综合征	手指和足趾细长，形如蜘蛛状，四肢骨细长，易骨折，鸡胸或桶状胸。心血管异常，主要是主动脉夹层动脉瘤和发育不良	先天性白内障，晶状体异位，多为部分性向鼻上方脱位，或全脱入前房或玻璃体内；少数患者的晶状体呈球形，可合并青光眼；瞳孔开大肌发育不良，瞳孔不容易扩大；还可有近视，先天性大角膜、小角膜以及无虹膜等	AD[86]
Weill-Marchesan 综合征（球型晶状体 - 短矮畸形综合征）	身材矮小，较肥胖，四肢及指（趾）短粗，颈部亦短粗	白内障，小球形晶状体，近视，晶状体向鼻下脱位或全脱位，少数患者可有青光眼、小角膜	AD/AR[87]
Stickler 综合征	四肢关节发育异常，小颌，腭弓高，腭裂，神经性耳聋	为点状、核性或全白内障；80%以上有高度近视；脉络膜视网膜变性，可发生视网膜脱离	AD[88]

续表

综合征	全身表现	眼部异常	遗传方式
颅面异常			
Hallermann-Streiff综合征(下颌-眼-面-颅骨发育不全综合征)	头颅发育异常、下颌短小、面部肌肉发育差、钩形鼻、形如鸟脸的特殊面容	白内障,少数白内障可自行吸收后遗留囊膜,表面有色素沉着;在晶状体溶解的过程中,可发生晶状体毒性葡萄膜炎和晶状体溶解性青光眼;因前房角发育异常可伴有青光眼	AR[89]
Pierre-Robin综合征	小下颌、腭裂、舌下垂、鼻梁塌陷、指(趾)畸形、心脏病、耳聋、脑积水	先天性白内障,晶状体后囊下混浊;前房角发育异常,青光眼;高度近视,视网膜脱离,斜视,小眼球	AD[90]
Crouzon综合征(颅骨面骨发育不全)	颅骨缝过早关闭,颅内压增高;额骨突出、上颌骨发育不良、下颌前突、钩状鼻;重听;智力低下	白内障、青光眼;因眼眶浅而致明显的眼球突出而形成其特殊面容;眶距过宽和外斜视;视盘水肿或视神经萎缩	AD/AR[91]
皮肤			
Bloch-Sulzberger综合征(色素失禁症)	躯干皮肤反复出现水疱和丘疹,后期变为棕褐色斑	白内障较多见,部分患者结膜色素沉着,角膜混浊,蓝巩膜,视网膜色素性改变,视神经萎缩	XD[92]
Rothmund Thomson综合征(先天性血管萎缩性皮肤异色病)	皮肤血管扩张、异色和萎缩	绕核性或点状白内障,偶见带状角膜病变,圆锥角膜,视网膜血管扩张	AR[93]
Werner综合征(白内障-硬皮病-早老综合征)	早老,皮肤萎缩、钙化,身材矮小,内分泌功能紊乱等	早期白内障,秃睫、眼睑闭合不全	AR[94]
染色体病			
21三体综合征(唐氏综合征)	发育迟缓;头小,面部扁平,鼻短,耳小,舌大而厚、经常外伸;肢体短小、第5指短且向内弯	双侧性白内障,多为白点状或是带红绿色彩光混浊,亦有Y字缝混浊、羽状或赤道部弓形混浊,逐渐发展,最后成为全白内障;睑裂较短,并向外上方倾斜,内眦赘皮[95]	
13三体综合征(Patau综合征)	耳下垂、多指畸形、鼻及口发育不良;患儿智力低下,经常合并癫痫,肌张力减低或增高,有时出现共济失调	白内障,小眼球,葡萄膜缺损,永存增生的原始玻璃体,视网膜脱离和视神经发育不良,独眼[96]	

续表

综合征	全身表现	眼部异常	遗传方式
特纳综合征	均为女性,身材矮小,骨骼畸形,肘外翻,颈蹼,原发性闭经等	白内障,多为 Y 字缝混浊或后囊下小点状和片状混浊;还多伴有内眦赘皮,眶距过宽,角膜周边混浊,虹膜表面色素积聚,斜视以及红绿色觉障碍[97]	
Klinefelter 综合征	男性特征发育不全	1/3 有白内障[98]	

2. 合并全身多系统异常

(1) *PAX6*(paired-like homeobox-containing gene 6)基因突变导致的多系统异常:*PAX6* 基因定位于 11p13,由 2 个 DNA 结合域组成(128 个氨基酸组成的成对结构域及 61 个氨基酸组成的同源结构域),中间由 79 个氨基酸组成的连接区连接。PAX6 可调控多种因子及结构蛋白的表达,在神经系统、眼、鼻、胰腺以及脑垂体的发育中发挥着不可或缺的作用[103~106]。*PAX6* 在眼部表达于发育期的虹膜、晶状体、睫状体、角膜上皮和视网膜,对多种眼组织的发育包括晶状体发育早中期 *CRYAA*、*CRYAB* 基因的表达均起重要的调控作用[106]。PAX6 基因杂合突变可引起先天性白内障、无虹膜、角膜畸形和小眼球等,而纯合突变除了可导致眼球的异常外,还有脑缺陷、鼻腔缺失和胰腺异常等多系统病变[103~106]。目前已报道的 *PAX6* 突变位点已超过 60 个,几乎整个 PAX6 基因均有可能发生突变,其中导致眼部异常的突变接近 10 个,见表 4-1[56~60,106]。例如,N17K 错义突变可导致严重的双眼异常,包括眼球震颤、角膜白斑、虹膜前粘连和前极性白内障[60]。

(2) 高铁蛋白血症 - 白内障综合征(hyperferritinemia-cataract syndrome):铁蛋白轻链(ferritin L)相关基因突变可导致高铁蛋白血症 - 白内障综合征,多发生于铁蛋白轻链铁反应元件(ferritin L iron responsive element),如 A146G、T22G、G32C、G51C、C39T 和 G32T 等[107~109]。为常染色体显性遗传,表现为粉尘状、蓝点状晶状体混浊及高铁蛋白血症。

(3) Xp 染色体遗传性白内障综合征(Xp cataract syndromes):Xp 染色体异常导致的晶状体混浊较少见,其具体发病机制还有待阐明。X 性连锁遗传性白内障的男性患儿出生时常表现为晶状体全混浊。

Nance-Horan 综合征由 NHS 基因突变所致,定位于 Xp22.13,为性连锁遗传,表现为核性白内障、小角膜、牙齿异常、体型异常、精神障碍等[54,110]。NHS 基因的外显子有 1 和 1A 两个亚型,一个位于细胞质,另一个位于与紧密连接蛋白相连的细胞膜,一般认为 Nance-Horan 综合征是由紧密连接功能异常所致[56,59]。

Lowe 综合征(Lowe syndrome, oculocerebrorenal syndrome of Lowe, OCRL)属于 X 性连锁遗传综合征,临床表现包括双眼先天性白内障、蛋白尿和智力障碍[58]。其致病机制为 *OCRL-1* 基因突变导致其编码的磷脂酰肌醇 4,5- 二磷酸 5- 磷酸酶(phosphatidylinositol 4,5 bisphosphate 5-phosphatase)功能障碍,不能作用于其底物磷脂酰肌醇 4,5- 二磷酸,引起后者含量增加,且细胞中的凝溶胶蛋白、α- 肌动蛋白等骨架蛋白发生异常,从而导致疾病[55]。

(4) 其他遗传性白内障合并全身多系统异常的综合征:见表 4-2[80~94]。

(二)染色体病

染色体病主要是因细胞中遗传物质的主要载体——染色体的数目或形态结构异常所引起的疾病。根据异常染色体类型可将染色体病分为常染色体病和性染色体病两类。常染色体病主要表现为先天性智力低下和发育滞后,性染色体病主要表现为性发育不全和智力低下。与遗传性小儿白内障相关的染色体病既可以是常染色体病也可以是性染色体病。

1. 常染色体病　常染色体病是因 1~22 号染色体发生畸变所引起的疾病,根据发生畸变的染色数目及程度可分为单体综合征、三体综合征、部分单体综合征(嵌合型)和部分三体综合征(嵌合型)。单体综合征是指某一号同源染色体的数目仅有一个,即细胞的染色体总数为 45 的染色体病。三体综合征则指某一号同源染色体的数目为三个,即染色体数量为 47 的染色体病。部分三体综合征是指某一染色体的某一片段有三份所引起的染色体病。部分单体综合征是由于某一染色体的部分片段缺失而引起的染色体病。与先天性白内障相关的常染色体病主要是三体综合征,详述如下:

(1) 21 三体综合征(唐氏综合征):21 三体综合征又名唐氏综合征、先天愚型,是最常见的常染色体病,其形成的原因是卵子在减数分裂时 21 号染色体不分离,而形成异常卵子。21 三体综合征以智力低下及生长发育迟缓为主要临床表现(表 3-2)。眼部异常主要有:①斜视:约一半患儿有斜视;②屈光不正;③圆锥角膜;④青光眼;⑤小睑裂,并向外上方倾斜,内眦赘皮;⑥先天性白内障:双侧性,晶状体多为白点状混浊,亦有 Y 字缝、羽状或赤道部弓形混浊[89]。随着混浊的逐渐发展,最终成为全白内障[95]。

(2) 13 三体综合征(Patau 综合征):13 三体综合征既可以是完全三体综合征也可以是部分三体综合征。80% 患儿为完全三体综合征,即每个体细胞中含有三个 13 号染色体。部分三体综合征的症状比完全型轻,通常以 13 和 14 号染色体罗氏异位居多,即每个体细胞中多了一条 13 号染色体长臂。与 21 三体综合征相似,高龄产妇是其危险因素。13 三体综合征的临床表现较 21 三体综合征严重,主要有多器官畸形以及严重智力发育障碍(见表 4-2)[96]。眼部异常主要表现为先天性白内障、小眼球、葡萄膜缺损、永存原始玻璃体增生症、视网膜脱离和视神经发育不良[96]。

2. 性染色体病　性染色体病是因 23 号染色体(性染色体)的数目异常或结构畸变所引起的疾病。与白内障相关的性染色体病有特纳综合征和 Klinefelter 综合征。

(1) 特纳综合征:特纳综合征又称为先天性卵巢发育不全综合征,由 Henry Turner 于 1938 年最先发现而命名。约 55% 的患儿核型为 45,XO,还有各种嵌合体和结构异常的核型。一般来说,嵌合型的症状较轻。除少数患儿因严重畸形在新生儿期死亡外,一般均能存活。其临床特点主要有身材矮小,生殖器、第二性征和躯体的发育异常,智力可正常或轻度障碍[90]。眼部的临床表现主要有:①白内障:多为 Y 字缝、后囊下小点状或片状混浊;②内眦赘皮,睑距过宽;③角膜周边混浊;④虹膜表面有色素积聚;⑤斜视;⑥红绿色觉障碍[97]。

(2) Klinefelter 综合征:Klinefelter 综合征也被称为先天性睾丸发育不全,由 Klinefelter 于 1942 年首先报道而命名。约 80% 以上患儿的核型为 47,XXY,也可为嵌合型,还可以表现为含有四或五个性染色体。Klinefelter 综合征的临床特点为生殖系统结构及功能异常,智力正常或轻度低下,易患糖尿病、甲状腺病、哮喘和乳腺癌[111]。眼部表现主要为双眼先天性白内障、青光眼、小眼球和瞳孔畸形等[98]。

第二节　非遗传性小儿白内障

非遗传性小儿白内障在所有白内障患儿中所占比例最低(<10%),但其病因多种多样,包括继发于宫内感染、并发性、代谢性、外伤性以及医源性等。

一、继发于宫内感染的小儿白内障

(一) 先天性风疹综合征

先天性风疹综合征是由于母亲怀孕期间感染风疹病毒所致,临床表现差异极大。患儿母亲遭受风疹病毒感染后 10~12 天,病毒可穿过胎盘,引起胚胎感染。若感染发生在孕期的前 3 个月,细胞有丝分裂受阻,胚胎发育受到严重影响,胎儿易流产或死亡。先天性风疹综合征的全身表现包括:先天性心脏病,小头畸形,新生儿血小板减少性紫癜,肝脾肿大,间质性肺炎,脑膜炎,耳聋,智力低下[112]。成年后糖尿病、甲状腺等自身免疫性疾病的患病率明显增加[112]。眼部表现有:先天性核性、绕核性或完全性白内障,其中 80% 为双侧,多为进行性发展,少部分自行吸收,发病机制为病毒影响晶状体代谢所致[113,114]。因瞳孔开大肌发育不良,瞳孔不易散大。还可表现为小眼球,角膜混浊,斜视,视网膜椒盐样色素沉着[113,114]。

(二) 其他宫内感染

其他常见的宫内感染主要包括病毒和寄生虫感染。常见的病毒感染有麻疹病毒、水痘病毒、天花病毒、带状疱疹病毒、脊髓灰质炎病毒、感染性单核细胞增多症和巨细胞病毒等[115]。而寄生虫感染主要有弓形虫和蠕虫等[116]。

二、并发性小儿白内障

并发性小儿白内障是指由眼部其他非遗传性疾病导致的白内障,常见病因有葡萄膜炎、早产儿视网膜病变、胚胎血管残留等。

(一) 葡萄膜炎

前葡萄膜炎是引起并发性小儿白内障最常见的原因[117]。炎症发生时大量的蛋白质纤维素性渗出物及炎症细胞等进入房水,干扰房水代谢而导致白内障。虹膜与晶状体前表面形成的局限性粘连也可导致白内障(图 4-5),混浊最早起始于前皮质。中间葡萄膜炎的患儿睫状体扁平部大量的渗出物可包绕晶状体后表面,使晶状体后囊变性而形成白内障。在晶状体混浊之前,晶状体后 Berger 间隙内可见焦黄色“锅巴”样的网状膜(图 4-6)。

(二) 早产儿视网膜病变

早产儿视网膜病变(retinopathy of prematurity,ROP)的患儿常并发白内障,目前认为主要与氧自由基损伤晶状体细胞有关。早产儿出生后往往存在缺氧,过度吸氧后可形成大量的氧自由基,尤其缺氧 - 再复氧状态更易产生氧自由基。在高浓度吸氧后突然停止给氧,会造成组织的“相对缺氧”,也可诱导氧自由基的产生。氧自由基及其代谢产物可损伤晶状体上皮细胞和晶状体蛋白等。损伤主要发生于 ROP 的瘢痕期,晶状体后纤维增殖,机化而混浊。

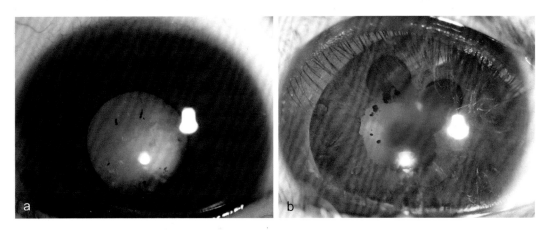

图 4-5　葡萄膜炎并发性白内障
a. 晶状体前囊表面见散在的虹膜色素；b. 虹膜与晶状体前表面形成的局限性后粘连导致瞳孔变形

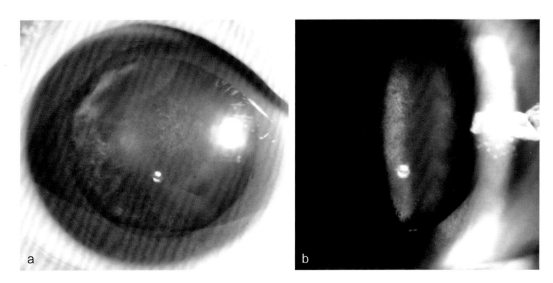

图 4-6　中间葡萄膜炎并发晶状体后囊下混浊
a. 裂隙灯显微镜弥散光照射图；b. 裂隙光切面图

（三）胚胎期血管残留（永存原始玻璃体增生症）

永存原始玻璃体增生症（persistent hyperplastic primary vitreous，PHPV）为原始玻璃体纤维和血管残留物存在于视网膜表面和晶状体之间（图 4-7），常伴有晶状体后囊膜的小裂缝而产生白内障。1997 年 Goldberg 提议将其归为胚胎期血管残留（persistent fetal vasculature，PFV）类的疾病，因其更能准确地描述和反映这类疾病的解剖和病理特征，因此，现 PFV 已逐渐取代 PHPV[118]。其发病机制、临床表现及治疗于本书第十九章详细论述。

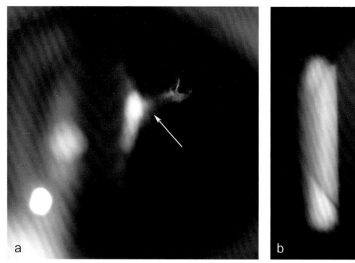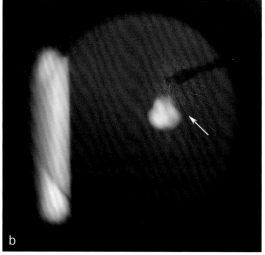

图 4-7　永存原始玻璃体增生症
a. 晶状体后原始玻璃体增生条索(箭头所指);b. 晶状体后囊膜混浊(箭头所指)

三、小儿代谢性白内障

由低血钙、糖尿病等因素扰乱晶状体的正常代谢而导致的小儿白内障称为小儿代谢性白内障。

(一) 低血钙

由血钙过低引起的白内障称为低钙性白内障,因常表现为手足搐搦,又称为手足搐搦症性白内障(tetany cataract)。患儿有手足抽搐、骨质软化和白内障三项典型的改变。钙离子是晶状体代谢的重要物质,血钙降低可干扰晶状体代谢,使晶状体囊膜渗透性增加、电解质平衡被打破从而发生白内障。这类白内障常见于肌强直、甲状旁腺功能低下、婴幼儿急性肾衰竭及其他引起血钙降低等疾病[119,120]。先天性甲状旁腺功能低下的白内障患儿病情发展缓慢,而自身免疫性甲状旁腺功能低下合并肝肾衰竭时则表现为进展性白内障[121]。

(二) 糖尿病

小儿糖尿病性白内障主要见于真性糖尿病患儿,较少见,晶状体内糖代谢紊乱是其发生的重要机制。糖酵解、戊糖磷酸途径、三羧酸循环是晶状体代谢的主要途径,而醛糖还原酶仅作为一个旁路在异常时发挥作用。糖尿病患儿晶状体内的葡萄糖浓度升高,过多的葡萄糖不能被糖酵解、戊糖磷酸途径、三羧酸循环等充分代谢,则多余的葡萄糖激活醛糖还原酶旁路转化为山梨醇和果糖,山梨醇和果糖不易透过细胞膜而在晶状体内累积,导致晶状体渗透压升高,晶状体吸收过多的水分而肿胀、变性而混浊。

四、小儿外伤性白内障

(一) 眼球挫伤性白内障

1. 囊膜完整型　晶状体遭受轻度挫伤,晶状体囊膜尚完整时可出现一些特殊形状的晶状体混浊(图 4-8),常见有以下两类:

(1) Vossius 氏环型混浊:来自正前方的外力作用于虹膜,将其压向晶状体,使瞳孔缘的虹膜色素呈环行点状沉着在晶状体前囊膜上,与瞳孔形状相同,环下的晶状体前囊膜下有皮质点状混浊,一般对视力无明显影响(图4-8a)。

(2)玫瑰花瓣型混浊:在房水和玻璃体的双重作用下,晶状体遭受震荡性损伤,在晶状体前囊、后囊或囊膜下的上皮细胞和晶状体纤维层间形成花瓣型混浊,以后囊下最多见(图4-8b)。

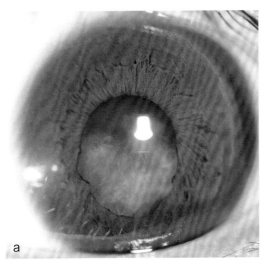
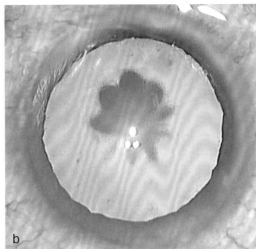

图4-8　眼球挫伤性白内障,囊膜完整型
a.晶状体皮质局限性混浊;b.晶状体后囊膜下花瓣型混浊

2. 囊膜破裂型　较严重的挫伤使晶状体囊膜破裂时,房水由破裂口快速渗入晶状体内,引起晶状体纤维水肿、变性和混浊。如果囊膜破裂口较小,可很快自行闭合或被虹膜粘连闭合而形成局限性晶状体混浊;如果囊膜破裂口较大,房水不断渗入晶状体内,晶状体混浊不断扩大,直至发展为全白内障(图4-9)。

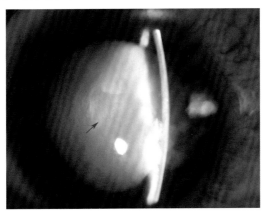

图4-9　眼球挫伤性白内障(囊膜破裂型)
晶状体皮质从囊膜破口溢出至前房内,箭头示囊膜破裂处

(二) 眼球穿孔伤性白内障

常见于年龄较小的儿童,致伤物多为细小、尖锐的金属如刀、剪、锥等。多数囊膜破裂口

较小,常能很快自行闭合或被虹膜粘连闭合而仅形成局限性白内障;如果囊膜破裂口较大,房水不断渗入晶状体内,则很快发展为全白内障(图4-10)。

(三) 电击性白内障

电击性白内障(electric cataract)发生于雷击或触电后,致白内障的电压多为220~5000V。其发病率为0.2%~8%不等,与致伤的因素如电压、电流类型、组织敏感性、致伤部位和路径等因素有关[122]。本病发病机制不清,可能为电击损伤晶状体上皮细胞,也可能为虹膜炎、循环障碍、机械效应如囊膜破裂和局部热效应等导致白内障的形成。电击伤后晶状体前囊膜下瘢痕形成(图4-11),组织病理显示前囊膜下成纤维细胞增生和透明样物质沉淀。

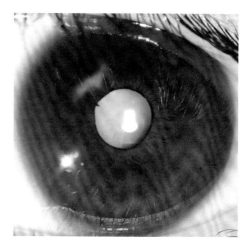

图4-10 眼球穿孔伤所致的白内障
角膜上见穿孔伤后留下的瘢痕,晶状体
呈白色混浊

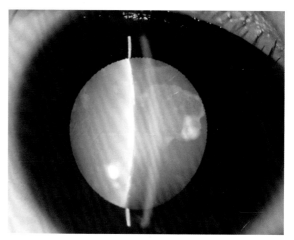

图4-11 电击性白内障
裂隙灯显微镜下见边界清晰的晶状体前囊膜下
白色混浊

五、医源性小儿白内障

(一) 辐射

红外线、紫外线、X射线、γ射线、带电粒子、快中子辐射和白光等均可引起辐射性白内障(radiation cataract)[123]。这些射线通过引起晶状体上皮细胞的氧化损伤,从而导致白内障。晶状体上皮细胞对射线非常敏感,且敏感程度与年龄成反比,年龄越小则晶状体上皮细胞越容易损伤。晶状体上皮细胞DNA的氧化受损可向子代DNA传递并且逐渐累积,且受损的上皮细胞异常迁移,使晶状体表面无细胞覆盖,外环境的氧更易于进入晶状体产生更多的氧自由基,进一步导致晶状体蛋白的氧化损伤而使其发生凝固,导致白内障[123]。损伤具有剂量和时间依赖性,当剂量增加至15Gy时白内障的发病率可增至50%。

辐射性白内障通常见于白血病行放射性治疗的患儿,多于治疗后1~2年发生白内障。一旦发生白内障,则病程进展迅速。对早产儿视网膜病变的患儿行激光视网膜光凝治疗后也可发生晶状体损伤而导致白内障[124]。

(二) 药物

在临床实践中,局部或全身用药诱发的白内障也已逐渐引起人们的重视。许多药物(如糖皮质激素、缩瞳剂、氯丙嗪等)长期使用均可诱发白内障。

1. 糖皮质激素　自身免疫性疾病或其他需长期大剂量应用糖皮质激素的患儿,其血浆中葡萄糖浓度升高,导致房水中葡萄糖浓度随之升高,离子渗透性增加,钠 - 钾 -ATP 酶活性降低及葡萄糖旁路代谢被激活等,引起后囊膜下微细点状或条状混浊。长期局部使用糖皮质激素治疗青少年先天性关节炎合并葡萄膜炎时,白内障发病率明显增高,但当剂量控制在 ≤ 3 次 /d 时,白内障的发病率明显降低[125]。

2. 缩瞳剂　抗胆碱酯酶类缩瞳剂能抑制氧化磷酸化过程,使葡萄糖和 ATP 浓度降低,乳酸、磷酸等含量增加,晶状体肿胀混浊引起前囊膜下微细囊泡。

3. 吩噻嗪类药物　氯丙嗪除了可吸收紫外线中的能量产生氧自由基而导致晶状体的氧化损伤,还能与黑色素结合形成色素沉着导致白内障,表现为瞳孔区典型的星形混浊。

4. 其他　长期暴露于特定化学制剂(如三硝基甲苯等)、氟、镰状细胞贫血患儿服用的氰酸钠、有丝分裂抑制药(如白消安等)、麻醉药丁卡因和抗癫痫药卡马西平等,均可引起白内障。

第三节　特发性小儿白内障

除前两节所述原因外,即使经过全面的病史询问及临床和实验室检查,仍有超过一半的患儿无法查出病因,称为特发性小儿白内障。患儿无其他的眼部异常,也无全身疾病,且无明显的遗传和环境因素的影响,因此推测可能是多因素导致的晶状体混浊。部分患儿可能是自发的基因突变所致,也有可能与系统性疾病有关,但是由于系统性疾病的病变很轻而被忽略或不能辨认。随着遗传学检测手段的发展,不久的将来临床上可通过全基因组测序等方法发现患儿自发的基因突变或基因表达调控过程的异常,从而明确病因。我们相信,这部分患儿的比例会逐步减少。

第四节　小儿晶状体位置异常

小儿晶状体位置异常类疾病有其特殊性,本书于第十七章针对其病因、临床表现及治疗进行详细阐述。

第五节　小儿白内障的基因诊断

遗传性白内障是小儿白内障的主要类型,多为单基因遗传,主要的遗传方式为常染色体显性遗传,其他还可能为常染色体隐性遗传、X 连锁遗传等。目前已经明确的遗传性白内障相关基因主要有晶状体蛋白基因、膜蛋白相关基因、转录因子调节基因、细胞骨架蛋白基因、氨基葡萄糖 N- 乙酰转移酶 2 基因、生长因子基因、铁蛋白轻链基因以及染色质修饰蛋白基因等。近年来,随着分子生物学技术的发展,对遗传性白内障相关基因的研究从致病基因定位及突变的筛查,逐渐发展到致病基因突变的机制探索。

一、基因诊断技术进展

遗传性白内障疾病相关基因谱的不断拓宽有赖于基因连锁分析、候选基因直接测序法以及基于高通量测序技术的全外显子测序、全基因组测序等方法的发展和应用。以高通量、自动化为显著特征的第二代测序和基因芯片技术的发展,更是极大地刺激了基因诊断技术的进步。基因芯片技术是近年来迅速发展的高通量分子检测技术,其基本原理是核酸杂交,其基本过程是将许多特定的寡核苷酸片段或基因片段作为探针,有规律的排列固定于支持物上,形成数以万计的矩阵点。将样品 DNA 或 RNA 通过 PCR 扩增、体外转录等技术掺入荧光标记物,然后按碱基互补配对的原理进行杂交,再通过荧光检测系统对芯片进行扫描,并配以计算机系统对每一探针上的荧光信号做出检测及比较,从而得出所要的信息。基因芯片具有高度的灵敏性和准确性、快速简便、可同时检测多个致病基因位点等优点。随着诊断技术的完善和基因测序成本的下降,相信在不远的将来基因测序将成为常规"体检"项目,使得遗传性白内障基因诊断和治疗成为可能。

二、遗传性白内障的产前基因诊断

产前基因诊断对于小儿白内障的及时诊断,预防具有严重视觉障碍的小儿出生具有重要意义。传统的产前诊断技术主要利用经腹抽取胎儿绒毛、羊膜腔穿刺以及经皮脐静脉穿刺等有创技术进行取材,并进行致病基因的测定。母体血浆中胎儿游离 DNA 的发现使得无创产前诊断成为可能。通过检测母体外周血中胎儿游离 DNA,可实现准确、高效、无创的产前诊断。

我国拥有丰富的小儿白内障临床资源,积极合理开展基因诊断,不仅对于明确遗传性白内障的发病机制有重要意义,同时也为未来开展基因治疗进而从根本上"治愈"遗传性白内障奠定了重要的基石。

小 结

小儿白内障的病因复杂,且目前大部分发病机制尚不清楚。因此,深入地了解小儿白内障的致病基因或相关的发病机制至关重要,可为该病的预防和治疗提供新的策略。随着高通量测序和基因芯片技术的出现,更多的基因突变或异常将被识别,应用基因疗法治疗小儿白内障或将成为现实。

(谈旭华 李金燕 译)

参考文献

1. Haargaard B, Wohlfahrt J, Fledelius HC, et al. A nationwide Danish study of 1027 cases of congenital/infantile cataracts: etiological and clinical classifications. Ophthalmology. 2004;111(12):2292–8.
2. Hejtmancik JF. Congenital cataracts and their molecular genetics. Semin Cell Dev Biol. 2008;19(2):134–49.
3. Bera S, Abraham EC. The alphaA-crystallin R116C mutant has a higher affinity for forming heteroaggregates with alphaB-crystallin. Biochemistry. 2002;41:297–305.
4. Kumar LV, Ramakrishna T, Rao CM. Structural and functional consequences of the mutation of a conserved arginine residue in alphaA and alphaB crystallins. J Biol Chem. 1999;274:24137–41.
5. Mackay DS, Andley UP, Shiels A. Cell death triggered by a novel mutation in the alphaA-crystallin gene underlies autosomal dominant cataract linked to chromosome 21q. Eur J Hum Genet. 2003;11:784–93.
6. Singh D, Raman B, Ramakrishna T, et al. Mixed oligomer formation between human alphaA-crystallin and its cataract-causing G98R mutant: structural, stability and functional differences. J Mol Biol. 2007;373:1293–304.
7. Sun W, Xiao X, Li S, et al. Mutational screening of six genes in Chinese patients with congenital cataract and microcornea. Mol Vis. 2011;17:1508–13.
8. Conley YP, Erturk D, Keverline A, et al. A juvenile-onset, progressive cataract locus on chromosome 3q21-q22 is associated with a missense mutation in the beaded filament structural protein-2. Am J Hum Genet. 2000;66:1426–31.
9. Zhang Q, Guo X, Xiao X, et al. Clinical description and genome wide linkage study of Y-sutural cataract and myopia in a Chinese family. Mol Vis. 2004;10:890–900.

10. Muller M, Bhattacharya SS, Moore T, et al. Dominant cataract formation in association with a vimentin assembly disrupting mutation. Hum Mol Genet. 2009;18:1052–7.

11. Ramachandran RD, Perumalsamy V, Hejtmancik JF. Autosomal recessive juvenile onset cataract associated with mutation in BFSP1. Hum Genet. 2007;121: 475–82.

12. Vanita V, Singh JR, Hejtmancik JF, et al. A novel fan-shaped cataract-microcornea syndrome caused by a mutation of CRYAA in an Indian family. Mol Vis. 2006;12:518–22.

13. Hansen L, Yao W, Eiberg H, et al. Genetic heterogeneity in microcornea-cataract: five novel mutations in CRYAA, CRYGD, and GJA8. Invest Ophthalmol Vis Sci. 2007;48:3937–44.

14. Pras E, Frydman M, Levy-Nissenbaum E, et al. A nonsense mutation (W9X) in CRYAA causes autosomal recessive cataract in an inbred Jewish Persian family. Invest Ophthalmol Vis Sci. 2004;41:3511–5.

15. Berry V, Francis P, Reddy MA, et al. Alpha-B crystallin gene (CRYAB) mutation causes dominant congenital posterior polar cataract in humans. Am J Hum Genet. 2001;69:1141–5.

16. Yang Z, Li Q, Ma Z, et al. A G → T splice site mutation of CRYBA1/A3 associated with autosomal dominant suture cataracts in a Chinese family. Mol Vis. 2011;17:2065–71.

17. Yang Z, Su D, Li Q, et al. A novel T → G splice site mutation of CRYBA1/A3 associated with autosomal dominant nuclear cataracts in a Chinese family. Mol Vis. 2012;18:1283–8.

18. Devi RR, Yao W, Vijayalakshmi P, et al. Crystallin gene mutations in Indian families with inherited pediatric cataract. Mol Vis. 2008;14:1157–70.

19. Gu Z, Ji B, Wan C, et al. A splice site mutation in CRYBA1/A3 causing autosomal dominant posterior polar cataract in a Chinese pedigree. Mol Vis. 2010;16:154–60.

20. Billingsley G, Santhiya ST, Paterson AD, et al. CRYBA4, a novel human cataract gene, is also involved in microphthalmia. Am J Hum Genet. 2006;79(4):702–9.

21. Zhou G, Zhou N, Hu S, et al. A missense mutation in CRYBA4 associated with congenital cataract and microcornea. Mol Vis. 2010;16:1019–24.

22. Mackay DS, Boskovska OB, Knopf HL, et al. A nonsense mutation in CRYBB1 associated with autosomal dominant cataract linked to human chromosome 22q. Am J Hum Genet. 2002;71(5):1216–21.

23. Meyer E, Rahman F, Owens J, et al. Initiation codon mutation in betaB1-crystallin (CRYBB1) associated with autosomal recessive nuclear pulverulent cataract. Mol Vis. 2009;2009(15):1014–9.

24. Yang J, Zhu Y, Gu F, et al. A novel nonsense mutation in CRYBB1 associated with autosomal dominant congenital cataract. Mol Vis. 2008;14:727–31.

25. Wang L, Lin H, Gu J, et al. Autosomal-dominant cerulean cataract in a chinese family associated with gene conversion mutation in beta-B2-crystallin. Ophthalmic Res. 2009;41:148–53.

26. Yao K, Tang X, Shentu X, et al. Progressive polymorphic congenital cataract caused by a CRYBB2 mutation in a Chinese family. Mol Vis. 2005;11: 758–63.

27. Santhiya ST, Manisastry SM, Rawlley D, et al. Mutation analysis of congenital cataracts in Indian families: identification of SNPS and a new causative allele in CRYBB2 gene. Invest Ophthalmol Vis Sci. 2004;45:3599–607.

28. Pauli S, Soker T, Klopp N, et al. Mutation analysis in a German family identified a new cataract-causing allele in the CRYBB2 gene. Mol Vis. 2007;13:962–7.

29. Weisschuh N, Aisenbrey S, Wissinger B, et al. Identification of a novel CRYBB2 missense mutation causing congenital autosomal dominant cataract. Mol Vis. 2012;18:174–80.

30. Chen W, Chen X, Hu Z, et al. A missense mutation in CRYBB2 leads to progressive congenital membranous cataract by impacting the solubility and function of βB2-crystallin. PLoS One. 2013;8(11):e81290.

31. Guo Y, Su D, Li Q, et al. A nonsense mutation of CRYGC associated with autosomal dominant congenital nuclear cataracts and microcornea in a Chinese pedigree. Mol Vis. 2012;18:1874–80.

32. Khan AO, Aldahmesh MA, Ghadhfan FE, et al. Founder heterozygous P23T CRYGD mutation associated with cerulean (and coralliform) cataract in 2 Saudi families. Mol Vis. 2007;15:1407–11.

33. Burdon KP, Wirth MG, Mackey DA, et al. Investigation of crystallin genes in familial cataract, and report of two disease associated mutations. Br J Ophthalmol. 2004;88:79–83.

34. Mackay DS, Andley UP, Shiels A. A missense mutation in the gammaD crystallin gene (CRYGD) associated with autosomal dominant "coral-like" cataract linked to chromosome 2q. Mol Vis. 2004;10: 155–62.

35. Nandrot E, Slingsby C, Basak A, et al. Gamma-D crystallin gene (CRYGD) mutation causes autosomal dominant congenital cerulean cataracts. J Med Genet. 2003;40:262–7.

36. Santhiya ST, Shyam Manohar M, Rawlley D, et al. Novel mutations in the gamma-crystallin genes cause autosomal dominant congenital cataracts. J Med Genet. 2002;39:352–8.

37. Kmoch S, Brynda J, Asfaw B, et al. Link between a novel human gammaD-crystallin allele and a unique cataract phenotype explained by protein crystallography. Hum Mol Genet. 2000;9:1779–86.

38. Zhang LY, Gong B, Tong JP, et al. A novel gammaD-crystallin mutation causes mild changes in protein properties but leads to congenital coralliform cataract. Mol Vis. 2009;15:1521–9.

39. Shentu X, Yao K, Xu W, et al. Special fasciculiform cataract caused by a mutation in the gammaD-crystallin gene. Mol Vis. 2004;10:233–9.

40. Gu F, Li R, Ma XX, et al. A missense mutation in the gammaD-crystallin gene CRYGD associated with autosomal dominant congenital cataract in a Chinese family. Mol Vis. 2006;12:26–31.

41. Yu LC, Twu YC, Chou ML, et al. The molecular genetics of the human I locus and molecular background explain the partial association of the adult i phenotype with congenital cataracts. Blood. 2003; 101:2081–8.

42. Addison PK, Berry V, Holden KR, et al. A novel mutation in the connexin 46 gene (GJA3) causes autosomal dominant zonular pulverulent cataract in a Hispanic family. Mol Vis. 2006;12:791–5.

43. Hansen L, Yao W, Eiberg H, et al. The congenital "ant-egg" cataract phenotype is caused by a missense mutation in connexin46. Mol Vis. 2006;12:1033–9.

44. Shiels A, Mackay D, Ionides A, et al. A missense mutation in the human connexin50 gene (GJA8) underlies autosomal dominant "zonular pulverulent" cataract, on chromosome 1q. Am J Hum Genet. 1998;62:526–32.

45. Banks EA, Toloue MM, Shi Q, et al. Connexin mutation that causes dominant congenital cataracts inhibits gap junctions, but not hemichannels, in a dominant negative manner. J Cell Sci. 2009;122:378–88.

46. Arora A, Minogue PJ, Liu X, et al. A novel GJA8 mutation is associated with autosomal dominant lamellar pulverulent cataract: further evidence for gap junction dysfunction in human cataract. J Med Genet. 2006;43:e249.51.

47. Ke T, Wang QK, Ji B, et al. Novel HSF4 mutation causes congenital total white cataract in a Chinese family. Am J Ophthalmol. 2006;142(2):298–303.

48. Forshew T, Johnson CA, Khaliq S, et al. Locus heterogeneity in autosomal recessive congenital cataracts: linkage to 9q and germline HSF4 mutations. Hum Genet. 2005;117:452–9.

49. Pras E, Levy-Nissenbaum E, Bakhan T, et al. A missense mutation in the LIM2 gene is associated with autosomal recessive presenile cataract in an inbred Iraqi Jewish family. Am J Hum Genet. 2002;70:1363–7.

50. Ponnam SP, Ramesha K, Tejwani S, et al. A missense mutation in LIM2 causes autosomal recessive congenital cataract. Mol Vis. 2008;14:1204–8.

51. Jamieson RV, Munier F, Balmer A, et al. Pulverulent cataract with variably associated microcornea and iris coloboma in a MAF mutation family. Br J Ophthalmol. 2003;87:411–2.

52. Jamieson RV, Perveen R, Kerr B, et al. Domain disruption and mutation of the bZIP transcription factor, MAF, associated with cataract, ocular anterior segment dysgenesis and coloboma. Hum Mol Genet. 2002;11:33–42.

53. Berry V, Francis P, Kaushal S, et al. Missense mutations in MIP underlie autosomal dominant 'polymorphic' and lamellar cataracts linked to 12q. Nat Genet. 2000;25:15–7.

54. Brooks SP, Ebenezer ND, Poopalasundaram S, et al. Identification of the gene for Nance-Horan syndrome (NHS). J Med Genet. 2004;41:768–71.

55. Kawano T, Indo Y, Nakazato H, et al. Oculocerebrorenal syndrome of Lowe: three mutations in the OCRL1 gene derived from three patients with different phenotypes. Am J Med Genet. 1998;77:348–55.

56. Jin C, Wang Q, Li J, et al. A recurrent PAX6 mutation is associated with aniridia and congenital progressive cataract in a Chinese family. Mol Vis. 2012;18:465–70.

57. Brown A, McKie M, van Heyningen V, et al. The Human PAX6 Mutation Database. Nucleic Acids Res. 1998;26:259–64.

58. Cai F, Zhu J, Chen W, et al. A novel PAX6 mutation in a large Chinese family with aniridia and congenital cataract. Mol Vis. 2010;16:1141–5.

59. Dansault A, David G, Schwartz C, et al. Three new PAX6 mutations including one causing an unusual ophthalmic phenotype associated with neurodevelopmental abnormalities. Mol Vis. 2007;13:511–23.

60. Jia X, Guo X, Xiao X, et al. A novel mutation of PAX6 in Chinese patients with new clinical features of Peters' anomaly. Mol Vis. 2010;16:676–81.

61. Feng J, Smith DL, Smith JB. Human lens beta-crystallin solubility. J Biol Chem. 2000;275:11585–90.

62. Reddy MA, Francis PJ, Berry V, et al. Molecular genetic basis of inherited cataract and associated phenotypes. Surv Ophthalmol. 2004;49:300–15.

63. Liu BF, Liang JJ. Interaction and biophysical properties of human lens Q155* betaB2-crystallin mutant. Mol Vis. 2005;11:321–7.

64. Vanita V, Singh D. A missense mutation in CRYGD linked with autosomal dominant congenital cataract of aculeiform type. Mol Cell Biochem. 2012;368:167–72.

65. Pande A, Pande J, Asherie N, et al. Crystal cataracts: human genetic cataract caused by protein crystallization. Proc Natl Acad Sci U S A. 2001;98:6116–20.

66. Sun W, Xiao X, Li S, et al. Mutation analysis of 12 genes in Chinese families with congenital cataracts. Mol Vis. 2011;17:2197–206.

67. Mackay D, Ionides A, Kibar Z, et al. Connexin46 mutations in autosomal dominant congenital cataract. Am J Hum Genet. 1999;64:1357–64.

68. Minogue PJ, Liu X, Ebihara L, et al. An aberrant sequence in a connexin46 mutant underlies congenital cataracts. J Biol Chem. 2005;280:40788–95.

69. Thomas BC, Minogue PJ, Valiunas V, et al. Cataracts are caused by alterations of a critical N-terminal positive charge in connexin50. Invest Ophthalmol Vis Sci. 2008;49:2549–56.

70. Minogue PJ, Tong JJ, Arora A, et al. A mutant connexin50 with enhanced hemichannel function leads to cell death. Invest Ophthalmol Vis Sci. 2009;50:5837–45.

71. DeRosa AM, Mese G, Li L, et al. The cataract causing Cx50-S50P mutant inhibits Cx43 and intercellular communication in the lens epithelium. Exp Cell Res. 2009;315:1063–75.

72. Berthoud VM, Minogue PJ, Guo J, et al. Loss of function and impaired degradation of a cataract-associated mutant connexin50. Eur J Cell Biol. 2003;82:209–21.

73. Varadaraj K, Kumari SS, Patil R, et al. Functional characterization of a human aquaporin 0 mutation that leads to a congenital dominant lens cataract.

Exp Eye Res. 2008;87:9–21.

74. Shiels A, King JM, Mackay DS, et al. Refractive defects and cataracts in mice lacking lens intrinsic membrane protein-2. Invest Ophthalmol Vis Sci. 2007;48:500–8.

75. Ma X, Li FF, Wang SZ, et al. A new mutation in BFSP2 (G1091A) causes autosomal dominant congenital lamellar cataracts. Mol Vis. 2008;14:1906–11.

76. Bagchi M, Katar M, Maisel H. Heat shock proteins of adult and embryonic human ocular lenses. J Cell Biochem. 2002;84:278–84.

77. Hartl FU. Molecular chaperones in cellular protein folding. Nature. 1996;381:571–9.

78. Bu L, Jin Y, Shi Y, et al. Mutant DNA-binding domain of HSF4 is associated with autosomal dominant lamellar and Marner cataract. Nat Genet. 2002;31:276–8.

79. Shi X, Cui B, Wang Z, et al. Removal of Hsf4 leads to cataract development in mice through down-regulation of gamma S-crystallin and Bfsp expression. BMC Mol Biol. 2009;10:10.

80. Colville DJ, Savige J. Alport syndrome. A review of the ocular manifestations. Ophthalmic Genet. 1997; 18(4):161–73.

81. Hakamada S, Sobue G, Watanabe K, et al. Peripheral neuropathy in Marinesco-Sjögren syndrome. Brain Dev. 1981;3(4):403–6.

82. Kretzer FL, Hittner HM, Mehta RS. Ocular manifestations of the Smith-Lemli-Opitz syndrome. Arch Ophthalmol. 1981;99(11):2000–6.

83. Riise R. Visual function in Laurence-Moon-Bardet-Biedl syndrome. A survey of 26 cases. Acta Ophthalmol Suppl. 1987;182:128–31.

84. Schachat AP, Maumenee IH. Bardet-Biedl syndrome and related disorders. Arch Ophthalmol. 1982; 100(2):285–8.

85. McElvanney AM, Wooldridge WJ, Khan AA, et al. Ophthalmic management of Cockayne's syndrome. Eye. 1996;10(Pt 1):61–4.

86. Konradsen TR, Zetterström C. A descriptive study of ocular characteristics in Marfan syndrome. Acta Ophthalmol. 2013;91(8):751–5.

87. Faivre L, Dollfus H, Lyonnet S, et al. Clinical homogeneity and genetic heterogeneity in Weill-Marchesani syndrome. Am J Med Genet A. 2003; 123A(2):204–7.

88. Snead MP, McNinch AM, Poulson AV, et al. Stickler syndrome, ocular-only variants and a key diagnostic role for the ophthalmologist. Eye (Lond). 2011;25(11):1389–400.

89. Bardelli AM, Lasorella G, Barberi L, et al. Ocular manifestations in Kniest syndrome, Smith-Lemli-Opitz syndrome, Hallermann-Streiff-François syndrome, Rubinstein-Taybi syndrome and median cleft face syndrome. Ophthalmic Paediatr Genet. 1985; 6(1–2):343–7.

90. Witmer MT, Vasan R, Levy R, et al. Bilateral maculopathy associated with Pierre Robin sequence. J AAPOS. 2012;16(4):409–10.

91. Altintas AG, Gül Aksoy FG, Altintas CS, et al. Evaluation of findings in Crouzon's syndrome. Orbit. 1999;18(4):247–59.

92. Scott JG, Friedmann AI, Chitters M, et al. Ocular changes in the Bloch-Sulzberger syndrome (Incontinentia pigmenti). Br J Ophthalmol. 1955; 39(5):276–82.

93. Vennos EM, James WD. Rothmund-Thomson syndrome. Dermatol Clin. 1995;13(1):143–50.

94. Rosenthal G, Assa V, Monos T, et al. Werner's syndrome. Br J Ophthalmol. 1996;80(6):576–7.

95. Creavin AL, Brown RD. Ophthalmic abnormalities in children with Down syndrome. J Pediatr Ophthalmol Strabismus. 2009;46(2):76–82.

96. Koole FD, Velzeboer CM, van der Harten JJ. Ocular abnormalities in Patau syndrome (chromosome 13 trisomy syndrome). Ophthalmic Paediatr Genet. 1990;11(1):15–21.

97. Lessell S, Forbes AP. Eye signs in Turner's syndrome. Arch Ophthalmol. 1966;76(2):211–3.

98. Juhn AT, Nabi NU, Levin AV. Ocular anomalies in an infant with Klinefelter Syndrome. Ophthalmic Genet. 2012;33(4):232–44.

99. Hansen L, Eiberg H, Rosenberg T. Novel MAF mutation in a family with congenital cataract-microcornea syndrome. Mol Vis. 2007;13:2019–22.

100. Semina EV, Ferrell RE, Mintz-Hittner HA, et al. A novel homeobox gene PITX3 is mutated in families with autosomal-dominant cataracts and ASMD. Nat Genet. 1998;19:167–70.

101. Addison PK, Berry V, Ionides AC, et al. Posterior polar cataract is the predominant consequence of a recurrent mutation in the PITX3 gene. Br J Ophthalmol. 2005;89:138–41.

102. Berry V, Yang Z, Addison PK, et al. Recurrent 17 bp duplication in PITX3 is primarily associated with posterior polar cataract (CPP4). J Med Genet. 2004;41:e109.

103. Georgala PA, Carr CB, Price DJ. The role of Pax6 in forebrain development. Dev Neurobiol. 2011;71: 690–709.

104. Kioussi C, O'Connell S, St-Onge L, et al. Pax6 is essential for establishing ventral-dorsal cell boundaries in pituitary gland development. Proc Natl Acad Sci U S A. 1999;96:14378–82.

105. Dohrmann C, Gruss P, Lemaire L. Pax genes and the differentiation of hormone-producing endocrine cells in the pancreas. Mech Dev. 2000;92:47–54.

106. Glaser T, Jepeal L, Edwards JG, et al. PAX6 gene dosage effect in a family with congenital cataracts, aniridia, anophthalmia and central nervous system defects. Nat Genet. 1994;7:463–71.

107. Girelli D, Bozzini C, Zecchina G, et al. Clinical, biochemical and molecular findings in a series of families with hereditary hyperferritinaemia-cataract syndrome. Br J Haematol. 2001;115:334–40.

108. Cazzola M, Foglieni B, Bergamaschi G, et al. A novel deletion of the L-ferritin iron-responsive element responsible for severe hereditary hyperferritinaemia-cataract syndrome. Br J Haematol. 2002;116:667–70.

109. Camaschella C, Zecchina G, Lockitch G, et al. A

new mutation (G51C) in the iron-responsive element (IRE) of L-ferritin associated with hyperferritinaemia-cataract syndrome decreases the binding affinity of the mutated IRE for iron-regulatory proteins. Br J Haematol. 2000;108:480–2.

110. Coccia M, Brooks SP, Webb TR, et al. X-linked cataract and Nance-Horan syndrome are allelic disorders. Hum Mol Genet. 2009;18:2643–55.

111. Pamuk BO, Torun AN, Kulaksizoglu M, et al. 49, XXXXY syndrome with autoimmune diabetes and ocular manifestations. Med Princ Pract. 2009;18(6):482–5.

112. Saraswathy TS, Rozainanee MZ, Asshikin RN, et al. Congenital rubella syndrome: a review of laboratory data from 2002 to 2011. Southeast Asian J Trop Med Public Health. 2013;44(3):429–35.

113. Vijayalakshmi P, Kakkar G, Samprathi A, et al. Ocular manifestations of congenital rubella syndrome in a developing country. Indian J Ophthalmol. 2002;50(4):307–11.

114. Weisinger HS, Pesudovs K. Optical complications in congenital rubella syndrome. Optometry. 2002;73(7):418–24.

115. Newman H, Gooding C. Viral ocular manifestations: a broad overview. Rev Med Virol. 2013;23(5):281–94.

116. Suhardjo, Utomo PT, Agni AN. Clinical manifestations of ocular toxoplasmosis in Yogyakarta, Indonesia: a clinical review of 173 cases. Southeast Asian J Trop Med Public Health. 2003;34(2):291–7.

117. Jancevski M, Foster CS. Cataracts and uveitis. Curr Opin Ophthalmol. 2010;21(1):10–4.

118. Goldberg MF. Persistent fetal vasculature (PFV): an integrated interpretation of signs and symptoms associated with persistent hyperplastic primary vitreous (PHPV). Am J Ophthalmol. 1997;124(5):587–626.

119. Arora R, Menon PS, Angra SK, et al. Hypocalcemic cataract secondary to idiopathic hypoparathyroidism. Indian Pediatr. 1989;26(11):1157–9.

120. Chugh SK, Goel A. Bilateral cataracts as the presenting manifestation of chronic renal failure. J Assoc Physicians India. 1992;40(4):273–4.

121. Haviv YS, Safadi R, Zamir E. A rapidly progressive cataract in a patient with autoimmune hypoparathyroidism and acute liver and renal failure. Am J Nephrol. 1999;19(4):523–6.

122. Boozalis GT, Purdue GF, Hunt JL, et al. Ocular changes from electrical burn injuries. A literature review and report of cases. J Burn Care Rehabil. 1991;12(5):458–62.

123. Wolf N, Pendergrass W, Singh N, et al. Radiation cataracts: mechanisms involved in their long delayed occurrence but then rapid progression. Mol Vis. 2008;14:274–85.

124. Lambert SR, Capone Jr A, Cingle KA, et al. Cataract and phthisis bulbi after laser photoablation for threshold retinopathy of prematurity. Am J Ophthalmol. 2000;129(5):585–91.

125. Thorne JE, Woreta FA, Dunn JP, et al. Risk of cataract development among children with juvenile idiopathic arthritis-related uveitis treated with topical corticosteroids. Ophthalmology. 2010;117(7):1436–41.

第五章
小儿白内障的流行病学

何明光　李　猛

摘　要

　　小儿白内障流行病学研究为白内障患儿视力的提高或维持,及预防致盲提供了重要依据。本章描述了在不同人群、地区和年龄段中,小儿白内障导致的盲或中、重度视力损害(moderate and severe vision impairment,MSVI)的分布情况,描述小儿白内障的流行病学模式,从而为制定预防和管理策略提供科学依据。早期发现和早期干预是防治小儿白内障的关键。建立联合三甲综合医院眼科和眼科专科医院的转诊制度,可有利于提高小儿白内障的预防、诊断和治疗效果,优化医疗资源的配置。

　　流行病学(epidemiology)是研究特定人群中疾病、健康状况的分布及其决定因素,并研究防治疾病及促进健康的策略和措施的科学。目前,关于小儿白内障患病率的研究数据不多,各研究报告间的数据差异较大。根据现有数据,小儿白内障的患病率大约为0.01%~0.15%,小儿白内障的流行病学调查显示大部分患者病因不清,遗传性因素(如单纯遗传性白内障、唐氏综合征、Alport综合征等)和宫内感染是目前已知的主要病因,双眼居多,而外伤为年龄稍大儿童白内障的常见原因。发展中国家因小儿白内障导致的视力损害和盲是发达国家的十倍。小儿白内障的治疗关键在于早期发现,早期治疗。建立以综合性医院或眼科中心为依托的三级预防体系将有助于更好地为小儿白内障患者进行诊治,同时也能最大限度地节省医疗资源。

第一节　小儿白内障的流行病学

　　小儿白内障流行病学的研究目的是为了提高或保留白内障患儿的有用视力,防止失明。因此,我们首要解决的问题是确定小儿白内障所造成的盲或低视力在不同人群、不同地区和不同时间的分布特征,以揭示其流行病学规律,为制定合理的防制策略及措施提供科学依据。为达到此目的,流行病学研究多采用横断面研究(cross-sectional study)、以人群为基础的研究(population-based study)、队列研究(cohort study)等方法。但由于在以往的小儿白内障流行病学调查中不同的作者采用不同的研究方法、标准和定义,缺乏比较的基础和可信度。为此,1973年世界卫生组织制定了统一标准以便于资料的统计和比较,并在2010年进行修改并整合入ICD-10疾病编码(表5-1),将双眼最佳矫正视力低于0.3定义为低视力,低于0.1为严重视力损害,低于0.05为盲。最近,世界卫生组织将视力标准从最佳矫正视力改为"日常生活视力(presenting visual acuity)",从而将未矫正屈光不正也纳入盲和低视力。

表5-1 世界卫生组织视力损害的分类[1]

视力损伤级别		最佳矫正视力	
类别	级别	较好眼小于	较差眼等于或大于
低视力	1级	0.3	0.1
	2级	0.1	0.05(指数/3m)
盲	3级	0.05	0.02(指数/1m)
	4级	0.02	光感
	5级	无光感	无光感

经世界卫生组织许可转载[1]。

注:评估双眼视力损害时,应在日常视力矫正下保持双眼睁开并测量;评估单眼视力损害时,应在日常视力矫正下只睁开待测的单眼并测量。如果考虑到视野受损情况,较好眼以中央注视点为中心的视野半径≤10°则为3级盲。对于单眼盲,视野受损标准同样适用于患眼。

一、小儿白内障的分布

疾病分布即疾病在不同地区、不同时间、不同特征人群中的分布特征。疾病分布是病因在人群中作用的外部表现,所以它可以提供病因线索,揭示疾病流行的规律,为制定合理的疾病防制策略及措施、合理的卫生配置、临床疾病诊断提供科学依据。其测量指标主要是患病率(prevalence)和发病率(incidence)等。

患病率(prevalence)亦称现患率或流行率,是指某特定时间内总人口中曾患有某病(新、旧病例)的患者数占总人口的比例。可按时间不同分为期间患病率和时点患病率。时点患病率在实际中其时间长度为不超过1个月。公式如下:

$$时点患病率 = \frac{某一时点一定人群中现患某病新旧病例数}{该时点人口数} \times k$$

$$期间患病率 = \frac{某观察期间一定人群中现患某病的新旧病例数}{同期的平均人口数} \times k$$

发病率(incidence)是一定时期内、特定人群中某病新病例出现的频率。发病率表示某人群中发病危险因素存在的严重性以及人群的易感程度。公式如下:

$$发病率 = \frac{一定期间内某人群中某病新病例数}{同时期暴露人口数} \times k$$

k代表将患病率转换为在给定人口数中的比例,如100%,1 000/千,或10 000/万等。

累积发病率(cumulative incidence)指某一固定人群在一定时期内某病新发生病例数与时期开始总人数之比,用于反映发病率的累积影响。公式如下:

$$某病\,n\,年累积发病率 = \frac{n\,年内新发病例数}{n\,年内的平均暴露人口数} \times k$$

k 代表将患病率转换为在给定人口数中的比例,可以表达为百分之几、千分之几或者万分之几,根据具体情况而定。

二、小儿白内障流行病学研究现状

目前,关于小儿白内障流行病学的数据仍不多,且由于采用的研究设计与统计方法、小儿白内障定义的标准以及年龄标准的不同,导致不同研究报告的数据差异较大(表5-2),另外,许多研究无法校正屈光不正等影响因素,影响了数据的准确性。在中国仍缺乏专门针对小儿白内障流行病学的调查资料。

表5-2　小儿白内障流行病学研究中先天性白内障发病率的估计

作者	研究时间	研究方法 (纳入人群年龄)	样本数量 / 人	地点	统计指标	估计值 /‰
Kohler[2]	1967—1969 年	横断面研究(4 岁)	2 573	瑞典	患病率	7.7
Myrianthopoulos[3]	1985 年	队列研究(0~7 岁)	56 000	美国	累积发病率	18.2
Stewart-Brown[4]	1970 年	队列研究(0~10 岁)	14 907	英国	累积发病率	4.7
Stoll[5]	1979—1988 年	队列研究	131 760	法国	累积发病率	2.3
James[6]	1988—1991 年	出生缺陷监测	1 808 225	美国	患病率	1.2
Stayte[7]	1984 年	队列研究(2~5 岁)	6 687	英国	累积发病率	6.0
Bermejo[8]	1980—1995 年	出生缺陷监测	1 124 654	西班牙	患病率	0.6
Abrahamsson[9]	1980—1997 年	队列研究	337 334	瑞典	累积发病率	3.6
Rahi[10]	1995—1996 年	队列研究(15 岁以下)	全国	英国	累积发病率	2.5~3.5
Holmes[11]	1978—1997 年	队列研究(0~17 岁)	Entire	美国	累积发病率	3.0~4.5

三、小儿白内障的患病率

小儿白内障的患病率(prevalence)是指患白内障的小儿在特定时点占接受调查的人群中的比例。由于小儿眼科检查相对困难,以往的流行病学研究主要集中在先天性或新生儿白内障,并且报告的患病率差别较大。Parikshit 等[12]根据世界银行对不同国家收入情况的分类,对不同收入水平的国家儿童盲及其病因分类按照世界卫生组织的标准进行了统计,其中我国的晶状体疾病(白内障、无晶状体眼等)导致的儿童盲与视网膜和全眼球损害等原因同等重要(表5-3)。

表 5-3　不同地区儿童盲的数量估计和分类[12]

	市场经济地区	前社会主义经济地区	拉丁美洲和哥伦比亚	中东地区	中国	印度	亚洲其他国家	南部非洲
调查国家数量	3	4	8	4	1	1	6	11
检查人数	1 623	504	1 007	1 758	1 131	4 712	2 950	1 748
估计儿童盲人数	50 000	40 000	100 000	190 000	210 000	270 000	220 000	320 000
全眼球(%)	10	12.1	11	16	25.5	33.3	16.5	8.8
角膜(%)	1	2.2	8.4	5.8	4.3	24.6	24.3	36.2
晶状体(%)	8	10.7	7.4	16.7	18.8	9.7	27.4	10
葡萄膜(%)	2	5.4	2.3	2.7	1.5	4.3	2.3	4.5
视网膜(%)	25	44.2	46.5	42.4	24.9	16.6	15.8	20
视神经(%)	25	14.7	11.6	7.4	13.6	6	7.5	9.5
青光眼(%)	1	2.8	8.3	6.4	9	2.5	4.6	6.2
其他(%)	28	7.9	4.5	2.6	2.4	3	1.6	4.8
合计(%)	100	100	100	100	100	100	100	100

经 Parikshit 等许可转载[12]。

Foster 等[13]报道小儿白内障的患病率大约为 0.01%~0.15%，发达国家儿童双眼先天性白内障的患病率估计较为准确，大概为 0.01%~0.04%，并由此推算发达国家每百万人口中每年新增 4 个双眼先天性白内障患儿，而发展中国家每百万人口中每年新增 10 个双眼先天性白内障患儿。同时，他们估计全球有 20 万患儿因双眼白内障失明。美国的出生缺陷监测项目（Birth Defects Monitoring Program，BDMP）是一项以人群为基础的流行病学研究，1970—1987 年期间对美国 48 个州的 15 487 449 个出生人口进行了调查。该项目报道儿童先天性白内障的患病率为 0.008%，患病率在密歇根州最高，并且自密歇根州的西北向中东部逐渐降低，其次是纽约东部到新汉普郡和费蒙特州一带[6]。亚特兰大城市人口先天缺陷监测项目（The Metropolitan Atlanta Congenital Defects Program，MACDP）于 1968—1991 年对亚特兰大市 5 个城区 696 057 个出生人口进行监测，报道先天性白内障的患病率为 0.021%，其中白人先天性白内障的患病率为 0.018%，其他种族为 0.026%[14]。由 12 所美国大学合作进行的一项调查显示新生儿白内障的患病率为 0.136%，其中双眼白内障的患病率为 6.5‰，单眼白内障的患病率为 7.1‰，7.6‰ 的患儿合并其他先天异常[15]。

白内障是欧洲中等收入国家儿童失明的重要原因。Stewart-Brown 等[4]于 1970 年在英国进行的一项为期 10 年的队列研究中，对 1 500 名来自盲校和其他特殊学校的 10 岁儿童进行眼科流行病调查，发现小儿白内障的患病率为 0.047%。Stayte 等[7]对 2-5 岁学龄前儿童的调查发现白内障的患病率为 0.044%。

在我国还缺乏系统完整的关于小儿白内障流行病学的调查资料。2001 年在我国进行的全国残疾人低视力和盲的抽样调查中,发现在抽取的 6 个省市 6 024 名 0~6 岁儿童中,视力残疾的患病率为 0.11%,接近发达国家水平,其中先天性白内障 9 例,占 14.1%[16]。2004 年在北京进行的一项以人群为基础的儿童视力损害研究项目对 8 个城市社区和 10 个农村社区视力在 6/18(0.32)以下的 3~6 岁的儿童进行了眼科检查,在 17 699 名儿童中发现有 3 例先天性白内障患者,患病率为 0.016 9%[17]。

Dorairaj 等[18]在印度南部农村进行的以人群为基础的流行病学研究中,检查了 14 423 名 16 岁以下的儿童,发现晶状体引起的眼部异常(白内障、白内障术后无晶状体眼、人工晶状体眼)的患病率为 4.5‰。

在非洲很少有明确的关于小儿白内障的流行病学调查。Lawan 等[19]在尼日利亚对 2001 年至 2005 年间在一所医院的眼科门诊就诊的 10 岁以下患有先天性眼病的儿童进行调查,发现在这些儿童患者中白内障的构成比为 35%。

四、小儿白内障的发病率

小儿白内障的发病率(incidence)是指某一段时期内小儿新发生白内障在接受调查的小儿中的比例。基于发病率的流行病学调查往往耗时费力,所以没有明确的小儿白内障发病率的报道。Wirth 等[20]在澳大利亚进行的一项为期 25 年(1975—2000 年)的队列研究中,共发现 421 例新出现的小儿白内障,间接计算出澳大利亚小儿白内障的发病率为 2.2‰。在丹麦进行的一项队列研究中,1980—2000 年间,对全国 260 万 17 岁以下的儿童进行了白内障累积发病率调查并进行分类,登记住院的儿童中,白内障的累积发病率为 92.4/100 000,男孩为 107.9/100 000,女孩为 76.2/100 000[21]。而在 1995—2000 年期间,住院和未住院的小儿白内障的累积发病率为 108.4/100 000,其中男孩为 119.2/100 000,女孩为 97.0/100 000[21]。其中先天性 / 新生儿白内障的发病率随年龄增长逐渐降低,而外伤性白内障的发病率随年龄增长逐渐增加[21]。

第二节　小儿白内障的病因流行病学

了解小儿白内障的致病因素对于制定小儿白内障防治规划具有重要的意义。由于小儿白内障发病率低,患者数量少,关于小儿白内障病因的可靠的流行病学调查较少见。在英国 1995—1996 年 12 个月间被诊断为先天性或新生儿白内障的 243 名儿童中 66% 的患儿为双眼患病,其中 61% 为单纯白内障,25% 合并全身的异常;单眼白内障患儿中,47% 为单纯白内障,6% 合并全身的异常,其余的合并有眼部异常[22]。而单眼白内障合并眼部异常(47%)比双眼白内障合并眼部异常(14%)更为常见。92% 的单眼白内障和 38% 的双眼白内障无法确定相关的致病危险因素,56% 的双眼白内障与遗传性疾病有关,而只有 6% 的单眼白内障与遗传因素有关。

Haargaard 等[23]在丹麦的队列研究中对登记的 1 027 例 17 岁以下患有先天性 / 新生儿白内障患儿的病因进行了分类(表 5-4)。在与小儿白内障共同存在的眼部异常中,最常见的是永存原始玻璃体增生症。在遗传性疾病引起的先天性白内障中,最常见的是 21 三体综合征(唐氏综合征)。风疹病毒是宫内感染导致先天性 / 新生儿白内障的首要原因。另外,低出生体重是新生儿白内障的高危因素,由 12 所美国大学合作进行的新生儿白内障调查中,发现低体重出生新生儿(≤2 500g)白内障的发病率要比正常体重出生的新生儿(>2 500g)高 3.8倍[15]。高龄产妇也是小儿白内障的高危因素,因高龄与早产、胎儿窘迫、剖宫产率升高等不良妊娠结局密切相关,且胎儿低出生体重等情况比低龄产妇高。

外伤是年龄稍大儿童中白内障的常见原因,1~10 岁左右是多发年龄[21,24]。丹麦进行的队列研究中,从 1980 年到 2000 年,女孩外伤性白内障累积发病率为(5.6~11.7)/100 000,变化不大,而男孩的外伤性白内障累积发病率每 5 年下降 23%(53 例降至 22 例,每 100 000人)[21]。在印度西部 15 岁以下的小儿白内障中,外伤性白内障占 11.6%,其中 80% 为男孩,而 75% 外伤性白内障患儿来自城市[24]。`

表 5-4　1977—2001 年期间丹麦登记的 1 027 例先天性 / 新生儿白内障的病因及分类[23]

病因和临床分类	病例数 / 人		
	单侧性	双侧性	合计
无法确定病因 / 特发性(63%)			
单纯白内障	231	244	475
合并眼部异常,非全身	91	31	122
合并全身异常	4	44	48
遗传性(29%)			
遗传性白内障(23%)			
单纯白内障	4	211	215
合并眼部异常,非全身	2	14	16
合并全身异常	0	9	9
其他眼部遗传性畸形(<1%)			
合并眼部异常,非全身	0	4	4
综合征 / 染色体异常性疾病(6%)			
全身性疾病	6	54	60
宫内感染引起(3%)			
单纯白内障	2	1	3
合并眼部异常,非全身	1	0	1
合并全身异常	6	24	30
胚胎发育期接触有害化学物质(<1%)			
镇静剂引起,合并眼部异常,非全身性	0	1	1
其他(4%)			
单纯白内障	21	15	36
合并眼部异常,非全身	5	0	5
合并全身异常	1	1	2
合计	374	653	1 027

经 Haargaard 等许可转载[23]。

第三节　小儿白内障引起的视力损害和盲

在发展中国家,白内障导致的小儿视力损害和盲大约占 0.01%~0.04%,是发达国家的 10 倍[13]。以下列出了一些研究中关于不同地区白内障引起的严重视力损害和盲的分布情况(表 5-5)。

表 5-5　小儿白内障导致的儿童盲和低视力分布

地区	检查人数	视力损害中白内障的比例 /%	晶状体损害的诊断依据	研究人群	作者
加拿大	1 046	13	白内障	盲人学校	Pearce[25]
牙买加	108	39	白内障	盲人学校	Moriarty[26]
玻利维亚	78	21	白内障	盲人学校	Foster[27]
泰国	65	16.9	白内障	盲人学校	Gilbert[28]
菲律宾	113	16.8	白内障	盲人学校	Gilbert[28]
西非	284	15.5	白内障	盲人学校	Gilbert[29]
东非	244	13.5	白内障	盲人学校	Gilbert[30]
东非	1 062	18	白内障	盲人学校	Msukwa[31]
智利	217	9.2	白内障	盲人学校	Gilbert[29]
阿根廷	573	8	白内障	盲人学校	Gilbert[32]
斯里兰卡	226	17	白内障	盲人学校	Eckstein[33]
美国	123	13	白内障	盲人学校	Decarlo[34]
中国	1 245	18.8	晶状体异常	盲人学校	Hornby[35]
印度	1 318	12.3	白内障和无晶状体眼,弱视	盲人学校	Rahi[36]
印度	291	7.9	晶状体异常	盲人学校	Hornby[37]
布鲁塞尔	395	10.4	白内障	社区	De Carvalho[38]
巴西	3 210	6.1	白内障	眼科门诊	Haddad[39]
乌干达	443,692	21.7,36.4	白内障和无晶状体眼	盲人学校,社区	Waddell[40]
波兰	3 000	14.1	白内障	盲人学校	Seroczynska[41]
马来西亚	358	22.3	晶状体异常	盲人学校	Reddy[42]
蒙古	64	34	晶状体异常	盲人学校	Bulgan[43]
马拉维	151	8.75	白内障	社区	Kalua[44]
刚果(金)	81	6.9	白内障	盲人学校	Knappe[45]
布鲁塞尔	3 210	7.1	先天性白内障	低视力服务中心	Haddad[39]
阿塞拜疆	124	14.5	白内障和无晶状体眼	盲人学校	Gharabaghi[46]

第四节 小儿白内障的防治

小儿白内障的治疗关键在于早期发现和早期治疗。世界卫生组织建议将小儿白内障集中在三级专业医疗中心进行手术,原因是一般医疗中心白内障医生未经过小儿白内障手术专业培训;另外,小儿白内障手术需要特殊医疗设备,如玻璃体切割机、A 型超声波、高品质的人工晶状体及黏弹剂,小儿白内障手术需要多学科的相互合作,如麻醉、护理、验光师及经过训练的视力评估人员。"视觉 2020 行动"的目标之一是到 2020 年,每 1 000 万人口建立一个三级专业医疗中心,其中到 2010 年每 2 000 万人建立这样一个三级专业医疗中心作为过渡。目前,在我国一些省份已经着手开始建立眼病的防盲治盲体系,为小儿白内障的治疗带来新的希望。原卫生部医政司印发的《全国防盲治盲工作规划(2006~2010 年)》中明确提出健全防盲治盲组织机构,整合各种防盲治盲资源,加强防盲治盲队伍建设,提高人员专业素质,加强基层防盲治盲工作能力。但是目前我国针对小儿白内障的综合防治体系和临床指南尚未建立。

一、小儿白内障的手术流行病学

手术治疗是小儿白内障的有效手段。在发达国家,对小儿白内障进行早期手术治疗已经成为常规。在丹麦的研究中,0~17 岁的先天性白内障患者在明确诊断以后的 1 年内接受人工晶状体植入手术的比例是 55%,外伤性白内障是 79.2%,并发性白内障是 61.4%,其他类型白内障的比例是 69.3%。在 2 岁以下的儿童中,在明确诊断以后的 1 年内接受人工晶状体植入手术的比例是 65.7%。可见,仍有很多严重影响视力的小儿白内障没有接受手术治疗。

在英国,Melanie Chak 的研究表明双眼小儿白内障患者人工晶状体植入术后 6 年矫正视力平均为 6/18(0.32),单眼患者为 6/60(0.1)[47]。Hussin 的研究表明双眼小儿白内障患者术后 5 年矫正视力(LogMAR)平均为 0.57,单眼患者为 0.91[48]。56% 的双眼患者和 25% 的单眼患者术后出现眼球震颤,78% 的双眼患者和 86% 的单眼患者术后出现斜视[48]。在肯尼亚,小儿白内障术后(平均年龄 3.5 岁)44% 视力 >6/18(0.32),77% 视力 >3/12(0.25),而在乌干达,仅有 8% 儿童视力 >6/18(0.32),这与是否早期植入人工晶状体有关[40,49]。

小儿白内障术后随访和弱视训练是治疗过程中的重要一环。由于年龄小、手术反应重、容易感染、术后容易出现后发性白内障、继发性青光眼和屈光参差等并发症,因此对白内障术后小儿进行跟踪随访是很有必要的,尤其是低龄患儿术后随访不及时,不能进行有效的弱视训练,常会导致术后视力较差。随访依从性好的患儿术后平均视力是依从性差的患者的 7.92 倍,而患者的居住地与随诊医院间路程的远近与患者术后随访的依从性也密切相关[50]。

二、小儿白内障的三级预防

在世界卫生组织的指导下非洲和亚洲的许多发展中国家已经基本建立了完善的小儿眼病三级防治体系[51]。一些可预防的眼病在初级预防阶段就可以得到预防或治疗,如风疹、维生素 A 缺乏等。而一些可以治疗的儿童眼病(白内障等)可以通过社区的卫生防疫体系及早发现,然后转诊至有条件的眼科中心或综合性医院进行早期手术治疗,并给予及时的低视力康复训练,从而避免小儿视力损害的发生。这种三级防治体系主要以有条件的综合性医院或眼科中心为依托,对社区或规模较小的地方性医院进行培训和技术支持,并开展小儿白内障手术和术后视力康复。

(一) 初级防治

小儿白内障初级防治的主要目的是对基层或社区医生进行专业培训,由他们对社区的小儿进行筛查,以早期发现儿童白内障的危险因素。开展的工作主要包括对新生儿进行眼科检查,以及早发现患者,对发现的轻症患者进行病情评估和治疗,对重症患者进行转诊。同时初级防治体系的任务还包括提供预防接种服务,对治疗后的患者进行长期随访,对高危人群进行健康教育以防止外伤等引发的小儿白内障等,并对有家族史的人群提供遗传咨询。

(二) 二级防治

小儿白内障的二级防治应该配备专职的眼科医师,由他们对患病儿童进行专业检查,并通过积极治疗以维持或提高他们的视功能。二级防治体系的医师应该能进行完整的眼科检查并对患者的病情进行评估和诊断,为白内障儿童计划手术并转诊至三级治疗中心,对术后儿童进行随访以及早发现并发症。与患儿及其监护人进行有效沟通,使患儿积极参与治疗。二级防治体系作为一级防治体系的社区或基层医院与三级防治体系的眼科中心或综合性医院间联系的纽带。

(三) 三级防治

小儿白内障的三级防治应该配备专业的眼科医师、视光师、麻醉师、儿科和新生儿医师。三级防治体系的医师应该能对各种原因引起的小儿白内障进行诊断和治疗。每个地区(省)应该配备一个或数个技术力量雄厚的眼科中心或综合性医院作为三级防治体系的中心,对疑难病例提供专家会诊意见。小儿白内障的三级防治中心应该配备齐全的手术设备,如超声乳化仪、玻璃体切割机等,并提供高质量的手术和低视力康复服务;对一、二级防治体系的医师进行培训,并对他们的工作进行监督和指导;对手术患者进行定期随访以发现常见的并发症(如后发性白内障、继发性青光眼、弱视等),并进行治疗,争取取得更好的治疗效果;并能开展小儿白内障的研究工作,研究和改进现有的诊断和治疗技术,以提供更为廉价和高效的诊断和治疗技术。

小　结

据估计,在我国有 3.2 万患有先天性白内障的双眼盲童,还有更多的小儿因白内障单眼失明或视力损伤。小儿白内障的治疗对于患儿及其家庭和社会都有巨大的意义。而以往的研究由于样本量较小或采用的标准和方法不同,其可信度较差,不同的调查数据往往由于方法学的缺陷无法进行比较,小儿白内障的流行病学资料还需要进一步系统地进行收集和整理。小儿白内障的治疗更是一个冗长而复杂的工作,需要更多的单位和医务人员参与。

(谈旭华　李金燕　译)

参考文献

1. World Health Organization. Change the definition of blindness. In: Table 1 proposed revision of categories of visual impairment. 2010. http://www.who.int/blindness/en/. Accessed 24 Feb 2012.

2. Kohler L, Stigmar G. Vision screening of four-year-old children. Acta Paediatr Scand. 1973;62(1):17–27.

3. Myrianthopoulos N. Malformations in children from one to seven years: a report from the Collaborative Perinatal Project. New York: Alan R. Liss; 1985.

4. Stewart-Brown SL, Haslum MN. Partial sight and blindness in children of the 1970 birth cohort at 10 years of age. J Epidemiol Community Health. 1988;42(1):17–23.

5. Stoll C, Alembik Y, Dott B, et al. Epidemiology of congenital eye malformations in 131,760 consecutive births. Ophthalmic Paediatr Genet. 1992;13(3):179–86.

6. James LM. Maps of birth defects occurrence in the U.S., Birth Defects Monitoring Program (BDMP)/CPHA, 1970-1987. Teratology. 1993;48(6):551–646.

7. Stayte M, Reeves B, Wortham C. Ocular and vision defects in preschool children. Br J Ophthalmol. 1993;77(4):228–32.

8. Bermejo E, Martinez-Frias ML. Congenital eye malformations: clinical-epidemiological analysis of 1,124,654 consecutive births in Spain. Am J Med Genet. 1998;75(5):497–504.

9. Abrahamsson M, Magnusson G, Sjostrom A, et al. The occurrence of congenital cataract in western Sweden. Acta Ophthalmol Scand. 1999;77(5):578–80.

10. Rahi JS, Dezateux C. Measuring and interpreting the incidence of congenital ocular anomalies: lessons from a national study of congenital cataract in the UK. Invest Ophthalmol Vis Sci. 2001;42(7):1444–8.

11. Holmes JM, Leske DA, Burke JP, et al. Birth prevalence of visually significant infantile cataract in a defined U.S. population. Ophthalmic Epidemiol. 2003;10(2):67–74.

12. Parikshit G, Clare G. Blindness in children: a worldwide perspective. Community Eye Health. 2007;20(62):32–3.

13. Foster A, Gilbert C, Rahi J. Epidemiology of cataract in childhood: a global perspective. J Cataract Refract Surg. 1997;23 Suppl 1:601–4.

14. Metropolitan Atlanta congenital defects program surveillance data, 1988–1991. Teratology. 1993;48(6):695–709.

15. SanGiovanni JP, Chew EY, Reed GF, et al. Infantile cataract in the collaborative perinatal project: prevalence and risk factors. Arch Ophthalmol. 2002;120(11):1559–65.

16. Fu P, Yang L, Bo SY. A national survey on low vision and blindness of 0–6 years old children in China. Nat Med J China. 2004;84:1545–8.

17. Lu Q, Zheng Y, Sun B, et al. A population-based study of visual impairment among pre-school children in Beijing: the Beijing study of visual impairment in children. Am J Ophthalmol. 2009;147(6):1075–81.

18. Dorairaj SK, Bandrakalli P, Shetty C, et al. Childhood blindness in a rural population of southern India: prevalence and etiology. Ophthalmic Epidemiol. 2008;15(3):176–82.

19. Lawan A. Congenital eye and adnexial anomalies in Kano, a five year review. Niger J Med. 2008;17(1):37–9.

20. Wirth MG, Russell-Eggitt IM, Craig JE, et al. Aetiology of congenital and paediatric cataract in an Australian population. Br J Ophthalmol. 2002;86(7):782–6.

21. Haargaard B, Wohlfahrt J, Fledelius HC, et al. Incidence and cumulative risk of childhood cataract in a cohort of 2.6 million Danish children. Invest Ophthalmol Vis Sci. 2004;45(5):1316–20.

22. Rahi JS, Dezateux C. Congenital and infantile cataract in the United Kingdom: underlying or associated factors. British Congenital Cataract Interest Group. Invest Ophthalmol Vis Sci. 2000;41(8):2108–14.

23. Haargaard B, Wohlfahrt J, Fledelius HC, et al. A nationwide Danish study of 1027 cases of congenital/infantile cataracts: etiological and clinical classifications. Ophthalmology. 2004;111(12):2292–8.

24. Johar SR, Savalia NK, Vasavada AR, et al. Epidemiology based etiological study of pediatric cataract in western India. Indian J Med Sci. 2004;58(3):115–21.

25. Pearce WG. Causes of blindness in children. 1046 cases registered with the Canadian National Institute for the Blind 1970–1973. Can J Ophthalmol. 1975;10(4):469–72.

26. Moriarty BJ. Childhood blindness in Jamaica. Br J Ophthalmol. 1988;72(1):65–7.

27. Foster A. Childhood blindness. Eye (Lond). 1988; 2(Suppl):S27–36.

28. Gilbert C, Foster A. Causes of blindness in children attending four schools for the blind in Thailand and the Philippines. A comparison between urban and rural blind school populations. Int Ophthalmol. 1993;17(4):229–34.

29. Gilbert CE, Canovas R, Hagan M, et al. Causes of childhood blindness: results from west Africa, south India and Chile. Eye (Lond). 1993;7(Pt 1):184–8.

30. Gilbert CE, Wood M, Waddel K, et al. Causes of childhood blindness in east Africa: results in 491 pupils attending 17 schools for the blind in Malawi, Kenya and Uganda. Ophthalmic Epidemiol. 1995;2(2):77–84.

31. Msukwa G, Njuguna M, Tumwesigye C, et al. Cataract in children attending schools for the blind and resource centers in eastern Africa. Ophthalmology. 2009;116(5):1009–12.

32. Gilbert CE, Canovas R, Kocksch DCR, et al. Causes of blindness and severe visual impairment in children in Chile. Dev Med Child Neural. 1994;36(4):326–33.

33. Eckstein MB, Foster A, Gilbert CE. Causes of childhood blindness in Sri Lanka: results from children attending six schools for the blind. Br J Ophthalmol. 1995;79(7):633–6.

34. DeCarlo DK, Nowakowski R. Causes of visual impairment among students at the Alabama School for the Blind. J Am Optom Assoc. 1999;70(10): 647–52.

35. Hornby SJ, Xiao Y, Gilbert CE, et al. Causes of childhood blindness in the People's Republic of China: results from 1131 blind school students in 18 provinces. Br J Ophthalmol. 1999;83(8):929–32.

36. Rahi JS, Sripathi S, Gilbert CE, et al. Childhood blindness in India: causes in 1318 blind school students in nine states. Eye (Lond). 1995;9(Pt 5): 545–50.

37. Hornby SJ, Adolph S, Gothwal VK, et al. Evaluation of children in six blind schools of Andhra Pradesh. Indian J Ophthalmol. 2000;48(3):195–200.

38. de Carvalho KM, Minguini N, Moreira FD, et al. Characteristics of a pediatric low-vision population. J Pediatr Ophthalmol Strabismus. 1998;35(3):162–5.

39. Haddad MA, Sei M, Sampaio MW, et al. Causes of visual impairment in children: a study of 3,210 cases. J Pediatr Ophthalmol Strabismus. 2007;44(4): 232–40.

40. Waddell KM. Childhood blindness and low vision in Uganda. Eye (Lond). 1998;12(Pt 2):184–92.

41. Seroczynska M, Prost ME, Medrun J, et al. The causes of childhood blindness and visual impairment in Poland. Klin Oczna. 2001;103(2–3):117–20.

42. Reddy SC, Tan BC. Causes of childhood blindness in Malaysia: results from a national study of blind school students. Int Ophthalmol. 2001;24(1):53–9.

43. Bulgan T, Gilbert CE. Prevalence and causes of severe visual impairment and blindness in children in Mongolia. Ophthalmic Epidemiol. 2002;9(4): 271–81.

44. Kalua K, Patel D, Muhit M, et al. Causes of blindness among children identified through village key informants in Malawi. Can J Ophthalmol. 2008;43(4): 425–7.

45. Knappe S, Schittkowski M, Schroder W, et al. The currently most common causes of childhood blindness in Kinshasa (d. R. Congo). Klin Monbl Augenheilkd. 2007;224(7):597–602.

46. Gharabaghi D. Causes of blindness and severe visual impairment in children in schools for the blind in East Azerbaijan State. Iran J Ophthalmol. 2008;20(4): 24–9.

47. Chak M, Wade A, Rahi JS. Long-term visual acuity and its predictors after surgery for congenital cataract: findings of the British congenital cataract study. Invest Ophthalmol Vis Sci. 2006;47(10):4262–9.

48. Hussin HM, Markham R. Long-term visual function outcomes of congenital cataract surgery with intraocular lens implantation in children under 5 years of age. Eur J Ophthalmol. 2009;19(5):754–61.

49. Yorston D, Wood M, Foster A. Results of cataract surgery in young children in east Africa. Br J Ophthalmol. 2001;85(3):267–71.

50. Congdon NG, Ruiz S, Suzuki M, et al. Determinants of pediatric cataract program outcomes and follow-up in a large series in Mexico. J Cataract Refract Surg. 2007;33(10):1775–80.

51. Wilson ME, Trivedi RH. Pediatric cataract surgery: techniques, complications, and management. In: Trivedi RH, Wilson ME, editors. Epidemiology of pediatric cataract and associated blindness, 2nd edn. Wolters Kluwer Health, Philadelphia; 2014. p. 24.

第六章
小儿白内障的分类及其形态学表现

陈伟蓉

摘　要

目前尚无被广泛认可的小儿白内障分类系统。一般而言,白内障根据病因,发病年龄,混浊形态,位置或晶状体混浊程度进行分类。由于晶状体的任何部位均可发生混浊,因此小儿白内障的形态表现是多样而复杂的。基于中山眼科中心"小儿白内障之家"丰富的患者资源和第一手临床资料,本章使用大量珍贵的裂隙灯显微镜图像,讨论了小儿白内障的分类和形态学表现。

任何因素导致的小儿晶状体透明度异常即称为小儿白内障,是小儿最常见的晶状体疾病。小儿白内障目前没有统一的分类方法,人们通常根据白内障的病因,发病时间,混浊形态、位置及程度等进行分类[1,2]。小儿晶状体的任何部位均可发生混浊,从而导致小儿白内障的形态表现各异、复杂多变。本章将针对小儿白内障的分类及其形态学表现进行阐述。

第一节　小儿白内障的分类方法

小儿白内障目前没有统一的分类方法,临床医生通常根据解剖学(皮质性、核性等)或病因学(遗传性、外伤性、并发性等)特点对白内障的类型进行分类[3]。但从临床应用的角度出发,晶状体混浊的程度和混浊部位才是影响小儿白内障的手术时机和术后视功能的主要因素,而以上方法并不能完全反映白内障的严重程度,从而限制了这些分类方法的临床应用。对晶状体混浊程度分级,主要用于年龄相关性白内障,主要包括 LOCS Ⅰ～Ⅲ、Oxford 系统[4,5]、Wilmer 和 Wiscosin 系统等[6,7]。近年来,国内外许多学者提出以能否透过混浊晶状体看见视网膜将小儿白内障分为致密性和非致密性两大类。而笔者也提出了一种新的分类方法,根据晶状体混浊的位置将小儿白内障分为全白内障、前部白内障、中部白内障和后部白内障[8]。现将目前主要的分类方法描述如下:

1. 根据病因　详见本书第四章。
2. 根据发病时间　①先天性白内障(出生或出生后不久出现);②后天获得性白内障(并

发性和外伤性等)。也有学者将小儿白内障分为先天性白内障(出生即有)、婴儿白内障(出生至2岁)和青少年型白内障(2~10岁)[9]。

3. 根据混浊形态 ①全白内障;②极性白内障(前极或后极);③绕核性白内障;④核性白内障;⑤圆锥晶状体白内障(前极圆锥或后极圆锥);⑥缝性白内障;⑦膜性白内障;⑧蓝点状白内障;⑨粉尘状白内障;⑩囊膜下白内障(前囊或后囊)等。

4. 根据混浊位置 ①核性白内障;②皮质性白内障;③囊膜混浊;④全白内障。

5. 根据混浊程度 ①致密性;②非致密性。

第二节 小儿白内障的形态学表现

由于白内障患儿依从性较差,白内障的病因有时很难确定。此时可根据晶状体混浊的部位推测病变发生的时间和性质,因为晶状体不同部位标志着晶状体的各个生长阶段。临床上先天性白内障多以形态学分类为主,形态学的分类是以活体裂隙灯显微镜下观察结果为标准。

本节将主要根据晶状体混浊的位置和形态特征,按核性白内障、皮质性白内障、囊膜混浊、全白内障和膜性白内障五大类对小儿白内障的形态学特点进行描述。

一、核性白内障

(一) 胚胎核白内障(embryonic nuclear cataracts)

1. 前轴胚胎核白内障(anterior axial embryonic nuclear cataracts) 前轴胚胎性白内障表现为晶状体前Y字缝前后方细小而散在的白色点状混浊(图6-1),单侧或双侧发病,病变一般静止不发展,多数对视力也无影响。为胎儿6~8周时原始晶状体纤维末端的畸形所致。

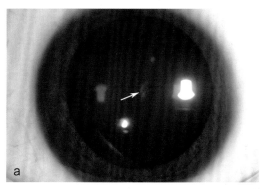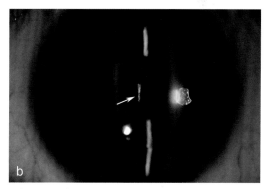

图6-1 前轴胚胎核白内障

a. 裂隙灯显微镜下晶状体前Y字缝前后方见细小而散在的白色点状混浊(箭头所指);b. 裂隙灯切面图

2. 缝性白内障(sutural cataracts) 混浊发生在晶状体胚胎核的前后Y字缝,于晶状体形成阶段发病,静止不变,表现为白色或蓝色带状混浊。常局限于Y字缝,也可伴有蓝点状或花冠状白内障或其他白内障形态(图6-2)。据报道编码晶状体重要骨架蛋白——念珠状纤维结构蛋白(beaded-filament structural protein,BFSP)的BFSP2基因突变常导致Y字缝性白内障,为常染色体显性遗传[10]。男性X连锁遗传患者常有显著的白内障表现,女性则表现轻微。本病对视力影响不大。

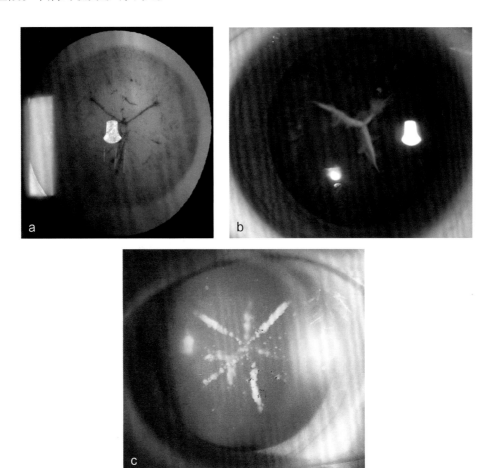

图 6-2　缝性白内障
a. Y 字缝合并绕核混浊；b. 前 Y 字缝合并皮质点状混浊；c. 前后 Y 字缝混浊合并皮质点状混浊

　　3. 绕核性白内障（lamellar cataracts）　绕核性白内障是先天性白内障最常见的类型之一，通常为双眼发病，表现为晶状体的某个板层发生混浊，呈盘状，静止不发展，又称为板层白内障。盘状直径取决于发病时晶状体的直径，如出生时发病盘状直径约 6.5mm。裂隙灯下可见胎儿核外周有一圈白色混浊，如壳状，由细小白点颗粒组成。有时板层混浊并不完整，此时在壳样混浊内部可窥见由透明纤维形成的楔形。可伴有 V 字形混浊，骑跨于板层混浊带的前后，称为骑跨子（图 6-3）。骑跨子与盘状混浊之间有透明板层分开。由于晶状体核中央透明，本病预后较好。临床可从混浊的板层与胎儿核的关系推测发病时间，包绕胎儿核的为先天性，包绕成人核的为后天性。板层混浊见于先天性者，多为常染色体显性遗传，可由编码晶状体结构蛋白的 *CRYAA*、*CRYGC* 基因和编码骨架蛋白的 *BFSP2* 基因突变引起[11-13]。少数为隐性遗传或怀孕期风疹病毒感染的结果。

　　出生后代谢性因素也可引起绕核性白内障，表现为包绕于成人核的白色细小点状颗粒样混浊，特点是无骑跨子。见于 1 型糖尿病、半乳糖血症等。这些致病因素若能及时处理，白内障将不会发展。

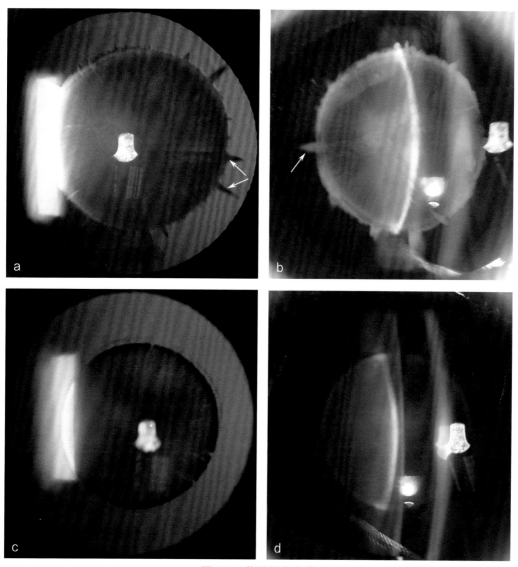

图 6-3　绕核性白内障
a. 晶状体胎儿核周围板层混浊，其外围(箭头所指)见骑跨子；b. 裂隙灯切面图(箭头所指为骑跨子)；
c. 胎儿核周围板层混浊，其外围无骑跨子；d. 裂隙灯切面图

4. 核性白内障(nuclear cataracts)　小儿核性白内障可见于先天性白内障和并发性白内障。先天性核性白内障的形态学特点为胚胎核和胎儿核呈点状灰色混浊，可由 αA、βB2 和 γC- 晶状体蛋白的编码基因 *CRYAA*、*CRYBB2* 和 *CRYGC* 等的突变而导致，多为常染色体显性遗传[14-16](图 6-4)。

5. 珊瑚状白内障(coralliform cataracts)　珊瑚状白内障表现为胚胎核的盘状、管状、椭圆形的白色或灰色混浊，向前囊膜呈放射状排列或不规则堆积，形如一簇向前生长的珊瑚而得名(图 6-5)。该类型白内障对视力有一定影响，一般静止不发展。患儿多有家族史，有报道 γD- 晶状体蛋白的编码基因 *CRYGD* 突变可导致珊瑚状白内障，为常染色体显性或隐性遗传[17]。

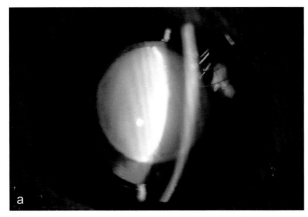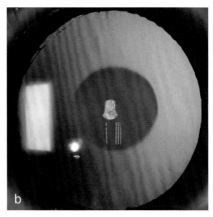

图 6-4　先天性核性白内障
a. 裂隙灯切面图；b. 后照法图

6. 中央粉尘状白内障（central pulverulent cataracts）　为胚胎期前 3 个月胚胎核受累所致，胎儿核不受影响，临床表现为局限于胚胎核 Y 字缝之间的细小白色颗粒或粉尘状混浊。与核性白内障均匀一致的致密混浊不同，本病混浊只发生在胚胎核的一部分，为松散的尘状细小颗粒（图 6-6）。多为双眼发病，静止不变，对视力影响不大。

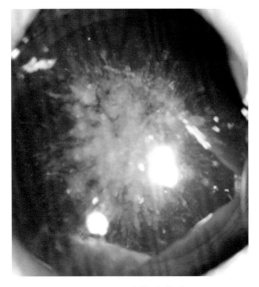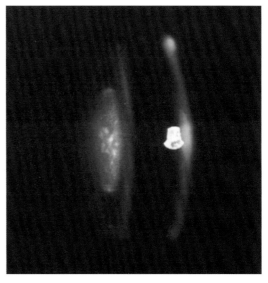

图 6-5　珊瑚状白内障
胚胎核的盘状、管状、椭圆形的白色混浊伴
斑点状结晶，呈放射状排列

图 6-6　中央粉尘状白内障
晶状体胚胎核中央见颗粒状混浊，遮盖 Y 字缝

7. 蓝点状白内障（cerulean cataracts）　蓝点状白内障表现为位于胎儿核或成人核的不规则、散在蓝色点状混浊（图 6-7）。蓝点直径多在 0.1~0.2mm，静止不变，双眼发病，视力无影响或轻度受损[18]。已有报道编码 γD- 晶状体蛋白的 *CRYGD* 基因突变可导致先天性蓝点状白内障[19]，也有少数由后天其他因素所引起。

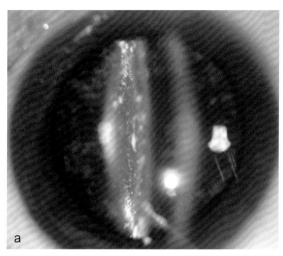
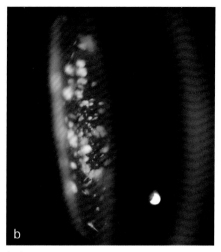

图 6-7　蓝点状白内障

胎儿核或成人核的不规则蓝色点状混浊

（二）成人核混浊（adult nuclear opacities）

1. 核性白内障（nuclear cataracts）　同小儿核性白内障。

2. 花冠状白内障（coronary cataracts）　混浊位于成人核的赤道部和 / 或深层皮质的周边，呈放射状排列，较粗的圆头端指向中央，状似皇冠而得名（图 6-8）。花冠状白内障常发生于青春期，属于发育性白内障，通常为静止性，一般对视力影响较小。已有文献报道，编码 βB2- 晶状体蛋白的基因 *CRYBB2* 突变可引起花冠状白内障[20,21]。

3. 蓝点状白内障（cerulean cataracts）　同上。

4. 轴性梭状白内障（axial fusiform cataracts）　为一种特殊类型核性白内障，混浊从晶状体前极经核直到后极，见于先天性白内障（图 6-9）。

5. 弥散点状白内障（diffuse punctate cataracts）　混浊位于成人晶状体核或皮质中，呈淡灰色极细的点状混浊。发生在出生后或青少年时期，混浊静止，一般不影响视力或只有轻度的视力减退，有时可合并其他混浊形态（图 6-10）。

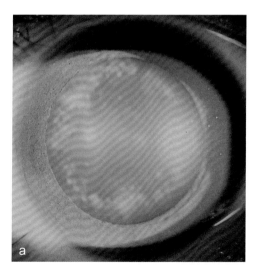
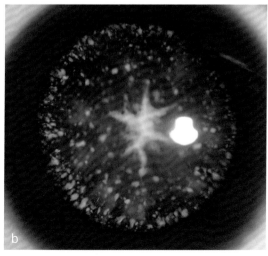

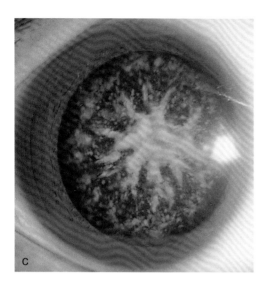

图 6-8　花冠状白内障

a.深层皮质周边混浊,呈放射状排列;b.合并星形混浊;c.合并菊花状混浊

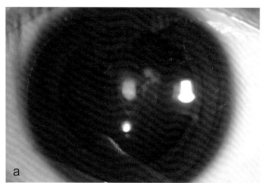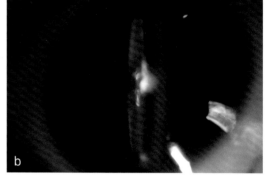

图 6-9　轴性梭状白内障

a.混浊从晶状体前极经核直达后极;b.裂隙灯切面图

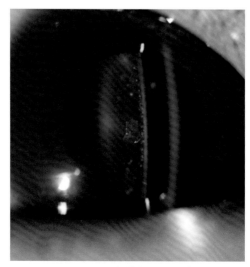

图 6-10　弥散点状白内障

二、皮质性白内障

1. 囊膜下白内障（subcapsular cataracts） 混浊多位于后囊膜下，前囊膜下相对少见。小儿囊膜下白内障常见于并发性、代谢性和皮质类固醇激素引起的白内障（图 6-11）。

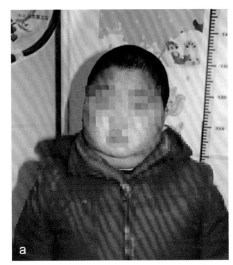
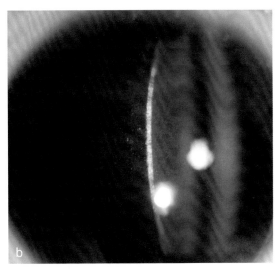
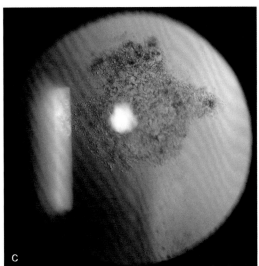

图 6-11 后囊下白内障
a. 皮质类固醇激素引起患儿向心性肥胖和满月脸；b. 激素引起后囊下混浊裂隙照；
c. 后照法显示后囊膜下粗颗粒状混浊

2. 点状、蓝点状混浊（punctate and cerulean opacities） 混浊多位于周边部皮质（图 6-12）。典型的周边皮质蓝色或彩色点状混浊见于 Lowe 综合征的女性携带者[22]。铁锈沉着症患者前囊膜下则有棕褐色铁锈沉着（图 6-13）。点状混浊一般不影响视力，但当混浊增多或位于视轴区时，视力将受损。

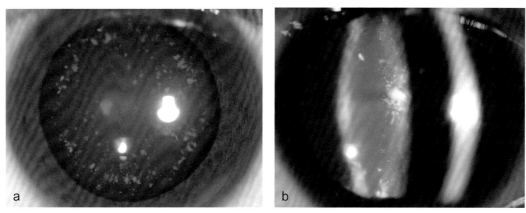

图 6-12　皮质蓝点状白内障
a. 蓝色点状混浊位于晶状体周边皮质；b. 裂隙灯切面图

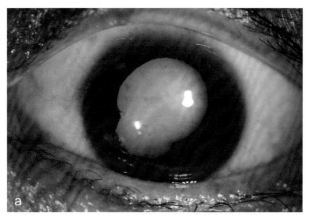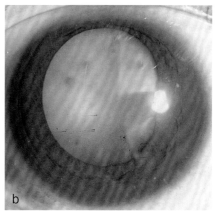

图 6-13　铁锈沉着症
前囊膜下棕褐色斑点状混浊

3. 绕核性混浊（lamellar opacities）　同前。

三、囊膜混浊

（一）囊膜混浊（capsular opacities）

分为先天性囊膜混浊和获得性囊膜混浊。

1. 先天性囊膜混浊（congenital capsular opacities）　多为显性遗传性疾病。一般位于晶状体前极（图 6-14a 和 b），呈片状。如混浊向前突出成圆锥状，称为前极性金字塔样白内障（anterior polar pyramidal cataract）（图 6-14c 和 d）[23]。后极性混浊（图 6-15a）较为少见，可合并后囊膜局限性缺损[24]，表现为后极后圆锥性白内障（图 6-15b）。混浊也可向晶状体深层扩展，当浅层及深层混浊相互重叠，中间相隔一层透明皮质时，称重叠性白内障（reduplicated cataract）。先天性囊膜混浊可同时合并永存性瞳孔膜、胚胎血管残留曾命名为永存原始玻璃体增生症）（图 6-16）及其他眼部异常。如前后囊膜混浊范围较小，对视力影响不大；混浊范围较大且位于视轴区则可严重影响视力。

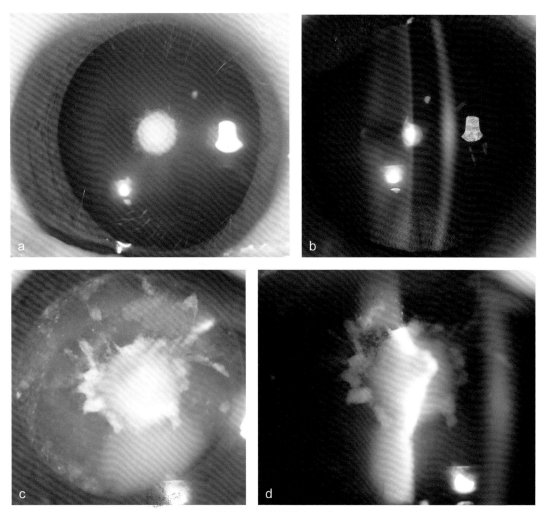

图 6-14　前极性白内障
a.前极性混浊正面;b.前极性混浊裂隙灯切面图;c.前极性金字塔样混浊正面;
d.前极性金字塔样混浊裂隙灯切面图

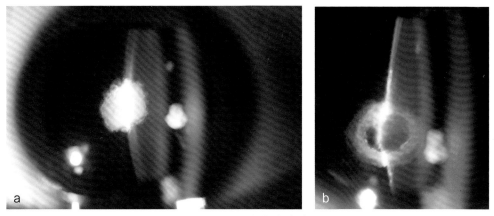

图 6-15　后极性白内障
a.后极性白内障;b.后极后圆锥

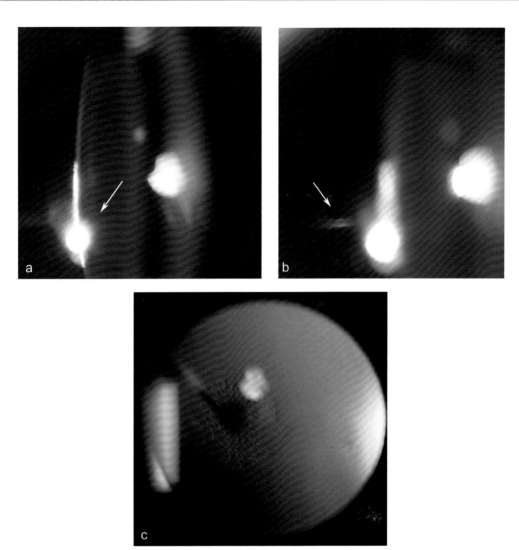

图 6-16　先天性后囊膜混浊合并胚胎血管残留

a. 晶状体后囊膜混浊,箭头所指可见血管;b. 箭头所指为胚胎血管残留;c. 后照法

　　2. 获得性囊膜混浊(acquired capsular opacities)　常由炎症或外伤引起。角膜炎、虹膜
睫状体炎(尤其曾发生虹膜后粘连者)常引发前囊膜混浊(图 6-17a)。眼球穿通伤导致的前
囊膜破裂,小的破裂口可以通过晶状体上皮细胞的增殖和部分细胞化生为成纤维细胞来修
复,前囊膜形成局限性混浊,晶状体仍可大部分透明(图6-17b)。电击伤亦可引起前囊膜混浊,
其特点为边界清晰的白色片状混浊(图 6-18)。

　　(二) 囊膜色素沉着(capsular pigmentation)

　　眼球的炎症、外伤、色素播散综合征等均可引起晶状体前囊膜的色素沉着(图 6-19)。虹
膜睫状体炎并发的前囊膜色素斑,常出现在虹膜后粘连的位置。眼球钝挫伤则可造成晶状
体色素环,即 Vossius 环(Vossius ring),这是虹膜上皮的色素在晶状体瞳孔缘处的沉积。色
素播散综合征则有典型的晶状体囊膜和小梁网的色素沉着。视网膜脱离患者有时在后囊膜
可有色素沉着。

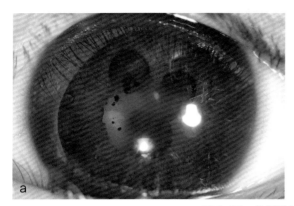
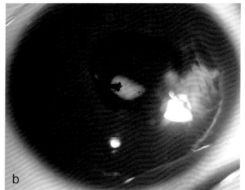

图 6-17　获得性前囊膜混浊

a. 陈旧性葡萄膜炎合并晶状体囊膜混浊,局限性虹膜后粘连,瞳孔变形,晶状体前囊膜局限混浊;
b. 眼球穿通伤晶状体前囊膜局限性混浊机化,晶状体大部分透明

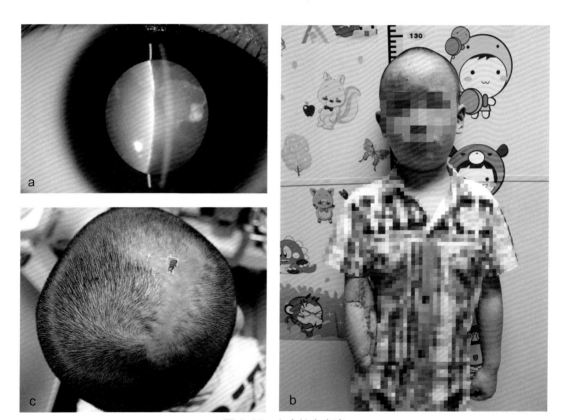

图 6-18　电击性白内障

a. 由电击伤引起的边界清晰的晶状体前囊膜白色混浊;b. 电流从右手进入(右手已截肢),
右前臂和上臂皮肤可见电击留下瘢痕;c. 电流从头部出,头部皮肤留下电击瘢痕

(三) 其他类型的囊膜沉积物(capsular deposition)

在 Fabry 病中,可见到异常代谢产物沉积于囊膜形成的白色颗粒[25]。药物和金属在

晶状体囊膜的沉着常引起典型的尘埃样混浊。氯丙嗪中毒性白内障,则表现为前囊膜白色星形混浊(图 6-20)。铜质沉着症患者晶状体囊膜有铜色光辉的细小多彩颗粒沉积,呈放射状,形成葵花样白内障(sunflower cataract)[26]。汞中毒并发的白内障则表现为囊膜的灰色反光。

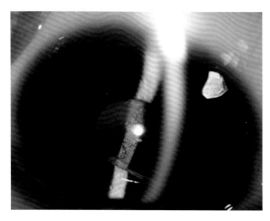

图 6-19 虹膜睫状体炎并发晶状体
前囊膜色素沉着

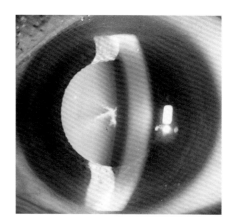

图 6-20 氯丙嗪中毒性前囊膜
白色星形混浊

(四) 囊膜凹(capsular pits)

少见,为接近前囊膜中央的疱疹样缺陷,意义不明。

四、全白内障

全白内障(diffuse/total cataracts)的形态学表现为晶状体纤维全部混浊,瞳孔区呈乳白色。多见于先天性白内障,钝挫伤导致的白内障、少数小儿并发性白内障亦可表现为全白内障。先天性全白内障以常染色体显性遗传最为多见,约占先天性白内障总数的 20%,多为双眼发病,患儿出生后即存在,有明显的视力障碍(图 6-21)。可见于由染色体异常导致的唐氏综合征和 *NHS* 基因突变导致 Nance-Horan 综合征和风疹等[27,28]。多为 X 性连锁遗传,男性患儿出生时即发生晶状体全混浊,而杂合子女性患儿多表现为沿晶状体缝分布的轻度混浊。

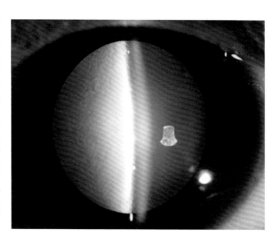

图 6-21 全白内障

五、膜性白内障

膜性白内障(membranous cataract)是由于晶状体纤维在发育中、后期遭到破坏,且出生后新的晶状体纤维产生障碍,晶状体核随时间推移而逐渐被吸收,晶状体前、后囊膜相互贴附形成膜性白内障,其视功能多严重损害,故常需尽早手术。笔者曾报道了一个由 *CRYBB2* 基因突变导致了 21 位家庭成员患有膜性白内障的大规模家系,且该家系的白内障呈进展性加重,对视功能的危害非常大(图 6-22)[29]。

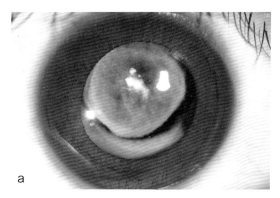
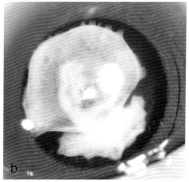
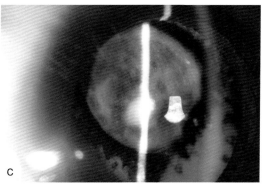

图 6-22　*CRYBB2* 基因突变导致的膜性白内障

小　结

目前,小儿白内障没有统一的分类方法,临床上多以形态学分类为主,即根据晶状体混浊的位置和形态特征进行分类。由于晶状体的不同部位代表着胚胎发育的不同阶段,因此,可根据晶状体混浊的部位推测病变发生的时间和性质。此外,晶状体混浊的部位和程度也是影响小儿白内障手术时机和术后视功能的主要因素。因此,对小儿白内障进行形态学分类具有重要的临床指导意义。

(陈　卉　许博涵　译)

参考文献

1. Hiles DA, Carter BT. Classification of cataracts in children. Int Ophthalmol Clin. 1977;17:15–29.
2. Maumenee IH. Classification of hereditary cataracts in children by linkage analysis. Ophthalmology. 1979;86:1554–8.
3. Merin S, Crawford JS. The etiology of congenital cataracts. A survey of 386 cases. Can J Ophthalmol. 1971;6:178–82.
4. Chylack Jr LT, Wolfe JK, Singer DM, et al. The lens opacities classification system III. The Longitudinal Study of Cataract Study Group. Arch Ophthalmol. 1993;111:831–6.
5. Thompson JR, Deane JS, Hall AB, et al. Associations between lens features assessed in the Oxford Clinical Cataract Classification and Grading System. Ophthalmic Epidemiol. 1997;4:207–12.
6. Adamsons I, Taylor KI, Enger C, et al. A new method for documenting lens opacities. Am J Ophthalmol. 1991;111:65–70.

7. Panchapakesan J, Cumming RG, Mitchell P. Reproducibility of the Wisconsin cataract grading system in the Blue Mountains Eye Study. Ophthalmic Epidemiol. 1997;4:119–26.

8. Lin H, Lin D, Liu Z, et al. A Novel Congenital Cataract Category System Based on Lens Opacity Locations and Relevant Anterior Segment Characteristics. Invest Ophthalmol Vis Sci. 2016; 57 (14): 6389-6395.

9. Sudarshan AP. Infantile cataracts. Surv Ophthalmol. 1997;41:357.

10. Zhang Q, Guo X, Xiao X, et al. Clinical description and genome wide linkage study of Y-sutural cataract and myopia in a Chinese family. Mol Vis. 2004;10:890–900.

11. Vanita V, Singh JR, Hejtmancik JF, et al. A novel fan-shaped cataract-microcornea syndrome caused by a mutation of CRYAA in an Indian family. Mol Vis. 2006;12:518–22.

12. Devi RR, Yao W, Vijayalakshmi P, et al. Crystallin gene mutations in Indian families with inherited pediatric cataract. Mol Vis. 2008;14:1157–70.

13. Conley YP, Erturk D, Keverline A, et al. A juvenile-onset, progressive cataract locus on chromosome 3q21-q22 is associated with a missense mutation in the beaded filament structural protein-2. Am J Hum Genet. 2000;66:1426–31.

14. Sun W, Xiao X, Li S, et al. Mutational screening of six genes in Chinese patients with congenital cataract and microcornea. Mol Vis. 2011;17:1508–13.

15. Santhiya ST, Manisastry SM, Rawlley D, et al. Mutation analysis of congenital cataracts in Indian families: identification of SNPS and a new causative allele in CRYBB2 gene. Invest Ophthalmol Vis Sci. 2004;45:3599–607.

16. Guo Y, Su D, Li Q, et al. A nonsense mutation of CRYGC associated with autosomal dominant congenital nuclear cataracts and microcornea in a Chinese pedigree. Mol Vis. 2012;18:1874–80.

17. Gu F, Li R, Ma XX, et al. A missense mutation in the gammaD-crystallin gene CRYGD associated with autosomal dominant congenital cataract in a Chinese family. Mol Vis. 2006;12:26–31.

18. Ghadfan FE, Al-Mesfer S, Khan AO. Cerulean ("blue-dot") cataract. J Pediatr Ophthalmol Strabismus. 2009; 46:190.

19. Nandrot E, Slingsby C, Basak A, et al. Gamma-D crystallin gene (CRYGD) mutation causes autosomal dominant congenital cerulean cataracts. J Med Genet. 2003;40:262–7.

20. Lou D, Tong JP, Zhang LY, et al. A novel mutation in CRYBB2 responsible for inherited coronary cataract. Eye (Lond). 2009;23(5):1213–20.

21. Li FF, Zhu SQ, Wang SZ, et al. Nonsense mutation in the CRYBB2 gene causing autosomal dominant progressive polymorphic congenital coronary cataracts. Mol Vis. 2008;14:750–5.

22. Gardner RJ, Brown N. Lowe's syndrome: identification of carriers by lens examination. J Med Genet. 1976;13:449–54.

23. Bitton E. Unique advantage of gonioscopy for viewing an anterior pyramidal cataract. Clin Exp Optom. 2001;84:361–5.

24. Grewal DS, Jain R, Brar GS, et al. Scheimpflug imaging of pediatric posterior capsule rupture. Indian J Ophthalmol. 2009;57:236–8.

25. Zarate YA, Hopkin RJ. Fabry's disease. Lancet. 2008;372:1427–35.

26. Deguti MM, Tietge UJ, Barbosa ER, et al. The eye in Wilson's disease: sunflower cataract associated with Kayser-Fleischer ring. J Hepatol. 2002;37:700.

27. Creavin AL, Brown RD. Ophthalmic abnormalities in children with Down syndrome. J Pediatr Ophthalmol Strabismus. 2009;46(2):76–82.

28. Brooks SP, Ebenezer ND, Poopalasundaram S, et al. Identification of the gene for Nance-Horan syndrome (NHS). J Med Genet. 2004;41:768–71.

29. Chen W, Chen X, Hu Z, et al. A missense mutation in CRYBB2 leads to progressive congenital membranous cataract by impacting the solubility and function of βB2-crystallin. PLoS One. 2013;8(11): e81290.

第七章
小儿白内障治疗方法的发展历程

7

柳夏林　张新愉　倪瑶

摘　要

　　小儿白内障的治疗包括手术治疗和保守治疗。两种治疗策略的最终目标都是最大程度地改善患儿的视觉功能,从而提高他们的生活质量。本章简要回顾了小儿白内障手术的历史,随着白内障手术技术和设备的更新,小儿白内障手术得到了不断发展。但手术治疗不是小儿白内障的唯一治疗方案。当晶状体混浊较轻或视轴不受晶状体混浊影响时,可考虑对患儿采取保守治疗。对于早产儿或合并发育障碍及系统性疾病的患儿,也应考虑保守治疗。本章还介绍了晶状体再生作为先天性白内障的治疗方法,这是一种小儿白内障治疗的新方法。

第一节　小儿白内障手术方式的演变

　　小儿白内障治疗方案可分为手术治疗、保守治疗两种模式,最终目的均为最大限度地改善患儿视功能,从而提高患儿的生活质量。

　　早期的小儿白内障手术限于手术设备及手术技术,并发症多,预后多不理想,甚至致盲。因此,当时多数医生对小儿白内障治疗方案的选择倾向于保守。近20年来,随着白内障显微手术技术的飞速发展,带动了小儿白内障手术的进步,从而使手术效果明显改善,手术并发症大幅度减少,患儿术后的视功能和生活质量也得到了提高。然而,手术并不是小儿白内障治疗的唯一方法,对晶状体混浊范围不大、密度不高或混浊部位不在光学重要区域的患儿,仅需要定期观察或验光配镜、弱视治疗等方法以提高视力,防治弱视。对有手术适应证的患儿,选择合适的手术时机、手术方法也十分重要。本章将对小儿白内障治疗方法的演变、小儿白内障摘除术和人工晶状体植入术的时机和指征进行概述。

　　自19世纪初就有小儿白内障手术记载,至今手术方式经历了以下演变。

一、白内障切开术（又称截囊术或刺囊术）（cataract discission/needling）

白内障切开术是有记载的最早的小儿白内障摘除方式。由于操作相对简单,曾盛行于20世纪初期,包括前路、后路和前后贯通三种手术方式[1,2]。这类手术的原理均是基于小儿的白内障很少有硬核,晶状体组织以可溶性蛋白质为主,故提倡者认为将囊膜切开后,逸出的晶状体组织在眼内经历数周至数月后,可逐渐被吸收。然而进入房水或者玻璃体的大量晶状体蛋白会被机体免疫系统误认为异体蛋白,产生剧烈的免疫反应,带来一系列严重并发症,如难治性葡萄膜炎、继发性青光眼等,最后多以失明告终。因此,这类手术方式已被淘汰。

1. 前路方式 以各种不同方式划开前囊膜,使晶状体组织进入房水从而逐渐被吸收。

2. 后路方式 从晶状体后部进入,划开后囊膜,使晶状体组织进入玻璃体以期达到更有效的吸收。

3. 前后贯通方式 将前后囊膜均划破,认为这样可使晶状体组织在房水和玻璃体中得到更充分的吸收。

二、光学虹膜切除术（optical iridectomy）

小儿白内障切开术后各种严重并发症频发促使眼科医师考虑采用更“安全”的手术方式,光学虹膜切除术应运而生。这种手术方式适用于晶状体混浊范围小,混浊区位于视轴上,周边仍有透明区,散瞳后视力有提高的绕核性白内障、核性白内障或前后极性白内障。手术目的在不扰动晶状体的前提下,利用晶状体周边透明部分透过光线来提高视力[3]。根据切除虹膜范围的大小,光学虹膜节段性切除术可分为以下三种方式:

1. 局部括约肌切除术 其目的是扩大瞳孔,增加瞳孔区光线的进入量。适用于混浊范围较小且位置居中的白内障。用镊子经角膜缘切口夹住瞳孔缘虹膜,将其拉出切口,剪除约1mm长的组织,然后将虹膜组织回纳入眼内,在虹膜形成一个半月形缺口（图7-1a）。

2. 中幅部虹膜切除术 适应证与括约肌切除术相同,但切除的范围更大（图7-1b）。

3. 节段性虹膜切除术 又称扇形切除术,切除范围较前两种术式更大,包括瞳孔括约肌和开大肌在内的全部虹膜组织（图7-1c为节段性虹膜切除术示意图,图7-2为节段性虹膜切除术后裂隙灯彩照）。

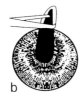

图7-1 光学虹膜切除术示意图

a.局部括约肌切除术；b.中幅虹膜切除术；c.节段性虹膜切除术

当时认为,这类手术方式的优点包括:①手术操作相对简单和安全;②手术不切开晶状体,术后炎症反应较轻,从而大大降低继发增殖膜形成和青光眼的发生率;③术后保留了晶状体的调节力。然而,这种手术方式也存在明显的缺陷,包括:①光线来自视轴外区域,成像质量差,术后患儿视力矫正多不满意;②手术破坏了虹膜的屏障作用,为以后的手术和光学矫正带来困难;③单眼白内障效果差;④晶状体完全混浊的病例无效。基于上述原因,目前这种手术方式也已被淘汰。

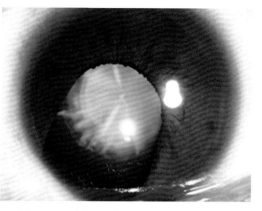

图7-2 节段性虹膜切除裂隙灯显微镜照相

三、线性白内障摘除术(linear cataract extraction)

在20世纪前半期,有术者在白内障切开术的基础上提出了线性白内障摘除术,即在白内障切开后通过辅助器械按摩角膜表面,并向眼内灌注液体使晶状体组织从切口被冲刷出来,从而达到清除眼内晶状体物质的目的[4]。后来这种术式进行了多次改良,包括一期手术和分期手术两种方式。一期手术是指在白内障切开后即进行前房灌注以清除晶状体物质。分期手术是在白内障切开后1周或更长时间,进行前房灌注。虽然与单纯白内障切开术相比,线性白内障摘除术术后炎症反应、继发性增殖膜形成以及继发性青光眼的发生率有所减少,但多数患儿术后还是以失明告终,故这种手术方式目前也已被淘汰。

四、白内障抽吸术(cataract aspiration)

20世纪60年代初,比前房灌注更有效的晶状体组织清除方法——白内障抽吸术开始应用,并不断改良[5]。手术方法是在晶状体前囊膜截开一约2mm直径的开口,并用抽吸针头通过开口将晶状体组织吸除,使大部分囊膜保持完整。这种方法的缺陷在于:①晶状体皮质通常无法抽吸干净;②晶状体组织抽吸术后囊袋塌陷、前后囊接触粘连机化,为晶状体纤维的再生提供一个完整的支架,往往会形成较厚的继发性增殖膜。虽然单纯的白内障抽吸目前已不再被采用,但这种手术方式为之后的白内障灌注抽吸术奠定了基础。

五、白内障囊内摘除术(intracapsular cataract extraction)

由于各种保留晶状体囊膜的手术方式在术后都不可避免地出现后囊膜再次混浊,成人的白内障囊内摘除的手术方式也曾被应用于小儿。由于小儿晶状体悬韧带坚韧,这种手术方式并发症多,因此未获得认可[5]。

六、白内障灌注抽吸术(cataract irrigation and aspiration)

恢复视轴区的透明性是小儿白内障手术的主要目的。20世纪60年代中期双腔管的发明应用促使白内障摘除术向前迈进了关键的一步。特别是超声乳化技术的发明和应用,白内障吸除过程中前房深度维持稳定,从而可更安全、更有效和更彻底地清除晶状体物质。目前已是小儿白内障摘除最常用的手术方式之一。

1. 手法灌注抽吸术(manual irrigation and aspiration) 使用双腔管对晶状体物质进行手法灌注抽吸(图7-3)。用5ml注射器连接双腔管针头,在注射器中预吸1~2ml BSS,吸住晶状体皮质后轻柔将其牵拉至前房中央再吸除。

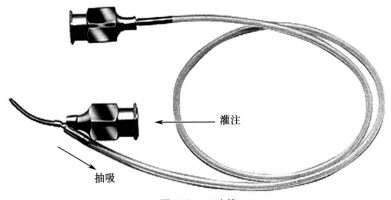

灌注
抽吸

图 7-3　双腔管

2. 自动灌注抽吸手柄的应用（automated irrigation/aspiration handpiece）　超声乳化技术的发明和自动的非切割性灌注抽吸手柄的应用（图 7-4a）不仅能更好维持前房深度，而且更大的抽吸力能提高清除晶状体物质的效能，减少进出前房次数，特别是配合隧道切口和连续环形撕囊技术使大部分操作在囊袋内完成，减少了对眼内组织的扰动，术后炎症反应大大降低，并发症明显减少，手术效果得到很大提高（图 7-4b）。

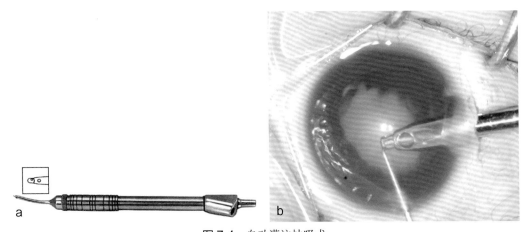

a   b

图 7-4　自动灌注抽吸术
a. 自动灌注抽吸手柄；b. 用自动灌注抽吸手柄灌注抽吸晶状体皮质

七、晶状体切割联合前段玻璃体切割术（lensectomy with anterior vitrectomy, LAV）

20 世纪 70 年代，自动玻璃体切割器（automated vitrector）（图 7-5a）开始被应用于小儿白内障手术。小儿的晶状体物质通常比较黏稠，用玻璃体切割器比双腔管更容易彻底清除，另外，可同时切开后囊膜并行前段玻璃体切割术（图 7-5b），在一定程度上降低了视轴再次混浊的发生率[6]。采用 LAV 有两种途径：一是睫状体平坦部入路，能比较彻底地清除晶状体物质，且由于所有操作在后房和玻璃体内进行，造成虹膜和角膜内皮损伤的风险小；二是从角巩膜缘入路，虽然不具有眼后段入路的优点，但对眼前段术者来说是一种更熟悉的操作方式。目前，这种手术方式是除了白内障灌注抽吸术以外的另一种仍被采用的小儿白内障摘除术式。

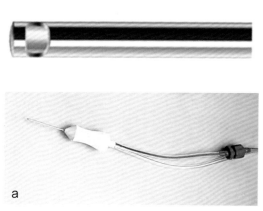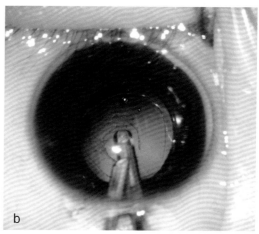

图 7-5　玻璃体切割术

a. 自动玻璃体切割针头；b. 前段玻璃体切割术

八、超声乳化白内障吸除术（phacoemulsification）

超声乳化吸除术在 20 世纪 70 年代开始应用于小儿病例[7]。虽然小儿白内障鲜有硬核，大部分情况下仅用抽吸力即可清除，但在遇到较硬的晶状体核时，超声能量可以发挥重要作用，且超声乳化针头抽吸口较灌注抽吸针头大，抽吸晶状体组织效率更高。由于这种技术的高效性和安全性，目前，白内障超声乳化吸除已经成为小儿白内障手术的方法之一（图 7-6）。

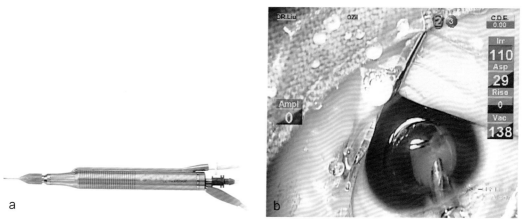

图 7-6　超声乳化吸除术

a. 超声乳化手柄；b. 超声乳化白内障摘除

九、小儿人工晶状体植入术（pediatric intraocular lens implantation）

对于小儿白内障，恢复视轴的透光性仅仅是视功能重建的第一步，术后无晶状体眼屈光矫正同样重要。人工晶状体植入术是小儿无晶状体眼理想矫正方式之一（图 7-7），相关内容将在第十五章中详细阐述。

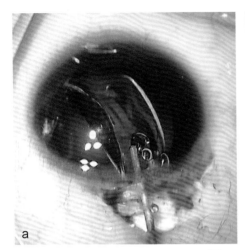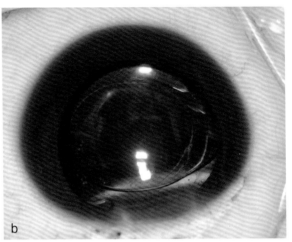

图 7-7　人工晶状体植入

综上所述,随着对小儿眼球解剖结构和生理特点、眼球和视觉发育的规律和手术并发症发生的机理的深入认识,以及随着手术设备和技术技巧的不断改善,小儿白内障手术正朝着更安全、微创、并发症更少的方向发展。

第二节　小儿白内障的保守治疗

20世纪60年代,Chandler等研究者认为许多先天性白内障患儿出现术后视力差于术前,甚至视力缺失,因而对于小儿白内障,除非术前视力极低,否则均不建议行手术治疗[8,9]。随着医学技术的进步,对于严重影响视功能发育的小儿白内障,尽早手术治疗以恢复视轴透明度,促进视功能的重建,已逐渐成为眼科界的共识[10~12]。一些晶状体混浊程度较轻(如绕核白内障)或混浊部位不位于视轴区的患儿,可以观察随访以保存患儿的调节力,避免手术带来的后发性白内障等一系列问题;特别是单眼白内障的患儿,除了调节问题以外更要考虑术后屈光参差的问题,更倾向于保守治疗;另外,对于一些早产儿或伴有全身发育不良或疾病的患儿,全身麻醉风险较大,应该先解决全身的问题,再择期手术。

一、保守治疗的适应证

对于小儿白内障保守治疗的指征虽然尚缺乏详细的循证医学依据,但临床上已有一些共识,主要的依据是晶状体混浊的部位、程度与范围。现在有些检查仪器设备已经可以对晶状体混浊的范围与程度进行定量的分析以更科学地指导临床工作(图7-8)。

1. 视轴区非致密性晶状体混浊　当小儿晶状体混浊程度不影响光线通过视轴区和眼底观察(图7-9)时,可采用保守治疗。这种位于视轴区的非致密性晶状体混浊通过屈光矫正与视觉训练可以提高患儿的视功能,同时避免手术导致的眼调节功能丧失及屈光不正等问题。

2. 非视轴区晶状体混浊　对于非视轴区的晶状体混浊(图7-10),无论混浊致密与否,由于其不影响光线通过视轴区,对视功能发育影响有限,应尽可能保守治疗;但对于引起晶状体形态异常的混浊,如圆锥状白内障,会造成无法矫正的不规则散光,则需手术治疗。

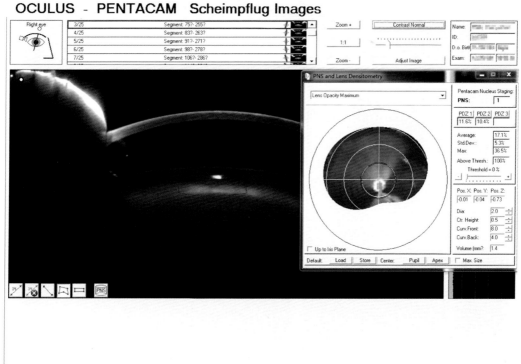

图 7-8　用 Pentacam 可定量评估晶状体混浊程度

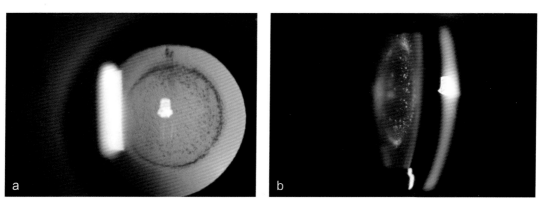

图 7-9　非致密性晶状体混浊
a. 裂隙灯后部反光照明法；b. 裂隙灯斜照法

　　3. 视轴区致密性晶状体混浊直径小于 3mm　　目前对于直径小于 3mm 的视轴区致密性晶状体混浊，临床医生应该慎重评估，以确定治疗方法。对于眼位正、固视好的患儿，在详细评估晶状体混浊不严重影响视功能后，可进行散瞳、验光配镜等保守治疗，并密切观察；对于出现视力差，甚至出现斜视、眼球震颤或不能固视的患儿，在排除屈光不正及眼底病变等因素后应行手术干预（图 7-11）。

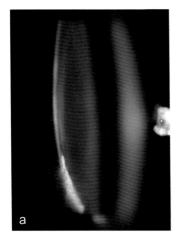
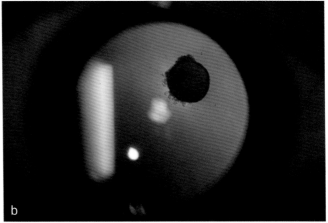

图 7-10 非视轴区晶状体混浊

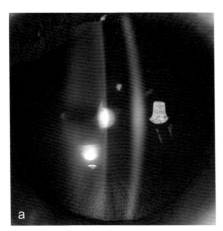
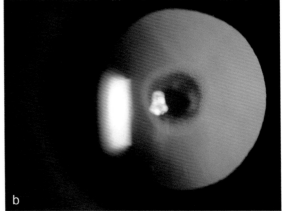

图 7-11 视轴区晶状体混浊直径小于 3mm

4. 患儿全身情况不耐受全身麻醉 小儿白内障可能是综合征的一部分临床表现,也常常合并遗传性疾病或全身疾病[13]。合并全身的异常给这类患儿的手术及预后带来了很多复杂及不确定的因素。另外,由于小儿手术均需在全身麻醉的情况下进行,新生儿、早产儿或全身重要脏器系统尚未发育成熟的小儿,全身麻醉耐受程度差,容易出现麻醉意外,甚至危及生命[14,15]。因此,术前应该仔细评估患儿全身情况,以生命权优先,排除手术禁忌证。若暂不适合手术治疗,可先行保守治疗。

二、保守治疗的方法

(一) 散瞳

若晶状体混浊位于视轴区但混浊范围较小(直径 <3mm)或程度较轻(如核性白内障与前极性白内障等),可通过散大瞳孔,让更多光线通过晶状体透明区进入眼内,促进患儿的视功能发育[16,17]。临床常用散瞳制剂包括 0.5%~1% 复方托吡卡胺、1% 环戊通、阿托品眼膏等。散瞳后患儿会出现畏光和调节力下降的症状,前者可通过偏光或变色眼镜尽量减少强光刺

激,后者可以通过双光眼镜来帮助进行近距离阅读。另外,散瞳剂也可应用于进展缓慢的白内障患儿,或由于某种原因(全麻药物不能耐受、全身危险性因素、社会原因、经济原因等)而不得不推迟手术的患儿。

(二)屈光矫正

由于患儿眼球处于发育阶段,其屈光状态也在不断发生改变,因此白内障患儿通常伴有屈光不正,在进行保守治疗的时候,患儿每 3~6 个月应行屈光检查调整镜片度数,避免因屈光不正导致的弱视。患儿检查多不能配合,可在镇静或全麻下进行客观检影检查确定屈光度的变化,及时调整配镜处方,可选择合适的框架眼镜或角膜接触镜。单眼小儿白内障患儿,常存在屈光参差,此时应选择角膜接触镜进行屈光矫正,以避免框架眼镜带来的双眼成像大小的差异。

(三)弱视治疗

先天性白内障患儿的弱视,除可由形觉剥夺引起外,亦常由屈光不正或屈光参差引起[18,19]。这一类患儿,我们应该根据患儿的情况,选择个性化的弱视治疗方案。对于单眼白内障患儿,竞争性抑制使患眼更容易形成弱视,因此,在保证有效的屈光矫正基础上合适的健眼遮盖治疗是这类患儿弱视治疗的重要手段。此外,个体化的弱视治疗还可以应用包括氦氖激光、红光闪烁刺激、后像刺激、光刷刺激、光栅刺激等物理治疗手段。

(四)定期随访

小儿白内障的成功治疗主要依赖于早期的诊断及手术时机的判断与选择,因为患儿很可能因晶状体混浊的变化而出现渐进性视力下降,并伴发弱视、斜视及眼球震颤等并发症。另外,由于白内障患眼仍然处于发育阶段,尤其是眼轴增长导致屈光状态不断变化[20],对于保守治疗的患儿亦需定期评估屈光状态,调整戴镜度数,进行弱视训练。因此,保守治疗期间定期随访十分重要。然而,传统临床上先天性白内障患儿的随访依从性非常低,中山眼科中心统计研究发现,在首诊后随访率在随访次数增加后快速降低:在首次后的第一次至第四次随访,随访率已从 87.8% 降至 33.3%。为了解决白内障患儿随访率低的问题,中山大学中山眼科中心不仅通过加强患者教育,向患儿家长强调定期复查的重要性,并在 2010 年率先利用患者数据库联合手机短信功能提醒患儿家长复诊随访。通过大规模的随机对照临床研究发现,相较于传统临床就诊时提醒下次复诊时间,提前手机短信提醒可以有效地提高患儿家长的依从性、提高患儿的复诊率,进而改善患儿的预后[21]。鉴于近年智能手机使用的普及,中山大学中山眼科中心于 2014 年自主研发并创建了小儿白内障随访系统(图 7-12),首次通过数据库的患儿随诊数据,对随访进行精准安排。该系统不但能从医生客户端给予医生每日复诊患儿的信息提示,而且从患者客户端提前推送消息提醒患儿家长复诊时间,患儿家长亦可通过手机客户端及时掌握患儿的复诊结果,更好地配合医生对患儿的跟踪治疗。

三、保守治疗中的观察指标及治疗方案的调整

小儿白内障的保守治疗是权衡利弊后的一个慎重抉择。先天性白内障患儿有进展型和静止型两类,晶状体混浊的程度与患儿的视功能有密切的关系,定期随访和根据视功能状况及时调整治疗方案是保守治疗中不可或缺的一个环节。在中山大学中山眼科中心小儿白内障随访系统中,我们对小儿白内障患儿的个人资料与每次的随访指标数据均进行采集记录(图 7-13)。对于选择保守治疗的小儿白内障,我们特别需把握以下观察指标,对保守治疗的效果进行评估,以便及时调整治疗策略。

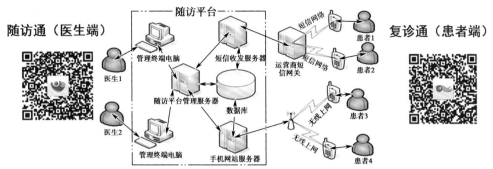

图 7-12 中山大学中山眼科中心小儿白内障随访系统
该系统由一个电脑随访平台、两个手机客户端(医生端与患者端)组成。
医生端与患者端均可从苹果与安卓手机应用商店中下载使用

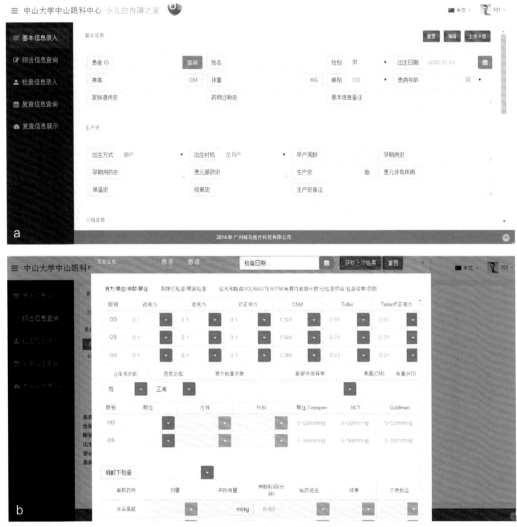

图 7-13 中山大学中山眼科中心小儿白内障随访系统
a. 患儿的基本信息；b. 患儿的视力、眼位、麻醉与眼压等情况

（一）晶状体混浊的变化

虽然大多数先天性白内障晶状体混浊的程度都是相对静止性的,但仍不能排除少数病例晶状体混浊可能会进展,因此,随访时观察晶状体混浊情况是首要的,有条件的情况下,每次复诊时散瞳下行眼前段裂隙灯显微镜照相,建立患儿的晶状体图片资料档案,便于比较分析晶状体混浊程度的进展情况(图 7-14)。如果观察期间白内障程度在进行性发展,特别是混浊直径增大至 3mm 或以上,混浊部位趋近后极和 / 或中心视轴区,应果断选择手术治疗[22~24]。

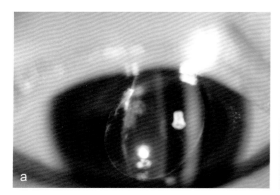
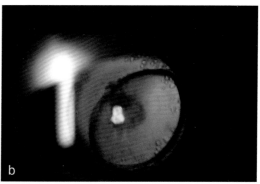
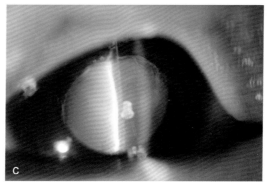

图 7-14　先天性白内障晶状体混浊的变化
a,b. 2 月龄时患儿晶状体周边部泡状混浊;c. 5 月龄时患儿晶状体白色混浊

（二）视功能

视功能的状态对于保守治疗期间白内障的进展评估十分重要,能够明确晶状体混浊是否导致了视功能的改变。然而小儿,尤其是婴幼儿检查依从性差,视功能评估特别是视力检查存在一定的困难。双眼白内障的患儿可以通过其日常行为来间接判断白内障对其视功能的影响程度。单眼白内障的患儿多无明显表现,需通过遮盖健眼来进行视功能评估。视功能的评估除了主观的视力检查,还包括客观的固视反射检查、视觉电生理检查与应用优先注视视力卡等。临床应用最多的优先注视视力卡是 Teller 视力卡,利用优先注视原理检测婴儿光栅视力,此种方法越来越被小儿眼科医师广泛接受,近年来还常被用于有关先天性白内障治疗的多中心临床试验研究,以评估语言发育前患儿视力情况[25]。

（三）眼位、固视能力和跟随运动

眼科医生可以通过观察患儿的眼位、固视能力及跟随运动来推测晶状体的混浊是否影响视功能。固视能力与跟随运动先进行双眼评估,再进行单眼评估。正常 4 月龄小儿即拥有良好的固视能力与跟随运动,如果 4 月龄的患儿眼球震颤无法固视,提示存在显著的形觉剥夺。一旦出现斜视或眼球震颤,需尽快进行手术。对于未出现斜视或震颤的患儿,应当密切随访观察,每次随访都应记录眼位、固视情况。

（四）屈光状态

良好的屈光矫正是小儿白内障保守治疗的基本要素,客观准确的屈光检查是良好屈光矫正的根本,作者建议每 3 个月至半年进行客观的验光以观察屈光状态的改变。当球镜度数改变超过 2.0D 或者柱镜度数改变超过 1.0D 时,均需给予患儿新的配镜处方。

第三节　展望:晶状体再生治疗婴幼儿白内障

目前,临床上最常用的手术方式是通过较大的前囊膜连续环形撕囊术（anterior continuous circular capsulorhexis,ACCC）摘除混浊的晶状体,联合后囊膜激光切开或后囊膜连续环形撕囊术（posterior continuous curvillnear capsulorhexis,PCCC）以及前段玻璃体切割术（图 7-15a）,随后再植入人工晶状体或通过术后配戴框架眼镜 / 角膜接触镜来达到治疗目的。然而,这种方式经常会发生视轴区混浊等并发症。此外,发育中的眼屈光矫正困难,继发性青光眼以及术后并发症都会导致预后不良。事实上,目前小儿白内障手术中的环形撕囊需要在晶状体前囊膜制作一直径为 6mm 的撕囊口,其创口较大使得大量的晶状体上皮细胞（lens epithelial cells,LEC）丢失（图 7-15a）。为了克服此缺陷,促进晶状体再生,刘奕志等[26]建立了一种新的前囊膜环形撕囊术。

首先,将前囊膜撕囊口直径缩小至 1.0~1.5mm,使前囊膜创口面积仅为 1.2mm^2,是标准术式的 4.3%。其次,将撕囊口由中央移至晶状体边缘,并使用 0.9mm 超声乳化探头清除晶状体内容物或混浊的皮质（图 7-15b）。此手术创新带来了以下显著的优势:①创口的缩小降低了炎症发生,伤口愈合快;②创口瘢痕由视轴中央移向边缘,使得视轴区保持透明;③晶状体的透明囊膜及 LEC 层保持接近完整,保留其再生潜能,为天然晶状体再生创造了必要条件。此外,我们还在小于 2 岁的白内障患儿中开展了临床试验,观察超微创手术能否实现人晶状体的再生。结果发现相较于传统术式,新术式最大限度地保留了内源性 LEC 和它们的自然微环境,并能实现功能性晶状体的再生[26]。

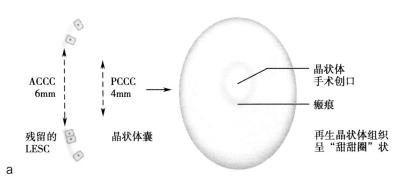

ACCC 6mm　　PCCC 4mm　　晶状体 手术创口

残留的 LESC　　晶状体囊　　瘢痕

再生晶状体组织呈"甜甜圈"状

a

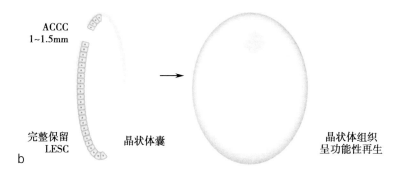

图 7-15　传统的小儿白内障术式与新型微创术式

a. 传统的小儿白内障术式示意图:传统的小儿白内障术中,ACCC 需在晶状体前囊膜制作一直径为 6mm 的撕囊口,移除了下方的 LEC 并留下面积为 28mm^2 的创面,术后易发生视轴区混浊。b. 新型微创术式:撕囊直径缩小至 1.0~1.5cm,将创面面积减小至 1.2mm^2,且撕囊口由晶状体中央移至边缘

小　结

　　小儿白内障的治疗有手术治疗和保守治疗两种方法。小儿白内障手术经历了近2个世纪的发展,随着对小儿眼球解剖与生理特点、视觉发育规律和手术并发症发生机理逐步深入的认识,以及手术技术和设备的不断完善,正朝着更安全、更微创、并发症更少的方向发展。保守治疗的指征与方法需要根据晶状体混浊的部位、程度与范围,结合患儿的视功能状态和全身情况综合考虑进行选择。

(陈 卉　许博涵　译)

参考文献

1. Taylor D. The Doyne lecture. Congenital cataract: the history, the nature and the practice. Eye. 1998;12: 9–36.
2. Ziegler SL. Complete discission of the lens by the V-shaped method. JAMA. 1921;77:1100–2.
3. Foster J. Optical iridectomy, indications, method and value. Br J Ophthalmol. 1932;16(8):476–84.
4. Cordes FC. Linear extraction in congenital cataract surgery. Trans Am Ophthalmol Soc. 1960;58:203–18.
5. Ryan SJ, Blanton FM, von Noorden GK. Surgery of congenital cataract. Am J Ophthalmol. 1965;60:583–7.
6. Parks MM. Posterior lens capsulectomy during primary cataract surgery in children. Ophthalmology. 1983;90:344–5.
7. Hiles DA, Hurite FG. Results of the first year's experience with phacoemulsification. Am J Ophthalmol. 1973;75:473–7.
8. Chandler PA. Surgery of congenital cataract. Trans Am Acad Ophthalmol Otolaryngol. 1968;72(3): 341–54.
9. Chandler PA. Surgery of congenital cataract. Am J Ophthalmol. 1968;65(5):663–74.
10. Birch EE, Stager DR. The critical period for surgical treatment of dense congenital unilateral cataract. Invest Ophthalmol Vis Sci. 1996;37(8):1532–8.
11. Taylor D, Wright KW, Amaya L, et al. Should we aggressively treat unilateral congenital cataracts? Br J Ophthalmol. 2001;85(9):1120–6.
12. Zetterstrom C, Lundvall A, Kugelberg M. Cataracts in children. J Cataract Refract Surg. 2005;31(4): 824–40.
13. Merin S, Crawford JS. The etiology of congenital cataracts. A survey of 386 cases. Can J Ophthalmol. 1971;6(3):178–82.
14. Williams AR, Conroy JM. The anesthetic management of the pediatric strabismus patient. J AAPOS. 1998;2(2):113–5.
15. Pun MS, Thakur J, Poudyal G, et al. Ketamine anaesthesia for paediatric ophthalmology surgery. Br J Ophthalmol. 2003;87(5):535–7.
16. Drummond GT, Hinz BJ. Management of monocular cataract with long-term dilation in children. Can J Ophthalmol. 1994;29(5):227–30.
17. Choi J, Kim JH, Kim SJ, et al. Clinical characteristics, course, and visual prognosis of partial cataracts that seem to be visually insignificant in children. J AAPOS. 2012;16(2):161–7.

18. Ceyhan D, Schnall BM, Breckenridge A, et al. Risk factors for amblyopia in congenital anterior lens opacities. J AAPOS. 2005;9(6):537–41.

19. Denion E, Dedes V, Bonne M, et al. Importance of occlusion therapy for amblyopia in partial unilateral congenital cataracts that are discovered late. J Fr Ophtalmol. 2004;27(9 Pt 1):1017–24.

20. Gordon RA, Donzis PB. Refractive development of the human eye. Arch Ophthalmol. 1985;103(6): 785–9.

21. Lin H, Chen W, Luo L, et al. Effectiveness of a short message reminder in increasing compliance with pediatric cataract treatment: a randomized trial. Ophthalmology. 2012;119(12):2463–70.

22. Hamill MB, Koch DD. Pediatric cataracts. Curr Opin Ophthalmol. 1999;10(1):4–9.

23. Nelson LB, Wagner RS. Pediatric cataract surgery. Int Ophthalmol Clin. 1994;34(2):165–89.

24. You C, Wu X, Zhang Y, et al. Visual impairment and delay in presentation for surgery in chinese pediatric patients with cataract. Ophthalmology. 2011;118(1): 17–23.

25. Lambert SR, Buckley EG, Drews-Botsch C, et al. A randomized clinical trial comparing contact lens with intraocular lens correction of monocular aphakia during infancy: grating acuity and adverse events at age 1 year. Arch Ophthalmol. 2010;128(7):810–8.

26. Lin H, Ouyang H, Zhu J, et al. Lens regeneration using endogenous stem cells with gain of visual function. Nature. 2016;531(7594):323–8.

第二篇
术前检查与围手术期处理

8

第八章
小儿晶状体病病史采集及专科检查

陈睛晶　林浩添　陈伟蓉

摘　要

　　小儿晶状体病的病史采集和专科检查有特殊的要求和方法。小儿眼科的医护人员不仅要储备充足的眼科专业知识,而且需要了解处于不同年龄或病情的患儿的生理和心理特点。这将有利于设计、研发或选择最合适的仪器或检查方法,为患儿完成详细而准确的专科检查。在临床实践中,如何实现与患儿的沟通也是一门艺术。营造一个充满童趣的就医环境,有望提高患儿的配合度;选择合适的检查方法和仪器,是专科检查成功的关键。这一章将讨论患儿的心理特点、医护与患儿沟通的技巧,以及一些小儿眼科检查的实用方法和获批专利的仪器。

　　小儿晶状体病的病史采集及专科检查具有特殊的要求和技巧,小儿眼科医生需掌握正确的方法,以便快速完成详细、全面、准确的病史采集及眼部检查,制定合适的治疗方案。由于患儿年龄不同,病情不同,心理特点差异较大,因此小儿眼科医护人员不仅要具有眼科专业知识,而且需掌握各年龄阶段儿童的心理特点,才能选择最适宜的检查方法和仪器。在临床实践中,与患儿的沟通和检查也是一种艺术。友善的表情、足够的耐心、略带夸张的赞赏是缓解患儿恐惧和接近患儿的法宝;诱人的糖果、充满童趣的贴纸和各种玩具是小儿眼科医师"征服"患儿的重要手段;营造一个充满童趣、温馨的就医环境,亦是提高患儿检查配合度的一个关键因素。本章将从小儿心理特点、沟通技巧、病史采集方法、专科检查方法等方面进行阐述。

第一节　小儿心理发育特点及沟通技巧

　　由于不同年龄阶段的小儿注意力集中时间、理解力不同,成人常规的眼科检查方法在患儿检查过程中难以实施。强制的检查不仅影响结果的准确性,还可能造成医疗损伤,给患儿带来心理恐惧和不良记忆,形成畏惧检查的恶性循环。因此,小儿眼科医生需要了解不同年龄段小儿的心理发育特点,以选择合适的沟通和检查方式。自中山大学中山眼科中心小儿白内障之家成立以来,根据不同年龄段小儿的认知能力和心理特点,我们已总结出一套相对成熟、行之有效的检查方法。

一、婴幼儿期(0~3岁)

此阶段患儿生理发育迅速,但心理发育却相对较缓,害怕处于陌生环境和接触陌生人。在此期间,患儿的知觉、自我意识逐渐发展,开始学习语言和情感沟通,以及进行想象和思考等高级神经活动,并出现第一个反抗期,表现为十分任性[1]。据以往临床统计,此期约90%的患儿因有陌生感而对医生有一定的恐惧,需要辅助镇静剂才能完成检查[2]。然而,检查者可以通过尝试系统脱敏疗法(如拥抱、抚摸)解除患儿的皮肤饥饿感(指婴幼儿的皮肤在因病情、恐惧下会产生"饥饿感"),使患儿的情感需求得到满足;也可以通过与患儿一起玩耍颜色鲜艳且能发出悦耳声音的玩具,增加患儿的信任感;最后还需通过与家长的共同配合,加强对患儿的心理支持(图 8-1a)。上述这些方法可最大程度减少辅助镇静剂的使用,使部分患儿能够在医生的引导下配合完成眼部检查。

二、学龄前期(3~6岁)

此阶段患儿大脑功能趋于完善,语言词汇增多,动作迅速发展,生活范围扩大,对周围的一切产生强烈的兴趣。这一时期的特征包括:①情绪不稳定,易受周围环境影响;②模仿力强,喜欢模仿家长或其他患儿被检查时的动作;③爱玩、活泼好动;④个性初步形成,有一定的自我控制力。因此,小儿眼科医生可在检查室营造一个充满童趣、轻松的环境;也可以让家长与患儿进行"角色扮演",模拟看病游戏,对配合检查的患儿给予略带夸张的鼓励性赞赏和奖励,尽量减少需要制动躯体或辅助镇静剂的方法完成检查(图 8-1b 和 c)。

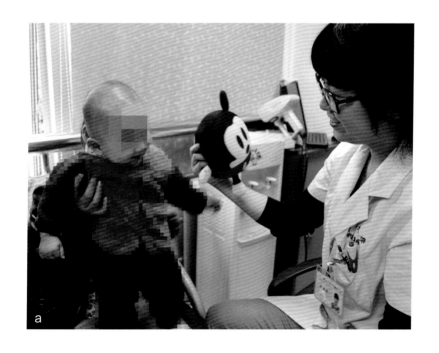

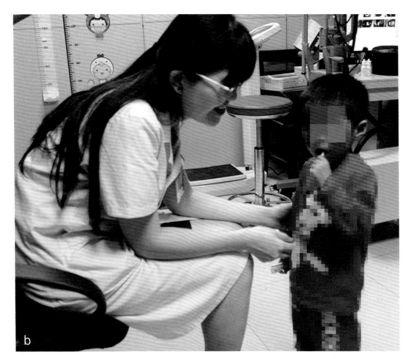

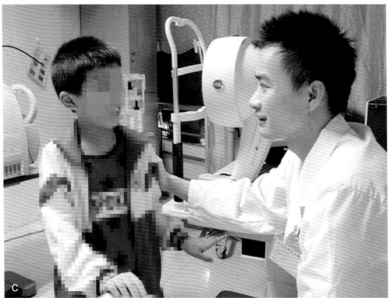

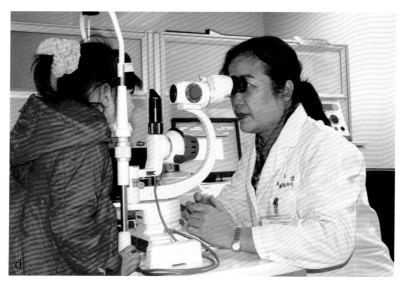

图 8-1　与不同年龄阶段小儿患者的沟通技巧

a. 与婴幼儿的沟通：一起玩耍玩具，增加患儿信任感；b. 与 1~3 岁幼儿的沟通：奖励糖果，提高患儿配合度；c. 与 3~6 岁幼儿的沟通：通过语言表扬，引导患儿轻松愉快地完成检查；d. 与 6~12 岁小儿的沟通：用温和的语气、适当的赞赏和鼓励，多数患儿能积极配合检查

三、学龄期（6~12 岁）

此阶段患儿智力发育成熟，理解、综合、分析、归纳能力迅速发展，有一定的自我约束力和忍耐力。据以往临床统计，此期约 95% 的患儿可配合检查[3]。检查者需用温和的语气耐心地与患儿沟通，采用示范法让患儿主动参与检查。检查者在操作时需动作轻柔，尽量缩短检查时间，并对患儿给予适当的表扬，激发患儿表现欲望，以顺利进行检查（图 8-1d）。

第二节　病史采集

一个详尽的病史采集应包括患儿的基本情况、主诉、现病史、母亲孕产史、患儿出生情况及家族遗传史。

【基本情况】姓名、性别、年龄、出生年月日、身高、体重。

【常见主诉】发现患儿眼睛有"白点"，容易摔倒受伤，眼球震颤，斜视，眯眼，视物距离近、甚至贴到眼前，用手揉挤顶压眼球、畏光、双眼大小不对称等。也可以是幼儿园体检时、眼球外伤后或因其他医生发现晶状体混浊转诊等。问诊时可从一些简单的问题开始，如小朋友视力情况如何，是否会追光，看东西时眼睛是否有斜视，是否经常摔倒，受伤，看电视是否坐得很近，发现小朋友视力变化时间等，进一步了解患儿视力情况。因小儿注意力难以长时间集中，难以在陌生环境中长时间逗留，所以可以在明确患儿主诉后，快速完成所有检查，再完善病史。

【现病史】详细记录患儿眼部症状开始的时间、有无原因或诱因，主要症状的特点、变化、新症状的出现及伴随症状，本次就诊前是否接受过任何检查及治疗，包括所用药物或手术等。

【既往史】既往眼部检查记录、药物过敏史、糖皮质激素治疗史(尤其是后囊膜下性白内障)、外伤史、手术史等。

【母亲孕产史】母亲怀孕年龄、怀孕过程是否有与妊娠相关疾病或感染史(特别是TORCH 的感染即弓形虫、风疹病毒、巨细胞病毒、单纯疱疹病毒Ⅰ型和Ⅱ型、麻疹病毒、梅毒螺旋体感染史),怀孕期间有无皮疹或发热(可能提示有隐性宫内感染),有无其他产前或围产期相关因素(如酗酒、吸烟、药物使用、孕期接触电离辐射等)。

【患儿出生情况】出生时机(足月或早产),生产方式(顺产、剖宫产或其他助产方式),有无窒息史、吸氧史、温箱孵育史等。

【家族遗传疾病史】先天性白内障患儿中约 1/3 具有家族遗传史,病史采集时应询问家族内其他患者的治疗和预后情况,为患儿术后视功能评估提供参考[4]。

第三节 小儿白内障专科检查

小儿白内障的专科检查包括眼视功能和眼解剖结构检查,但小儿不能配合检查,常常需要在镇静麻醉(examination under anesthesia,EUA)下进行检查。

一、小儿麻醉下检查方法

长期以来,儿童眼病的专科检查一直是国内外眼科界的难题。首先患儿不配合眼部检查,其次临床上使用的大部分眼科检查设备都为台式机,要求被检查者处于坐位。虽然目前已经开发部分手持式、非接触式的检查设备,如手持裂隙灯、手持眼底照相机等,但更多的检查仍然采用成人的检查设备。这些都给小儿眼病的检查、结果分析和诊断带来了困难。

为解决这一难题,通过多年的临床工作实践,我们总结出一套相对有效的针对不同年龄镇静麻醉下的检查方法:

1. 小于 1 岁用托举飞翔式(flying baby) 检查时应由父母与检查者一起配合,由一位家长或医护人员使用双手托举患儿双上肢腋窝,同时双手大拇指从后方顶压患儿颈部以支撑(图 8-2a),然后托举患儿使其处于飞翔姿势,并将其头部向前倾斜贴近裂隙灯显微镜的额带,以完成检查(图 8-2b)。如果还有另外的助手或家长,可以将左手放于小儿头枕部,并轻轻向前辅助小儿的头更靠近贴近额带,右手置于下颌托与小儿下颌间,固定及保护小儿头部避免碰撞;检查者轻轻撑开小儿的眼睑,可以较好地进行检查和操作。

2. 1~3 岁用背带式(baby carrier) 因小儿体重不断地增长,检查时父母长时间的托举有一定困难,可在背带的辅助下进行。一位家长把小儿背在胸前,在背带的帮助下家长可以用双手帮助小儿头朝向并靠近裂隙灯额带,另一位家长右手置于下颌托上以便固定和保护小儿头部,左手放于小儿头枕部,并轻轻向前辅助小儿的头更贴近额带,检查者轻轻撑开小儿眼睑,完成检查和操作(图 8-3)。

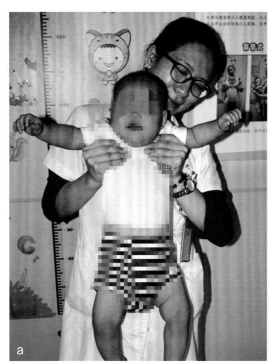
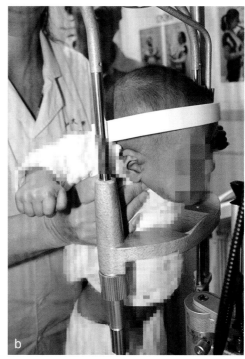

图 8-2　1 岁以下患儿的裂隙灯检查方法
a. 患儿由医护人员托举呈"飞翔"姿势；b. 患儿由医护人员托举呈"飞翔"姿势配合完成裂隙灯检查

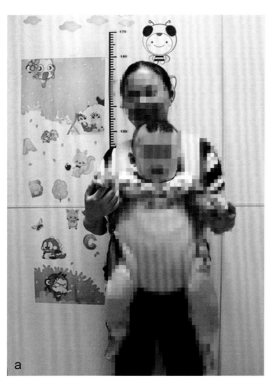
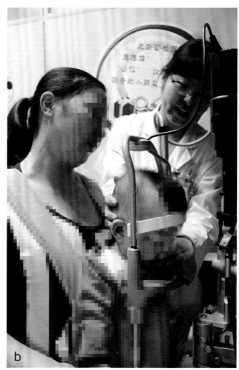

图 8-3　1~3 岁小儿的裂隙灯检查方法
a. 家长使用背带的方法和患儿的体位；b. 医护人员协助患儿家长借助背带进行裂隙灯检查

3. 3 岁以上用变形床辅助式(flexible bed) 因为体重和身高的原因,单靠家长托举或使用背带都不能完成检查时可使用儿童眼科检查变形床(图 8-4)。这种用于儿童眼科检查的变形床是由中山眼科中心小儿白内障之家自主研发,具备麻醉床和手推车的功能,获得中国专利和美国专利(中国专利号 ZL 201120251679.3,美国专利号 US9,015,882 B2)。当作为手推车使用时,可供麻醉状态下或清醒状态下的患儿检查使用。患儿座位的高度可以按照各种眼科检查台式设备高度的要求,通过活动座椅快速自由调整。检查时只需家长将变形床推至裂隙灯旁,右手放于下颌托上,固定和保护小儿头部,左手轻轻从小儿头枕部向前使之更贴近额带。检查者可顺利快速地完成检查,提高检查效率。

二、视功能检查

小儿智力及视功能处于快速发育时期,医生要根据患儿的年龄、视功能状态和理解配合程度选择适合的检查方法,同时记录检查时患儿配合度。如果患儿检查时配合程度差,则需重新评估。

(一) 0~3 岁婴幼儿

1. 固视和追光反应 固视和追光反应的缺失是视力不佳的重要表现之一,也是评估患儿视功能的重要检查项目。为避免由于小儿注意力不集中或不配合检查而出现假阳性的结果,评估固视和追光反应时需让患儿保持清醒的状态,检查距离为 20~30cm,引导患儿注视一个目标,观察其双眼是否能够固视及跟随目标到各个方向。目标可为小电筒或彩色小玩具;检查顺序为先双眼再单眼。检查结果可记录为是否能“固视”和“追光”,并对具有固视和追光反应的患儿视功能进一步使用“正中(central)”“稳定(stability)”和“维持(maintenance)”三个指标进行评价,使用“有”或“无”记录患儿每项指标的表现。

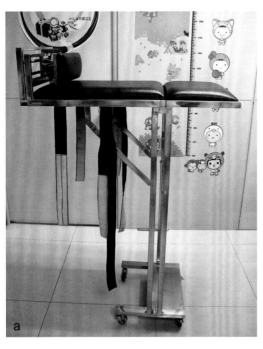
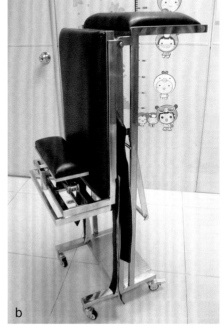

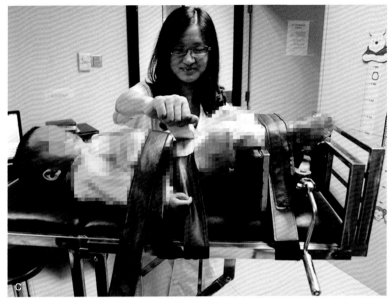

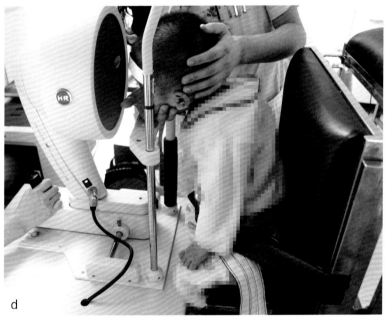

图 8-4　儿童眼科检查变形床
a. 变形床处于"移动床"结构；b. 变形床处于"移动椅"结构；c. 患儿平躺于变形床上，用魔术带固定；
d. 患儿处于坐位，医师用手托住下巴、固定头位，并用手指或开睑器轻张开检查眼的上下眼睑

　　2. 红光反射和遮盖试验　可利用红光反射原理粗略排除晶状体混浊，即用手电筒在患儿眼前 30~40mm 处照射瞳孔，如果双眼反射颜色、强度、清晰度都均匀，提示没有晶状体混浊，可记录为阴性或正常；反之则是阳性或不正常。也可以用遮盖试验粗略判断视力情况。检查时，小儿应处于清醒状态，交替遮盖双眼；当遮盖患眼时，小儿通常能如常地玩耍；当遮盖健眼时，小儿则表现出反抗。

　　3. Teller 视力卡检查　在完成上述视功能定性检查后，可使用 Teller 视力卡对视功能进行

半定量检查(图 8-5)。Teller 视力代表的是人眼的空间对比敏感度,采用具有一定对比度的明暗相间的条纹与空白背景相对照进行检查,一对明暗条纹称为一周,并以每度视角所含的周数代表空间频率。同时利用"优先注视法"的原理,根据患儿的头位、眼位或动作判断患儿眼所能分辨的最细条纹的频率即代表其相应视力。Teller 视力检查时,按阶梯顺序选择由粗至细的条纹视力卡,先双眼再单眼。此方法具有一定的准确性和可重复性,有临床参考价值。

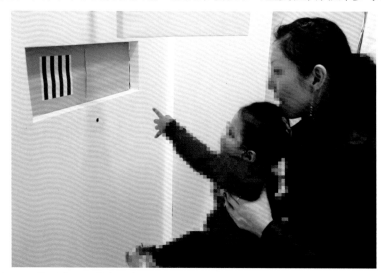

图 8-5　使用中山眼科中心自主设计的 Teller 视力检查台对患儿视功能进行评估

　　4. 遥控灯视力柜　　在发展中国家,由于 Teller 视力卡价格昂贵且购买困难,尚未被临床普遍使用。针对这一问题,作者单位采用遥控灯视力柜进行视力的粗略评估。遥控灯视力柜分为 24 个大小相同的格子,并在格子上安装遥控灯及放置各种玩具(图 8-6)。检查时,视力柜处于暗室环境,检查者先后遥控不同位置玩具的照明灯,当某个玩具照明灯亮时,观察并记录小儿眼位和头位的变化情况,并 / 或让患儿指出玩具所在位置及名称。但此检查方法的可信度和可重复性还在进一步的探索中。

　　(二) 3 岁以上的儿童

　　1. 儿童图形视力表　　3 岁以上的患儿具有一定的理解力和配合程度,可使用儿童图形视力表测试(图 8-7)[5]。该视力表是根据视角的原理设计出各种儿童感兴趣的图案。检查前,耐心指导患儿熟悉视力表中的各种图形视标。检查时,保持周围环境安静,光线充足;避免患儿紧张情绪;初始测试距离应在 3m;先双眼再单眼分别测量。不同年龄阶段视力标准不同,如表 8-1 所示。

表 8-1　年龄与视力的关系

年龄	正常标准
出生至 2 个月	偶尔固视及追物,可快速运动眼球
2~6 个月	固视,追物,可快速运动眼球
6 个月 ~2 岁	抓玩具,中心注视,可快速或平稳的运动眼球
2 岁	0.4~0.5,双眼视力相差 <2 行
3 岁	0.6~0.8,双眼视力相差 <2 行
4 岁	0.8~1.0,双眼视力相差 <2 行

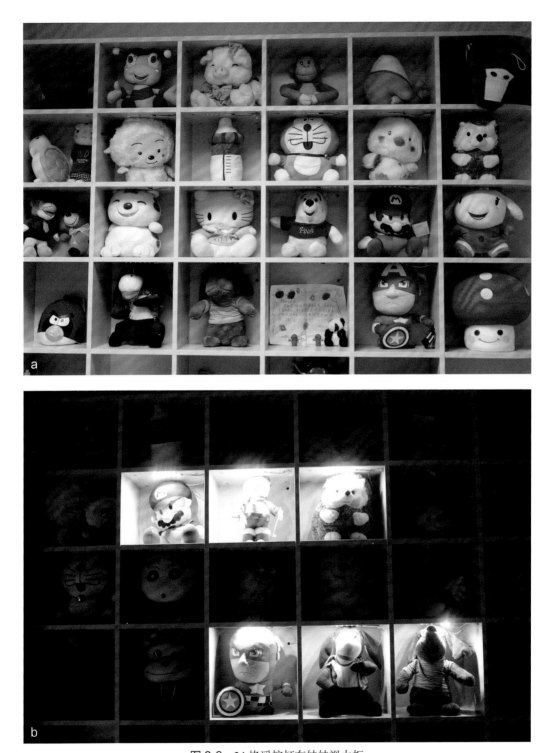

图 8-6 24 格遥控灯布娃娃视力柜
a. 24 格布娃娃视力柜;b. 评估患儿视力时,在暗室使用遥控开关选择性打开不同布娃娃的亮灯

2. 色觉检查　有色盲家族史或者怀疑有色觉异常的患儿应进行色觉检查。对于不能完全用语言表达的患儿,目前尚无准确可靠的色觉检查方法。可使用彩色物体识别法(图 8-8),即将不同颜色和色调的线团放在一起,让小儿从线团中挑选出与检查者手持相同颜色的线条;也可采用彩色蜡笔记录法,即在白纸上画不同颜色图案,让小儿挑选画笔画出相同颜色。上述方法可初步对小儿色觉进行检查。

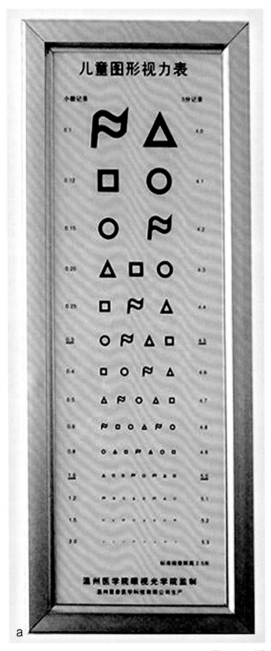

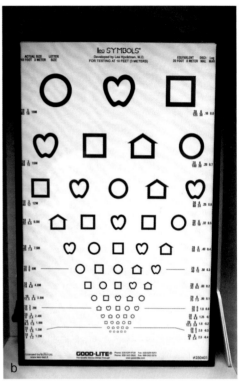

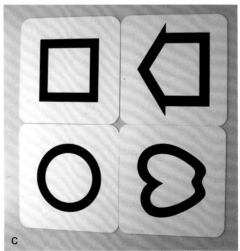

图 8-7　图形视力表
a. 儿童图形视力表;b. 儿童专用国际通用 LEA 视力表灯箱;c. 视力表所用图案

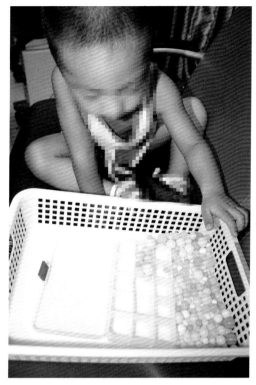

图 8-8　利用彩色珠子检查色觉
检查时要求患儿将不同颜色的珠子放在不同的格子

3. 视觉电生理检查　视觉电生理检查是无创、客观的视功能检查方法,包括视网膜电图(ERG)、眼电图(EOG)、视觉诱发电位(VEP)等[6-8]。视觉电生理检查可以排除屈光间质混浊对婴幼儿视功能评估的影响,也可以了解视网膜、视神经的情况,帮助预测术后视力恢复情况[7]。目前国际上出现了一些专门用于小儿的视觉电生理检查仪器(图 8-9)。

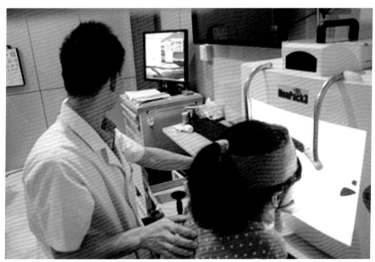

图 8-9　视觉电生理检查
使用专用的儿童视标,增加患儿的配合程度

三、眼结构检查

(一) 裂隙灯显微镜检查及照相

裂隙灯照相系统(图 8-10)应用于小儿晶状体病具有如下优势:①裂隙灯照相可以实时记录患儿晶状体的情况,动态观察病情变化,在大数据时代裂隙灯图像可成为数据库的一部分;②通过裂隙灯图像,记录晶状体混浊范围和程度,再通过专用软件进行评分,便于指导手术时机和手术适应证的判断和研究;③通过裂隙灯图像可以记录术后病情变化;④裂隙灯照相所获得的小儿眼部图像可实时显示在电脑屏幕上,利于医生给家长解释病情,有助于医患沟通。

(二) 小儿眼前段分析

Pentacam 是三维眼前段分析诊断系统(图 8-11),可在 5 秒内获得 25 或 50 张 360° 从角膜前表面到晶状体后囊膜的眼前段三维 Scheimpflug 图像,不仅非常适合镇静麻醉下或配合时间短暂的患儿检查,而且通过图像可对白内障进行形态分类和程度分级。同时 Pentacam 系统还提供包括全角膜厚度、角膜前 / 后表面的屈光力和曲率、前房深度、前房角、前房容积、晶状体密度等重要眼前段数据[9]。和其他台式设备一样,Pentacam 检查对患儿的体位和眼位要求较高,麻醉下的患儿需要借助儿童眼科检查变形床,并在家长配合下完成检查。

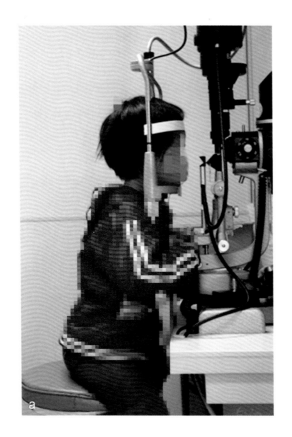

a

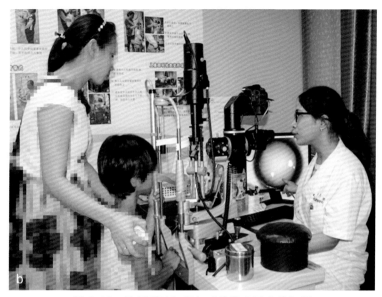

图 8-10　使用裂隙灯照相系统检查及病情解释
a.使用裂隙灯显微镜照相系统为患儿检查和拍照;b.医生直接使用患儿眼部照片,向患儿家长解释病情

(三) 生物测量检查

使用光学相干生物测量仪(IOL-master)(图 8-12)与传统的超声生物测量(A 超)相比具有非接触、操作简单、省时、高分辨率和高精准性等特点,适用于能够配合检查的患儿。然而,对于少数无法配合或屈光介质明显混浊、眼球震颤、无法固视的患儿则不宜使用 IOL-master,而仍需选用 A 超。

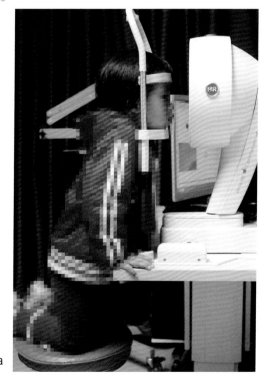

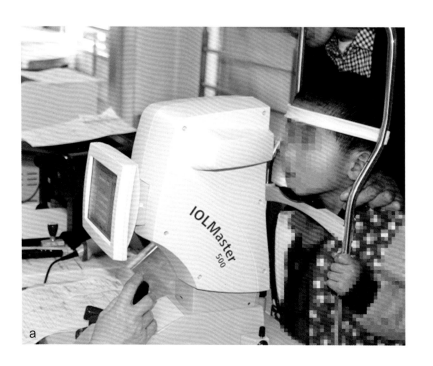

图 8-11　患儿行 Pentacam 检查

a. 使用 Pentacam 检查患儿眼前段的发育情况；b. 患儿 Pentacam 的检查结果

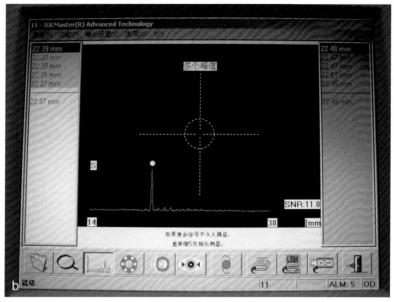

图 8-12 生物测量

a. 使用 IOL-master 检查患儿眼前段的发育情况；b. 患儿 IOL-master 的检查结果

(四) 眼部 B 超检查

当白内障患儿晶状体严重混浊无法行眼底检查时应行眼部 B 超检查(图 8-13)。B 超检查可以明确是否存在玻璃体视网膜病变,帮助医生判断手术时机和手术方式。

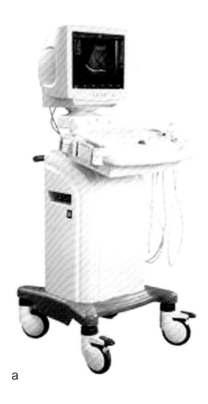

a

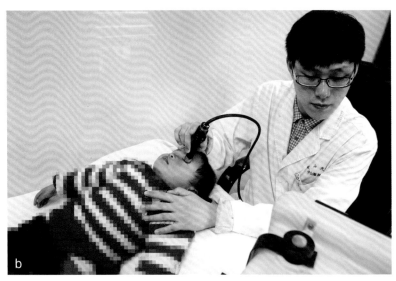

图 8-13　患儿眼部 B 超检查
a. 眼部 B 超检查仪;b. 患儿在麻醉下行 B 超检查

四、小儿眼压检查

对于镇静麻醉下的患儿,可以使用 Tono-Pen 进行眼压测量(图 8-14),Tono-Pen 是笔式接触式电子眼压计,操作简单,准确性较高。患儿可平躺于家长怀里、医生大腿或平卧于检查床上,检查者左手轻轻扒开小儿眼睑,右手握持 Tono-Pen 垂直于角膜,在角膜中央位置轻接触 7~9 次自动获取眼压的平均值。单眼眼压过高,或双眼眼压相差超过 5mmHg 时,需由另外一位检查者重复检查,必要时可使用 Goldman 眼压计再次测量确定。

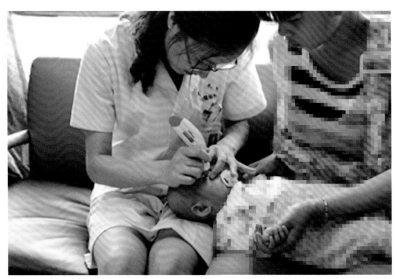

图 8-14　Tonopen 的使用方法
患儿平躺在医师的腿部进行测量

小　结

　　小儿白内障检查不仅需要先进的仪器,而且需要小儿眼科医师对患儿心理和行为发育特点的全面掌握,在合理规范的检查流程、温馨的检查环境以及医生和家长积极配合下,用耐心和爱心将小儿眼科检查的方法和技巧发展成为一门艺术,为患儿的光明未来保驾护航。

（曹乾忠　熊　浪　译）

参考文献

1. Zhu Z. Child psychology. China: People Education Press; 1993.

   朱智贤. 儿童心理学 (1993年修订版) [M]. 北京：人民教育出版社, 1993.

2. Marsh E. Anxiety disorder. In: Marsh E, editor. Abnormal child psychology. 2nd ed. Guangzhou: Jinan University Press; 2005. p. P246–7.

   艾里克·J. 马施，大卫·A. 沃尔夫. 儿童异常心理学 [M]. 孟宪璋，译. 广州：暨南大学出版社, 2005.

3. Shen Y. Self control. In: Shen Y, editor. Encyclopedia of child psychology. 3rd ed. Beijing: World Books Publishing House; 2009. p. P247–50.

   申宜真. 申宜真幼儿心理百科 [M]. 陈放，付刚，译. 北京：世界图书出版公司, 2009.

4. Zhang Z. Lens disorders and surgical management. China: Guangdong science and Technology Press; 2005.

   张振平. 晶状体病学 [M]. 广州：广东科技出版社, 2005.

5. Buchner TF, Schnorbus U, Grenzebach UH, et al. Examination of preschool children for refractive errors. First experience using a handheld autorefractor. Ophthalmologe. 2003;100(11):971–8.

6. Oner A, Coskun M, Evereklioglu C, et al. Pattern VEP is a useful technique in monitoring the effectiveness of occlusion therapy in amblyopic eye under occlusion therapy. Doc Ophthalmol. 2004;109(3):223–7.

7. Westall CA, Panton CM, Levin AV. Time courses for maturation of electroretinogram responses from infancy to adulthood. Doc Ophthalmol. 1999;96:355–79.

8. Vrijland HR. The value of preoperative electro-ophthalmological examination before cataract extraction. Doc Ophthalmol. 1983;55(1–2):153–8.

9. Konstantopoulos A, Hossain P, Anderson DF. Recent advances in ophthalmic anterior segment imaging: a new era for ophthalmic diagnosis? Br J Ophthalmol. 2007;91(4):551–7.

9

第九章
小儿白内障围手术期的特点和策略

陈睛晶　林浩添　陈伟蓉

摘　要

　　围手术期是指从确定手术治疗方案起至与手术相关的基本治疗结束的一段时间。相较于成年人的白内障手术,小儿白内障手术会由于患儿的病情多变、手术难度大以及潜在的并发症而影响手术效果,导致白内障手术效果欠佳。小儿白内障围手术期通常持续约 1 个月,包括术前、术中和术后阶段。因为小儿白内障患者的沟通、麻醉风险、眼部状况、手术相关炎症、术后进展等具有特殊性,小儿眼科医生应该充分意识到这些围手术期的特征并相应地制定应对策略,这将有助于取得手术的成功以及更好的术后效果。

　　围手术期是指从确定手术治疗方案至与手术有关的基本治疗结束的一段时间。相对于成年人的白内障手术,小儿白内障由于病情复杂多变,手术难度大,并发症多且不易发现,因此小儿白内障围手术期跨度应更长,约 1 个月左右。围手术期通常包括术前、术中和术后三个阶段。小儿白内障围手术期的特点及策略:①术前医生需与家长充分沟通,理解手术的特点及治疗的长期性,让家长配合治疗、随访;②小儿手术多需全身麻醉,风险大,术前需严格评估患儿的全身状况,特别是心肺功能;③小儿晶状体疾病复杂多变,术前需认真做好手术计划;④术后 1 周是并发症高发时段,医生和家长需严密观察,及时处理并发症,以获得良好的术后效果[1]。

第一节　术前沟通

　　术前沟通包括病情沟通、感情沟通和知情同意。良好的术前沟通能使患儿家长充分了解患儿病情及手术的必要性和风险,以及可能的预后,充分认识到治疗的长期性,这将有助于患儿家长了解治疗方案,积极地配合长期随访,达到最佳的治疗效果。

一、病情沟通

病情沟通是指患儿完成眼部和全身检查后,医师向家长说明患儿眼部病情及针对性治疗方案,回答患儿家长的问题(表9-1,图9-1a)。对于需行手术治疗的患儿应向患儿家长说明以下事项:①不同手术时间和手术方式的利弊;②术前准备,包括术前用药、术前全身及眼部检查、麻醉前评估、手术时间、手术费用、术前护理等;③术后可能出现并发症的表现,如眼红、眼痛、哭闹、眼部异常表现等;④术后视力及影响因素(表9-2)。良好的病情沟通不仅能充分体现医生的责任感,也能增强家长的信任感和配合度,是达到最佳治疗效果的基础。

表9-1　常见的白内障患儿家长提出的问题

1. 什么原因导致孩子的白内障?
2. 发病率如何?
3. 现在这种情况是否需要手术?
4. 术后视力情况如何?
5. 术后复查时间?
6. 什么时候植入人工晶体?

表9-2　白内障患儿术后视力不佳的可能因素

1. 发病与手术间隔时间长
2. 单眼白内障
3. 不对称的双眼白内障
4. 严重斜视
5. 眼球震颤
6. 严重的视功能损害表现(如患儿固视及追随反应差)
7. 幼年特发性关节炎相关的白内障,中间葡萄膜炎并发的白内障
8. 眼部发育异常
9. 术后并发症未及时处理等

二、感情沟通

由于小儿白内障术后需要经历一个漫长的康复时间,术后病情复杂多变,致使很多家长心理压力较重。因此,医生要理解和体谅患儿家长,在详细解释病情的基础上注重感情的沟通,建立良好的医患关系。

在中山眼科中心小儿白内障之家的临床工作中,医生除了面对面与患儿和家长直接沟通外,还通过各种媒介与之进行间接交流。直接沟通:包括拥抱或抚摸患儿(图9-1b),温和善意的语言交流,给予患儿糖果及玩具奖励,耐心倾听家长的诉求等。良好的直接沟通是最有效的沟通方式,能获得患儿和家长的认同与信任感,提高患儿和家长的配合度。

医生还可以通过多种间接途径(如QQ群、微信群、网站等)与患儿家长进行交流,普及小儿白内障的相关知识、及时回答治疗过程中遇到的问题(图9-1c)。通过这些方式的交流,医生能及时掌握患儿的病情,有效指导家长配合治疗。同时,医生和患儿及家长在长期沟通中积累感情,建立起和谐、健康、亲切、信任的医患关系。

三、知情同意

手术同意书是现代医疗制度中医患间的重要法律文书,它既保护了患者的知情权,同时也使医生的医疗行为获得法律的保护。患儿家属签署手术同意书要以对手术目的、手术方式、术前术后注意事项、术中可能出现的意外情况等充分知情为前提条件。根据中国法律规定,由于 18 岁以下患者尚无完全民事行为能力,必须由父母或其监护人签署手术同意书,如不能到现场,应以正式书面授权书委托他人签字方为有效。

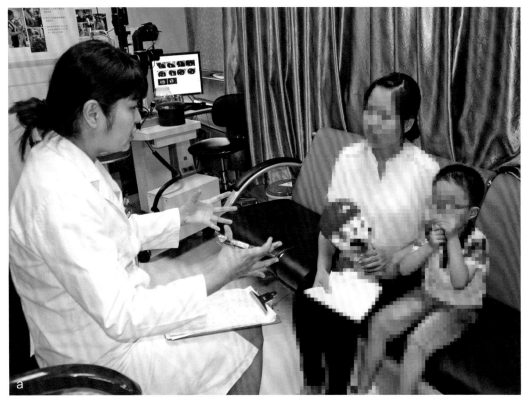

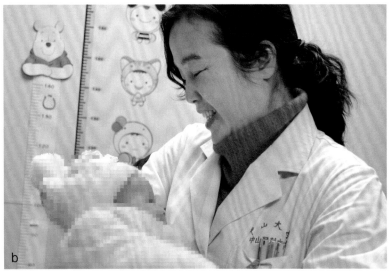

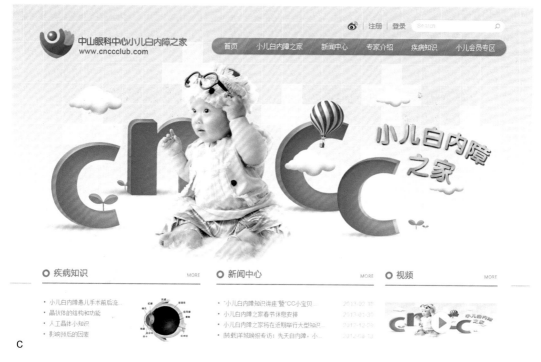

图 9-1　术前沟通

a. 病情沟通:医生正在向患儿的家长解释患儿眼部的病情和建议的治疗方案;b. 感情沟通:医生正在通过拥抱或抚摸的方式和患儿沟通;c. 小儿白内障之家:由中山眼科中心建立、供医患交流的在线平台

第二节　术前准备

一、术前用药

术前用药的主要目的是预防手术感染和减轻术后炎症反应,一般来说,需在手术前 3 天开始使用抗生素滴眼液和 / 或非甾体类抗炎眼药水(图 9-2)。在抗生素的选择上,应选用抗菌谱广、眼内穿透性好、对患儿无毒副作用并且舒适性好的抗生素滴眼液[2]。对于一些复杂白内障,如合并葡萄膜炎或眼外伤的白内障患儿,为了减轻术后的炎症反应,术前可加用非甾体类抗炎眼药水。为使手术安全顺利进行,术前 1 小时开始滴快速散瞳药,如复方托吡卡胺,每 15 分钟 1 次,共 3 次。只有严格合理的术前用药才能确保手术的安全性,有效地预防术后感染,减轻术后炎症反应[3]。

二、术前检查和术前护理

小儿白内障患儿术前检查包括眼部检查和全身检查。眼部检查包括患儿视力、眼球运动、眼位、眼前段(特别是晶状体混浊程度和形态)、玻璃体、眼底、以及有无眼球震颤、斜视等。为降低手术感染的风险,术前 1 天使用生理盐水进行双眼泪道冲洗,如发现脓性分泌物需先治疗泪道炎症,并推迟手术时间。全身检查目的是评估患儿能否耐受全身麻醉和手术,包括心电图,胸片,血常规,尿常规,血生化,感染四项及出、凝血时间等。白内障手术为择期手术,如检查中发现患儿全身情况有异常可先到儿科就诊,治疗后再行白内障手术。由于患儿年龄小,各方面发育尚未成熟,免疫力较差,因而在确定手术时间后应注意患儿术前护理。如患儿发生咳嗽、发烧等情况,则推迟手术时间。

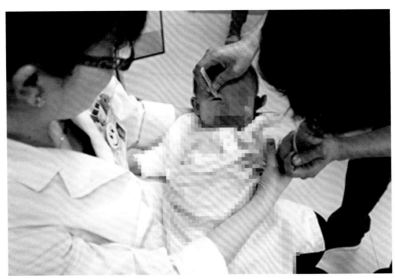

图 9-2　术前用药

家长与医生配合为小儿点滴眼液

第三节　术后治疗及随访

一、术后用药和术后护理

小儿白内障术后用药和护理对控制术后炎症和预防感染十分重要,同时要注意药物的选择和使用时机。小儿白内障术后一旦发生感染性眼内炎,视功能将受到毁灭性的损害,因此预防感染的发生是小儿白内障手术后用药的重点。但就小儿药物代谢特点而言,全身应用抗生素容易引起肠道菌群失衡、体内微生态紊乱,引起真菌或耐药菌感染,因此多数医生不推荐小儿白内障术后常规全身使用抗菌药物,而是主张局部用药。仅对于手术时间长、术中操作复杂或发生并发症或者术后炎症反应重(尤其是高度怀疑眼内炎)的患儿才建议术后全身使用抗菌药物。

控制炎症是小儿白内障术后用药的重要环节。由于小儿眼球发育尚未完善、血 - 眼屏障发育不成熟等因素,术后反应往往较大,术后易出现纤维渗出性炎症反应。过度的炎症反应可导致瞳孔区纤维膜形成、瞳孔阻滞、虹膜后粘连、人工晶状体表面色素沉积、人工晶状体夹持、后囊膜混浊、黄斑囊样水肿等并发症。合理应用抗炎药物可有效预防及治疗上述并发症。目前,临床上常用的抗炎药物包括皮质类固醇抗炎药物和非甾体类抗炎药物,药物均有眼局部或全身制剂。另外可根据炎症反应的程度选择合适的散瞳剂,用于活动瞳孔,防止虹膜后粘连。

手术结束后应立即涂抗生素眼药膏包眼,并使用保护眼罩。术后滴用抗生素加激素滴眼液(如妥布霉素地塞米松滴眼液),第 1 周,每 2 小时一次;如无特殊,第 2 周起,每日 4~6

次,疗程1个月;晚上涂用抗生素加激素眼膏(如妥布霉素地塞米松眼药膏)4周。术后炎症反应明显的患儿可同时使用非甾体类抗炎药(如普拉洛芬或双氯芬酸钠滴眼液),必要时使用散瞳药(如复方托吡卡胺)。定期监测眼压,如眼压升高需使用降眼压药物。此外,专科护士应指导患儿父母正确地滴眼和涂眼药膏,提高术后用药的效果,防止在用药过程中误伤眼睛。

二、术后随访

术后随访的目的是观察术眼术后恢复情况,及时发现及处理相关并发症[4]。随访计划包括复诊时间和观察的指标。患儿出院前医生需详细检查术眼情况,如无特殊情况即可预约术后1周和1个月进行复诊,如果有并发症等特殊情况则根据需要调整复诊时间及访视频率。术后常规复查项目和指标包括视力检查(儿童图形视力表、Teller视力卡检查等),眼压检查[非接触眼压计(NCT)、笔式接触式电子眼压计(Tono-Pen)],裂隙灯检查,有条件也可将眼前节分析仪(Pentacam)、OCT检查等列入常规项目,有助于全面判断术后情况。

后发性白内障和高眼压是小儿白内障术后最常见的并发症。对于年幼的患儿,如术中保留完整后囊膜,后发性白内障最早可在术后1周发生。即使手术中联合后囊膜切开和前段玻璃体切割术,其仍可能发生。如在检查过程中发现后发性白内障遮挡视轴区,应及时与家长沟通后行钇铝石榴石激光后囊膜切开术(neodymium-doped yttrium aluminium garnet,Nd:YAG),以保证视轴区的透明。

术后高眼压是另一个较常见且危害较大的并发症,原因包括术中黏弹剂和/或晶体皮质残留、术后炎症反应、术后瞳孔后粘连或膜闭、药物引起(如激素性高眼压)。高等眼压需要引起医生和家长的重视,并针对病因及时选择相应的治疗方案[5],如不能及早发现及早治疗可能会给小儿带来不可逆的视功能损害。术后首次发现患儿高眼压后需及时用药处理,密切监测眼压变化。我们的研究发现,在排除手术因素和眼部因素引起的高眼压后,如果高度怀疑患儿为激素性高眼压,可按照以下诊断性药物替代和逐级使用降眼压药物的方案进行治疗:①如眼压在21~25mmHg之间,可用非甾体抗炎药物替代皮质类固醇抗炎药;②眼压持续高于25mmHg,则采用分级给药方案:在25~30mmHg之间采用一种降眼压滴眼液,30~40mmHg之间采用两联降眼压滴眼液,高于40mmHg采用三联降眼压滴眼液治疗。若用药后2周眼压可控制在正常范围内,则2周内逐渐减少药物用量至停药;若眼压持续升高或在停用降眼压药后即眼压反弹,则需考虑行青光眼相关的手术治疗。对瞳孔后粘连、瞳孔膜闭、人工晶状体瞳孔夹持等并发症,应视具体情况选择手术治疗。

小　结

小儿眼科医师需要高度重视小儿白内障围手术期的特点和策略,全面考虑病情的转归及手术的风险与收益。借助术前、术中、术后三个阶段的多种策略,包括良好的术前沟通、完善的术前准备、严格的术后用药、规范的术后复诊方案、术后并发症的预防和处理等,才能确保手术成功并取得预期效果。

(曹乾忠　熊浪　译)

参考文献

1. Zhang Z. Lens disorders and surgical management. Guangdong Science and Technology Press: Guangzhou; 2005.
   张振平.晶状体病学 [M].广州：广东科技出版社 , 2005.
2. Zhang Z. Intraocular lenses in the refractive surgery era. People's Medical Publishing House: Beijing; 2009.
   张振平.人工晶状体屈光手术学 [M].北京：人民卫生出版社 , 2009.
3. Edward W, Richard A, Rupal H. Pediatric ophthalmology. Berlin/Heidelberg: Springer; 2009.
4. Lin H, Chen W, Luo L, et al. Effectiveness of a short message reminder in increasing compliance with pediatric cataract treatment: a randomized trial. Ophthalmology. 2012;119(12):2463–70.
5. Lin H, Chen W, Luo L, et al. Ocular hypertension after pediatric cataract surgery: baseline characteristics and first-year report. PLoS One. 2013;8(7):e69867.

第十章
小儿晶状体手术的全身麻醉

甘小亮　凌洪锋

摘　要

小儿在解剖、生理、药理等方面与成人有很大的不同,因此,小儿麻醉应充分考虑其特点。小儿不能仅仅被视为缩小版的成人;成人使用的麻醉方法、剂量和设备可能不适合小儿。为小儿患者选择麻醉药物和麻醉技术时,必须考虑几个因素,包括解剖学、生理学和心理学特点,药代动力学和药效学作用,晶状体手术方式和手术时间的估算。对于小儿患者,在麻醉过程中必须格外谨慎,以保持稳定的内环境,确保安全有效的麻醉和手术,并促进术后恢复。

小儿晶状体疾病主要包括晶状体混浊和晶状体位置异常两大类。由于疾病类型不同,其手术复杂程度、对眼球的刺激强度及手术持续时间差异较大。相比于其他内眼手术,晶状体手术须在术中保持眼球正位,以便于手术操作。

小儿具有独特的解剖和生理,与成人差别很大,尤其在药物代谢动力学方面,不能简单将小儿看作成人的缩小版。因此,在实施麻醉前应详细评估小儿的全身发育状况,并考虑晶状体手术的特点,采用合适的麻醉方式以保持眼球正位及保障术中平稳,同时,应尽量缩短复苏时间,以减少麻醉并发症。

此外,对于小儿这一特殊群体,手术室外麻醉/镇静是麻醉医生的另一项具有挑战性的工作,应谨慎应对,确保麻醉安全。本章将从术前麻醉评估与准备、麻醉方式的选择与麻醉后复苏、麻醉并发症的处理以及手术室外麻醉和围手术期心肺复苏等几个方面进行阐述。

第一节　术前麻醉评估与准备

相对于其他内眼手术,小儿晶状体手术创伤较小,术中很少发生因手术操作引起且危及生命的并发症。但是,麻醉的管理不当可给患儿带来严重的并发症。因此,术前充分了解患儿的病史并对其全身状态进行详细的评估,对麻醉方式的合理选择及并发症的预防有着重要的意义。此外,由于小儿的医疗依从性较差,须对患儿家长进行必要的教育并得到其充分的配合,从而获得患儿准确的病史以及完整的体格检查与术前评估。

一、麻醉前评估

良好的麻醉前评估,不仅能提高麻醉安全性,减少围术期并发症,还能扩大麻醉适应证及促进患儿康复。

1. 病史收集

详细询问患儿的病史,包括个人史、麻醉手术史及过敏史等,并充分了解患儿是否合并心、肺等重要脏器严重疾病[1]。特别提出的是,先天性白内障也可伴发其他遗传病或系统性疾病,如同型胱氨酸尿症、马方综合征、唐氏综合征等。

2. 体格检查　小儿体格检查主要分为两方面:一般状况、全身检查及与实施麻醉有关的检查。

(1)一般状况与全身发育检查:通过对其全身观察、测量身高和体重,可初步评判患儿的全身发育状态,若患儿出现明显的发育不良,则应排除是否合并其他脏器的严重疾病。

(2)麻醉相关的检查:气道的管理是影响小儿晶状体手术安全实施的主要因素,着重通过观察患儿的发声、呼吸幅度和频率对呼吸道进行评估[2]。了解有无合并上呼吸道感染,如有无咳嗽、流鼻涕等。检查患儿是否合并气道异常,如唇裂、腭裂和扁桃体肥大等。处于换牙期的患儿应检查患儿的牙齿状态,包括牙齿松动与缺失等。还需检查是否患有预示困难插管的发育异常,如下颌畸形等。

除此之外,心脏的听诊可初步诊断患儿是否合并先天性心脏疾病,若患儿合并肛温 $>38.5℃$,Hb $<80g/L$,上呼吸道感染、严重心肺功能不全等疾病,应进一步完善相关检查及治疗后再行晶状体手术。

有证据表明,上呼吸道感染后 6~8 周内气道存在高反应性,而气道高反应性与喉痉挛、支气管痉挛、屏气及呼吸道梗阻等上呼吸道不良事件的发生密切有关。对于过敏性鼻炎并长期流清涕的小儿,其麻醉风险性不增加。而急性肺部疾病,如肺炎、假膜性喉炎和急性哮喘是取消手术的指征,这些肺部疾病可给患儿带来灾难性后果,因此,手术和麻醉应至少推迟 2 周。

3. 实验室检查及特殊检查　麻醉前需对患儿进行相应的辅助检查,如血常规、尿常规、血生化、凝血功能及肝肾功能,以便充分掌握患儿全身状况,并排除重要脏器的严重疾病;通过心电图、胸部 X 线检查可初步评估心肺情况,对有先天性心脏病并怀疑合并有心脏功能异常的患儿,术前应进行超声心动图检查。

二、麻醉前准备

主要包括术前心理引导和麻醉前药物的合理选用,以减少术中及术后并发症的出现。

1. 小儿麻醉前准备

(1)术前心理准备:除对患儿病情进行评估外,帮助患儿及家长对手术、麻醉做好心理上的准备,告知其手术前后的一些注意事项(如静脉穿刺带来的疼痛、术后眼部被遮盖而引起的不适等),让患儿充分了解手术的特点及重要性。

(2)术前禁食:呕吐、误吸给小儿带来的灾难通常是致命性的,应让家长明白术前禁食的重要性,并告知家长看管好患儿,防止其偷食(饮)。足够的禁食、禁饮时间可明显减少呕吐、误吸给小儿带来的风险（表 10-1）。

表 10-1　小儿晶状体手术术前禁食时间

年龄	禁食	
	固体食物、牛奶 /h	糖水、果汁 /h
6 个月以下	4	3
6~36 个月	6	4
>36 个月	8	4

2. 麻醉前用药　麻醉前用药的主要目的为减轻患儿术前焦虑与恐惧,减少呼吸道分泌物的增加及调整自主神经功能,消除或减弱一些不利的迷走神经反射活动。

根据患儿的身心状态,并结合晶状体手术时间,针对性选择麻醉前药物[3]:①镇静安定类药物的选择:如对于术前焦虑及与父母分离困难的患儿,可选择在手术前 30 分钟口服咪达唑仑糖浆(0.25mg/kg)或静脉 / 肌肉注射咪达唑仑(0.05~0.1mg/kg),以减少患儿哭闹。②抗胆碱能药物的选择:常用药物有阿托品和东莨菪碱。在扩瞳、抑制腺体分泌和中枢性镇静作用方面东莨菪碱强于阿托品,在抑制迷走神经的作用方面则阿托品远强于东莨菪碱。阿托品剂量为 0.01~0.015mg/kg,东莨菪碱剂量为 0.01mg/kg。于术前 30 分钟皮下注射,减少呼吸道分泌物。

第二节　全身麻醉方式的选择

全身麻醉方式主要包括两种,即喉罩通气下与气管内插管通气下的静吸复合全身麻醉,不同的麻醉方式其优缺点及适应证不尽相同。在小儿晶状体手术中,理想的麻醉管理目标应包含:平稳的诱导插管、稳定的眼内压、良好的眼位及平稳的复苏。

一、常用全麻药物

1. 咪达唑仑　咪达唑仑是一种新型含咪唑环的苯二氮䓬类药物,其溶液稳定,具有亲脂性,起效快,作用时间短,毒性低,对呼吸循环影响小,还具有良好的顺行性遗忘作用,适用于小儿晶状体手术术前镇静及术后烦躁的处理。

2. 丙泊酚　丙泊酚是溶于 10% 豆油、2.25% 甘油或 12% 纯化卵磷脂中的一种烷基酚,属于新型快速短效静脉全麻药,其临床特点是镇静作用强、起效快、持续时间短,可反复静脉给药或持续输注。其具有抑制气道反射的特性,减少喉痉挛的发生等优点。

3. 氯胺酮　氯胺酮是消旋非巴比妥酸盐的亚胺环己酮的衍生物。其适用于无需机械通气的小儿晶状体手术,也可经静脉给药用于全麻诱导,还可与其他药物合用维持麻醉。尽管氯胺酮不抑制呼吸与循环系统,但对于小儿晶状体手术具有增加眼内压和导致眼球震颤等缺点。此外,氯胺酮还可导致呼吸道分泌物增加,对于存在上呼吸道感染的患儿有诱发喉痉挛的可能[4]。

4. 芬太尼　芬太尼属人工合成阿片类 μ 受体激动剂,作用于脑干和脊髓部位的阿片样受体,是目前常用的强效镇痛药。患儿单次静脉注射小剂量芬太尼(1~4μg/kg)用于麻醉诱导,配合使用骨骼肌松弛药(简称肌松药)完成气管内插管操作。

5. 非去极化骨骼肌松弛药　主要应用在麻醉诱导期间气管内插管及术后严重喉痉挛的紧急处理,此类药物包括阿曲库铵、顺式阿曲库铵及维库溴胺等。

6. 七氟醚　七氟醚是目前最接近理想麻醉药物的吸入麻醉药物,在小儿麻醉中已广泛使用,尤其是适合于短小手术和门诊手术的麻醉。七氟醚对小儿晶状体手术有着明显的优势,如麻醉起效快,诱导期短,苏醒快,对气道无刺激性等。七氟醚的缺点体现在术后小儿躁动发生率要高于异氟醚。

7. 右美托咪定　右美托咪定是一种高选择性 α_2 肾上腺素能受体激动剂,其作用的关键部位是蓝斑核,它能抑制神经元放电,阻滞交感,从而产生镇静和镇痛作用,且无呼吸抑制作用。我们在临床研究中,手术前静脉注射右美托咪定 1~2μg/kg,能够明显减轻白内障患儿术前的焦虑、减少哭闹,并减少术后躁动的发生率。

二、全身麻醉方式的选择

小儿晶状体手术麻醉方式的选择应根据患儿本身的身体状态及晶状体手术的类型进行综合评判,采用传统氯胺酮或者复合丙泊酚静脉麻醉存在呼吸抑制及喉痉挛等风险,影响手术的顺利进行,严重者因缺氧影响患儿的生命。采用气管插管静脉复合麻醉虽可顺利完成手术,但气管插管和拔管时常使眼压增高,尤其是拔管时一般需患儿完全清醒,此时患儿常哭闹不安,使眼压急剧增高,从而增加手术风险。

喉罩是由英国医生 Brain 于 1981 年根据解剖咽喉结构所研制的一种声门上的人工气道。与气管内插管相比,喉罩具有无气道损伤、较轻的心血管反应及无须加深麻醉和骨骼肌松弛等优点,因此,在小儿晶状体手术中使用喉罩大大提高了气道管理质量(图 10-1)。

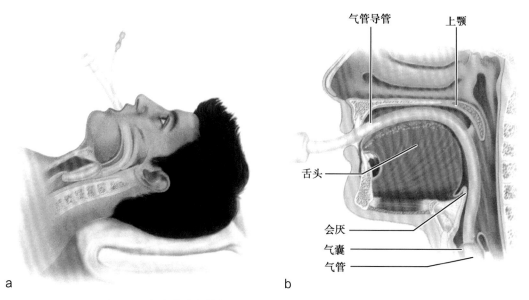

a   b

图 10-1　与气管内插管相比,喉罩对呼吸道的损伤和刺激要小得多
a. 喉罩气道插入术;b. 气管内插管

(一) 喉罩通气下全身麻醉

1. 吸入麻醉诱导　对于需要行晶状体手术的患儿,如何完善麻醉诱导是每一位小儿麻醉医师的重要任务。对于不能配合、哭闹或难于接触的患儿,可使用平静的、让人安心的声音与孩子交流,也可给孩子讲故事或者变小戏法吸引患儿。此外,麻醉诱导时若父母在场有时可以加强或取代术前用药。对于仍不能配合的患儿,可使用右美托咪定滴鼻或静脉注射咪达唑仑,待患儿镇静后完成吸入七氟醚麻醉诱导。

对于配合的患儿,面罩吸入七氟醚(8%)浓度,氧流量 6~8L/min,患儿入睡后即让父母离开(如果在场),并将注意力转移到保持患儿气道通畅上(图 10-2)。

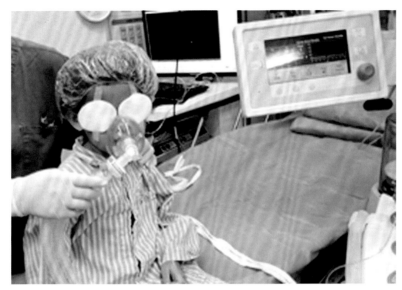

图 10-2　吸入麻醉诱导
男性患儿,4 岁,通过鼓励,能主动配合麻醉吸入诱导

七氟醚吸入诱导过程中,经常可见到"兴奋期"表现,如一定程度的气道阻塞、肢体自主运动、强直、呼吸急促和心动过速等。随着麻醉的加深,这些症状通常在几分钟后消失。一般患儿经面罩吸入七氟醚 3~4 分钟后,对静脉穿刺无体动反应。

2. 麻醉维持　麻醉维持可通过喉罩吸入 3% 左右七氟醚并维持一定的麻醉深度,由于手术疼痛刺激较小,且不需要骨骼肌松弛药物,通气模式可保留患儿的自主呼吸或采用辅助正压通气模式(SIMV)的通气模式,并间断辅助静脉注射 10~20mg 丙泊酚以减少患儿苏醒期躁动。晶状体手术时间短,术野小,出血量极少,属于浅表手术,因此,仅需补充生理需要量的液体即可。

在晶状体手术中,维持眼球固定在正位是手术操作能顺利实施的关键。然而在临床实施中,经常会遇见眼球向上移位,也称 Bell 现象。这种现象的出现,主要与麻醉深度不够有关,处理的措施主要针对增加麻醉深度,包括追加静脉麻醉药物或者增加吸入麻醉药物浓度,值得提出的是,对于保留自主呼吸的患儿,需特别注意呼吸频率和幅度的变化,必要时辅助通气。保留自主呼吸下经喉罩下吸入七氟醚的患儿,由于吸入麻醉药产生的呼吸抑制效应,患儿的潮气量降低,二氧化碳轻度蓄积,部分患儿因二氧化碳蓄积导致眼球向下移位,从而影响手术操作,这种现象目前机制还不明确。其处理措施也相对简单,通过辅助呼吸,降低呼气末二氧化碳浓度在正常范围内,即可使眼球重新位于正位。

3. 应用喉罩的注意事项　由于喉罩不像气管内插管那样使呼吸道完全被隔离,而是依靠充气后的喉罩在喉头形成不耐压的封闭圈并与周围组织隔离,所以通气时气道内压不宜超过 20cmH₂O,否则易发生漏气及使气体进入胃内。

喉罩型号可根据小儿的体重进行选择,据我们的经验,对于小于 6 月的婴儿(尽管体重低于 5kg)应尽量选择 1.5 号喉罩。喉罩的置入可采用中位法,其中一次成功率达 95% 以上。喉罩置入前,不必预先抽尽喉罩气囊内的空气,保持罩体处于一定的张力下,喉罩更易置入。待位置确认好后,一般无须再往喉罩气囊内注气。因婴儿咽腔窄,加上结缔组织松软,当采用中位法置入时出现阻力,避免使用暴力造成咽腔黏膜损伤出血,而应采用旋转法置入喉罩。

使用喉罩时应注意以下事项:①饱食或胃内容物残余的患者禁忌使用;②严重肥胖或肺顺应低的患者,应用喉罩行辅助或控制呼吸时,由于需要较高(>20cmH₂O)的气道压,易发生漏气和气体入胃,诱发呕吐,故应列为禁忌;③有潜在气道梗阻的患者,如气管受压、气管软化、咽喉部肿瘤、脓肿、血肿等禁忌使用喉罩;④浅麻醉下置入喉罩易发生喉痉挛,应予避免;⑤置入喉罩后不得做托下颌的操作,否则将导致喉痉挛或位置移动;⑥呼吸道分泌物多的患者,不易经喉罩清除。

(二) 气管内插管全身麻醉

尽管绝大多数患儿均采用喉罩下麻醉完成晶状体手术,但仍有少部分患儿,喉罩经反复调整仍对位不好,为保障患儿气道安全,需改用气管内插管的全身麻醉方式。

1. 静脉快速诱导　小儿晶状体手术常采用静脉快速诱导的用药模式,即静脉全麻药、麻醉性镇痛药及肌松剂的联合应用(表10-2)。静脉全麻药包括依托咪酯、咪达唑仑和丙泊酚;麻醉性镇痛药包括氯胺酮和芬太尼;肌松剂包括阿曲库胺、维库溴胺和顺式阿曲库胺等。

表 10-2　静脉诱导常用药物及剂量

药名	常用量 /（mg/kg）
依托咪酯	0.3~0.4
咪达唑仑	0.1~0.4
丙泊酚	2~3
芬太尼	0.002~0.04
阿曲库铵	0.4~0.6
维库溴胺	0.09~0.1
顺式阿曲库铵	0.15~0.2

2. 气管内插管　由于解剖的差异,婴儿和小儿的喉镜检查与成人喉镜检查存在一些技术上的不同。婴儿的声门更高,喉镜下观察更"靠前",此外,婴儿的会厌更长,呈 U 形,虽然很硬但是很滑,用弯喉镜片很难控制。因此,对于小于 2 岁的患儿,直喉镜片更有助于气管内插管。由于小儿气道最狭窄部位在声门下,即使导管顺利通过声门,如果感觉到阻力,一

定不能用暴力插入。

3. 麻醉维持　由于气管内留置气管导管,在麻醉期间需要维持足够的麻醉深度并避免气管导管刺激引起的呛咳,进而影响手术操作。除气管插管时使用肌松药物外,在手术进程中可不需要追加肌松药物,麻醉期间采用控制呼吸模式,间断辅助静脉注射 10~20mg 丙泊酚以减少患儿苏醒期躁动。

第三节　手术后麻醉复苏

小儿麻醉苏醒是指小儿从麻醉状态逐渐苏醒的过程,在此期间由于麻醉药物的残余作用以及手术眼的不适,再加上小儿本身的生理特点,其术后屏气、躁动等并发症的发生率仍较高。因此,手术术后复苏管理尤为重要,如果没有良好管理方案,也可带来严重的后果。

对于气管内插管通气的患儿,气管导管的拔除可选择患儿处于清醒或处于深麻醉状态,其选择时机在一定程度上依赖于麻醉医师的习惯和经验。深麻醉状态下拔管的优点主要包括拔管过程平稳,呛咳少;其危险包括呼吸抑制和气道梗阻,上述情况特别容易发生在患儿快速转换不同环境时。对于技术经验不足的医生,以及麻醉恢复室不具备监护麻醉状态下小儿患者的能力或不能确保维持气道开放等情况下,不宜采用深麻醉下拔管。如果选择深麻醉拔管,一定要确定患儿在吸入氧气和麻醉气体期间有稳定的自主呼吸。患儿应在停止麻醉前移离手术床并固定好,应对口咽部吸引、托下颌或轻轻移入移出气管导管无反应。如果患儿符合所有这些标准,可小心拔除气管导管,但应严密注意拔管后的气体交换情况。

对于采用喉罩吸入麻醉的患儿,当患儿呼吸潮气量在 4ml/kg 以上时,提倡在深麻醉下拔除喉罩。因患儿清醒时,喉罩在咽部的刺激反而导致分泌物的增加,导致患儿呛咳、屏气甚至喉痉挛的发生。

在麻醉恢复室(PACU)复苏后的患儿,当达到修订的小儿 Aldrete 评分 9 分以上,可离开 PACU 回病房进一步治疗,具体评分标准如下:①呼吸道:哭闹或按指令咳嗽为 2 分,气道通畅为 1 分,需要进行气道管理维持气道通畅 0 分;②生命体征:稳定、符合年龄特点为 2 分,稳定、不符合年龄特点为 1 分,不稳定为 0 分;③四肢活动度:有目的活动为 2 分,无目的活动 1 分,不活动 0 分;④意识:清醒为 2 分,对刺激有反应 1 分,无反应 0 分;⑤呼吸空气时的血氧饱和度(SpO_2)>95% 为 2 分,90%~94% 为 1 分,<90% 为 0 分。Aldrete 评分结果达 9 分以上即可以离开 PACU。

第四节　围手术期麻醉并发症及处理

小儿晶状体手术期间可发生与手术操作或与麻醉相关的并发症,当出现并发症时,及时的诊断与处理有助于保障围手术期安全。

一、眼心反射

眼心反射在小儿晶状体手术中较少见,但仍需密切监测,并及时处理。眼心反射的原因主要与术者压迫、刺激眼球或眼眶或牵拉眼外肌等有关,尤其是牵拉直肌时引起的由迷走神经介导的心动过缓或心律失常,严重者心率减慢可达基础值的 50% 以上,甚至心搏骤停。

处理措施包括停止手术刺激,加深麻醉。对于采取上述处理措施后心率仍减慢患儿,可静脉注射阿托品处理(0.1~0.2mg)。

二、呼吸系统并发症

1. 呼吸道梗阻　呼吸道梗阻是小儿晶状体手术中较常见的并发症之一。

(1)原因:舌下坠,分泌物过多,误吸呕吐物,气管导管扭曲,喉头水肿,声门下水肿,喉痉挛或支气管痉挛等。

(2)处理:①未行气管内插管者应严密观察呼吸运动,必要时放置口咽通气道;②及时清除气管内和口腔内的分泌物;③通过监测气道压力及时判断导管的位置;④拔管前应吸氧并充分吸痰,在膨肺时拔管,可避免因吸引所致的缺氧;⑤发现喉头水肿或痉挛,应尽早用激素治疗,必要时可喷雾肾上腺素液,若出现喉头严重水肿应行气管切开。

2. 呼吸抑制　呼吸抑制也是小儿晶状体围术期常见的并发症。

(1)原因:麻醉性镇痛药、静脉麻醉药及吸入麻醉药都易引起中枢性呼吸抑制。小儿吸入麻醉药的特点:①吸入麻醉药的最低肺泡有效浓度(MAC)与年龄相关;②新生儿对吸入全麻药的摄取和分布非常迅速,诱导和苏醒快,麻醉深度较易调节;③吸入麻醉药可产生与剂量有关的呼吸抑制。

(2)处理:①一过性呼吸抑制可以面罩辅助呼吸,对于喉罩麻醉下保留自主呼吸的患儿,可通过机控呼吸或手控辅助呼吸;②严重呼吸抑制者应行气管内插管或喉罩并机控呼吸。

3. 喉痉挛　小儿晶状体手术后,全麻苏醒拔管等操作易导致喉部肌肉痉挛,造成喉的狭窄或关闭。通常由于分泌物、血液或上呼吸道操作刺激声门,可直接引起小儿呼吸道部分阻塞甚至完全阻塞,从而引发生命危险。

防范措施:①密切观察小儿的面色、呼吸的频率、幅度、呼吸方式、心率、SpO_2等;②进行有刺激操作时动作要轻柔,一旦发现喉痉挛,如吸气性呼吸困难伴有哮鸣音和发绀时,应立即停止任何刺激,托起小儿的下颌,面罩加压给氧或气管导管给氧并辅助呼吸,必要时控制呼吸,必要时使用肌肉松弛药物以控制呼吸。

三、循环系统并发症

由于小儿晶状体手术创伤小,麻醉中很少出现严重循环并发症。若因呼吸道梗阻或抑制导致严重的低氧血症可合并严重的循环系统并发症,如心动过缓及心脏骤停。出现心动过缓常与缺氧、迷走神经反射、低血压、药物对心肌的直接抑制等因素相关,除治疗病因外,必要时以阿托品治疗。当患儿出现心动过缓时,若处理不及时,加之小儿对缺氧的代偿能力差,极易导致心脏骤停,心脏骤停的处理详见本章第六节。

四、体温异常

婴儿体表面积与体重的比例大,且处理冷刺激的能力有限,特别容易出现低体温。冷刺激可导致氧耗量增加及代谢性酸中毒。婴儿可通过肌颤和非肌颤(细胞内)产热来代偿热量的丢失。在出生3个月内,肌颤能力极低,细胞内产热成为产生热量的主要途径。麻醉药物可改变诸多体温调节机制,尤其是影响婴儿非肌颤产热过程。因此,手术室温度的变化及护理措施不到位,极易导致婴儿的体温降低或升高。需要指出的是,若患儿体温急剧升高需高度怀疑恶性高热,并进行及时、合理的处理。

五、术后躁动

小儿晶状体手术后,因眼睛被遮蔽,常出现麻醉后躁动。本中心发现,七氟醚麻醉后患儿更易发生躁动,而丙泊酚麻醉其躁动的整体发生率较低,七氟醚和丙泊酚的交叉研究也显示丙泊酚麻醉患儿躁动的发生率更低。

除了急性术后躁动,小儿可能出现不适应的行为改变,比如睡眠或饮食方式改变,与父母分开期间的焦虑、孤独及好斗行为。既往前瞻性研究显示术前患儿和父母的焦虑、苏醒期瞻妄与出院后不适应行为密切相关。

术后躁动和小儿行为的改变需引起重视,我们在一项前瞻性研究中发现,白内障术后患儿的烦躁发生率与术前的焦虑情绪、是否行双眼手术及麻醉时间等明显相关。烦躁在学龄前小儿(3~5 岁)中更常见,若护理或处理不当,患儿的躁动、哭闹可影响手术效果。

防范措施:①术前应充分镇静,包括使用右美托咪定滴鼻进行预防,在烦躁期间要保证有足够的通气,防止低氧血症的发生;②保持病室安静,尽可能减少对小儿的不良刺激;③防止意外伤害发生,对有躁动的小儿要查找原因,解除诱因并给予对症处理,静脉注射丙泊酚 10~20mg 或咪唑安定 0.5~1mg 以缓解躁动的症状。

六、呕吐误吸

在晶状体手术麻醉诱导时加压给氧可导致小儿胃内胀气,以及某些麻醉药物的不良反应(如芬太尼)也可引起。另外术后小儿烦躁不安、挣扎、咳嗽、吸引管刺激咽喉部均可导致呕吐与反流。呕吐可引起小儿误吸,严重者可堵塞气道引起窒息。

防范措施:①严格合理的术前禁食和手术前用药:术前禁食的目的是保持胃空虚,降低误吸的发生率,而术前用药能缓解小儿的焦虑情绪,减少呼吸道分泌物的产生,提高麻醉苏醒期的质量;②体位:在麻醉诱导时需控制呼吸囊的幅度以减少气体进入胃肠道,在麻醉复苏期,患儿取去枕平卧位,头偏向一侧,必要时于小儿肩下垫软枕,保持呼吸道通畅,防止呕吐物误入呼吸道而引起窒息;③保持呼吸道通畅　对呕吐的小儿要及时清除口鼻腔内的分泌物,吸引的时候动作要轻柔,避免过度的刺激咽喉部,有助于减少呕吐的发生。要选择合适的吸引管,吸引时动作要轻、快,每次时间不超过 15 秒,负压不超过 0.05MPa。

七、术后疼痛

晶状体病患儿术后疼痛一般较轻,无需给予特殊的镇痛药物治疗,或给予美林等非甾体抗炎止痛药物口服处理[5]。若患儿出现明显的疼痛,常因角膜擦伤(多见)或急性眼压升高所致。为防止眼球损伤,术前可使用以非离子液状石蜡为基质的眼膏,避免擦伤眼球。急性高眼压引起的眼痛通常伴有呕吐,需要专科治疗和处理。

第五节　手术室外麻醉和镇静

部分患儿的术前检查、术后复查及术后后发性白内障的激光治疗,也常需要在镇静或全身麻醉下进行。尽管这些检查或手术时间短,但由于麻醉场所往往在门诊检查室、激光室等手术室外进行,如有不慎,仍可导致严重的并发症。为了减少门诊检查或治疗可能潜在的并发症,有必要规范麻醉操作流程,并配备相应的监测及急救仪器配备。

一、麻醉方式的选择

1. 右美托咪定滴鼻镇静　不能配合的患儿一般在口服水合氯醛 50mg/kg 后可完成晶状体疾病相关的术前检查及术后复查[6,7]。然而,由于水合氯醛对胃肠道刺激大,容易导致患儿的呕吐或腹泻(若经直肠给药),因此,其成功率在 85%~95% 之间[8,9],仍有很大一部分患儿不能完成相关检查。对于这部分患儿,本中心采用右美托咪定滴鼻(2μg/kg)(图 10-3)。

我们在一项小型研究中发现,绝大部分水合氯醛失败的患儿均能安全完成术前相关检查及术后复查,检查期间无一例患儿出现缺氧、呛咳及恶心呕吐等并发症[10,11]。对于年龄大于4~5 岁以上的不合作患儿也可辅以静脉注射麻醉药物,常用麻醉药包括氯胺酮、咪达唑仑、丙泊酚、芬太尼等。

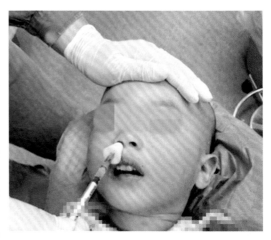

图 10-3　右美托咪定滴鼻镇静
男性患儿,3 岁,门诊检查,采用右美托咪定滴鼻镇静模式

2. 静脉麻醉　术后因后发性白内障需进行激光治疗的患儿,因在激光诊疗过程中可能存在较小的疼痛刺激,因此,麻醉药物可选择氯胺酮 5mg/kg 肌注或 2mg/kg 静脉注射诱导,后根据诊疗操作的进程酌情追加 1mg/kg,并可辅助使用少量的丙泊酚或咪达唑仑。

近年来,有人将异丙酚与氯胺酮联合用于小儿晶状体门诊检查镇静中,发现其能提供稳定的血流动力学状态,且不伴有噩梦及异常行为发生,认为氯胺酮能有效减少丙泊酚的不良反应,两者联合用药是一种较理想的组合。在麻醉或镇静期间须注意观察患儿呼吸变化,保持呼吸道通畅,患儿出现舌后坠时可置入口咽通气道,术中行鼻导管或面罩吸氧。

二、麻醉监测

无论采用何种麻醉或镇静方式,心电图、脉搏氧饱和度监测是必不可少的监测手段,存在心脏疾病的患儿,无创血压也是监测的主要项目之一,有条件者可实行鼻导管呼气末二氧化碳监测。

三、诊疗中体位的管理

婴幼儿由于呼吸系统解剖生理上的发育特点,麻醉或镇静期间呼吸道易于阻塞,存在缺氧、二氧化碳蓄积潜在的可能,年龄越小,麻醉风险越大。平卧位的检查和手术,要求患儿肩部垫一薄软垫以防止舌根后坠,如无效可将患儿下颌向下轻轻拉开,也可放置口咽或鼻咽通气道改善通气。婴幼儿进行激光治疗时通常要摆放成侧卧位,应于头颈部放置合适的软垫,避免头颈部扭曲导致呼吸道梗阻。对于行裂隙灯检查的患儿,则应保持患儿的头颈部处于直立位置以维持气道通畅。

四、手术室外麻醉的仪器配置

手术室外麻醉或镇静最常见的危险因素为呼吸抑制和呼吸道梗阻。为减少手术室外麻醉意外的发生率应采取以下预防措施：①熟悉麻醉场所，准备好麻醉中所需物品及药物；②麻醉医师须具备一定资质，能胜任独立工作；③实施麻醉前必须对患儿进行全面评估，控制好适应证；④选择合适的麻醉方法；⑤术中维持适当镇静和麻醉深度，及时处理气道阻塞及其他并发症。

可参考美国麻醉医师学会（ASA）2003 年修订的《手术室外麻醉指南》（表 10-3），在较常进行白内障诊疗的手术室外场所如激光室等，配备必要的监测和抢救设备并采取针对性预防措施。

表 10-3　非手术室区域麻醉的指南（ASA 标准）

1. 可靠的中心供氧系统，并应有备用氧供

2. 可靠的吸引装置

3. 可靠的废气排放装置（如使用吸入麻醉药）

4. 需备有以下设备：①简易手控呼吸皮囊可在面罩正压通气时提供至少 90% 的吸入氧浓度；②适当的麻醉药物、器材及设备；③适当的监护设备（需符合《麻醉基本监护标准》），如采用吸入麻醉，需备有麻醉机

5. 充足的电源插座以满足麻醉机和监护仪的需要，应有备用电源

6. 充分的照明设备

7. 应有足够空间以便放置必要物品及利于人员操作

8. 应配备装载除颤仪、急救药物及其他必要的心肺复苏设备的急救车

9. 应配有受过专业训练的辅助人员协助麻醉医师的工作，同时应备有可靠的通信联络设备以寻求帮助

10. 应在场所内张贴所有安全条例及设备操作规程以便阅读

11. 应有安全合理的麻醉后处理。除麻醉医师外，应有足够受过专业训练的工作人员及必要设备，确保患儿安全恢复

12. 室内温度应可以调节控制

附：中山大学中山眼科中心患儿手术室外麻醉/镇静操作流程

1. 非住院患儿经眼科门诊首诊后，初步了解并评判患儿健康状况，开具最基本的实验室检查，然后再由麻醉医师进行麻醉方面的评估及做好相应的麻醉前准备。

2. 麻醉门诊：①麻醉科医师进行体格检查：详细了解患儿健康情况，了解既往病史，及近期有无上呼吸道感染；②了解实验室检查结果：麻醉前检查可包括胸部 X 线片、血常规检查、出凝血时间、肝肾功能检查等，应根据检查或手术的类型不同选择不同的检查项目；③麻醉医师在综合评估基础上决定是否于手术室外场所进行全麻下诊疗；④拟定麻醉方案，签署患者知情同意书，并告知术前注意事项，患儿的合理选择是手术室外诊疗操作流程中最关键的一步：①年龄要求：尚无权威性的指南限制手术室外麻醉的最小年龄，但矫正胎龄小于

60 周的早产儿不适宜进行手术室外麻醉,因在全麻恢复后早产儿也常易发生呼吸停止;
② ASA 在 1~2 级内,患儿一般生理状态良好,无其他特殊病史,基本实验室检查正常者适合
手术室外诊疗操作;③伴发上呼吸道感染者视感染的程度考虑更换麻醉场所或麻醉方式,必
要时推迟检查和治疗。

3. 经麻醉评估后,患儿再回眼科首诊医生处预约检查或治疗。

4. 患儿在预约当日完善麻醉前准备,并在麻醉下实施手术室外检查或治疗。

5. 检查或治疗完成后,进行麻醉复苏。

6. 患儿完全清醒,且改良 Aldrete 评分结果达 9 分以上,患儿可离院。

7. 建立有效的电话随诊方式。

第六节　围手术期心肺复苏

尽管在小儿晶状体手术中罕见心搏骤停,但极低龄患儿常合并多种增加心搏骤停的高
危因素,因此,了解并掌握小儿围术期心肺复苏的基本知识,有助于围术期紧急情况的处理。

一、心搏骤停原因

在小儿晶状体手术中多种因素都可以导致心搏骤停。麻醉期间呼吸道管理不善是其中
一个重要原因,例如头颈位置摆放不正确,刺激咽喉反射,引起喉痉挛、严重缺氧及二氧化碳
蓄积。另外麻醉药物过量也是导致心搏骤停的因素。

心搏骤停征象:呼吸微弱,缓慢或间歇;躯体、四肢厥冷、呈灰白色;口唇及甲床发绀,手
术区出血较少,呈紫色,创口苍白;心音渐趋遥远,不易闻及;各项反射迟钝,瞳孔散大,光反
射迟钝。也可以通过触摸婴儿的肱动脉、小儿的颈动脉来判断心搏状况。

二、处理

1. 出现上述征象,应立即停止操作和麻醉,迅速查找原因,并首先排除呼吸道的病因,
根据病因进行紧急处理,如病情进一步发展,面色呈灰白色,创口停止出血。

2. 基本处理步骤　既往的处理模式是:建立人工通气(A)→建立人工循环(B)→维持
有效的循环(C),但新版的心肺复苏指南提出除新生儿外,所有患者复苏程序由原来的顺序
转变为 C → A → B,即以施行胸外按压维持血液循环为首要环节。胸外按压的操作方法可
参考表 10-4。

表 10-4　基本生命支持操作指南

	新生儿(<12h)	婴儿(<1 岁)	幼儿(1~8 岁)	小儿(>8 岁)
通气频率 /(次 /min)	30	20	20	12
检查动脉搏动	脐带 / 听心率	肱动脉 / 股动脉	颈动脉	颈动脉
按压范围	两侧乳头下	胸骨下 1/2	胸骨下 1/2	胸骨下 1/2
按压手法	环抱 / 双指法	双指 / 环抱法	单手法	双手法

续表

	新生儿(<12h)	婴儿(<1岁)	幼儿(1~8岁)	小儿(>8岁)
按压深度	胸廓前后径1/3	胸廓前后径1/3~1/2	胸廓前后径1/3~1/2	胸廓前后径1/3~ 1/2
按压频率/(次/min)	90	>100	100	100
按压:通气比例	3:1	5:1	5:1	15:2（气管插管5:1）

　　3. 快速行气管插管及辅助呼吸应与胸外按压同时进行,频率如表10-4所述,并建立有效的静脉通道,准备电除颤器除颤。

　　4. 如有心脏复苏征象,即大动脉搏动恢复,心前区可闻及心搏,口唇、面色转红,可继续后续的高级心肺脑复苏处理:①头部降温脱水,做好脑保护;②纠正酸中毒及水电解质紊乱,维持内环境恒定;③使用血管活性药物维持收缩压在80mmHg以上;④维持足够的尿量;⑤应用抗生素,预防肺感染;⑥能量合剂应用(细胞色素C、三磷酸腺苷、辅酶A);⑦适量的应用肾上腺皮质激素;⑧加强护理,防止褥疮等。

(刘良平　李剑冰　译)

参考文献

1. Lin Y, Xiaoliang G, Hongbin C, et al. Clinical observation of sevoflurane in infantile congenital cataract surgery under laryngeal mask airway. Mod Hosp. 2014;2:24–6.
林艺全,甘小亮,陈红斌,等.喉罩通气下七氟醚麻醉在婴儿先天性白内障手术中的应用[J].现代医院,2014(2):24-26.

2. Lee BJ, August DA. COLDS: a heuristic preanesthetic risk score for children with upper respiratory tract infection. Paediatr Anaesth. 2014;24(3):349–50.

3. Oberacher-Velten I, Prasser C, Rochon J, et al. The effects of midazolam on intraocular pressure in children during examination under sedation. Br J Ophthalmol. 2011;95(8):1102–5.

4. Marcus I, Tung IT, Dosunmu EO, et al. Anterior segment photography in pediatric eyes using the Lytro light field handheld noncontact camera. J AAPOS. 2013;17(6):572–7.

5. Mahajan C, Dash HH. Procedural sedation and analgesia in pediatric patients. J Pediatr Neurosci. 2014;9(1):1–6.

6. Noske W, Papadopoulos G. Chloral hydrate for pediatric ophthalmologic examinations. Ger J Ophthalmol. 1993;2(3):189–93.

7. Wilson ME, Karaoui M, Al Djasim L, et al. The safety and efficacy of chloral hydrate sedation for pediatric ophthalmic procedures: a retrospective review. J Pediatr Ophthalmol Strabismus. 2014;51(3):154–9.

8. West SK, Griffiths B, Shariff Y, et al. Utilisation of an outpatient sedation unit in paediatric ophthalmology: safety and effectiveness of chloral hydrate in 1509 sedation episodes. Br J Ophthalmol. 2013;97(11):1437–42.

9. Avlonitou E, Balatsouras DG, Margaritis E, et al. Use of chloral hydrate as a sedative for auditory brainstem response testing in a pediatric population. Int J Pediatr Otorhinolaryngo. 2011;175(6):760–3.

10. Mahmoud M, Gunter J, Donnelly LF, et al. A comparison of dexmedetomidine with propofol for magnetic resonance imaging sleep studies in children. Anesth Analg. 2009;109(3):745–53.

11. Li BL, Yuen VM, Song XR, et al. Intranasal dexmedetomidine following failed chloral hydrate sedation in children. Anaesthesia. 2014;69(3):240–4.

第十一章
小儿晶状体手术的护理

肖惠明

摘 要

本章重点介绍小儿晶状体手术患者的围手术期护理。由于循环系统和呼吸系统在儿童时期仍在发育,患儿可能对全身麻醉的耐受性较差。因此,更高水平的麻醉护理是必不可少的。随着麻醉技术的进步,晶状体手术器械和设备的更新,以及外科医生技能的提升,小儿晶状体手术的效率和安全性都有了很大的提高,围手术期的护理也随之发展。尽管眼科手术的麻醉时间短,但包括麻醉护理在内的高质量的围手术期护理是手术成功的关键,对患儿的安全也至关重要。

小儿晶状体手术需在全身麻醉下进行,术前充分的评估和准备,以及做好术中和术后的护理,是手术安全与成功的重要保障。

第一节　小儿晶状体手术的术前护理

本节主要从术前护理评估和护理措施两方面进行阐述。

一、护理评估

小儿白内障术前应进行认真细致的护理评估,了解晶状体疾病的原因及患儿的眼部及全身情况等,从而制订合理的护理方案。

1. 术前应详细询问患儿母亲孕期使用药物情况以及是否有病毒感染、放射线接触史等;了解患儿出生时的健康情况,如有无早产、用药、吸氧,有无先天性疾病或家族史等。

2. 了解视力障碍出现的时间及程度,询问有无眼部外伤史。检查患儿有无合并其他眼病,如斜视、眼球震颤、先天性小眼球等;行双眼泪道冲洗了解小儿泪道情况(图 11-1)。

3. 全身情况评估

(1)观察患儿的神志、表情、情感和语言交流能力,营养状况,智力发育情况。

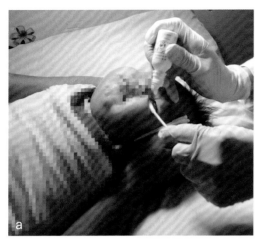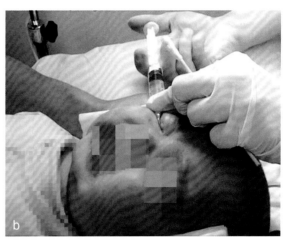

图 11-1　小儿泪道冲洗
a. 泪道冲洗前,先予表面麻醉药点眼;b. 小儿泪道冲洗

(2)根据血常规、尿常规、血生化、凝血四项、肝肾功能、心电图、胸部 X 光等检查结果了解患儿的全身情况。

(3)了解是否存在综合征　如:马方综合征常常伴有严重的全身异常,包括心脏功能不全、全身结缔组织疾病等。

(4)排除严重的心血管系统、呼吸系统和神经系统等异常。

4. 心理 - 社会状况　主要是评估患儿的心理状况和治疗检查的合作程度,以及了解患儿父母的情绪、文化层次、经济状况等,以及主要照顾者对疾病相关知识的理解[1]。

二、护理措施

(一)心理护理

多数患儿对手术有抗拒、害怕的心理。护理人员需营造合适的诊疗环境,主动与患儿沟通,根据不同年龄段的患儿心理状况进行合适的引导,与患儿建立良好的护患关系。对患儿家长及有一定理解能力的患儿直接讲解手术的注意事项,消除患儿的恐惧心理。让患儿父母了解小儿的病情、手术方式及预后,做好患儿家长的心理疏导,并争取家长的信任和配合[2]。

(二)安全护理

1. 小儿缺乏认知能力,识别危险的能力差,更没有自身防卫能力,好奇心重、活泼好动等,极易发生跌倒、误吸、误食、坠床、走失、外伤等意外。护士必须强化安全意识,加强安全教育,指导家属掌握安全防范措施。

2. 由于小儿很难配合检查和治疗,而眼科护理操作比较精细、难度大,为避免检查治疗中因患儿的不配合而导致的眼组织损伤,操作时要轻、准、稳、巧、快。可采取以下固定和镇静方法。固定方法(图 11-2):患儿平卧于治疗床上,用床单包裹患儿上下肢、躯体,助手固定患儿头部。镇静方法:完全不合作的患儿检查前可用 10% 水合氯醛口服或保留灌肠。目前,我们也采用右美托咪定滴鼻对患儿实施镇静。

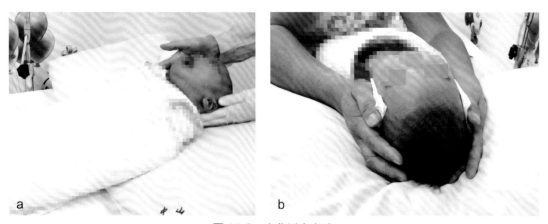

图 11-2　患儿固定方法
a.患儿检查治疗的固定方法；b.患儿头部的固定方法

(三) 卫生护理

指导家长为患儿进行全身清洁，包括洗头、洗澡、洗脸、剪指甲等。手术日注意眼周的清洁，更换干净的手术服。

(四) 术前眼部准备

手术眼按医嘱滴抗生素滴眼液和散瞳滴眼液，滴散瞳药后要按压泪囊区 3~5 分钟，减少药物经鼻腔黏膜的吸收。患儿麻醉后，用生理盐水清洗眼部。

(五) 术前麻醉准备

手术前测量体温、脉搏、呼吸，确认小儿无呼吸道感染和发热，并建立静脉通道。

第二节　小儿晶状体手术的麻醉护理

由于患儿(特别是年龄小于 1 岁)全身各系统发育不成熟，循环系统和呼吸系统对全身麻醉耐受性差，与成人麻醉手术相比，对麻醉护理提出了更高要求。

一、麻醉前准备

1. 术前访视　帮助患儿及家长对手术、麻醉做好心理上的准备，减轻焦虑。观察患儿有无上呼吸道感染、牙齿有无松动、鼻内分泌物是否过多。了解心肺功能，排除严重先天畸形。

2. 术前禁食、禁饮　告知患儿和家长术前禁食、禁饮的重要性。麻醉前一定要确认患儿按医嘱禁食、禁饮，禁食、禁饮时间请参见第十章。

3. 环境支持　由于小儿体温调节功能不完善，若室温过高、湿度较低，口唇和呼吸道黏膜干燥及口渴感觉会加重；若室温过低，患儿易受凉感冒。因此手术间的室温控制在22~25℃，相对湿度在 40%~60% 较为合理。

二、心电监护

通过监护仪密切观察患儿的呼吸、心率、心律、血氧饱和度。在手术过程中应密切观察病情，一旦发生异常及时报告，立即配合医生抢救。

三、复苏管理

麻醉监测管理是一个连续的过程,复苏阶段的管理主要是检测和评估术中所给药物的残留作用,以决定患儿何时能撤离复苏室。复苏早期是气道梗阻及其他严重并发症发生的危险时期,应严密观察生命体征及血氧饱和度,保持呼吸道通畅,低流量持续吸氧至患儿完全清醒。当发现患儿口唇发绀、咀嚼肌痉挛而出现张口困难时,应托起患儿下颌,及时清除口鼻咽分泌物及呕吐物,以便给予吸痰、吸氧等抢救措施。复苏期部分患儿出现躁动、意识不清、幻觉等表现,常会拔除氧气导管、静脉输液管,应加强保护性约束,双手进行功能位固定。患儿完全清醒后先少量喝水,观察吞咽功能完全恢复后方可进食[3,4]。

第三节　小儿晶状体手术的术中护理

护士要根据不同的手术方式准备手术物品,术中和医生默契的配合可缩短手术时间,保证患儿手术的安全。

一、仪器准备

1. 手术显微镜　检查手术显微镜的光源、光亮度、可移动性、脚踏的控制等,X-Y 轴复位,使之处于备用状态。

2. 超声乳化仪　手术前检查其性能,调节参数。

3. 玻璃体切割机　小儿晶状体手术过程中有可能需要进行玻璃体切除,需要准备切割头和管道(图 11-3)。

4. 电撕囊仪　手术前检查其性能,调节能量(图 11-4)。

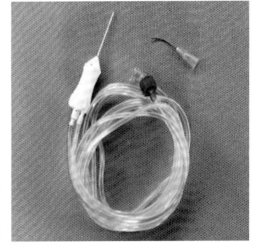

图 11-3　前段玻璃体切割针头及管道

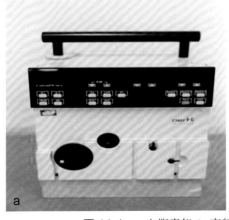
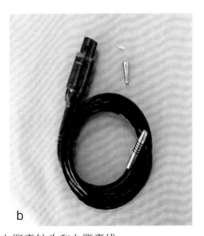

图 11-4　a.电撕囊仪;b.高频电撕囊针头和电撕囊线

二、物品准备

小儿白内障手术物品:眼内灌注液、黏弹剂、染色剂、一次性手术粘贴巾、手术刀、囊膜剪、撕囊镊、电撕囊手柄、10-0 尼龙线、4-0 丝线、10-0 聚丙烯缝线、超声乳化手柄及注吸手柄、眼科止血器,必要时备 22G 注吸冲洗器、玻璃体切割头,需植入人工晶状体的备人工晶状体推注器。

1. 小儿白内障手术器械基础包(图 11-5)

持针钳(小)	1 把
弯血管钳	1 把
直血管钳	1 把
斜视钩	1 把
小镊子(有齿)	1 把
小儿开睑器	1 个
眼科弯尖剪	1 把
显微角膜剪	1 把
显微持针钳	1 把
显微有齿镊	1 把
显微无齿镊	2 把
晶体调位钩	1 把
前房冲洗针头	2 个
26G 针头	1 个
碘杯	1 个

2. 人工晶状体缝襻固定需备 10-0 聚丙烯缝线。

3. 急救物品   准备好吸引器、小儿吸痰管、吸氧装置等急救物品,保持其性能完好,处于备用状态。

三、术中护理配合

1. 手术体位   调节手术床的高度,以满足医生的操作要求。患儿仰卧位,妥善固定双手和头部,使额部与下颏在同一平面,在肩部垫 6~8cm 软垫,使呼吸道呈水平位。搬动患儿头部时要动作轻柔。

2. 保护非术眼角膜   全麻后部分患儿双眼闭合不全,且应用抑制腺体分泌的麻醉辅助药会引起结膜干燥,因此非术眼需要涂眼膏以保护角膜。

3. 术眼消毒   协助医生用 5% 眼用聚维酮碘消毒液(povidone iodine)消毒眼周皮肤和睫毛根部。结膜囊滴入 5% 的眼用聚维酮碘消毒液,停留 3 分钟,用生理盐水或眼内灌注液冲洗。

4. 护士通过手术录像系统密切关注手术进展,根据医生的要求调整超声乳化仪的参数,调节灌注液瓶的高度,如需放置人工晶状体,植入前仔细与医生核对人工晶状体的型号和度数。

5. 手术完毕,术眼涂抗生素眼膏包眼,眼罩保护(图 11-6)。

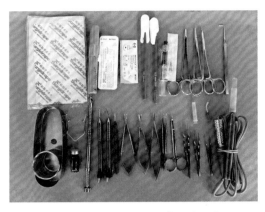

图 11-5　小儿晶状体手术用物

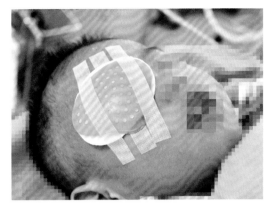

图 11-6　术毕包眼，眼罩保护术眼

第四节　小儿晶状体手术的术后护理

小儿不能准确表达自身感受，护理人员应根据小儿的表情、哭闹及动作等信息，针对性地分析眼部及全身情况，及时做出反应。患儿术后坚持随访是巩固和提高疗效的保证，护士要对患儿家长进行健康指导，安排好出院，做好出院后的延续性护理[5,6]。

一、术后眼部护理

（一）术眼保护

保持术眼敷料清洁、不松脱，防止患儿抓伤、碰伤等意外发生。

（二）眼部换药

小儿皮肤薄嫩，撕开眼垫胶布时动作应轻柔，慢慢揭开敷料，用蘸有生理盐水的湿棉签清洁眼周皮肤，切忌用手指强行拨开眼睑。

（三）病情观察

1. 一般观察　注意患儿对灯光、玩具、食物等的反应，如患儿表情较术前丰富，对灯光有明显的追光反应，对鲜艳的玩具感兴趣，食欲好、睡眠质量高，均从侧面反映患儿术后状况良好。如患儿出现哭闹、不易入睡，要观察患儿是否饥饿、询问大小便情况。如哭闹不止、拒食、甚至恶心、呕吐，应注意排除术后高眼压和炎症反应等并发症的可能。

2. 眼部观察　注意眼睑红肿程度和眼部刺激征的轻重、结膜充血情况、结膜囊分泌物性状、角膜透明度，以判断术眼是否出现相关并发症。怀疑高眼压时，可通过指测眼压粗略判断，必要时应用镇静剂，待患儿入睡后测量眼压。

二、健康指导

指导家长及时修剪好患儿指甲，防止患儿抓伤眼睛，避免碰伤术眼等意外发生。避免污水进眼睛，可用清洁湿毛巾轻轻擦拭眼部周围。

1. 指导家长增强患儿的抵抗力，饮食要均衡，保证儿童生长发育需要；避免受凉，预防上呼吸道感染；保持大便通畅；术后 2 个月内不宜做蹦跳、奔跑等剧烈活动，勿与其他小朋友打闹，避免眼部外伤。

2. 指导家长为患儿眼部正确用药，点眼前洗净双手，不要按压眼球。瓶口距角膜1~2cm，勿触及睫毛、角膜等，药液滴到下穹窿部或内眦角。若患儿哭闹不配合，不要强制滴眼药水，以免药液被泪液冲走，待患儿入睡时用药，保证用药的有效性。

3. 指导家长带患儿定期随诊，使家长明白术后定期随访也是视力康复的重要措施。术后配合视光检查，监测屈光度变化，及时更换眼镜，正确、规范执行弱视训练，以便巩固与提高疗效。

三、延续性护理

通过电话和信息平台与患儿家长建立联系，家长之间可通过信息平台互相沟通，也可向医护人员咨询小儿居家护理的相关问题。医护人员通过信息平台了解小儿出院后的护理情况，并督促安全措施的落实，提醒复诊和用药，督促家长坚持带患儿进行长期正规的弱视训练，保证术后护理的依从性。

小 结

小儿晶状体手术需在全身麻醉下进行。术前做好护理评估，心理护理和安全护理是手术治疗的基础；术中认真准备手术器械，严密观察手术进程和病情变化，配合麻醉师、手术医师完成手术，是保障手术安全和提高成功率的关键；术后密切观察眼部及全身情况，及时调整护理措施，做好患儿家长的健康指导和延续性护理，是手术远期效果的保证。

（刘良平　李剑冰　译）

参考文献

1. Xi S. Eye, ear, nose, throat and mouth nursing. Beijing: People's Medical Publishing House; 2012.
   席淑新. 眼耳鼻咽喉口腔护理学 [M]. 3 版. 北京：人民卫生出版社, 2012.
2. Yan C. Pediatric nursing. Beijing: People's Medical Publishing House; 2012.
   崔焱. 儿科护理学 [M]. 5 版. 北京：人民卫生出版社, 2012.
3. Jing L. Modern anesthesia nursing. Tianjin: Tianjin Science and Technology Press; 2008.
   李静. 现代麻醉护理学 [M]. 天津：天津科学技术出版社, 2009.
4. Cavuoto KM, Rodriguez LI, Tutiven J, et al. General anesthesia in the pediatric population. Curr Opin Ophthalmol. 2014;25:411–6.
5. Adams HA. A perioperative education program for pediatric patients and their parents. AORN J. 2011;93:472–81.
6. Shields L. Family-centered care in the perioperative area: an international perspective. AORN J. 2007;85(5):893–4, 896–902.

第三篇
小儿晶状体吸除与人工晶状体植入术

12

第十二章
小儿白内障摘除术

张新愉　罗莉霞　曹乾忠　林浩添　刘奕志

摘　要

小儿眼球具有独特的解剖结构和生理特点。解剖结构特点包括眼轴短、角膜小、前房浅等,限制了手术操作的空间;生理特点包括眼球壁软、睫状体平坦部发育尚未成熟、晶状体囊膜弹性大、晶状体皮质黏性大、眼后段压力较大等,增加了术中操作难度和并发症发生的风险,因此小儿白内障手术与成人手术相比更具挑战性。此外,由于手术指征、手术时机和手术方式的选择仍缺乏明确的指南,小儿白内障手术治疗方案的制定尚未形成统一标准。小儿白内障摘除术是治疗小儿白内障的主要方法之一,本章将对小儿白内障摘除术的手术指征、手术时机和手术方式及技巧进行阐述。

第一节　小儿白内障摘除手术的指征与时机

小儿眼球处于发育阶段,白内障的手术指征和时机在眼科界仍然存在争议。形觉剥夺是小儿形成弱视的主要原因,越早解除越有利于视功能重建。然而,小儿眼球对手术创伤的耐受性较差,越早手术并发症越多;而且新生儿全身各系统发育尚不成熟,全身麻醉风险较大。因此,眼科医师往往需要从多个方面综合考虑,权衡利弊后做出决定。

一、小儿白内障手术指征

小儿白内障是否手术治疗需要根据晶状体混浊的密度、部位、范围及其对视功能的影响来确定。目前业界多采用的手术指征如下[1,2]:

1. 单眼或双眼晶状体完全性混浊(图 12-1)。

2. 位于晶状体中央,直径 ≥ 3mm 的致密性混浊(图 12-2),包括致密的核性混浊和后囊下混浊。

3. 位置接近眼球屈光系统结点的后极性混浊(图 12-3),即使直径 <3mm 也需手术治疗。

4. 白内障患眼出现斜视、中心固视能力丧失或眼球震颤,提示存在显著的形觉剥夺,应及时手术。

5. 排除影响手术麻醉的全身情况。

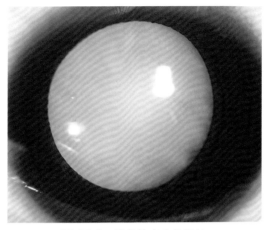

图 12-1　晶状体完全性混浊

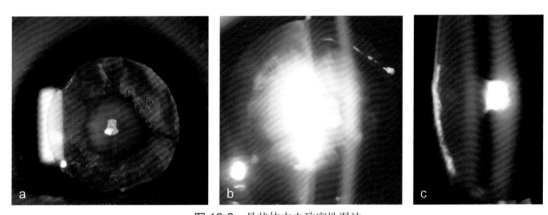

图 12-2　晶状体中央致密性混浊

a. 后照法显示晶状体中央部混浊阻挡眼底红光反射；b. 致密性核性混浊；c. 中央致密性后囊下型混浊

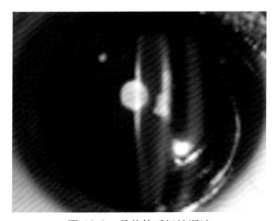

图 12-3　晶状体后极性混浊

二、小儿白内障手术时机

婴幼儿的视觉系统处于发育阶段,出生后存在一段视觉发育潜伏期(latent period),在此时期内的形觉剥夺对视觉发育没有明显影响,随之是一直持续到 7~8 岁左右的视觉发育敏感期(sensitive period),在敏感期内即使是轻微的视觉障碍都会对视觉发育造成影响[3~7],因此,对于有手术指征的小儿白内障,理论上应在视觉发育敏感期到来之前进行手术,以尽量减轻形觉剥夺对视觉发育的影响。单眼与双眼形觉剥夺对视觉发育的影响不同,对于单眼受累的足月患儿,视觉发育潜伏期约为生后 6 周[8],因此,对于单眼致密性白内障患儿,选择在出生 4~6 周时手术,这样既避开了风险最高的出生第 1 个月,又可以在敏感期到来之前有效地解除形觉剥夺。确定双眼受累患儿视觉发育潜伏期比较困难,Lamber 等[9]的研究显示对于双眼致密性白内障患儿,当手术被推延到生后 10 周以后,视功能预后普遍较差,故建议双眼致密性白内障最好在 10 周以内手术。

然而,目前对于小儿白内障的手术指征与时机在眼科界仍存在争议,需进行多中心、大样本的随机对照临床研究来进一步探讨。

第二节　手术切口的构筑

小儿白内障手术切口的构筑原则是减少组织损伤、减少手术源性散光和便于手术操作。手术切口的位置及类型的选择主要依据患儿的年龄、眼部情况、屈光状态以及依从性等因素而定。小儿白内障切口的位置常选择上方或颞侧,切口类型主要包括巩膜隧道切口、透明角膜隧道切口、角膜缘隧道切口等。本节主要介绍小儿白内障手术切口的选择及构筑。

一、切口类型及位置的选择

1. 切口类型　根据患儿眼球的特点,小儿白内障的手术主要采用的切口类型有:改良巩膜隧道切口、透明角膜切口和角膜缘切口,根据切口构筑不同,可分为单平面、双平面及三平面切口。对于低龄患儿,学界多主张采用改良巩膜隧道双平面切口,以利用巩膜的张力、切口后唇的活瓣以及眼内压作用加强切口的自闭性,提高术后的安全性、减少手术损伤及术源性散光的产生。

2. 切口位置的选择　切口位置包括切口的方位和解剖位置。根据方位,主切口可选择在上方、颞侧或角膜散光的陡峭轴上,使用双手操作的角膜穿刺口多选择主切口的左侧,与主切口相距 90°。

对于先天性白内障患儿,由于婴幼儿眼球壁软、切口自闭性和术后依从性差以及难以避免患儿揉搓眼球等原因,主切口多选择在上方,以改良巩膜隧道切口为宜,以便充分利用上睑和球结膜的双重保护作用,减少或者避免由于外伤等因素导致的伤口渗漏或哆开的发生[10]。1 岁内行白内障手术、角膜横径小于 10mm 或者眼轴过短以及合并永存性原始玻璃体增生症(persistent hyperplastic primary vitreous,PHPV)等患儿是继发性青光眼发生的高危人群[11~13],白内障术中制作的球结膜瓣日后可能导致球结膜局部粘连和疤痕组织的形成,增加了后期抗青光眼手术失败率,因此,对于这些患儿,可将手术切口选择在鼻上方或颞上方,为将来可能的抗青光眼手术保留一定的健康球结膜。此外,如合并角膜外伤、晶状体脱位、虹膜粘连、虹膜缺损或者虹膜根部离断、眼内异物等情况时,手术切口方位的选择应以减少对眼球的进一步损伤(如避免在晶状体脱位位置做切口)以及便于手术操作为宜。

对于年龄在 10 周岁以上的患儿,由于眼球壁发育渐趋成熟,切口自闭性趋好,可以选择颞侧透明角膜或者角膜缘切口。颞侧方位的切口位于睑裂区,手术视野暴露良好而利于术中操作,同时能够避开行上方角巩膜隧道切口时对球结膜组织破坏。对于合并有玻璃体视网膜疾病的患者,或者习惯于使用玻璃体切割设备行晶状体切割术的术者,可以选择经睫状体扁平部的巩膜切口。

二、切口的制作及特点

(一) 改良巩膜隧道切口

改良巩膜隧道切口适用范围广,是 10 岁以下患儿常用的手术切口。小儿白内障手术改良巩膜隧道切口的制作与成人大致相同,其具体步骤如下(图 12-4a~e):

1. 悬吊上直肌,固定眼球于下转眼位,以暴露上方手术野。

2. 打开球结膜,做以穹窿部为基底的结膜瓣,沿角膜缘剪开球结膜,宽约 5mm,烧灼止血,暴露上方巩膜区域。为了防止术中灌注液进入球结膜下形成气球样膨胀影响手术操作,可以适当延长球结膜切口,或者做垂直于角膜缘的放射状球结膜切开。

3. 制作巩膜隧道

(1) 在巩膜缘前界向后约 1.5 mm 处,用钻石刀或 15° 一次性穿刺刀做反眉弓或直线巩膜切口,深度约 1/2 全层巩膜厚度;

(2) 用月形刀或隧道刀分离巩膜隧道,然后向前分离至透明角膜内 1mm 处,隧道长度为 2~2.5mm。3 岁以下患儿因为眼球壁偏软,在构筑切口时隧道长度不能过短,否则术中虹膜组织容易脱出,不仅影响术中操作,还会加重术后炎性反应。

(3) 在制作角膜巩膜隧道后,调整刀的潜行方向,穿刺进入前房,使隧道形成 45° 的斜面,以利切口的自闭。

与透明角膜切口相比较,改良巩膜隧道切口具有一定的优势[10],在相同的切口隧道长度下,巩膜切口能够减少手术过程中可能出现的角膜变形和角膜皱褶,避免对手术野的影响。因为距离角膜中心较远,改良巩膜隧道切口减小了手术源性散光的产生。此外,巩膜组织丰富的血液供应,使得切口愈合更加迅速和牢固。改良巩膜隧道切口的优缺点及适用范围见表 12-1。

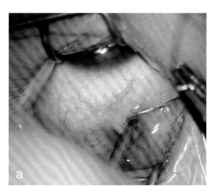
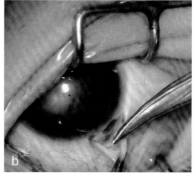

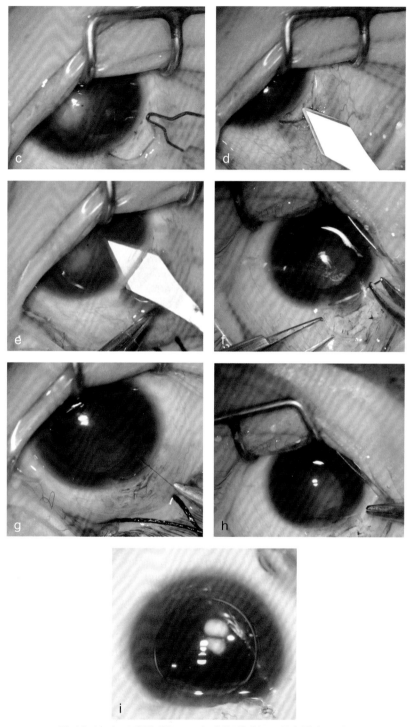

图 12-4　角巩膜隧道切口 / 角膜缘隧道切口的制作与缝合

a. 悬吊上直肌；b. 剪开球结膜；c. 巩膜面烧灼止血；d. 隧道切口的起始；e. 调整刀的潜行方向，
穿刺进入前房；f. 平行于角膜缘缝合切口；g. 打结；h. 埋藏线结；i. 烧灼闭合球结膜切口

表 12-1 改良巩膜隧道切口的特点及适用范围

优点	缺点	适用范围
可根据手术需要扩大切口 手术过程中角膜变形少 虹膜脱出少 自闭性好,稳定性高	制作步骤复杂,需烧灼止血 手术过程中可能出现球结膜的 高度水肿,影响手术 破坏上方球结膜,一旦后期继 发青光眼需要行滤过性手术, 可能影响滤过泡的功能	婴幼儿 需植入硬性人工晶状体,或无法预计植入 人工晶状体类型(软性或硬性)

(二) 角膜缘隧道切口

角膜缘隧道切口制作方法与改良巩膜隧道切口类似,只是切口的起始部分位于角膜缘血管末梢处。该切口保留了改良巩膜隧道切口的部分优势,如手术源性散光小、眼内炎发病率低等,同时在一定程度上简化了切口制作步骤,保留完整的球结膜,缩短了切口长度,使眼内操作更容易进行。

(三) 透明角膜隧道切口

小儿白内障手术透明角膜切口的制作过程与成人相同,用穿刺刀在透明角膜面做单平面、双平面或三平面的透明角膜隧道切口,术毕切口自行保持水密者,不需缝线闭合切口。该切口起始部位于结膜嵌入角膜组织之前,避免了结膜相关并发症。

但对于年龄较小的患儿,由于其眼球较软及依从性较差,透明角膜隧道切口往往不能自闭,常需进行缝合,因此,该切口更适用于 10 岁以上眼球壁发育较好的患儿。其优缺点详见表 12-2。

表 12-2 透明角膜切口的优缺点[14~18]

优点	缺点	适用范围
制作步骤简单,无须止血 未损伤球结膜 切口长度较短,便于眼内操作	切口自闭性差,不缝合时易哆开 角膜切口无血供,愈合慢 无缝合的切口,眼内炎的发病率相对 较高 手术源性散光较大	10 岁以上患儿白内障手术,植 入可折叠人工晶状体

(四) 角膜缘 / 透明角膜微切口

双手微切口白内障手术也可应用于小儿白内障。由于小儿晶状体核软,大多可通过灌注 / 抽吸将混浊的晶状体物质吸出,故可使用 1.0~1.5mm 的穿刺刀制作与成人双手微切口白内障吸出术相同的透明角膜切口[19,20]。

对于一期不植入人工晶状体的婴幼儿患者,还可选择用玻璃体切割头对晶状体囊膜及皮质进行咬切、抽吸。切口选用 20G 穿刺刀制作,在角膜缘血管弓末端或者稍前处起始,先垂直角膜进刀,然后平行虹膜进入前房。这种切口的优点是切口小,手术操作方便,应用玻璃体切割头行前后囊膜切开和皮质抽吸,避免了手术器械频繁地进出前房,减轻了术后的炎性反应。缺点是如果切口构筑过宽,可能导致切口渗漏,前房维持困难,甚至可能导致前房消失,增加了损伤虹膜和角膜内皮等组织的风险。

(五) 经睫状体平坦部切口

这种切口适用于需要联合处理玻璃体视网膜病变的患儿。需要注意的是,由于小儿的睫状体平坦部发育不完全,视网膜周边相对成人更加靠近角膜,因此,手术切口的制作位置与成人不同[12]。在两点、十点方位及颞下方位剪开结膜组织后,距离角膜缘 1.5~3.5mm 处用 20G 巩膜穿刺刀作穿刺口(表 12-3)。

表 12-3　不同患儿年龄对应经睫状体平坦部的切口位置[21,22]

患者年龄 / 月	切口位置 (角膜缘后)/mm
≤ 3	1.5
4~6	2.0
7~12	2.5
12~36	3.0
>36	3.5

术中尽量减少手术器械进出眼内的次数,在开启灌注状态下避免器械滑出切口,以防止玻璃体嵌顿于切口,减少前段玻璃体增殖形成的可能性。这种切口的优点是减少对前房组织的损伤,能够同时行玻璃体和视网膜其他病变的处理。缺点是不易充分的保留囊膜,二期人工晶状体难植入囊袋内。此外,由于手术习惯的改变,眼前段医生需要一定学习和适应的时间。

三、切口的缝合

小儿白内障手术无论选择何种切口,术毕切口均应达到水密状态。低龄患儿的晶状体手术,特别是联合后囊膜切开和 / 或玻璃体手术,更应强调缝合密闭切口的重要性,以防术后由于切口本身或外力的作用导致切口的裂开渗漏、前房消失、瞳孔闭锁、眼压升高甚至眼内炎等灾难性并发症的产生[23-25]。

角膜及角巩膜切口的缝合方式多样,可以垂直于角膜缘放射性缝合,也可作平行于该切口的褥式缝合(图 12-4f~h)。无论使用哪一种缝合方式,都要注意缝合固定好切口内唇,同时适当调整缝线的松紧度,以使切口闭合的同时尽量保持角膜的弧度。结膜切口可以用缝线缝合或者用电凝器烧灼边缘进行闭合(图 12-4i)。

综上所述,术者应在术前对患者综合情况进行认真评估,根据患儿的年龄、眼部情况、手术方式选择合适安全的手术切口。对于婴幼儿、伴有青光眼或者有发生继发性青光眼的高危因素的患儿,应尽量保留上方球结膜,以备将来行抗青光眼手术之需。为了防止手术过程中切口渗漏,切口的大小应该与使用的设备相匹配。应强调切口密闭的重要性,必要时应缝合切口防止并发症的发生。

第三节　眼科黏弹剂的使用

眼科黏弹性手术(ophthalmic viscosurgical devices,OVD)简称黏弹性物质(viscoelastic materials)或黏弹剂(viscoelastics),自 20 世纪 70 年代起应用于眼科,现已经成为眼科手术中

不可或缺的软性工具[26-28]。小儿存在前房浅、瞳孔不易散大和眼后段压力相对较大等特点，如何更好地维持有限的手术操作空间尤为重要；此外，小儿眼球壁软和晶状体囊膜韧性大等因素增加了前囊膜／后囊膜切开的难度，因此，了解不同黏弹剂的特点，选择合适的黏弹剂有助于降低手术难度和提高手术安全性。

一、黏弹剂的流变学及物理性质

1. 黏性（viscosity）　黏性是度量流体随剪应力（shear stress，又称切应力）或者外部应力（tensile stress）而形变时流体抵抗形变的能力，可用来表示流体内部摩擦力的大小。主要取决于流体的分子链的长度，还与流体的分子量、浓度、溶剂、温度有关[29]。

黏弹剂在不同的剪切率下黏性不同。剪切率是指相邻的两个层流间的相对移动速度。黏弹剂在零剪切率时的高黏性特点可发挥其维持眼部空间的作用；在中剪切率时的中等黏性有利于手术器械和人工晶状体在眼内的移动；而在较高剪切率时的低黏性使之易于通过针头进行注射[30]。

2. 假塑性（pseudoplasticity）　假塑性是指黏弹剂在手术过程中伴随剪切率的提高（受到外力增大）由高黏性的凝胶状态转变为低黏性的液体状态的能力[31]。假塑性是黏弹剂必备的特性之一，同时决定了黏弹剂维持空间的能力和注射时的难易程度[30]。当黏弹剂被推注或手术器械在黏弹剂之间移动时，切变率的增加使黏弹剂黏度降低，变得容易流动，易于手术操作。

3. 弹性（elasticity）　弹性是指物质受压或变形之后恢复原有形状的能力，往往随着黏度增加而增加，长分子链的黏弹剂弹性高于短分子链者。黏弹剂所具备的弹性能够减少超声乳化针头的振动和灌注／抽吸时的液流涌动对眼内组织造成的损伤[29]。

4. 内聚性（cohesiveness）　内聚性是指物质能够黏附于自身，抵抗分散而维持自身聚合的能力，与分子量和弹性正相关[29]。长分子链和高分子量的黏弹剂具备更好的内聚性，因此容易被清除；而短分子链和低分子量的物质内聚性较低，多以分散形式存在，不易被清除干净。

5. 弥散性（dispersiveness）　弥散性是与内聚性相对的性质，指黏弹剂被注入前房后的分散趋势。短分子链和低分子量的物质弥散性较好[29]。

6. 涂布性（coatability）　涂布性是指黏弹剂附着于眼内组织和手术器械表面的能力。涂布性好的物质其表面张力低和接触角度数小。带有负电荷的黏弹剂更容易黏附于带有正电荷的器械表面[30]。

根据静态下黏度、内聚性及弥散性特点，可以将黏弹剂分为高黏性内聚型（the higher viscosity cohesives）和低黏性弥散型（the lower viscosity dispersives）两大类[32,33]。同一种黏弹剂在不同的剪切率下，可能表现出不同的内聚性和弥散性特点。例如，Healon 5 在静态时表现出高黏性特点，在中等剪切率下，能够崩解为小的碎片，表现出弥散性的特点。Healon 5 的这种特点，被称为黏度适变性（viscoadaptivity）[26,31]。DisCoVisc 黏弹剂在静态下表现出高黏性，在超声乳化过程中又具有高弥散性的特点，促使人们将黏性和内聚／弥散性分开考虑，根据分子量及内聚／弥散指数（cohesion-dispersion index，CDI）重新进行了分类[31]。2005 年分类标准及部分欧美商用黏弹剂见表 12-4。

表 12-4　黏弹剂的分类及欧美部分黏弹剂

静态时黏度所在的范围/(mPa·s)	内聚性黏弹剂（成分）CDI ≥ 30/(%asp/mmHg)	弥散性黏弹剂（成分）CDI ≤ 30/(%asp/mmHg)
$(7 \sim 18) \times 10^6$	Ⅰ.高黏度适变性 * Healon5（2.3%HA） iVisc Phaco（2.3%HA） 等	Ⅰ.超高的黏度弥散性 无
$(1 \sim 5) \times 10^6$	Ⅱ.偏高黏度内聚性 　A.较高黏度内聚性 　Healon GV（1.4%HA） 　iVisc Phaco plus（1.4%HA） 　等	Ⅱ.偏高黏度弥散性 　A.较高黏度弥散性 　无
$10^5 \sim 10^6$	B.一般黏度内聚性 　Amvisc Plus（1.6%HA） 　Amvisc（1.2%HA） 　Biolon（1.0%HA） 　Healon（1.0%HA） 　Provisc（1.0%HA） 　Viscorneal Plus（1.4%HA） 　等	B.一般黏度弥散性 　DisCoVisc（4.0%HA+1.7%CDS）
$10^4 \sim 10^5$	Ⅲ.偏低黏度内聚性 　A.中等黏度内聚性 　无	Ⅲ.偏低黏度弥散性 　A.中等黏度弥散性 　Viscoa（3.0%HA+4%CDS） 　Biovisc（3.0%HA+4%CDS） 　Vitrax（3.0%HA） 　Cellugel（3.0%HPMC） 　等
$10^3 \sim 10^4$	B.极低黏度内聚性 　无	B.极低黏度弥散性 　Adatocel（2.0%HPMC） 　Hymecel（2.0%HPMC） 　ICell（2.0%HPMC） 　OccuCoat（2.0%HPMC） 　Visilon（2.0%HPMC） 　等

　　注:mPa·s:毫帕秒,黏度单位;CDI:内聚弥散指数;30（%asp/mm Hg）:在负压为 100mm Hg 时 30% 的黏弹剂被清除掉;HA:透明质酸钠;HPMC:羟丙甲纤维素;CDS:硫酸软骨素。

二、黏弹剂的种类及特点

　　黏弹剂的主要成分包括透明质酸钠、羟丙基甲基纤维素和硫酸软骨素等。

1. 透明质酸钠（sodium hyaluronate，HA）　HA 是一种天然的润滑剂和缓冲剂，存在于绝大多数脊椎动物的结缔组织内。在眼部，玻璃体及小梁网内 HA 含量较高，房水中 HA 的浓度较低[29,34]。HA 通过结合特定的受体存在于角膜内皮面[35]，在术中起到保护角膜内皮细胞的作用。而且 HA 具备良好的黏性和弹性[29]，在术中可有效形成和维持前房深度，并对晶状体和玻璃体产生向后方的压力，有利于撕囊操作和防止玻璃体脱出。此外，HA 能够清除手术过程中产生的自由基，保护眼内组织[36]。HA 具有良好的假塑性，使其易于通过针孔注入眼内。但 HA 不能在眼内代谢，主要是通过小梁网滤过清除，在眼内滞留可引起一过性眼压升高。此外，所有的 HA 均需冷藏保存，在使用前移置于室温，不利于边远地区的普及使用。

2. 羟丙基甲基纤维素（hydroxypropylmethylcellulose，HPMC）　HPMC 不存在于眼组织中，是在甲基纤维素的基础上合成而来。HPMC 具有低表面张力和小接触角度，能与眼内组织及手术器械的表面良好贴附，起到保护角膜内皮细胞的作用。其分子量小，注入前房 24小时后，97% 的 HPMC 可通过小梁网途径排出。然而，HPMC 的弹性及假塑性低，不易通过较细的针头注入。注入前房后容易产生小气泡，透明度差，影响手术过程中的眼内可见度。因其黏度低，当前房内压力升高时，HPMC 容易通过切口流出。HPMC 成本低，相对便宜，能够在常温下保存[29]。

常用的以 HPMC 为主要成分的黏弹剂包括 Occucoat，Hymecel，Cellugel 和 Adatocel 等。

3. 硫酸软骨素（chondroitin sulfate，CDS）　CDS 存在于角膜组织及玻璃体中[37,38]。因其表面带有负电荷，易于涂布于带正电荷的组织和器械表面，具有良好的涂布性。低浓度的 CDS 黏度较低，当浓度提高至 50% 时，其黏度得以提高，但眼内注射会导致角膜内皮细胞脱水和损害。由于其黏度对浓度的依赖性较大，目前市面上无单一 CDS 成分的黏弹剂产品，均为联合剂型。CDS 与 HA 联合形成的复合物具备特有的化学结构，兼具良好的涂布性和黏度，是理想的黏弹剂。目前商品化的联合剂型产品包括 Viscoat（4%CDS+3%HA），DisCoVisc（4%HA+1.7%CDS），以及 Ocugel（0.5%CDS+ 2.75%HPMC）。

三、黏弹剂在小儿晶状体手术中的应用

由于小儿眼球壁软，手术操作空间小，后房压力大、晶状体囊膜弹性大等特点，对黏弹剂的选用要求高。黏弹剂在在小儿白内障手术中的主要用途如下：

1. 保护角膜内皮细胞　由于角膜内皮细胞的不可再生性，无论成人还是小儿白内障手术，均需通过黏弹剂与角膜内皮细胞接触而产生的物理保护和化学反应保护内皮细胞，以减少术中超声乳化的热损伤、液流冲刷及手术器械等造成的机械性损伤[39]。黏弹剂的使用能够减少角膜内皮细胞的丢失，保护角膜内皮细胞的功能[40-43]。对于部分患儿可能需经历两次或以上内眼手术，角膜内皮细胞的保护显得尤为重要。因此，建议使用具有良好的弹性及涂布性的黏弹剂以利于角膜内皮细胞的保护。

2. 维持前房深度　新生儿眼球的前房较浅，到 8~12 岁时才逐渐加深至正常。部分白内障患儿由于晶状体膨胀，使晶状体变凸，前房变浅。此外，小儿巩膜较薄，器械反复进出切口可导致前房不稳定。在进行撕囊或其他眼内操作时，应向前房注入足量的高黏性内聚型黏弹剂，维持前房深度，为手术操作提供空间，保证手术的安全性。

3. 辅助处理晶状体前囊膜　小儿晶状体前囊膜韧而薄，增加了连续环形撕囊的难度，且眼球软，眼后段压力大，黏弹剂易于从切口溢出，导致眼前后段压力失衡，术中易出现前囊

膜的放射状撕裂。撕囊前使用高黏度黏弹剂填充前房(图12-5),尽量压平前凸的前囊膜,降低前囊膜口放射性撕裂的倾向,减少并发症的发生[44,45]。

4. 辅助处理晶状体后囊膜   由于小儿患者后发性白内障发病率高及后极性白内障后囊膜的解剖特点,部分白内障患儿术中需行后囊膜的连续环形撕囊(posterior continuous curvilinear capsulorhexis,PCCC)。在进行 PCCC 时,将适量的高内聚性黏弹剂注入晶状体囊袋,使晶状体后囊膜伸展固定并向后压迫玻璃体前界面,以便于后囊膜撕开的操作。

5. 辅助人工晶状体的植入   使用黏弹剂填充前房及支撑囊袋,可减缓折叠式人工晶状体在囊袋内展开的速度,增加人工晶状体在囊袋内的可调整性。

在行二期人工晶状体植入时,对于部分已接受后囊膜撕开和前段玻璃体切割术的患儿,使用黏弹剂向后推压玻璃体,可防止人工晶状体植入时玻璃体脱出。对于保留有完整周边囊袋的患儿,在清除增殖的皮质后,可以用黏弹剂重新打开周边囊袋,有利于人工晶状体囊袋内植入(图12-6)。另外黏弹剂能够与人工晶状体表面相黏附,减少其表面的电荷数,预防由于人工晶状体与角膜内皮面相接触而造成的对内皮细胞的损伤[42]。

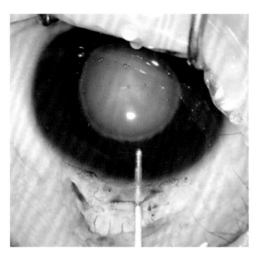

图 12-5   前房内注入黏弹剂
前房注入黏弹剂,压平晶状体前囊膜,以辅助
前囊膜连续环形撕囊

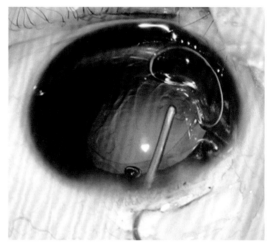

图 12-6   前房及囊袋内注入黏弹剂
前房及囊袋内注入黏弹剂,维持前房深度和扩张
囊袋,辅助人工晶状体的植入

6. 特殊情况下的应用   在处理小儿复杂白内障时,黏弹剂的作用尤显突出。

(1)小瞳孔:在婴幼儿患者特别是小于 6 月的患儿中,因为瞳孔开大肌尚没有发育完全,瞳孔散大困难,往往需要借助黏弹剂的填充开大瞳孔。

(2)外伤性白内障:患儿常伴有晶状体前囊膜破裂、虹膜后粘连、晶状体半脱位等异常,需要使用黏弹剂稳定囊袋、维持前房深度、分离粘连的组织以及填压脱位区玻璃体等。

(3)葡萄膜炎或青光眼并发的白内障:患儿多伴有虹膜后粘连、瞳孔膜闭、瞳孔固定等异常,可使用黏弹剂分离虹膜粘连、扩大瞳孔等。当组织出血进入前房时,可以通过使用黏弹剂提高前房压力,限制出血的弥漫,最终达到止血的目的。

手术过程中,利用黏弹剂维持前房空间及保护角膜内皮细胞是手术的重点所在。软壳技术[46]是在术中联合使用弥散性好和内聚力强的两种黏弹剂,发挥其各自的优势。先在前房内注入弥散性好的低黏性黏弹剂,然后在其下方注入内聚性强的高黏性黏弹剂,将前者推向角膜内皮方向,充分发挥弥散性黏弹剂涂布性好、角膜内皮保护作用强的特点,而内聚性黏弹剂空间维持能力强,有助于撕囊的顺利完成。在植入人工晶状体时先在囊袋内及前房注入内聚性强的高黏性黏弹剂,然后在前房及囊袋的中央注入弥散性好的低黏性黏弹剂,前者有助于囊袋的支撑、瞳孔的扩大和维持,后者有助于折叠式人工晶状体的展开和位置的调整。弥散性好的黏弹剂在中央、内聚性好的黏弹剂在周边有助于术后黏弹剂的快速清除。单一的黏弹剂如 Healon 5 及 DisCoVisc 既具有静态时的高黏性特点,又具有在超声乳化过程中良好的弥散能力和涂布性,兼顾了黏弹剂在眼内空间维持和角膜内皮细胞保护两方面的作用,非常适合在小儿白内障手术中应用[26,47]。

四、黏弹剂的清除

不同种类的黏弹剂在眼内的清除方式有所差异,内聚型黏弹剂不能在眼内代谢,仅能通过小梁网途径排出;弥散性黏弹剂在排出眼内前可部分代谢。基于上述特点,如果黏弹剂在完成手术操作后未彻底清除,术后可出现一过性高眼压,眼压增高程度与黏弹剂的类型、残留量多少及小梁网健康状态有关。术后患儿往往难以配合检查,因此,在手术结束前,务必将黏弹剂彻底抽吸干净,以避免术后因黏弹剂残留引起的高眼压[48]。

在抽吸黏弹剂时,使用灌注 / 抽吸头反复轻压、旋转人工晶状体光学面,或者将灌注 / 抽吸头伸入人工晶状体后方抽吸,有助于黏弹剂的彻底吸除(图 12-7)。在成年人,可通过观察晶状体后囊膜皱褶的出现作为黏弹剂清除干净的标志。由于小儿囊袋体积小,即使在完全清除黏弹剂后,大部分患儿的晶状体后囊膜并无类似的皱褶出现,也应在显微镜下仔细观察黏弹剂与灌注液间界面的消失来判断黏弹剂是否清除干净。

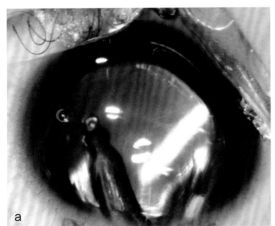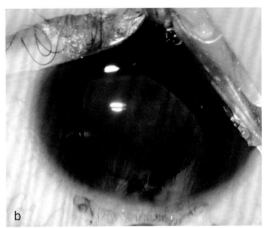

图 12-7　清除眼内黏弹剂
a. 用灌注 / 抽吸针头清除人 IOL 光学面前的黏弹剂;b. 将灌注 /
抽吸针头伸到 IOL 光学面下清除 IOL 后的黏弹剂

总之,理想的黏弹剂具有良好的手术空间维持能力,足够的眼内存留能力,以及易于清除等特点。手术医生应充分了解各种黏弹剂的特点,根据手术需要选用合适的黏弹剂以利于手术操作,避免并发症的发生。

第四节　晶状体前囊膜的处理

晶状体前囊膜的处理是白内障手术的关键步骤之一,甚至有学者称其为现代白内障手术的"灵魂"。连续环形撕囊术(continuous curvilinear capsulorhexis,CCC)的发明,给白内障手术技术带来了重大的革新[49]。由于小儿存在晶状体前囊膜韧性较大、玻璃体正压和瞳孔不易散大等特点,进行前囊膜的处理时要采用合适的切开方式和技巧,以减少并发症和提高术后效果。

一、小儿晶状体前囊膜的特点

动态变化是发育中的小儿眼球最大的特点,而晶状体和晶状体囊袋也处在连续变化过程中。新生儿晶状体直径约为 6.0mm,1 岁时约为 8.0mm,2 岁时约为 8.4mm,到 16 岁达到成人水平,约为 9.3mm。晶状体囊袋直径略大于晶状体直径,新生儿约为 7.0mm,1 岁时接近 9.0mm,2 岁约为 9.3mm,5 岁达到 9.5mm,10 岁接近成人直径,此后逐渐发育至 17 岁达到成人水平[50]。晶状体囊膜包绕整个晶状体,是机体中最厚的基底膜。各部分厚度不均匀,前极最厚(约为 17~28 μm),后极最薄(约为 2~3 μm)。由于基底膜富含糖蛋白,使其具有高度的伸展性,因此,婴幼儿囊膜弹性极高,在悬韧带松弛时囊膜和晶状体皮质的弹性使晶状体趋向球形。随着年龄的增加,晶状体囊膜增厚及糖蛋白减少,导致韧性和弹性降低,脆性增加。

二、前囊膜切开方式的演变及手术技巧

白内障囊外摘除术(extracapsular cataract extraction,ECCE)发明后的几十年来,前囊膜切开的方法经历了多次变革(表 12-5)[51,52]。其中,1984 年 Gimbel,Thomas 和 Neuhann 等发明了连续环形撕囊术(CCC),这种技术的优点显著,迅速被白内障手术医生广泛应用至今。下面介绍四种常用的小儿前囊膜切开技术。

表 12-5　前囊膜切开术的演变

手术技术	年份	发明者 / 术者
晶状体前囊切开	1949	Harold Ridley
开罐式前囊膜切开术	1974	Font,Little 和 Pearce
信封式前囊膜切开术	1979	Galand 或 Baikoff
连续环形撕囊术(CCC)	1984	Gimbel,Thomas 和 Neuhann
玻璃体切割器前囊膜切开术	1994	Wilson 等
双极射频透热术	1994	Kloti

(一)开罐式前囊膜切开术

开罐式前囊膜切开术的操作要点如下:以瞳孔缘为参照物,使用截囊针在周边前囊膜制作数十个表浅的独立小切口,按顺时针或逆时针方向延伸,间断组成环形,直径约为 5mm;

然后用截囊针尖分别经两侧自六点钟处钩住前囊的小切口并沿间断环形牵拉至十二点处，即可剥离前囊膜（图 12-8）[53]。

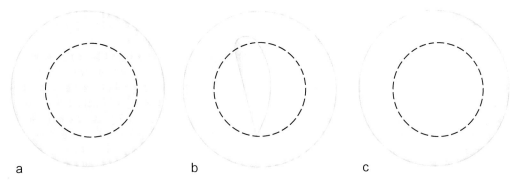

图 12-8　开罐式前囊膜切开术示意图

a. 前囊膜沿瞳孔缘行约四十个表浅的独立小切口；b. 用截囊针尖自六点处钩住前囊的小切口后沿间断环形逆时针牵拉至十二点处，剥离一半前囊膜；c. 自六点处钩住前囊的小切口后沿间断环形顺时针牵拉至十二点剥离另外一半前囊膜

　　开罐式切开的关键是控制截囊针进针的深度及间隔，进针过深易扰动皮质，导致视野不清；间隔过宽，易造成截囊口放射状裂开。由于开罐式获得的前囊口边缘不光滑，容易发生放射性撕裂，影响 IOL 囊袋内植入的稳定性[54]，现在已鲜有应用。

（二）连续环形撕囊术（图 12-9）

　　连续环形撕囊术的发明是超声乳化术发展的重要里程碑。1984 年，加拿大医生 Gimbel HV 在北美首次发表了这种新的囊膜切开技术，几乎在同一时期，德国医生 Neuhann 在欧洲把这种技术叫做"环形撕囊术"（circular capsulorhexis），日本医生 Shimizu 于 1986 年称之为环形囊膜切开术（circular capsulotomy）[55]。CCC 是在开罐式和信封式前囊膜切开的基础上发展而来的。虽然开罐式和信封式曾是现代囊外白内障手术的主要前囊切开方法，但 CCC 在超声乳化术中却是无法用其他方法替代的。CCC 这一技术的原则是在前囊膜上进行连续的、对称性的线性截开，并且可以通过各种不同的方法来完成。由于小儿眼前房空间小，囊膜弹性高，故 CCC 操作相对成人较为困难。

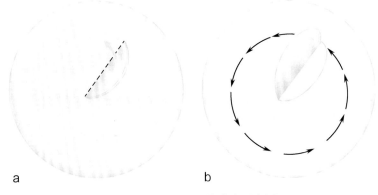

图 12-9　连续环形撕囊术示意图

a. 制作撕囊口；b. 连续环形前囊膜撕开

小儿 CCC 注意事项包括以下几点：

1. 充分散大瞳孔　除了术前应用散瞳药物,手术时可在灌注液中加入肾上腺素(一般浓度为 1 : 1 000),以维持术中瞳孔散大状态。

2. 形成前房　利用高分子量黏弹剂(Healon GV,Healon 5 和 Viscoat)维持前房的空间,压平前囊膜,将撕囊口向周边撕裂的趋势降至最低。

3. 控制撕囊口大小　小儿囊膜的弹性大,悬韧带附着点相对靠前且张力较大,撕囊时更容易向外周撕裂,故起瓣时不宜过大,同时翻转囊膜瓣,利用剪切力和牵拉力形成向心性的合力,控制撕囊大小,一般为 4~5mm,较成人略小。我们以往的研究已经证实 4~5mm 的撕囊口可较 3~3.9mm 的撕囊口明显降低术后后发性白内障的发生,而 5.1~6.0mm 的撕囊口可导致后囊膜撕囊口扩大[56]。放松囊膜瓣时所形成的开口比绷紧时大,故需用镊子在高倍显微镜下完成,保证起始时撕开的半径较所需的小(图 12-10)。

4. 撕囊的器械应始终夹持撕开的囊膜瓣的根部,以利于对撕囊方向的控制。同时,要注意不时放松囊膜瓣,并对撕囊口的大小、形状和撕囊的方向进行评估;必要时重新用器械调整撕囊的方向,以确保不会超出所需范围。

5. 小儿白内障有时会存在前囊膜机化,这种情况需用囊膜剪剪开机化膜,以形成完整的撕囊口。

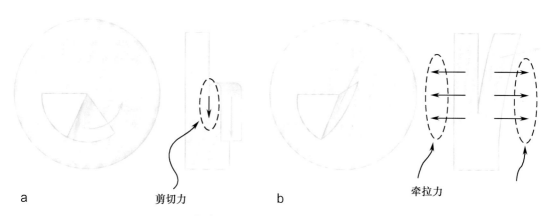

图 12-10　撕囊过程两种不同原理和方向的力量示意图
a. 剪切力;b. 牵拉力

6. 在撕囊过程中如有晶状体皮质溢出前房,影响对撕囊口的观察,应先吸除溢出的晶状体皮质,前房内再次注入足够的黏弹剂,再继续完成撕囊操作。

7. 如撕囊口渐向周边部扩大且边缘被虹膜遮蔽时,应用囊膜剪在撕裂侧或对侧进行剪开,重新起瓣继续完成撕囊,或改行下面介绍的玻璃体切割器或双极射频透热术进行截囊。

(三) 利用玻璃体切割器行前囊膜切开术

自玻璃体切割器发明后,出现了一种晶状体前囊膜处理方法,即玻璃体切割器前囊膜切开术[57]。玻璃体切割头与文丘里泵灌注抽吸系统相连接,从角膜缘或巩膜隧道穿刺口进入前房。可采用同轴或非同轴灌注 / 玻璃体切割系统。这种方法优点是可以用同一器械进行前囊膜切开、晶状体物质抽吸、后囊膜切开及前段玻璃体切割,避免了更换器械和器械反复进出前房导致的机械损伤。

(四) 射频透热前囊膜切开术(radiorequency diathermy capsulotomy)

针对小儿晶状体前囊膜较厚和弹性大的特点,可应用 Kloti 等人发明的射频透热前囊膜切开术,这种方法可取代连续环形撕囊术运用于小儿白内障。射频透热前囊膜切开术需要应用特殊设备——Kloti 装置[58]。

Kloti 装置采用铂合金齿状探头,以 500kHz 高频电流将探头加热到 160℃,当探头以圆形

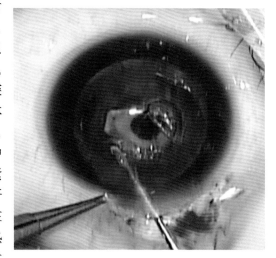

轨迹在前囊表面移动时,其产生的热效应可对前囊膜进行切割,同时,探头会产生小的气泡,但并不干扰术者的观察(图 12-11)。探头可以顺时针或逆时针移动,但所用的力都应轻柔。操作时需注意,如果探头与囊膜接触过紧或探头移动速度过慢,可能灼穿前囊膜进入晶状体皮质,继而探头可能拖拽前囊膜切开口的边缘,导致前囊膜的放射状撕裂。因此,手术过程中把握合适的切割率,以及探头与囊膜接触的紧密程度十分重要。有实验表明,射频透热切开的前囊膜边缘比采用 CCC 者抗张能力低,故在手术操作过程中易发生撕裂。此外,射频透热前囊膜切开术会使切口的边缘发生热凝,手术时要注意切口角膜组织的热灼伤[59]。目前,我

图 12-11　射频透热前囊膜切开术

们已经在临床上把这一技术广泛应用于儿童前囊及后囊切开术,我们还发现这项技术特别适用于对无晶状体眼行二次前囊膜撕开,可大大提高二期人工晶状体囊袋内的植入率[60]。

三、特殊病例的前囊膜处理

(一) 小儿白色白内障截囊术

良好的红光反射是顺利完成连续环形撕囊的重要条件。然而,白色白内障病例眼底红光反射差,对撕囊造成困难。这种情况下,可采取以下几种措施[61]。

1. 前囊膜染色:多种染料被用于囊膜染色(图 12-12),常用的染色剂有 0.5% 吲哚青绿和 0.1% 台盼蓝。

2. 提高显微镜亮度,并适当增加放大倍数,以提高囊膜的可视性。

3. 使用高分子量黏弹剂。

4. 撕囊起瓣时直径不宜过大,可先行一个直径小的 CCC,再行二次撕囊。

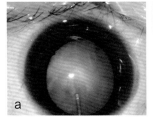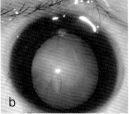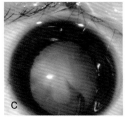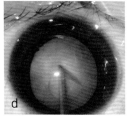

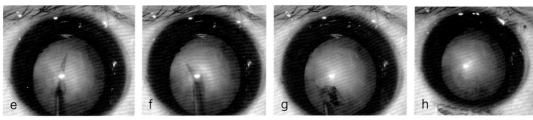

图 12-12　染色剂的使用

在晶状体白色全混浊的情况下，为增加对比度，撕囊前使用了 0.1% 的台盼蓝染色剂

（二）小儿外伤性白内障前囊膜切开术

对于晶状体囊膜业已破裂的小儿外伤性白内障，应使用染色剂，以便手术者观察囊膜破裂口的位置及范围，撕囊时应尽量包绕裂口，以尽量形成边缘平滑的撕囊口，避免囊膜再次裂开[62]。对于机化的前囊膜，撕囊时应尽量将机化部位包绕，若难以避开，可使用囊膜剪或射频透热撕囊术协助完成。后者形成的囊口容易撕裂，术者应小心操作，避免进一步损伤前囊膜。

第五节　晶状体皮质及核的清除

小儿晶状体皮质及核较容易清除，但小儿后发性白内障发病率高，严重影响患儿视功能的重建，而彻底清除晶状体皮质有助于降低后发性白内障发病率。

一、水分离

水分离（hydrodissection）是指用注射液体的方式将晶状体皮质与囊膜分开的操作。小儿晶状体组织柔软、核不明显，水分离时大部分晶状体皮质可经撕囊口溢出至前房，甚至可轻压切口后唇，利用水流压力，使疏松皮质溢出眼外（图 12-13）。已有随机临床对照试验表明，小儿白内障手术中应用水分离，可缩短晶状体组织清除的时间[63]。

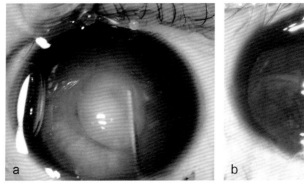

图 12-13　水分离

a. 将注水针头伸到撕囊口下进行水分离；b. 用注水针头轻压切口后
唇使晶状体皮质溢出切口外

　　水分离时,使用 5ml 注射器连接 20G 注水针头,抽吸平衡盐溶液(BSS)约 3ml,将针头通过主切口进入前房,经撕囊口边缘伸入前囊膜下,注入少量 BSS,将皮质与囊膜分离。建议水分离的象限不少于 3 个,多象限水分离(multiquadrant hydrodissection)有助于清除赤道部晶状体上皮细胞,减少术后炎症反应,降低小儿后发性白内障的发病率[64,65]。

二、晶状体物质的清除

　　目前临床上可用灌注/抽吸(Irrigation/Aspiration,I/A)、超声乳化吸除以及玻璃体切割器切除三种方式来清除晶状体组织。

(一)自动灌注/抽吸(I/A)

　　这是目前最常用的小儿晶状体吸除技术。超声乳化仪问世前,手术医生采用双腔管吸除晶状体组织。该法效率较低,晶状体皮质难以清除干净,且手术器械反复进出前房,容易导致葡萄膜炎和角膜内皮损伤等并发症的发生。自动 I/A 系统(图 12-14)的出现大大提高了抽吸效率,避免了器械反复进出前房导致的多种并发症。

　　进行抽吸前,先检查针头有无堵塞、灌注是否正常,针头进入前房时,踩下脚踏至 1 挡开启灌注。针头贴近皮质时脚踏改为 2 挡,开始抽吸皮质。针头吸到皮质后,则将其缓慢牵拉至瞳孔中央,加大吸力使皮质脱离囊袋而被吸除。术者应始终注意针头抽吸口周围情况以及前房稳定性,以免误吸其他眼内组织,导致后囊膜破裂等术中并发症的发生。

(二)超声乳化白内障吸除术(phacoemulsification)

　　虽然小儿白内障鲜有硬核,大部分情况下仅用抽吸力即可清除,但在遇到较硬的晶状体核时,超声能量可以发挥重要作用,同时由于超声乳化针头抽吸口较灌注抽吸针头大,抽吸晶状体组织效率更高[66](图 12-15)。

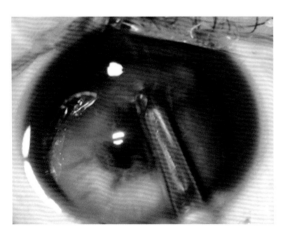

图 12-14　自动灌注抽吸清除晶状体组织

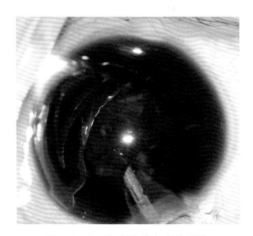

图 12-15　超声乳化白内障吸除

(三)玻璃体切割技术

　　玻璃体切割技术的发展为小儿晶状体组织的清除提供了新的解决方案[67]。术者可通过巩膜或角膜切口或经睫状体平坦部行晶状体切割术(可联合后囊膜切开和前段玻璃体切割术)(图 12-16)。该法优点为:采用同一器械进行撕囊、晶状体组织清除、后囊膜切开与前段玻璃体切除,无须更换器械;从睫状体平坦部切口进入眼内对眼前段尤其是虹膜扰动小,可减轻术后炎症反应。但其最大的缺点为难以保留完整的囊袋,以致二期难以实现囊袋内植入 IOL。

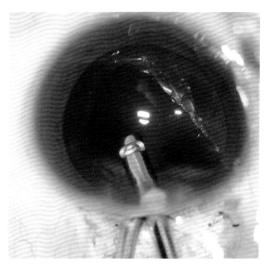

图 12-16　玻璃体切割术

第六节　晶状体后囊膜及前段玻璃体的处理

后囊膜混浊(posterior capsule opacification,PCO),是小儿白内障术后最常见的并发症,发病率最高可达 100%。PCO 的发生与手术年龄、后囊膜及前段玻璃体的处理密切相关。由于小儿晶状体细胞增生活跃,即使切除中央后囊膜,晶状体上皮细胞及炎症细胞仍然可以以玻璃体前界膜为支架迁移增生,形成视轴区混浊。因此,对于后囊膜和前段玻璃体的处理是影响小儿白内障术后视功能恢复的重要环节[68,69]。

一、小儿后囊膜和前段玻璃体的解剖与生理特点

小儿后囊膜较成年人薄,平均厚度约 4μm,赤道部内侧 1mm 处的后囊膜最厚,约 20μm,而后极部最薄,仅为 2~4μm。婴幼儿后囊膜的韧性较大,囊膜的韧性随年龄下降。婴幼儿赤道部的晶状体上皮细胞与晶状体囊膜粘连紧密,且增生活跃,术中难以彻底清除,因而促进了术后后囊膜混浊的发生[70]。

小儿玻璃体弹性高且不易被压缩,玻璃体前界膜与晶状体后囊膜具有直径约 8~9 mm 的圆形粘连,称为 Weiger 玻璃体晶状体后囊韧带[71]。由于 Weiger 韧带将小儿的晶状体后囊膜与前段玻璃体紧密粘连,白内障术中发生后囊膜破裂时,玻璃体前界膜也常直接或间接受损,玻璃体随即从后囊破裂口脱出,形成玻璃体疝。研究表明,完整的玻璃体前界膜可成为晶状体上皮细胞及炎症细胞增生的支架。在已进行 PCCC 的病例中,残留的晶状体上皮细胞能够在玻璃体前界膜上形成单层的晶状体上皮细胞层,并引起视轴区的机化混浊,最终导致了大约 1/3 病例的后囊膜撕开口部分或完全关闭[72]。

二、术中后囊膜和前段玻璃体的处理方法

小儿一期白内障术中处理后囊膜和前段玻璃体能有效预防 PCO 的发生[73]。有学者建议,后囊膜切开和前段玻璃体处理应根据患儿年龄进行选择。对小于 2 岁的患儿进行 PCCC 联合前段玻璃体切除;2~6 岁的患儿单纯进行 PCCC,不联合前段玻璃体切割术;大于 6 岁的患儿不进行 PCCC 和前段玻璃体切除,保留完整后囊膜[74]。

(一) 术中后囊膜的处理

1. 后囊连续环形撕囊术(posterior continuous curvilinear capsulorhexis,PCCC)　1990 年 Gimbel HV 等人首次介绍了 PCCC,即在后囊膜行连续环形撕囊。PCCC 可在完成白内障灌注抽吸后、植入人工晶状体前 / 后进行。向囊袋内 IOL 后方注入黏弹剂增加后囊膜张力,用 26G 破囊针头在后囊膜中央内划开一小口,在小口中注入黏弹剂,使玻璃体前界膜向后退,用撕囊镊握持并翻转囊瓣,按顺时针 / 逆时针方向进行环形撕开,PCCC 的大小一般控制在 3.5~4mm (图 12-17)。PCCC 对术者的技术要求较高,经验不足者容易出现的并发症包括人工晶状体移位和玻璃体脱出[75]。约 3%~20% 患儿在一期 PCCC 术后发生人工晶状体移位。后囊撕开口过大或者撕囊过程中发生放射状裂开,可导致人工晶状体不能植入囊袋内,而需在睫状沟植入,甚至需要缝襻固定,这些额外的手术操作都大大增加了术后葡萄膜炎、色素播散、继发性青光眼和人工晶状体偏位的风险[76]。

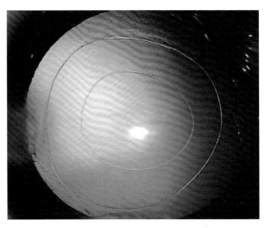

图 12-17　一期前囊膜(ACCC)和后囊膜
连续环形撕囊术(PCCC)
后囊膜撕开口较小、边缘光滑连续

2. 射频透热后囊膜切开术(radiorequency diathermy posterior capsulotomy)　如前所述的射频透热技术除了可用于前囊膜切开,同样可以用于处理后囊膜。后囊膜切开可在植入 IOL 前 / 后进行。

3. 玻璃体切割器行后囊膜切开术　使用玻璃体切割器直接咬切后囊膜形成后囊膜开口,称为玻璃体切割撕囊术(vitrectorhexis)[57]。这种方法形成的后囊开口边缘虽然不如 PCCC 光滑,但操作更简单可控。

(二) 术中前段玻璃体的处理

临床研究发现,虽然单纯 PCCC 可延缓 PCO 的发生,但仅靠 PCCC 并不能阻止 PCO。我们在临床实践中发现,小于 2 岁的婴幼儿晶状体上皮细胞增生和移行能力很强,往往在完整的玻璃体前表面会形成纤维膜。因此,在这些患儿初次手术时应该进行 I 期前段玻璃体切除。当前,国际眼科界已经普遍认为前段玻璃体切除可以消除玻璃体前表面完整的支架作用,防止或延缓中央视轴混浊的发生。而且在视觉发育关键年龄,这种延缓能够有效防止因中央视轴混浊而造成的弱视。很多国家和地区的眼科医生已将儿童白内障手术中 I 期 PCCC 联合前段玻璃体切除作为小于 5 岁的患儿常规处理方式。

前段玻璃体切割术(Anterior vitrectomy)有经睫状体平坦部和经角膜缘两种手术入路。在小儿白内障手术中,联合前段玻璃体切割术的目的是切除前段中央的玻璃体,而不必彻底

切除周边部玻璃体,即去除视轴区与后囊膜紧密连接的部分,避免晶状体上皮细胞移行至玻璃体前界膜发生增殖。由于手术范围局限,通常选择经角膜缘入路进行(图 12-18)。虽然经睫状体平坦部后囊膜切开和玻璃体切除是人工晶状体囊袋内植入后的一种传统手术方式,可使在小于 7 岁的患儿的 PCO 发病率控制在 4%,但由于患儿的睫状体平坦部解剖常常难以准确定位,增加了术眼发生视网膜脱离、人工晶状体偏中心或脱位的风险。故此,选择经睫状体平坦部手术入路应十分慎重。

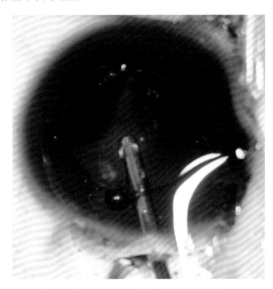

图 12-18　一期经角膜缘非同轴前段玻
璃体切割术

手术步骤和注意点:

1. 植入人工晶状体于囊袋内,行 PCCC(或其他方式切开后囊膜),用高黏度黏弹剂充填前房和人工晶状体的前后表面。

2. 无灌注前段玻璃体切除(干切):采用高切割速率和低负压,有利于维持前房的稳定性;玻璃体切割头通过前囊口,轻抬起并越过人工晶状体边缘,再通过后囊口,在无灌注的情况下,依次切割并彻底清除残留在前房内、囊袋内或后囊开口附近的玻璃体,然后进行前段玻璃体切除,清除前段至少 1/4~1/3 的玻璃体。始终使撕囊口边缘保持规则圆形。撕囊口没有局部变形,说明玻璃体切除适度。不需要完全切除周边的玻璃体,只需要去除中央前部玻璃体,且范围控制在 PCCC 后的空间。

3. 如后囊膜后方存在永存玻璃体动脉,应一并切除。

4. 缩瞳,观察瞳孔形态并确认前房无玻璃体残留;也可使用辅助钩从侧切口伸入轻轻横扫虹膜前表面,有助于清除可能存在的脱出于切口的丝条状玻璃体。

虽然后囊膜切开联合前段玻璃体切除可以预防 PCO,但一方面受到术者手术技巧和手术器械的限制,另一方面,此联合手术操作大大增加了视网膜脱离和黄斑囊样水肿的发生风险,对眼内结构的影响也是不可忽视的。由于前段玻璃体切除是否作为儿童白内障手术的常规步骤尚有争议,因此对年龄较大的患儿,我们不主张常规进行前段玻璃体切除。

(陈晴晶　肖　薇　译)

参考文献

1. Basti S, Greenwald MJ. Principles and paradigms of pediatric cataract management. Indian J Ophthalmol. 1995;43(4):159.
2. Lambert SR, Drack AV. Infantile cataracts. Surv Ophthalmol. 1996;40(6):427–58.
3. Atkinson J. Human visual development over the first 6 months of life. A review and a hypothesis. Hum Neurobiol. 1983;3(2):61–74.
4. Dubowitz L, De Vries L, Mushin J, et al. Visual function in the newborn infant: is it cortically mediated? Lancet. 1986;327(8490):1139–41.
5. Elston J, Timms C. Clinical evidence for the onset of the sensitive period in infancy. Br J Ophthalmol. 1992;76(6):327–8.
6. von Noorden GK, Dowling JE, Ferguson DC. Experimental amblyopia in monkeys: I. Behavioral studies of stimulus deprivation amblyopia. Arch Ophthalmol. 1970;84(2):206–14.
7. Von Noorden G, Crawford M. The sensitive period. Trans Ophthalmol Soc UK. 1978;99(3):442–6.
8. Birch EE, Stager DR. The critical period for surgical treatment of dense congenital unilateral cataract. Invest Ophthalmol Vis Sci. 1996;37(8):1532–8.
9. Lambert SR, Lynn MJ, Reeves R, et al. Is there a latent period for the surgical treatment of children with dense bilateral congenital cataracts? J AAPOS. 2006;10(1):30–6.
10. Bayramlar H, Colak A. Advantages of the scleral incision in pediatric cataract surgery. J Cataract Refract Surg. 2005;11(31):2039.
11. Praveen MR, Vasavada AR, Shah SK, et al. Long-term postoperative outcomes after bilateral congenital cataract surgery in eyes with microphthalmos. J Cataract Refract Surg. 2015;41(9):1910–8.
12. While B, Mudhar HS, Chan J. Lens particle glaucoma secondary to untreated congenital cataract and persistent fetal vasculature. Eur J Ophthalmol. 2012;25:0.
13. Saltzmann RM, Weakley DR, Aggarwal NK, et al. Glaucoma following infantile cataract surgery. J Pediatr Ophthalmol Strabismus. 2011;48(3):142–9.
14. Bradfield YS, Plager DA, Neely DE, et al. Astigmatism after small-incision clear corneal cataract extraction and intraocular lens implantation in children. J Cataract Refract Surg. 2004;30(9):1948–52.
15. Dick HB, Schwenn O, Krummenauer F, et al. Inflammation after sclerocorneal versus clear corneal tunnel phacoemulsification. Ophthalmology. 2000;107(2):241–7.
16. Kruger A, Schauersberger J, Findl O, et al. Postoperative inflammation after clear corneal and sclerocorneal incisions. J Cataract Refract Surg. 1998;24(4):524–8.
17. Cooper BA, Holekamp NM, Bohigian G, et al. Case-control study of endophthalmitis after cataract surgery comparing scleral tunnel and clear corneal wounds. Am J Ophthalmol. 2003;136(2):300–5.
18. Basti S, Krishnamachary M, Gupta S. Results of sutureless wound construction in children undergoing cataract extraction. J Pediatr Ophthalmol Strabismus. 1996;33(1):52–4.
19. Dewey S, Beiko G, Braga-Mele R, et al. Microincisions in cataract surgery. J Cataract Refract Surg. 2014;40(9):1549–57.
20. Prakash P, Kasaby H, Aggarwal R, et al. Microincision bimanual phacoemulsification and Thinoptx® implantation through a 1.70 mm incision. Eye. 2007;21(2):177–82.
21. Hairston RJ, Maguire AM, Vitale S, et al. Morphometric analysis of pars plana development in humans. Retina. 1996;17(2):135–8.
22. Peyman GA, Raichand M, Goldberg MF. Surgery of congenital and juvenile cataracts: a pars plicata approach with the vitrophage. Br J Ophthalmol. 1978;62(11):780–3.
23. Keech RV, Tongue AC, Scott WE. Complications after surgery for congenital and infantile cataracts. Am J Ophthalmol. 1989;108(2):136–41.
24. Mataftsi A, Prousali E, Kokkali S, et al. Complications and visual outcomes after secondary intraocular lens implantation in children. Am J Ophthalmol. 2015;160(5):1087.
25. Ma F, Wang Q, Wang L. Advances in the management of the surgical complications for congenital cataract. Front Med. 2012;6(4):360–5.
26. Mamalis N. OVDs: viscosurgical, viscoelastic, and viscoadaptive. What does this mean? J Cataract Refract Surg. 2002;28(9):1497–8.
27. Miller D, Stegmann R. Use of sodium hyaluronate in human IOL implantation. Ann Ophthalmol. 1981;13(7):811–5.
28. Larson RS, Lindstrom RL, Skelnik DL. Viscoelastic agents. Eye Contact Lens. 1989;15(2):151–60.
29. Liesegang TJ. Viscoelastic substances in ophthalmology. Surv Ophthalmol. 1990;34(4):268–93.
30. Wilkie DA, Willis AM. Viscoelastic materials in veterinary ophthalmology. Vet Ophthalmol. 1999;2(3):147–53.
31. Arshinoff SA, Jafari M. New classification of ophthalmic viscosurgical devices-2005. J Cataract Refract Surg. 2005;31(11):2167–71.
32. Arshinoff SA. Dispersive and cohesive viscoelastic materials in phacoemulsification. Ophthalmic Pract. 1995;13(3):98–104.
33. Arshinoff S. The safety and performance of ophthalmic viscoelastics in cataract surgery and its complications. Proc Natl Ophthalmic Speakers Program. 1993;21–8.
34. Theocharis DA, Skandalis SS, Noulas AV, et al. Hyaluronan and chondroitin sulfate proteoglycans in the supramolecular organization of the mammalian vitreous body. Connect Tissue Res. 2008;49(3):124–8.
35. Madsen K, Steveni U, Apple D, et al. Histochemical and receptor binding studies of hyaluronic acid binding sites on the corneal endothelium. Ophthalmic Pract. 1989;7(92):94–7.

36. Artola A, Alio JL, Bellot JL, et al. Protective properties of viscoelastic substances (sodium hyaluronate and 2% hydroxymethylcellulose) against experimental free radical damage to the corneal endothelium. Cornea. 1993;12(2):109–14.

37. Bishop PN. Structural macromolecules and supramolecular organisation of the vitreous gel. Prog Retin Eye Res. 2000;19(3):323–44.

38. Lamari FN. The potential of chondroitin sulfate as a therapeutic agent. Connect Tissue Res. 2008;49(3–4):289–92.

39. Holmberg ÅS, Philipson BT. Sodium Hyaluronate in Cataract Surgery: II. Report on the Use of Healon® in Extracapsular Cataract Surgery Using Phacoemulsification. Ophthalmology. 1984;91(1): 53–9.

40. Glasser DB, Matsuda M, Edelhauser HF. A comparison of the efficacy and toxicity of and intraocular pressure response to viscous solutions in the anterior chamber. Arch Ophthalmol. 1986;104(12):1819–24.

41. Mac Rae SM, Edelhauser HF, Hyndiuk RA, et al. The effects of sodium hyaluronate, chondroitin sulfate, and methylcellulose on the corneal endothelium and intraocular pressure. Am J Ophthalmol. 1983;95(3): 332–41.

42. Harrison SE, Soll DB, Shayegan M, et al. Chondroitin sulfate: a new and effective protective agent for intraocular lens insertion. Ophthalmology. 1982;89(11): 1254–60.

43. Soll DB, Harrison SE, Arturi FC, et al. Evaluation and protection of corneal endothelium. J Am Intraocul Implant Soc. 1980;6(3):239–42.

44. Gibbon CE, Quinn AG. Use of capsulorhexis and Healon 5 in children younger than 5 years of age. J AAPOS. 2006;10(2):180–1.

45. Jeng BH, Hoyt CS, McLeod SD. Completion rate of continuous curvilinear capsulorhexis in pediatric cataract surgery using different viscoelastic materials. J Cataract Refract Surg. 2004;30(1):85–8.

46. Arshinoff SA. Dispersive-cohesive viscoelastic soft shell technique. J Cataract Refract Surg. 1999; 25(2):167–73.

47. Higashide T, Sugiyama K. Use of viscoelastic substance in ophthalmic surgery–focus on sodium hyaluronate. Clin Ophthalmol. 2008;2(1):21–30.

48. Assia EI, Apple DJ, Lim ES, et al. Removal of viscoelastic materials after experimental cataract surgery in vitro. J Cataract Refract Surg. 1992;18(1):3–6.

49. Vasavada AR, Nihalani BR. Pediatric cataract surgery. Curr Opin Ophthalmol. 2006;17(1):54–61.

50. Krag S, Olsen T, Andreassen TT. Biomechanical characteristics of the human anterior lens capsule in relation to age. Invest Ophthalmol Vis Sci. 1997;38(2):357–63.

51. Wilson Jr ME. Anterior lens capsule management in pediatric cataract surgery. Trans Am Ophthalmol Soc. 2004;102:391.

52. Trivedi RH, Wilson ME, Bartholomew LR. Extensibility and scanning electron microscopy evaluation of 5 pediatric anterior capsulotomy

techniques in a porcine model. J Cataract Refract Surg. 2006;32(7):1206–13.

53. Wood MG, Schelonka LP. A porcine model predicts that a can-opener capsulotomy can be done safely in pediatric patients. J AAPOS. 1999;3(6):356–62.

54. Coelho RP, Zanatto MC, Paula JSD. Spontaneous late in-the-bag intraocular lens dislocation after can-opener capsulotomy: case report. Arq Bras Oftalmol. 2005;68(6):864–6.

55. Gimbel HV, Neuhann T. Development, advantages, and methods of the continuous circular capsulorhexis technique. J Cataract Refract Surg. 1990;16(1):31–7.

56. Lin H, Tan X, Lin Z, Chen J, Luo L, Wu M, Long E, Chen W, Liu Y. Capsular outcomes differ with capsulorhexis sizes after pediatric cataract surgery: a randomized controlled trial. Sci Rep. 2015;5:16227.

57. Vasavada AR, Shah SK, Praveen MR, Vasavada VA, Trivedi RH, Karve SJ. Pars plicata posterior continuous curvilinear capsulorhexis. J Cataract Refract Surg. 2011;37(2):221–3.

58. Delcoigne C, Hennekes R. Circular continuous anterior capsulotomy with high frequency diathermy. Bull Soc Belge Ophtalmol. 1992;249:67–72.

59. Radner G, Amon M, Stifter E, et al. Tissue damage at anterior capsule edges after continuous curvilinear capsulorhexis, high-frequency capsulotomy, and erbium: YAG laser capsulotomy. J Cataract Refract Surg. 2004;30(1):67–73.

60. Luo L, Lin H, Chen W, Wang C, Zhang X, Tang X, Liu J, Congdon N, Chen J, Lin Z, Liu Y. In-the-bag intraocular lens placement via secondary capsulorhexis with radiofrequency diathermy in pediatric aphakic eyes. PLoS One. 2013;8(4):e62381.

61. Guo S, Caputo A, Wagner R, et al. Enhanced visualization of capsulorhexis with indocyanine green staining in pediatric white cataracts. J Pediatr Ophthalmol Strabismus. 2003;40(5):268–71.

62. Cheema RA, Lukaris AD. Visual recovery in unilateral traumatic pediatric cataracts treated with posterior chamber intraocular lens and anterior vitrectomy in Pakistan. Int Ophthalmol. 1999;23(2):85–9.

63. Vasavada AR, Trivedi RH, Apple DJ, et al. Randomized, clinical trial of multiquadrant hydrodissection in pediatric cataract surgery. Am J Ophthalmol. 2003;135(1):84–8.

64. Apple DJ, Peng Q, Visessook N, et al. Surgical prevention of posterior capsule opacification: part 1: progress in eliminating this complication of cataract surgery. J Cataract Refract Surg. 2000;26(2):180–7.

65. Peng Q, Apple DJ, Visessook N, et al. Surgical prevention of posterior capsule opacification: part 2: enhancement of cortical cleanup by focusing on hydrodissection. J Cataract Refract Surg. 2000;26(2): 188–97.

66. Amaya L, Taylor D, Russell I, et al. Phacoaspiration in children. J Cataract Refract Surg. 2001;27(10): 1534–5.

67. Ahmadieh H, Javadi MA, Ahmady M, et al. Primary capsulectomy, anterior vitrectomy, lensectomy, and posterior chamber lens implantation in children: lim-

bal versus pars plana. J Cataract Refract Surg. 1999;25(6):768–75.

68. Vasavada AR, Praveen MR, Tassignon M-J, et al. Posterior capsule management in congenital cataract surgery. J Cataract Refract Surg. 2011;37(1):173–93.

69. Guo S, Wagner RS, Caputo A. Management of the anterior and posterior lens capsules and vitreous in pediatric cataract surgery. J Pediatr Ophthalmol Strabismus. 2004;41(6):330–7.

70. Glasser A, Campbell MC. Biometric, optical and physical changes in the isolated human crystalline lens with age in relation to presbyopia. Vision Res. 1999;39(11):1991–2015.

71. Meier P. Combined anterior and posterior segment injuries in children: a review. Graefes Arch Clin Exp Ophthalmol. 2010;248(9):1207–19.

72. Luo Y, Lu Y, Lu G, et al. Primary posterior capsulorhexis with anterior vitrectomy in preventing posterior capsule opacification in pediatric cataract microsurgery. Microsurgery. 2008;28(2):113–6.

73. Ram J, Brar GS, Kaushik S, et al. Role of posterior capsulotomy with vitrectomy and intraocular lens design and material in reducing posterior capsule opacification after pediatric cataract surgery. J Cataract Refract Surg. 2003;29(8):1579–84.

74. Jensen AA, Basti S, Greenwald MJ, et al. When may the posterior capsule be preserved in pediatric intraocular lens surgery? Ophthalmology. 2002;109(2):324–7.

75. Kim KH, Kim WS. Intraocular lens stability and refractive outcomes after cataract surgery using primary posterior continuous curvilinear capsulorhexis. Ophthalmology. 2010;117(12):2278–86.

76. Shingleton BJ, Crandall AS, Ahmed IIK. Pseudoexfoliation and the cataract surgeon: preoperative, intraoperative, and postoperative issues related to intraocular pressure, cataract, and intraocular lenses. J Cataract Refract Surg. 2009;35(6):1101–20.

第十三章
小儿人工晶状体度数的计算与选择

郑丹莹　孙　懿　曹乾忠

摘　要

　　人工晶状体植入术是小儿无晶状体眼矫正的常用方法。人工晶状体(intraocular lens,IOL)度数的计算与选择是影响小儿白内障摘除术后视功能重建的关键因素。由于小儿眼球的角膜直径、角膜曲率、眼轴长度和晶状体囊袋大小等生物学参数随着儿童年龄的增长不断变化,选择合适的 IOL 度数十分困难。目前尚无专用于小儿 IOL 度数计算的公式,仍采用成人的计算公式,易造成 IOL 度数选择误差,影响小儿术后视功能的恢复。因此在选择小儿 IOL 的度数时,应该基于小儿眼球的发育规律,并综合考虑患儿的近视漂移、弱视程度、对侧眼的情况等多方面因素。

第一节　与人工晶状体度数相关的小儿眼球生物测量指标

　　小儿的眼球发育随年龄呈非线性增长,出生后早期变化最大,2~3 岁时发育基本完成,8~9 岁时达成人水平[1,2]。有研究显示,白内障术后的无晶状体眼状态可影响患儿的眼球发育及屈光变化,尤其出生后 6 个月内行晶状体摘除术的患儿,因此,IOL 植入是矫正小儿无晶状体眼状态的重要方法[3,4]。与 IOL 度数相关的小儿眼球参数随年龄变化的规律如下:

　　1. 新生儿的平均眼轴长度为 16.5 mm,2~3 岁是眼轴迅速增长期,可达(21.4 ± 0.1) mm,3~4 岁时可达(21.8 ± 0.4) mm,5~6 岁时可达(22.7 ± 0.9) mm,10~15 岁时眼轴发育至成人水平,大约为(23.8 ± 0.7) mm[1,2]。

　　2. 新生儿的角膜曲率为 47.0~51.0D,在出生后 6 个月内迅速下降,1~2 岁时为(44.9 ± 0.9)D,2~3 岁时接近成人水平,为(44.1 ± 0.3)D[1,5]。

　　3. 新生儿的平均前房深度为 2.05mm,出生后持续加深,至青少年时期达到 3.25mm,然后随年龄增长逐渐变浅[6,7]。

　　4. 新生儿的晶状体囊袋直径约为 6mm,出生后 2 年内迅速增长,2 岁时达到 8.5mm,然后增长缓慢,16 岁时达 9.3mm[8]。

由于小儿眼轴在 6 岁前仍未达到成人水平,多表现为生理性远视,随眼球发育远视逐渐减轻而正视化,小儿白内障术后无晶状体眼同样存在正视化过程,因此,在 IOL 度数测算与选择时需综合考虑眼球发育的特点。

第二节 小儿人工晶状体度数的测算

小儿 IOL 度数的确定主要考虑以下因素[9,10]:①生物测量:眼轴和角膜曲率的精确测量是决定 IOL 度数的关键因素,某些 IOL 度数计算公式还需要前房深度、角膜直径和晶状体厚度等参数;② IOL 度数计算公式的选择。

一、生物测量

(一) 眼轴测量

眼轴测量是影响 IOL 度数准确性的最重要因素,其测量误差 1mm 即可引起约 2.5D 的屈光误差,在短眼轴中引起的屈光误差更为明显,可高达 4~14D[11]。目前测量的方法主要包括超声波测量法和光学测量法。

1. 声学测量法 主要包括接触式(图 13-1a)和浸入式两种 A 型超声波测量法。有研究提出,在小儿患者中这两种测量方法的结果较为接近[12,13],浸入式比接触式测量法获得的眼轴平均长 0.1mm[11,14,15],且两种测量方法的结果均具有高度的一致性,测量的平均误差为 ±0.1~±0.2 mm。但也有研究提出浸入式测量法准确性更高,IOL 植入术后患儿屈光误差较接触式测量法小,故在小儿 IOL 度数测算时,有条件可考虑使用浸入式测量法进行眼轴测量[16]。

由于接触式和浸入式测量法均需直接或间接接触患者角膜,故低龄患儿(尤其小于 3 岁)难以配合,需在麻醉状态下进行。由于小儿浅麻醉状态下可出现Bell征,会影响测量的准确性,而当患儿的麻醉评分达到 1 分(即对拍打和晃动无反应)时,Bell 征消失,此时再进行测量准确性较高。此外,由于婴幼儿眼球壁较软易压陷,尤其在检查配合欠佳时,眼轴长度的测量误差会更大。因此,在测量过程中应采用多次重复测量取平均值的方法以减小误差[1,17]。

2. 光学测量法 目前常用的设备为 IOL Master 和 Lenstar LS 900。

(1)IOL Master:该设备采用部分光学相干测量仪的原理,将激光二极管发出的激光分裂为两股独立的轴线光,沿视轴方向分别到达角膜和视网膜色素上皮层后反射,经光线分离器后,被图像探测器捕获而测出视轴的长度[18,19],是一种非接触式生物测量仪。在测量眼轴的同时,IOL Master 还能测量角膜曲率、前房深度和水平角膜直径,并可提供 IOL 度数的计算公式,具有一机多用、非接触性、准确度高、效率高、操作简单和安全等优点[19,20]。

传统超声波测量的是角膜前表面到视网膜内界膜的距离,而 IOL Master 测量的是角膜前表面到视网膜色素上皮层的距离,已经包括了视网膜的厚度,是真正意义上的视轴,比传统超声波测量的结果大约长 0.2mm[21]。此外,IOL Master 的测量模式对硅油填充眼和人工晶状体眼等特殊情况进行了优化,设定了相应的检查模式,能够便捷、准确地进行眼轴测量[22-24]。

测量方法与技巧:患儿取坐位,将下颌放在下颌托上,眼睛注视机器中的视标(图 13-1b)。检查者输入患儿资料后,点击进入眼轴测量程序,屏幕中出现白色光斑及十字形绿色光标。

通常测量小儿普通白内障患眼时,建议使用较大的光斑(大小接近绿色圆圈,测量与距离无关),而测量小儿核性白内障患眼时,则建议使用较小的光斑且稍微偏离轴心进行测量(垂直移动)。若患儿的屈光不正超过 5D,宜配戴眼镜后进行测量,加强固视,以提高结果的准确性,但若配戴角膜接触镜进行测量,会导致一定的测量误差。

　　IOL Master 的检查需要患儿配合并具有固视功能,对于不能配合的低龄儿童、眼球不能固视者和晶状体致密混浊而测量光不能有效透过者均难以进行测量[24,25]。

　　(2) Lenstar LS 900 :Lenstar LS 900(图 13-1c)采用光学低相干反射测量法(optical low-coherence reflectometry,OLCR)的原理,利用激光二极管发射出单束的 820nm 激光沿视轴方向分别到达眼球各个结构的表面并反射回来,被探测器接收后由内置软件进行分析处理而获得所需的数据。与 IOL Master 一样为非接触式测量设备,在测量眼轴的同时,还可测量角膜曲率、中央角膜厚度、角膜直径、前房深度、晶状体厚度、瞳孔直径、Kappa 角和视网膜厚度等 9 项数据。不同于 IOL Master 的是,Lenstar LS 900 的九项参数均是以 OLCR 的原理测得,而 IOL Master 仅在眼轴测量时利用部分相干干涉的原理测量。尽管在具体数值上 Lenstar LS 900 较 IOL Master 所测眼轴更长,差值从 0.01mm 至 0.026mm 不等[26],但在测量正常眼、不同类型的白内障眼、IOL 眼、无晶状体眼和硅油填充眼等各种类型眼时均具有极好的一致性和极高的相关性[22,26,27]。

　　Lenstar LS 900 在白内障患儿中的适应证与 IOL Master 相似,适用于能够配合、具有固视功能且非致密性的白内障。

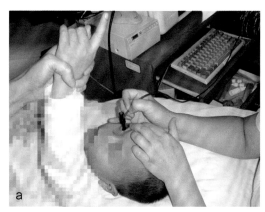
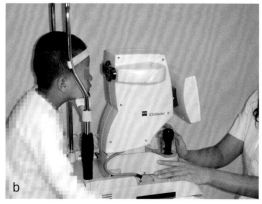
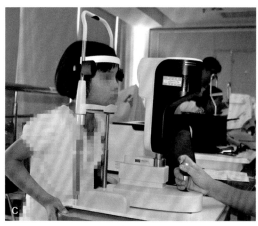

图 13-1　眼轴的测量

a. 接触式 A 型超声波测量眼轴;b. IOL Master 测量眼轴;c. Lenstar LS 900 测量眼轴

(二) 角膜曲率测量

角膜曲率的测量准确性是影响 IOL 度数准确性的另一重要因素,在小儿患者中,每 1D 的角膜曲率测量误差可导致 0.8~1.3D 的 IOL 度数误差[7,28]。角膜曲率可通过手动角膜曲率计、自动角膜曲率计、自动验光仪、角膜地形图、像差仪以及偏振光学的 IOL 生物测量仪等获得[4]。常用于小儿的测量方法主要有以下几种。

1. 手动角膜曲率计 手动角膜曲率计(图 13-2a)包括 JS 型(Javal-Schiotz)和 BL 型 (Bausch-lomb)角膜曲率计,根据 Purkinje 像的原理进行测量,主要测量角膜中央 3mm 区的角膜曲率。适用于大龄配合儿童,具有简单、快速、准确的优点,但不适用于角膜过于平坦(<40D)或陡峭(>50D)及存在角膜不规则散光的患者。

2. 自动角膜曲率计 分为台式(多附带在自动验光仪上)和手持式自动角膜曲率计 (图 13-2b)。台式自动角膜曲率计适用于合作且有注视功能的患儿,而手持式角膜曲率计适用于麻醉后仰卧位的患儿[7]。自动角膜曲率计的测量误差约为 ±0.25D[29],与手持式角膜曲率计相比,其具有准确性高和可重复性好的优点[9,13,30]。手持式角膜曲率计可用于需镇静或麻醉的患儿,但患儿的非注视状态可导致高达 6D 的测量误差[31]。有研究表明,使用开睑器开睑,滴用人工泪液维持泪膜,利用巩膜顶压器可维持眼球的注视状态,此时测得的角膜曲率与自然注视状态下测得的角膜曲率无明显差异[13]。

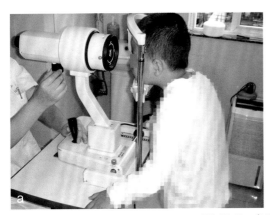 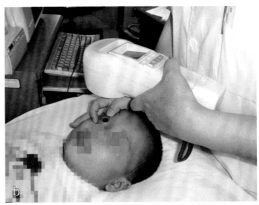

图 13-2 角膜曲率的测量
a. 手动角膜曲率计测量角膜曲率;b. 手持式角膜曲率计测角膜曲率

3. IOL Master IOL Master 可在同一部机器上进行眼轴及角膜曲率的测量。其使用电荷耦合装置连接的相机捕捉测量 6 个反射光斑的距离来计算角膜曲率。当 6 个光斑在绿色光圈内都清晰时,轻压按钮,便得出结果。IOL Master 测得的结果与手动角膜曲率计及自动式角膜曲率计具有非常好的一致性[30]。

4. Lenstar LS 900 Lenstar LS 900 同样可以在同一部机器上进行眼轴及角膜曲率的测量。其在测量角膜曲率时,多个测量点确保了测量的稳定性和可靠性,同时能够监测受试者的眨眼和固视丢失情况,只有严格符合标准的测量结果才会用以分析。不同于 IOL Master 的是,Lenstar LS 900 的角膜曲率测量结果是多个测量点的资料,可以更好地反映整个角膜表面的曲率和形态信息,在一定程度上减少了由于测量方向和参考点的轴位不同而造成的测量误差[21],其测量结果与 IOL Master 有非常好的一致性[25,27]。

以上四种角膜曲率测量方法均具有准确、客观、重复性好的特点,然而无论哪种方法均存在测量错误的可能性。Holladay 等学者[28,32]指出,眼轴和角膜曲率的测量误差是导致屈光意外的重要原因。若眼轴和角膜曲率测量结果不在平均范围内,或 IOL 度数不在预测范围内,或双眼测量结果显著不对称时,需重新测量,以提高 IOL 度数计算的准确性。

二、人工晶状体度数计算公式

目前尚无专用于小儿 IOL 度数计算的公式[33],其 IOL 度数的计算均使用成人的公式。无论是回归还是理论公式,均基于成人的数据获得,对于部分眼球尚未发育完全的患儿,由于其眼轴短和角膜曲率大,使用成人公式时易出现误差[34-36],且眼轴越短、角膜曲率越大,相应的误差也就越大[10]。另外,有些 IOL 度数计算公式考虑了术后有效晶状体的位置(effective lens position,ELP),而小儿与成人术后的 ELP 有所不同,故在小儿中使用此类公式进行计算也可导致一定的误差[37]。

Nihalani[10]在一项回顾性研究中提出,术后 4~8 周时 57% 的患儿存在大于 0.5D 的预测误差,其中年龄小于 2 岁、眼轴长度小于 22mm 和平均角膜曲率大于 43.5D 的患儿预测误差更为显著。目前,已有较多的学者对各种公式对 IOL 度数的预测准确性进行了对比研究。Andreo LK 等[38]比较了 SRK-Ⅱ,SRK-T,Holladay 和 Hoffer Q 四种公式在小儿 IOL 植入术中的预测准确性,术后 2 个月的结果表明四个公式的准确性无显著性差异,但当小儿眼轴短于 22mm 时,Hoffer Q 公式略为精确,而 SRK-Ⅱ公式精确性略差,但差异并无显著性。Trivedi[39]在眼轴小于 20mm 的 16 例患儿中也证实了 Holladay Ⅱ与 Hoffer Q 公式预测误差较为接近,分别为 –2.56~2.54D 和 –2.63~2.92D;而 Holladay Ⅰ和 SRK/T 公式误差较大,分别为 –2.94~1.86D 和 –3.24~1.63D。Nihalani[10]等也提出在低龄和短眼轴的患儿中,Hoffer Q 公式比 SRK Ⅱ,SRK/T 和 Holladay Ⅰ公式有更好的预测性。此外,对于超短眼轴(<19mm)的患儿,有学者证实 Haigis 公式的屈光误差最小(+0.51 ± 0.12)D,Hoffer Q 次之(–0.70 +/–0.14D),再次为 Holladay Ⅰ(–1.11 ± 0.13)D,SRK/T 公式误差最大(–1.45 ± 0.14)D[40]。因此,对于小儿短眼轴或超短眼轴眼,我们推荐应用 Haigis 或 Hoffer Q 公式。鉴于小儿眼球独特的解剖结构特点,哪个公式更适用于小儿(特别是 2 岁以下的患儿)仍然需要进一步随机、大样本的临床对照研究进行证实。

第三节 小儿人工晶状体度数的选择

随着眼科显微手术技术的发展,IOL 植入在小儿白内障手术中得到越来越广泛的应用,但小儿 IOL 度数的选择尚缺乏统一的标准。目前,普遍的观点认为,在进行 IOL 度数选择时需综合考虑植入时患儿的年龄、对侧眼的屈光状态、双眼或单眼患病及目标屈光度。

1. IOL 植入时患儿的年龄 由于患儿的眼球处于发育状态,植入 IOL 后可出现近视漂移,且不同年龄的患儿漂移程度不同[41-43],故精确预测术后的近视漂移度数往往非常困难,尤其低龄患儿[41,42]。有研究表明,在患儿 2~3 岁时手术,近视漂移的程度可从 0.5D 到 10.75D,平均为 4.6D;6~7 岁时手术,漂移程度为 0.5D 到 6.60D,平均为 2.68D;8~9 岁时手术,漂移程度显著缩小为 0.75 到 2.60D,平均为 1.25D;而 10~15 岁时手术,近视漂移程度已缩小到 0 至 1.9D,平均为 0.61D[41]。另一项研究的结果与以上研究基本一致,也表明了手术时年龄越小,近视漂移则越明显:1~3 岁时手术,近视漂移平均为 5.96D,3~4 岁时为 3.66D,5~6 岁时为 3.40D,3 岁以后手术近视漂移呈线性缩小[43]。近视漂移及个体化差异的存在,进一步增加了 IOL 度数确定的难度。

2. 目标屈光度 双眼白内障术后,目标屈光度的设定既要考虑患儿术后当时的视力,还需考虑其成年后的屈光状态,但目前尚没有达成共识[33]。部分医生倾向于术后当时达到正视,尤其对于依从性差、术后不能有效配戴框架眼镜或角膜接触镜的患儿,选择目标屈光度为正视的 IOL 度数便于术后弱视的预防与治疗;另外一部分医生倾向于使患儿成年后更接近轻度近视状态,因而根据手术时的年龄预留一定度数的远视,以便通过患儿的近视漂移而在成年时达到轻度近视状态[33]。

3. 对侧眼的屈光状态 对于单眼白内障手术的患儿,需考虑对侧眼的屈光状态。Eibschitz 等[33]提出对于 2~4 岁的患儿,术眼目标屈光度可设定为对侧眼的等效球镜度减去 1.25D,4 岁以上的患儿则可选择与对侧眼一致的等效球镜度。在调整度数时,应避免与对侧眼的屈光度相差超过 3D,以预防弱视的发生[33]。

鉴于小儿植入 IOL 时年龄越小,近视漂移越大,为了减少 IOL 的置换率,目前,已有许多国内外学者对小儿 IOL 度数的选择进行了研究,并根据患儿年龄制定了术后目标屈光状态(表 13-1)。对于需早期手术并植入 IOL 的患儿,Vander Veen 等[36]在一项多中心临床研究中建议在不同的年龄段植入 IOL 后保留的目标屈光度分别为 +8D(4~7 周龄)和 +6D(8~28 周龄)。Wilson 的调查发现大部分医生对 6 月龄患儿设定的目标屈光度为中等远视(≥ 3D 且 <7D),1 岁时为中低度的远视(>0D 且 <3D),而 2 岁时为轻度远视[44]。

表 13-1 小儿年龄和术后目标屈光状态的关系

年龄 / 岁	Enyedi 等 (1998)[42]	Plager 等 (2002)[41]	Crouch 等 (2002)[43]	Wilson 等 (2003)[44]
1	+6.0	—	+4.0	+6.0
2	+5.0	—	+4.0	+5.0
3	+4.0	+5.0	+3.0	+4.0
4	+3.0	+4.0	+3.0	+3.0
5	+2.0	+3.0	+2.0	+2.0
6	+1.0	+2.25	+2.0	+1.0
7	0.0	+1.5	+1.0	0
8	–1~–2	+1.0	+1.0	–1.0~–2.0
9	—	—	0	—

译者注:表格标题以文章研究者和发表时间命名;表格中的内容表示术后目标屈光状态,单位为"D"。

小 结

准确的生物测量、不同年龄的 IOL 计算公式和目标屈光状态的选择是提高小儿 IOL 度数的准确性的重要因素。术者应结合患儿眼球发育特点、近视漂移情况、是否存在弱视及其严重程度、患儿及其父母的依从性和术者的临床经验等因素综合考量来选择 IOL 度数,且术后需积极进行弱视治疗,才能使患儿重建良好的视功能。

（陈晴晶　肖　薇　译）

参考文献

1. Hussain RN, Shahid F, Woodruff G. Axial length in apparently normal pediatric eyes. Eur J Ophthalmol. 2014;24(1):120–3.
2. McClatchey SK, Parks MM. Myopic shift after cataract removal in childhood. J Pediatr Ophthalmol Strabismus. 1997;34(2):88–95.
3. Wilson Jr ME, Trivedi RH. Eye growth after pediatric cataract surgery. Am J Ophthalmol. 2004;138(6):915–24.
4. McClatchey SK, Dahan E, Maselli E, et al. A comparison of the rate of refractive growth in pediatric aphakic and pseudophakic eyes. Ophthalmology. 2000;107(1):118–22.
5. Inagaki Y. The rapid change of corneal curvature in the neonatal period and infancy[J]. Arch Ophthalmol. 1986;104(7):1026–7.
6. Larsen JS. The sagittal growth of the eye. IV. Ultrasonic measurement of the axial length of the eye from birth to puberty. Acta Ophthalmol (Copenh). 1971;49(6):873–86.
7. Jeanty P, Dramaix-Wilmet M, Van Gansbeke D, et al. Fetal ocular biometry by ultrasound. Radiology. 1982;143(2):513–6.
8. Bluestein EC, Wilson ME, Wang XH, et al. Dimensions of the pediatric crystalline lens: implications for intraocular lenses in children. J Pediatr Ophthalmol Strabismus. 1996;33(1):18–20.
9. Al-Haddad C, Jurdy L, Farhat A, et al. Effect of general anesthesia and muscle relaxants on keratometry measurements using a handheld keratometer. J Pediatr Ophthalmol Strabismus. 2014;51(5):308–12.
10. Nihalani BR, VanderVeen DK. Comparison of intraocular lens power calculation formulae in pediatric eyes. Ophthalmology. 2010;117(8):1493–9.
11. Hrebcova J, Vasku A. Comparison of contact and immersion techniques of ultrasound biometry. Cesk Slov Oftalmol. 2008;64(1):16–8.
12. Ben-Zion I, Neely DE, Plager DA, et al. Accuracy of IOL calculations in children: a comparison of immersion versus contact A-scan biometry. J AAPOS. 2008;12(5):440–4.
13. Rogers DL, Whitehead GR, Stephens JA, et al. Corneal power measurements in fixating versus anesthetized nonfixating children using a handheld keratometer. J AAPOS. 2010;14(1):11–4.
14. Hrebcova J, Skorkovska S, Vasku A. Comparison of contact and immersion techniques of ultrasound biometry in terms of target postoperative refraction. Cesk Slov Oftalmol. 2009;65(4):143–6.
15. Giers U, Epple C. Comparison of A-scan device accuracy. J Cataract Refract Surg. 1990;16(2):235–42.
16. Trivedi RH, Wilson ME. Prediction error after pediatric cataract surgery with intraocular lens implantation: contact versus immersion A-scan biometry. J Cataract Refract Surg. 2011;37(3):501–5.
17. Mehdizadeh M. Effect of axial length and keratometry measurement error on intraocular lens implant power prediction formulas in pediatric patients. J AAPOS. 2008;12(4):425.
18. Goyal R, North RV, Morgan JE. Comparison of laser interferometry and ultrasound A-scan in the measurement of axial length. Acta Ophthalmol Scand. 2003;81(4):331–5.
19. Hitzenberger CK. Optical measurement of the axial eye length by laser Doppler interferometry. Invest Ophthalmol Vis Sci. 1991;32(3):616–24.
20. Drexler W, Findl O, Menapace R, et al. Partial coherence interferometry: a novel approach to biometry in cataract surgery. Am J Ophthalmol. 1998;126(4):524–34.
21. Tehrani M, Krummenauer F, Kumar R, et al. Comparison of biometric measurements using partial coherence interferometry and applanation ultrasound. J Cataract Refract Surg. 2003;29(4):747–52.
22. Shen P, Zheng Y, Ding X, et al. Biometric measurements in highly myopic eyes. J Cataract Refract Surg. 2013;39(2):180–7.
23. Kunavisarut P, Poopattanakul P, Intarated C, et al. Accuracy and reliability of IOL master and A-scan immersion biometry in silicone oil-filled eyes. Eye (Lond). 2012;26(10):1344–8.
24. Lege BA, Haigis W. Laser interference biometry versus ultrasound biometry in certain clinical conditions. Graefes Arch Clin Exp Ophthalmol. 2004;242(1):8–12.
25. Buckhurst PJ, Wolffsohn JS, Shah S, et al. A new optical low coherence reflectometry device for ocular biometry in cataract patients. Br J Ophthalmol. 2009;93(7):949–53.
26. Salouti R, Nowroozzadeh MH, Zamani M, et al. Comparison of the ultrasonographic method with 2 partial coherence interferometry methods for intraocular lens power calculation. Optometry. 2011;82(3):140–7.
27. Holzer MP, Mamusa M, Auffarth GU. Accuracy of a new partial coherence interferometry analyser for biometric measurements. Br J Ophthalmol. 2009;93(6):807–10.
28. Eibschitz-Tsimhoni M, Tsimhoni O, Archer SM, et al. Effect of axial length and keratometry measurement error on intraocular lens implant power prediction formulas in pediatric patients. J AAPOS. 2008;12(2):173–6.
29. Edwards MH, Cho P. A new, hand-held keratometer: comparison of the Nidek KM-500 auto keratometer with the B&L keratometer and the topcon RK-3000A keratometer. J Br Contact Lens Assoc. 1996;19(2):45–8.

30. Mehravaran S, Asgari S, Bigdeli S, et al. Keratometry with five different techniques: a study of device repeatability and inter-device agreement. Int Ophthalmol. 2014;34(4):869–75.

31. Mittelviefhaus H, Gentner C. Errors in keratometry for intraocular lens implantation in infants. Ophthalmologe. 2000;97(3):186–8.

32. Holladay JT, Prager TC, Chandler TY, et al. A three-part system for refining intraocular lens power calculations. J Cataract Refract Surg. 1988;14(1):17–24.

33. Eibschitz-Tsimhoni M, Archer SM, Del Monte MA. Intraocular lens power calculation in children. Surv Ophthalmol. 2007;52(5):474–82.

34. Kekunnaya R, Gupta A, Sachdeva V, et al. Accuracy of intraocular lens power calculation formulae in children less than two years. Am J Ophthalmol. 2012;154(1):13–9. e12.

35. Mezer E, Rootman DS, Abdolell M, et al. Early postoperative refractive outcomes of pediatric intraocular lens implantation. J Cataract Refract Surg. 2004;30(3):603–10.

36. VanderVeen DK, Nizam A, Lynn MJ, et al. Predictability of intraocular lens calculation and early refractive status: the Infant Aphakia Treatment Study. Arch Ophthalmol. 2012;130(3):293–9.

37. Hoffer KJ, Aramberri J, Haigis W, et al. The final frontier: pediatric intraocular lens power. Am J Ophthalmol. 2012;154(1):1–2.e1.

38. Andreo LK, Wilson ME, Saunders RA. Predictive value of regression and theoretical IOL formulas in pediatric intraocular lens implantation. J Pediatr Ophthalmol Strabismus. 1997;34:240–3.

39. Trivedi RH, Wilson ME, Reardon W. Accuracy of the Holladay 2 intraocular lens formula for pediatric eyes in the absence of preoperative refraction. J Cataract Refract Surg. 2011;37(7):1239–43.

40. MacLaren RE, Natkunarajah M, Riaz Y, et al. Biometry and formula accuracy with intraocular lenses used for cataract surgery in extreme hyperopia. Am J Ophthalmol. 2007;143:920–31.

41. Plager DA, Kipfer H, Sprunger DT, et al. Refractive change in pediatric pseudophakia: 6-year follow-up[J]. J Cataract Refract Surg. 2002;28(5):810–5.

42. Enyedi LB, Peterseim MW, Freedman SF, et al. Refractive changes after pediatric intraocular lens implantation. Am J Ophthalmol. 1998;126(6):772–81.

43. Crouch ER, Crouch ER, Pressman SH. Prospective analysis of pediatric pseudophakia: myopic shift and postoperative outcomes. J AAPOS. 2002;6(5):277–82.

44. Wilson ME, Bartholomew LR, Trivedi RH. Pediatric cataract surgery and intraocular lens implantation: practice styles and preferences of the 2001 ASCRS and AAPOS memberships. J Cataract Refract Surg. 2003;29(9):1811–20.

14

第十四章
小儿人工晶状体类型的选择

林浩添

摘　要

　　小儿眼球小、晶状体囊袋小、术后炎症反应重,且眼球解剖结构与视觉功能均处于快速发育阶段,因此,小儿的人工晶状体(IOL)具有一定的特殊要求。理想的小儿 IOL 应具有以下特征:大小与小儿晶状体囊袋相匹配、随患儿眼球生长而保持位置稳定、生物相容性良好、术后炎症反应轻、能抑制晶状体上皮细胞增殖与移行。然而,目前未有专门为小儿设计的 IOL,眼科医生只能从成人 IOL 类型中进行选择。眼科医师需要在充分认识小儿眼部解剖生理特点的基础上,根据患儿的具体情况个性化选择合适的 IOL,以帮助患儿术后视功能的重建。本章将详细说明常用小儿 IOL 的功能和适应症,并介绍一些专门为儿科患者设计的创新性人工晶状体。

　　理想的小儿人工晶状体应具备以下特征:大小与小儿晶状体囊袋相匹配、具有调节力、随患儿眼球生长而保持位置稳定、生物相容性良好、术后炎症反应轻、能抑制晶状体上皮细胞增殖、移行等等[1-4]。然而,迄今为止临床上仍未有专门为小儿设计的 IOL,眼科医师只能在成人 IOL 中做出选择。而需要注意的是,并非所有类型的成人 IOL 均适用于小儿眼球。因此,眼科医师需要在充分认识小儿眼解剖生理特点的基础上,根据患儿的具体发育情况选择合适的 IOL,为患儿术后视功能的重建创造有利条件[5]。

第一节　人工晶状体的分类与选择

　　目前 IOL 的分类方法众多,临床上常用的 IOL 可根据光学面材料、襻的设计、植入位置进行分类。

一、光学面材料

根据 IOL 的材料和软硬程度可以将人工晶状体分为两大类:硬性人工晶状体和软性人

工晶状体,其中硬性人工晶状体主要是聚甲基丙烯酸甲酯(polymethylmethacrylate,PMMA),软性人工晶状体又包括疏水性丙烯酸酯(hydrophobic acrylics)、亲水性丙烯酸酯(hydrophilic acrylic)和硅凝胶(silicone)。

(一) 硬性人工晶状体

PMMA 俗称有机玻璃,是生产硬性 IOL 最常用和临床应用时间最长的材料。PMMA 具有透明性优良、生物相容性好、不易降解的特点,以其制成的 IOL 在 20 世纪 80 年代至 90 年代初开始应用于小儿白内障手术中[6]。然而 PMMA IOL 不可折叠,只能通过 5mm 以上的大切口植入,增加了手术创伤和术源性散光。目前 PMMA IOL 在小儿眼中已较少应用。

(二) 软性人工晶状体

由软性材料(丙烯酸酯、硅凝胶等)制成的折叠式 IOL 是人工晶体植入术的一次突破性进展。此类 IOL 柔软,富于弹性,可通过小于 3mm 的切口植入眼内,手术创伤小,术后散光少,而且伤口愈合快。

1. 疏水性丙烯酸酯 用疏水性丙烯酸酯材料加工的 IOL 较薄,折叠时可控性好,展开时比较缓慢,具有良好的机械稳定性。该类型 IOL 具有较高的生物相容性,在葡萄膜炎、青光眼患儿眼内也同样安全[7];同时由于表面黏性较大,IOL 更紧密黏附于囊袋,可有效降低 PCO 发生率。但疏水性丙烯酸酯 IOL 易产生划痕、易被器械损伤,装载前应于表面涂布适量黏弹剂,可起保护作用。2007 年,一项针对美国小儿眼科及斜视协会(American Association of Pediatric Ophthalmology and Strabismus,AAPOS)会员的调查显示,疏水性丙烯酸酯 IOL 是小儿白内障手术最常应用的 IOL 类型[8]。临床上常见的此类 IOL 包括爱尔康公司的 Acrysof® 系列、AMO 公司的 Tecnis® 系列以及 AR40e 型 IOL 等。长期随访的临床研究发现,此类 IOL 植入术后若干年并发症发生率均较低,总体安全性良好。

2. 亲水性丙烯酸酯 亲水性丙烯酸酯 IOL 应用于小儿眼具有以下优点:①生物相容性优良;②屈光指数相对较低,较少引起术后眩光;③弹性适中,既易于折叠又展开缓慢,眼内植入过程安全性高;④激光耐受性好。目前临床上代表性的亲水性丙烯酸酯 IOL 为英国 Rayner 公司生产的 C-flex® 系列和博士伦公司的 AO 系列 IOL,其在眼内的位置稳定、生物相容性良好,术后炎症反应较轻,在临床仍被广泛应用于小儿白内障人工晶状体植入术。

3. 硅凝胶 硅凝胶是最早在临床应用的软性 IOL 材料,其分子结构稳定,生物相容性高,还具有较强的柔韧性和弹性。在光学性能方面,硅凝胶 IOL 透光性好、成像性能优越,很少出现光晕、眩光的不良视觉现象[9]。但是,硅凝胶 IOL 存在一个显著的缺点:较疏水性丙烯酸酯 IOL,其晶状体囊膜纤维化导致的囊袋收缩更常见且更严重,并可能造成 IOL 的前凸、脱位、瞳孔夹持等并发症。小儿眼较成人眼更易发生囊膜纤维化,因而不推荐在小儿眼中植入硅凝胶 IOL。

二、襻设计:一片式与三片式

传统上,根据襻与光学面是否由同一材料制成,可将 IOL 分为一片式(其襻与光学面均由同种材料制成)(图 14-1a)、三片式(其襻由硬性的 PMMA 材料制成而光学面由软性材料制成)两大类(图 14-1b)。近年来,有些公司(如 HOYA 公司生产的 iSert®251)通过一体聚合技术将两种材质聚合在一起成一片式 IOL,光学部和支撑部材料是疏水性丙烯酸酯,支撑部前端采用聚甲基丙烯酸甲酯(PMMA),不但确保了可辨识性,而且防止了光学部和支撑部的黏附(图 14-1c)。一片式 IOL 襻较为宽大柔软,整体机械性能良好,可抵抗组织对其的收缩力,适合于囊袋内植入[10,11];三片式 IOL 襻细长,襻与光学面之间存在一定角度,这种设计适用于囊袋内及睫状沟固定。因此,临床应用时应根据术中 IOL 植入位置选择相应类型的 IOL。

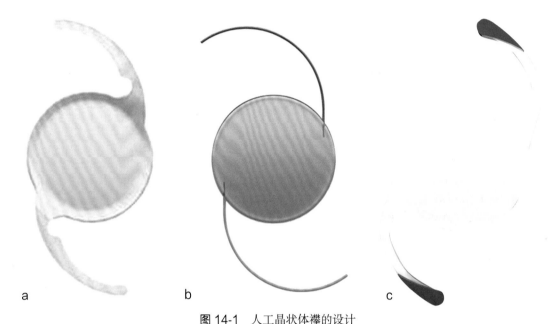

图 14-1   人工晶状体襻的设计
a. 一片式人工晶状体;b. 三片式人工晶状体;c. 由两种材质聚合而成的新型的一片式 IOL

三、人工晶状体植入位置:前房型和后房型

根据 IOL 在眼内的固定位置,可分为前房型和后房型 IOL。

1. 前房型 IOL   目前普遍认为,前房型 IOL(特别是房角固定型)并发症多,如角膜内皮失代偿、前房积血、虹膜炎及继发性青光眼等,故不建议在小儿眼中植入前房型 IOL。

2. 后房型 IOL   常用的后房型 IOL 根据襻的材料、设计和形态可分为不同类型(图 14-2)。通常,后房型 IOL 有囊袋内和睫状沟两种固定方式,睫状沟固定多用于后囊膜缺损的情况。囊袋内植入 IOL 的主要优点:① IOL 位于人眼晶状体的生理位置,成像质量好;② IOL 稳定性高、生物相容性好;③ IOL 不接触周围组织,可减少睫状体的慢性炎症以及由此引起的 IOL 夹持和移位等并发症的发生。

四、适用于小儿眼的人工晶状体

2007 年美国斜视及儿童眼科协会对全美儿童眼科医师进行问卷调查,旨在了解临床上适用于小儿眼的 IOL 类型。研究结果显示:临床上若对小儿眼行囊袋内植入 IOL,可选一片式、软性材质的后房型 IOL,如疏水性或亲水性丙烯酸酯,但不适宜选用硅凝胶 IOL;若需将 IOL 睫状沟固定或行巩膜缝线固定,则选择三片式、软性材质的后房型 IOL 为宜。此外,不宜在儿童眼中植入前房型 IOL。该研究还指出,儿童眼轴长度在 18 岁之前仍有可能发生变化,手术后屈光状态的变化会明显削弱多焦点 IOL 的作用,并有可能加剧弱视的形成,因此,不推荐在小儿眼中植入多焦点 IOL。

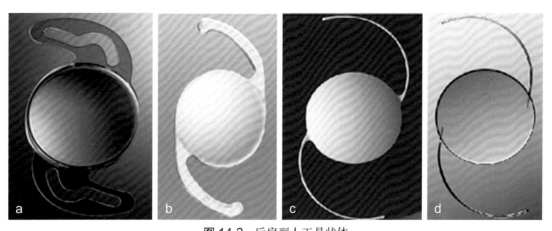

图 14-2　后房型人工晶状体
a. 一片式 AVH^TM 襻人工晶状体；b. 一片式 J 形襻人工晶状体；c, d. 三片式 C 形襻人工晶状体

第二节　展望

在世界范围内，IOL 的基础理论、制造技术和临床实践，发展飞速。针对儿童眼解剖功能特点设计的新型 IOL 也已进入学术界的视野。尽管目前为止，小儿专用的 IOL 尚未批准进入临床应用，但已有部分处于研发阶段的 IOL 为这一领域带来了希望。

由于小儿眼球的快速发育，其屈光状态的变化远大于成人[12]，理想的 IOL 应可随患儿眼球的发育、屈光状态的变化调整屈光度，使患儿在发育过程中双眼尽可能接近正视状态，从而促进视觉。然而，目前临床上所有 IOL 的屈光度均为固定值，无法满足小儿眼屈光状态的快速变化。刘奕志等中国学者针对这一特点设计了一种新型 IOL（中国专利号：2006200564414），可在囊袋内拆解以达到调节术后屈光度的目的（图 14-3）。这种 IOL 将两片或两片以上的晶体片紧密黏附，晶体片之间形成潜在腔隙，该腔隙与密闭小管相连。当患儿术后眼球发育完全，屈光度稳定后，术者实施如下手术调节 IOL 屈光度：剪破密闭小管，使气体或液体通过小管进入潜在腔隙形成空腔，随即将小管沿事先设计的撕裂线连同上方晶体片一同撕除。二次手术通过降低 IOL 的总屈光力，使患眼屈光度重新达到正视或接近正视。

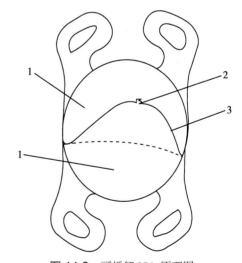

图 14-3　可拆解 IOL 原理图
1. 晶体片；2. 密闭小管；3. 撕裂线

小　结

由于小儿眼的解剖结构与生理发育均具有特殊性，眼科医师应不断总结小儿眼 IOL

选择方面的经验,并进行深入的研究。而小儿专用 IOL 的研发,将可能为小儿晶状体疾病的治疗带来里程碑式的突破。

(陈 婉　王婧荟　译)

参考文献

1. Lambert SR, Drack AV. Infantile cataracts. Surv Ophthalmol. 1996;40(6):427–58.
2. Zetterstrom C, Lundvall A, Kugelberg M. Cataracts in children. J Cataract Refract Surg. 2005;31(4):824–40.
3. Ahmadieh H, Javadi MA. Intra-ocular lens implantation in children. Curr Opin Ophthalmol. 2001;12(1):30–4.
4. Dahan E. Intraocular lens implantation in children. Curr Opin Ophthalmol. 2000;11(1):51–5.
5. Birch EE, Stager DR. The critical period for surgical treatment of dense congenital unilateral cataract. Invest Ophthalmol Vis Sci. 1996;37(8):1532–8.
6. Wilson Jr ME, Trivedi RH, Buckley EG, et al. ASCRS white paper. Hydrophobic acrylic intraocular lenses in children. J Cataract Refract Surg. 2007;33(11):1966–73.
7. Wilson ME, Elliott L, Johnson B, et al. AcrySof acrylic intraocular lens implantation in children: clini-cal indications of biocompatibility. J AAPOS. 2001;5(6):377–80.
8. Wilson ME, Trivedi RH. Choice of intraocular lens for pediatric cataract surgery: survey of AAPOS members. J Cataract Refract Surg. 2007;33(9):1666–8.
9. Pavlovic S, Jacobi FK, Graef M, et al. Silicone intra-ocular lens implantation in children: preliminary results. J Cataract Refract Surg. 2000;26(1):88–95.
10. Trivedi RH, Wilson Jr ME. Single-piece acrylic intra-ocular lens implantation in children. J Cataract Refract Surg. 2003;29(9):1738–43.
11. Prinz A, Vecsei-Marlovits PV, Sonderhof D, et al. Comparison of posterior capsule opacification between a 1-piece and a 3-piece microincision intra-ocular lens. Br J Ophthalmol. 2013;97(1):18–22.
12. Peterseim MW, Wilson ME. Bilateral intraocular lens implantation in the pediatric population. Ophthalmology. 2000;107(7):1261–6.

第十五章
小儿人工晶状体植入术

15

林浩添　张新愉　钟潇健

摘　要

　　随着人工晶状体（IOL）的设计改良，制造技术和材料的改进以及显微手术技术的不断发展，目前眼科界已普通接受 IOL 植入术为小儿无晶状体眼屈光矫正的常用方法。一般而言，小儿患者首选囊袋内 IOL 植入术。一期囊袋内 IOL 植入术式相对容易执行，而对于二期囊袋内 IOL 植入术，如何处理晶状体前囊膜与后囊袋、增殖的皮质之间的紧密黏附是眼科医生面临的挑战。我们创新应用双极射频撕囊仪进行增殖环的撕除，该技术使用射频透热性撕囊仪器在增生环周围进行撕囊，再去除增生的晶状体皮质，重新打开晶状体囊袋，该操作显著提高了小儿二期囊袋内植入 IOL 的成功率。本章回顾并讨论了常用小儿 IOL 植入术式的操作要点和潜在并发症，包括一期植入、二期植入、囊袋内植入、睫状沟植入和前房 IOL 植入。

　　小儿人工晶状体（intraocular lens，IOL）植入术经历了 60 多年的探索和发展，目前已经被眼科界普遍接受，成为小儿晶状体病手术后无晶状体眼屈光矫正的最常用方法[1-4]。然而，时至今日，美国 FDA 仍未正式批准 IOL 用于小儿，且患儿晶状体囊袋仍处于发育阶段，患儿晶状体和眼部其他结构的发育情况也复杂多变，个体间差异大，与成人相比，小儿人工晶状体植入术后炎症反应较大。因此，手术医生术前应先详细评估，为患儿选择合适的手术方式[5]。根据 IOL 植入的时间，小儿人工晶状体植入术可分为一期 IOL 植入术和二期 IOL 植入术；根据 IOL 固定方式，可分为囊袋内植入术、睫状沟植入术、缝线固定术、虹膜固定术和房角固定术等；对于特定的患儿群体，需要选择特殊的 IOL 植入方式，如针对高度远视的患儿的背驼式双联 IOL 植入术。不同的小儿 IOL 植入方式，具有不同的手术适应证和手术技巧，以及相应的 IOL 选择原则。

第一节　小儿人工晶状体植入术发展历史

自 1949 年 Harold Ridley 爵士在成人眼成功植入第一枚 IOL 后,小儿眼科医师也开始尝试为婴幼儿眼植入 IOL。然而,关于第一枚小儿 IOL 的植入时间,不同的文献记载存在一定差异。文献记录的最早时间追溯至 1951 年,由 Epstein 在小儿眼内植入第一枚 IOL,但仅在文中提及,未有直接证据[6];而 D. Peter Choyce 宣称自己在 1955 年为一名 10 岁儿童成功植入第一枚 IOL,随后 1 年内共完成了 4 例年龄 5~12 岁小儿的 IOL 植入术[7]。Binkhorst 等于 1959 年报道了在儿童植入虹膜囊膜固定型 IOL[8],随后,Hiles 也提倡为小儿植入 IOL,并基于他自己的经验发表了一系列文章[9,10]。然而,早期小儿植入 IOL 术,常常由于 IOL 的设计缺陷及植入技术的限制,导致了手术眼术后发生各种并发症,如 IOL 异位和瞳孔夹持、瞳孔粘连和闭锁、继发性青光眼和角膜内皮失代偿等等,1970 年 Binkhorst 详细报道和讨论了先天性白内障 IOL 植入术后视力恢复及并发症的情况[11]。因此,由于一系列的并发症,当时小儿 IOL 植入术并不被临床广泛接受。直到 20 世纪 90 年代,随着现代显微手术技术水平的提高以及自动抽吸、晶状体囊膜切割和玻璃体切割技术在小儿白内障的应用,手术效果明显提高,术后并发症也大大减少,小儿 IOL 植入才被越来越多的人所接受。

第二节　一期人工晶状体植入术

一期 IOL 植入术是指手术摘除白内障同期植入 IOL。根据 IOL 固定的位置,可分为一期 IOL 囊袋内植入术和一期 IOL 睫状沟植入术。IOL 囊袋内植入更符合人眼的解剖结构,使 IOL 接近自然晶状体的生理状态,能有效维持 IOL 长期稳定居中,且避免了 IOL 光学面与葡萄膜组织摩擦而导致色素播散。因此,一般情况下一期 IOL 囊袋内植入术为首选。然而,如果术前存在后囊膜缺陷或者术中发生大范围后囊膜破裂,IOL 植入囊袋内困难或后囊膜的支撑力度不够,则只能考虑采用 IOL 睫状沟植入。

一、手术指征与手术禁忌证

(一) 手术指征

目前认为,达到适宜年龄、无禁忌证的患儿在摘除白内障后均应一期植入 IOL 矫正无晶状体眼状态。然而,国际上对一期人工晶状体植入术的适应年龄仍然存在争议,至今也未有明确的定论。研究结果显示 1 岁以内一期植入 IOL 比 3 岁后二期植入 IOL 会有更高的并发症和再次手术风险[12],2 岁以下一期植入 IOL 也会显著增加再次手术风险,特别是单眼患儿[13]。由于未有循证医学证据证实 2 岁以下行一期人工晶状体植入术对患儿的视力提高有显著的好处[14],我们建议一期人工晶状体植入术年龄在 2 岁以上。

(二) 手术禁忌证

小儿 IOL 植入的禁忌证如下:

1. 先天性白内障合并其他眼部病变　如伴有青光眼,植入 IOL 可能导致患儿眼压难于控制,加重青光眼病情;合并增殖性玻璃体病变和视神经萎缩等[15]。

2. 伴有严重炎症反应的小儿白内障　外伤性白内障摘除后,炎症反应明显或术后炎症风险较高；眼内慢性炎症（如葡萄膜炎、弓形体病、风疹综合征等），则不宜一期植入 IOL。

3. 先天性白内障合并眼球发育不良　如小眼球和 / 或小角膜，眼前段无足够的空间，IOL 植入可能会进一步加重房角的狭窄甚至导致房角关闭，IOL 还可能与虹膜摩擦或压迫睫状体及眼内组织，术后易出现葡萄膜炎、青光眼、角膜内皮失代偿等严重并发症。

二、一期 IOL 囊袋内植入术

囊袋内植入是最为稳定和安全的 IOL 固定方式，在前囊膜撕囊口和囊袋完整的情况下，一期 IOL 囊袋内植入的操作相对简单；越来越多的小儿眼科医师主张对低龄患儿行晶状体撕囊及晶状体物质吸除术后，需先行晶状体后囊膜连续环形撕囊（PCCC）及前段玻璃体切割，然后再将 IOL 植入囊袋内；甚至在后囊膜意外出现小的破裂口的情况下，有经验的医生往往能在破口小而无玻璃体脱出时，用撕囊镊将后囊破口撕成连续边缘，最大限度减少裂口向周边继续撕裂的倾向，仍有可能将 IOL 植入囊袋内。

（一）IOL 选择及手术技巧

主要依据所选择的 IOL 不同采用不同的一期 IOL 囊袋内植入的手术技巧，分述如下：

1. 植入非折叠式 IOL，手术切口需要相应扩大，用显微无齿镊或 IOL 镊夹持 IOL 光学面边缘，先将前襻送入囊袋内，再用镊子或晶状体调位钩边旋转边推送将后襻植入囊袋内。选择非折叠式 IOL 采用的这种大切口的植入方式对眼部组织损伤大，当前仅在某些经济欠发达的国家和地区有少量使用。

2. 植入折叠式 IOL，则无须扩大切口，可选择 IOL 折叠植入镊或 IOL 推注植入器来完成植入。当前，IOL 推注植入器是最主要的 IOL 植入辅助器械，相较前者操作更简单、安全。不仅减少镊子造成的 IOL 光学面的损伤和划痕，而且避免了 IOL 弹飞的可能。折叠式 IOL 采用的推注植入器可分为预装式和后装式两种。

（1）预装式 IOL 植入系统，即将不同度数的折叠 IOL 预先安装在植入器中，只需在植入器的尖端注入适量黏弹剂即可使用，省略了手术中安装 IOL 过程，不仅节省时间，而且一次性使用的植入器可最大限度降低污染及病原体感染概率。

（2）后装式 IOL 植入系统，则是在手术台上将 IOL 装载到植入仓。装载前需先往植入仓内注入黏弹剂，再用显微无齿镊将 IOL 送入植入仓，然后将植入仓安装在推注器，便可使用推注器将 IOL 植入眼内。

3. 无论使用何种推注植入系统，植入时推注器与虹膜平面均应呈 45° 角，且推注器尖端对准囊袋，在直视下将 IOL 前襻送入切口对侧的前囊撕囊口下，再完全将整个 IOL 推离推注器。然后，用辅助钩、调位钩、注水针头或黏弹剂针头轻推 IOL 光学面与襻结合处，将后襻轻度螺旋向下转入囊袋（图 15-1 和图 15-2）。由于 IOL 光学面与襻呈一定的角度，并且两个襻呈逆时针指向，反向植入会引起目标屈光度改变，植入时一定要注意 IOL 的正反面；如果发现 IOL 前后翻转植入，应向囊袋内注入足够的黏弹剂，然后用辅助钩或黏弹剂针头将 IOL 翻转复位。另一个重要的手术技巧是判断 IOL 是否植入在囊袋内：首先，观察前囊撕囊口是否全周覆盖 IOL 光学面边缘，光学面是否有倾斜；其次，再轻推光学面边缘观察其是否能在囊袋内自由旋转。术毕应彻底清除前房及囊袋内黏弹剂，尤其是 IOL 后方黏弹剂，以避免术后高眼压的发生。与成人相比，小儿眼球的后段压力较高，操作时前房容易塌陷，应注入足够的高弹性黏弹剂辅助操作。如果植入过程发现晶状体囊袋过小，IOL 无法植入囊袋内或植入囊袋后晶状体襻及光学面无法舒展,可改用 IOL 睫状沟固定的方法;如果发现睫状沟直径仍然过短,晶状体襻及光学面依然无法完全舒展,则应当机立断取出 IOL。最后这种情形比较少见,可通过严格把握 IOL 植入手术指征和完善的术前检查尽量避免。

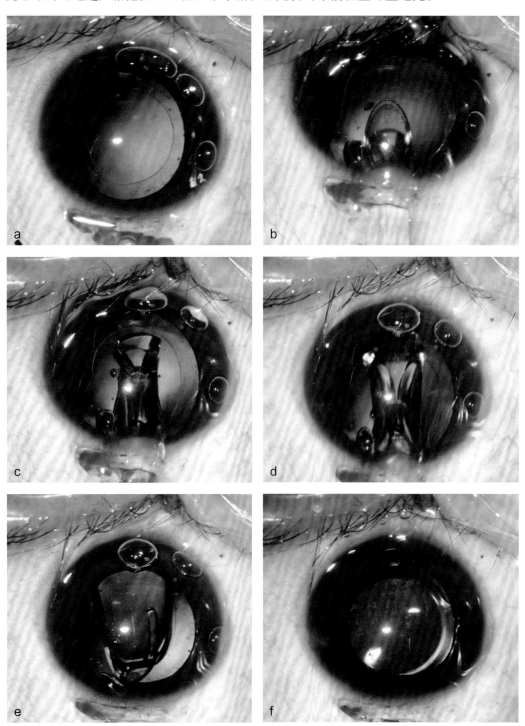

图 15-1　一期一片式 AcrySof IOL 囊袋内植入
a.注入黏弹剂撑开囊袋;b~e.囊袋内植入一片式 IOL;f.形成前房,闭合切口

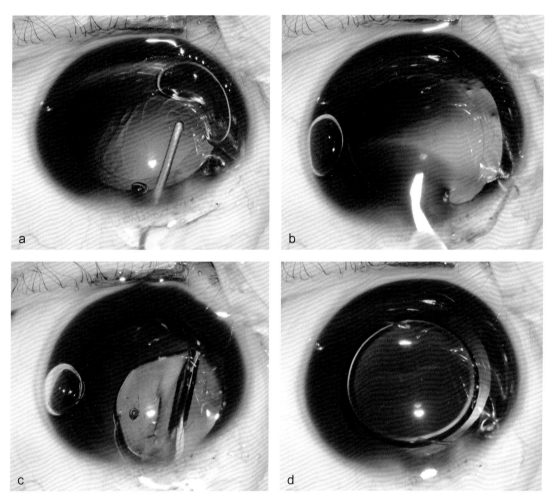

图 15-2　一期三片式 IOL 囊袋内植入
a,b. 注入黏弹剂撑开囊袋;c. 囊袋内植入三片式 IOL;d. 形成前房,闭合切口

(二) 后囊膜和玻璃体的处理

一期 IOL 囊袋内植入后,在以下两种情况下需要对后囊膜和玻璃体进一步处理:第一是 IOL 植入囊袋前,后囊膜已有小的破裂口,且破裂口边缘不规则,需要行可完整包绕破裂口的后囊膜连续环形撕囊,以防止后囊膜放射状的撕裂,并行前段玻璃体切割术;第二是虽后囊膜完整,但若患儿年龄较小,为了防止 IOL 植入术后视轴区的晶状体上皮细胞沿着后囊膜和玻璃体前界膜快速增殖引起的后发障,也需要进一步行后囊膜连续环形撕囊和前段玻璃体切除,以破坏术后晶状体上皮细胞增殖的生物组织支架[16-18]。后囊膜连续环形撕囊术可以使用撕囊镊手工进行或采用电撕囊仪器,然后再通过后囊膜撕囊口行前段玻璃体切割术切除患儿中轴区玻璃体,均可达到手术目的,主要依据手术者的经验和手术设备条件进行选择。

三、一期 IOL 睫状沟固定

近年来白内障摘除联合一期 IOL 植入术在临床上普遍推广,然而,是否一期植入 IOL

取决于后囊膜的完整性,据统计后囊膜破裂的发生率为 0.45%~5.2%[19]。当术前存在后囊膜缺陷,或由于手术并发症引起后囊膜较大范围缺损,无法将 IOL 安全植入到囊袋内时,如果前囊撕囊口完整,或残留足够的周边囊膜,对玻璃体进行常规处理后,可将 IOL 襻固定于睫状沟,但其并发症较囊袋内植入多。然而,对于囊膜缺损严重者严禁勉强植入 IOL,以免发生 IOL 偏斜、移位,甚至坠入玻璃体腔。

(一) 手术技巧

当 IOL 不能囊袋内植入时,将黏弹剂注入晶状体周边囊膜与虹膜之间,随后植入 IOL,先将 IOL 前襻经切口送入前房,调整植入角度,使 IOL 前襻经由瞳孔滑入切口对侧睫状沟处;再用 IOL 植入镊将 IOL 光学部轻轻向下推,使光学部进入瞳孔区;用 IOL 植入镊夹住后襻,将其旋转并下压,松开植入镊使后襻进入睫状沟处,完成"推、转、压"三个动作,或用 IOL 调位钩完成上述三个动作。为了确保一期 IOL 睫状沟固定能顺利完成,有两点手术技巧必须高度重视:①尽量保留晶状体前、后囊膜,为植入后房型 IOL 留足够的支撑;②前房内要及时注入足量的黏弹剂,不仅可以维持正常的眼内压,而且对于防止玻璃体脱出有重要作用。最后,IOL 睫状沟植入时,由于小儿术后炎症反应较成人剧烈,故有术者建议将 IOL 光学面嵌顿于前囊撕囊口下,即襻在睫状沟,光学面在囊袋内,称为光学面嵌顿法,这种方法有利于维持 IOL 长期稳定居中,并减少光学面与虹膜背面摩擦导致的炎症反应和色素播散。

(二) 前段玻璃体的处理

正确处理脱出的玻璃体是减少术后并发症的关键。切割脱出的玻璃体时,首先,处理嵌顿于切口处的玻璃体,并逐渐向后囊膜破裂口推进,尽快能清除前房内的玻璃体;其次,最好使用切割和灌注分离的玻璃体切割设备,并且切割头位于灌注头下方,避免水化作用扰动玻璃体腔中的玻璃体;前房和晶状体后囊膜破裂口边缘处的玻璃体应彻底清除,避免影响术后瞳孔形态、角膜内皮及切口愈合;最后,可用干棉签蘸拭角膜切口是否有透明丝状物、瞳孔是否呈圆形来判断是否嵌顿有残留的玻璃体。总之,手术中处理玻璃体脱出的目的是避免术后因玻璃体的牵拉导致并发症产生,术中应尽可能减少扰动玻璃体。

(三) IOL 的选择

目前一期睫状沟固定术的 IOL 多采用折叠型三片式 IOL。三片式 IOL 襻多采用聚甲基丙烯酸甲酯材料制作,有一定硬度和韧性,可保持 IOL 植入时稳定性和居中性。

第三节　二期人工晶状体植入术

小儿无晶状体眼在计划行二期 IOL 植入时,术者在术前需要考虑三个关键问题:IOL 的植入空间、IOL 的固定方式以及视轴区的透明程度,并根据眼球大小、残余囊膜和囊袋的状况以及虹膜后粘连的严重程度,选择不同类型的 IOL 和植入方式。

一、二期 IOL 囊袋内植入

二期手术通常在一期手术数年后进行,然而,在一期白内障摘除手术时,作者进行了不同撕囊膜口的随机对照研究,发现在一期白内障摘除术时前囊撕囊口直径尽量控制在4.5~5.0mm,并尽可能彻底清除晶状体皮质,保留完整的后囊膜或仅做小范围的后囊膜撕开,可为将来的二期 IOL 囊袋内植入奠定良好的基础[20]。由于小儿组织细胞增生活跃,残留的晶状体上皮细胞增殖,增生的皮质逐渐填满前后囊之间的空隙,在前囊撕囊口周围,前后囊接触机化形成增殖环(Soemmering 环)(图15-3)。如果不重新开放囊袋并清除增殖环增生的晶状体皮质,前、后囊之间增生皮质不均匀厚薄不一导致 Soemmering 环不均匀的增粗,不仅顶压 IOL,而且容易引起 IOL 倾斜和偏位。另外,如果手术重新开放了囊袋,但皮质清除不彻底,皮质脱落至瞳孔区或进入前房内,诱发炎症反应和高眼压。此外,由于因此,二期 IOL 囊袋内植入两个关键:①一期白内障手术时撕囊口控制在 4.5~5.0mm,以保证前后囊膜之间有足够潜在的间隙;②手术时将这个潜在的间隙重新打开,为 IOL 植入提供空间。

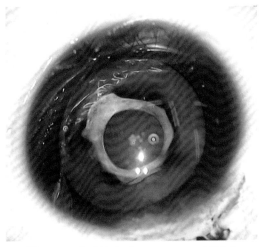

图 15-3　白内障术后 Soemmerring 环形成

(一) 手术适应证[21]

1. 前、后囊膜之间有足够的增殖皮质,将囊袋撑开。

2. 有完整居中的 Soemmering 环。

3. 后囊膜完整或中央缺损区域直径小于 5mm。

4. 没有明显虹膜后粘连,且瞳孔能充分散大。

5. 悬韧带完整且弹性正常,囊袋稳定。

(二) 手术步骤和技巧

1. 手术切口可选择上方透明角膜、角膜缘切口或巩膜隧道切口。

2. 前房内注入足量黏弹剂充分暴露晶状体囊袋,并分离可能存在的虹膜后粘连,如遇广泛虹膜后粘连,可用囊膜剪紧贴着囊膜面剪开后粘连。

3. 传统 IOL 囊袋内植入手术:充分暴露晶状体囊膜后,用撕囊镊、截囊针、黏弹剂等将前后囊膜间的粘连及囊膜表面增殖物分离,完全重新打开囊袋,吸除增生皮质,再次注入黏弹剂张开囊袋,植入 IOL。

4. 创新应用双极射频撕囊仪 IOL 囊袋内植入手术(图 15-4):首先使用黏弹剂充分暴露晶状体囊膜,用双极射频撕囊仪在前后囊膜粘连形成的 Soemmering 环外围进行连续环形电撕囊,重新打开囊袋,水分离囊袋内增殖皮质,使用 I/A 清除增殖的皮质;囊袋内注入黏弹剂,植入 IOL;如果存在后囊膜混浊,可再次使用电撕囊仪环形撕开后囊膜,但是后囊膜撕囊直径应小于 IOL 光学面直径[21]。

5. 若后囊膜不完整,术中玻璃体脱出,应彻底清除脱出的玻璃体。可使用前段玻璃体切割器将前段玻璃体彻底清除;若没有玻璃体切割器或较少的玻璃体脱出,可用剪刀将其剪除。剪除玻璃体时,首先将脱出切口的玻璃体剪除,用干棉签检查切口,直至确认无玻璃体残留;然后前房内注入缩瞳剂,根据瞳孔的形状判断玻璃体脱出条索的位置,并从侧切口伸入施氏钩将前房玻璃体条索向瞳孔缘方向拨开,直至可在前房内看到玻璃体条索的断端,再伸入囊膜剪,紧贴虹膜面在瞳孔缘处将其剪除,直至瞳孔变圆。

6. 术毕缩瞳、切口缝合及包眼。

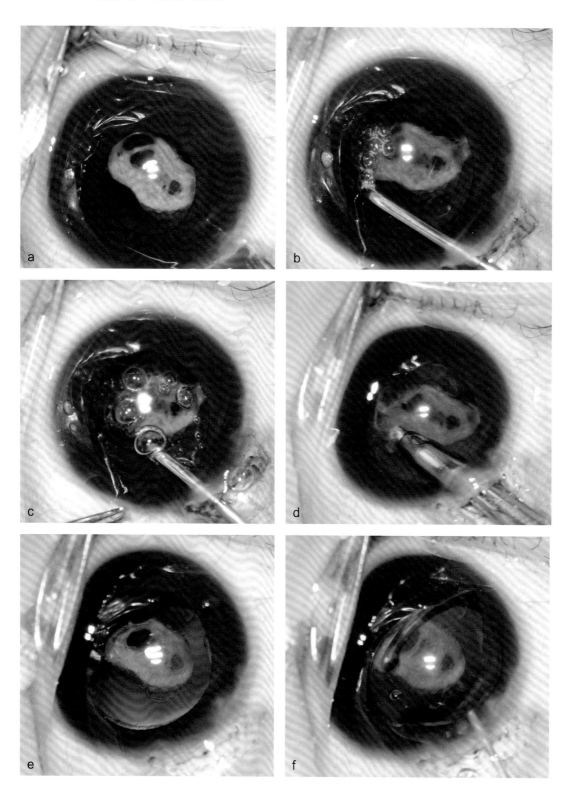

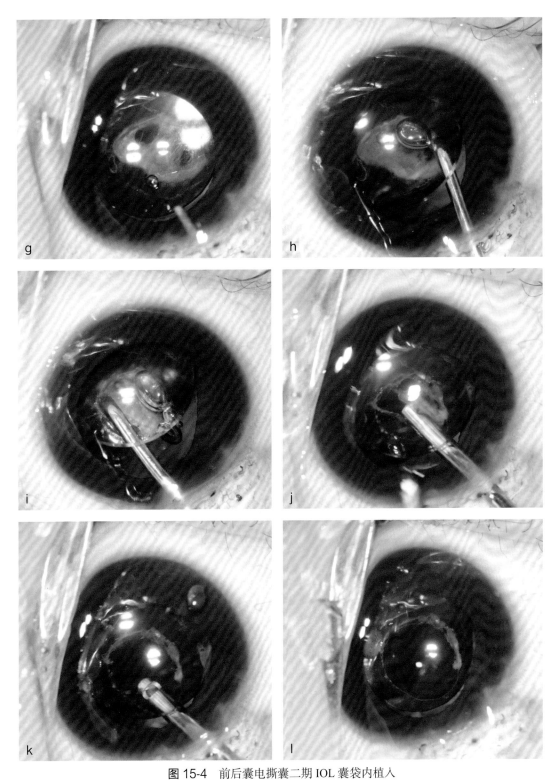

图 15-4　前后囊电撕囊二期 IOL 囊袋内植入

a. 注入黏弹剂形成前房松解粘连；b,c. 前囊双极射频撕囊；d. 清除增生皮质；e. 用黏弹剂张开囊袋；f,g. 囊袋内植入 IOL；h~j. 后囊双极射频撕囊，清除机化物；k. 前段玻璃体切除；l. 形成前房，闭合切口

二、二期 IOL 睫状沟固定

如果行二期 IOL 植入手术时,晶状体前后囊膜已经完全粘连,晶状体囊袋无法重新打开,或是囊袋仅有部分打开且无足够的后囊膜,则可在清除再生的皮质后,选择二期 IOL 睫状沟固定。

(一) 手术适应证

1. 原撕囊口纤维化并明显偏中心。

2. 原撕囊口过大,周边剩余前后囊膜不足。

3. 前后囊完全粘连,囊袋无法重新打开。

(二) 手术技巧

手术技巧和 IOL 的选择原则与一期 IOL 睫状沟植入相似,分离虹膜与囊膜之间的粘连,清除再生的晶状体皮质,评估残留的周边囊膜是否足够支撑 IOL,并将 IOL 襻固定于周边囊膜较多的方位(图 15-5)。

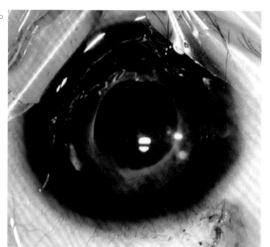

图 15-5　二期 IOL 睫状沟植入
植入前先评估残留的周边囊膜是否足够支撑 IOL,IOL 的襻固定在周边囊膜较多的位置

三、二期 IOL 缝线固定术

(一) 手术适应证

有较好的矫正视力或预测视力 >0.1 的无晶状体眼,具备以下条件之一者:

1. 先天性白内障已行一期白内障摘除术,残留的囊膜不足以支撑 IOL。

2. 外伤性白内障已行一期白内障摘除术,晶状体囊膜大部分缺失,炎症已消退。

(二) 手术方式和技巧

小儿二期 IOL 缝线固定术与成人手术方式相似,具体手术方式和步骤可参考小儿晶状体异位和脱位的章节。以七点和一点方位的外路固定法为例(图 15-6)的手术步骤和技巧如下:

1. 制作板层巩膜瓣　在七点和一点方位切开球结膜,巩膜面烧灼止血,制作以角膜缘为基底的三角形板层巩膜瓣。

2. 主切口作上方巩膜隧道切口。

3. 前房内注入黏弹剂。

4. 预置聚丙烯固定线　传统技术上,依据手术者的经验和目测判断,10-0 带长短针聚丙烯缝线,长针在七点角膜缘后 1mm 板层巩膜瓣下穿刺进入睫状沟,从对侧一点睫状沟穿出巩膜面;若有条件应用眼内窥镜进行手术辅助,则能直观看清睫状沟,缝线可在准确固定在睫状沟处,利于后续晶状体襻精准缝合。

5. 固定 IOL　从主切口将缝线引出并从中间剪断,两端分别在 IOL 两个襻上打结;

6. 植入 IOL　植入非折叠式 IOL,需扩大主切口,用镊子将 IOL 植入睫状沟;植入折叠式 IOL,可适用推注植入系统,先将 IOL 前襻推出植入仓外,用七点一侧缝线在襻上打结,将 IOL 推注入睫状沟,将后襻留在主切口外,用一点一侧缝线在襻上打结,用镊子将后襻送入睫状沟;拉紧两侧缝线,将 IOL 调至水平居中位置;将两侧缝线在巩膜瓣下打结。

7. 前段玻璃体切除。

8. 10-0 尼龙线缝合巩膜瓣及主切口。

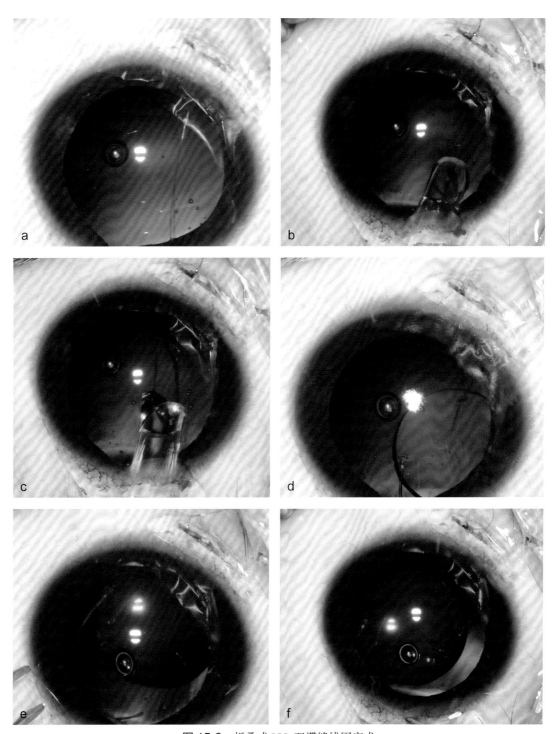

图 15-6　折叠式 IOL 双襻缝线固定术
a.10-0 聚丙烯缝线穿过七点巩膜瓣;b,c.10-0 聚丙烯缝线固定 IOL 前襻并植入;d.10-0 聚丙烯缝线固定 IOL 后襻并植入;e.将聚丙烯缝线在一点和七点巩膜瓣下打结;f.缝合巩膜瓣及主切口

(三) 手术特点

目前,折叠型 IOL 已广泛用于悬吊植入术中,使得手术切口大大减小,手术安全性高,术后散光小,视力恢复快。然而,小儿折叠型 IOL 缝线固定术要注意"三个一致性":①缝线在眼球巩膜的进出点连线和瞳孔中心一致;②缝线在人工晶状体两个襻的固定点距离光学面的距离一致;③缝线固定在巩膜的缝合点与角膜缘的距离一致。注意好以下手术操作特点是达到"三个一致性"的前提:①在切开前房之前,先将固定缝线安置好,可以避免在眼球塌陷的情况下缝线位置不准确引起的出血或缝线位置不对称;②固定缝线进出针的位置应在角膜缘后 1.0~1.2mm 之间并垂直于巩膜面进针,或在角膜缘后 1.6~2.0mm 之间平行于虹膜面进针,以免刺伤虹膜根部或睫状体,引起出血;③ IOL 襻的固定方位可随术者方便而任意选择,但应该相隔 6 个钟点位置,使两个固定点和瞳孔中心在同一条直线上,以免固定后 IOL 偏位,若术前瞳孔偏位而难以回复,则可考虑使安置好的固定缝线将瞳孔平分,这样可以避免 IOL 偏离瞳孔而产生复视;④聚丙烯缝线宜固定在 IOL 两襻的相应位置,以免造成 IOL 偏心,最好均固定在距 IOL 光学中心最远点上,这样可以防止因拉紧缝线而引起的光学面倾斜;⑤ IOL 的偏心移位,主要与脱入前房内玻璃体未切除干净,IOL 的两个缝线固定点不完全对称,结扎力量不均衡导致 IOL 被扭曲有关,这些因素可导致偏心或移位,甚至发生钟摆现象。

(四) 并发症与潜在风险

对小儿患者进行 IOL 缝线固定术可能出现的并发症包括脉络膜上腔出血、玻璃体积血、刺穿视网膜、视网膜脱离、IOL 偏心或倾斜、聚丙烯缝线磨蚀导致 IOL 脱位。由于 IOL 植入于患者幼儿时期,IOL 在眼内留存时间可达数十年,故缝线磨蚀导致的 IOL 异位或脱位更加受到术者关注,有术者建议采用多点 IOL 固定法以减少该并发症发生的风险。此外,取代聚丙烯的新型缝线材料也正在研发当中[22]。

第四节　背驮式双联人工晶状体植入术

一、概念

背驮式双联 IOL 植入术是通过眼内放置两个 IOL 来进行无晶状体眼的屈光矫正,由于第二个 IOL 的植入位置是在第一个 IOL 的背肩上,所以称这种双联 IOL 植入的方式为背驮式植入。1993 年,Gayton 首次采用双联 IOL 植入治疗高度远视合并核性白内障[23]。该术式逐渐被推广应用于高度远视并发白内障、高度近视并发白内障、欠矫及过矫的 IOL 眼等,并可分为一期和二期双联 IOL 植入。

二、手术适应证

1. 高度远视或高度近视的患儿[24]。

2. IOL 术眼屈光误差患者　对于一期 IOL 植入术后欠矫或过矫患者,尤其术后时间长者,其 IOL 与周边囊袋粘连后,原位更换 IOL,无疑增加悬韧带离断、前后囊破裂、黄斑囊样水肿、视网膜脱离的危险性。在过矫或者欠矫的 IOL 眼再植入一个合适度数的 IOL,避免了对囊袋内已固定的 IOL 的置换,成为矫正 IOL 术眼屈光误差的一种选择[25]。

三、手术方法

（一）一期植入

透明角膜切口、角膜缘切口、巩膜切口均可,常规连续环形撕囊术及白内障超声乳化吸除后,先将第一个 IOL 植入囊袋,在囊袋内穹窿部及 IOL 上面重新注入黏弹剂,冲开上面的囊袋,将第二个 IOL 的前襻先植入,顺势将后襻推压进入囊袋;如果要把第二个 IOL 植入睫状沟内,就将黏弹剂注到第一个 IOL 与虹膜间,然后将第二个 IOL 襻固定在睫状沟;两个 IOL 的襻可调整成平行或 90° 放置;将前后两个 IOL 之间的黏弹剂抽吸干净。

（二）二期植入

切口方法同一期植入。如果要将第二个 IOL 植入囊袋,就用黏弹剂注入囊袋下原 IOL 上,冲起囊袋的余留空间;如果要把第二个 IOL 固定在睫状沟,就用黏弹剂将虹膜下面与囊袋的空间加大;如果首次 IOL 手术离现在时间长且囊袋已固定,仍要把 IOL 植入囊袋的话,不但在技术上较困难,而且可导致原 IOL 向后移位,产生远视误差;合适的方法是应将第二个 IOL 固定在睫状沟;吸除黏弹剂。

四、IOL 的类型和植入位置的选择

小儿双联 IOL 植入应选择何种类型 IOL 目前眼科界并无统一方案,目前公认比较安全的是选择 Acrysof 疏水性丙烯酸酯材质的 IOL,在囊袋内植入一片式 IOL,在睫状沟植入三片式 IOL。其次,对于两个 IOL 的植入位置选择,原则上,囊袋 - 囊袋方式(晶状体间距离最小)两个 IOL 间距离小,术后 IOL 间混浊发生概率大;囊袋 - 睫状沟方式(晶状体间距离最大)两个 IOL 间的距离越大,术后 IOL 间的混浊发生概率就越小,是双联 IOL 植入的理想选择。当选用囊袋 - 睫状沟方式时,将两个 IOL 的襻垂直放置,尽量使双联 IOL 的距离最大。然而,这一术式在睫状沟的 IOL 襻摩擦可引起的虹膜损伤、青光眼等并发症,因此选择要慎重。

小　结

小儿眼科医师通过了解小儿 IOL 植入术的发展历史,认识小儿晶状体囊袋的生理和病理特点,权衡 IOL 植入术的利弊,掌握小儿 IOL 植入各种术式的适应证和手术技巧,才能最大程度地减少 IOL 植入的各种相关并发症,使患儿获得最好的视力预后。

（陈　婉　王婧荟　译）

参考文献

1. Lambert SR, Drack AV. Infantile cataracts. Surv Ophthalmol. 1996;40(6):427–58.
2. Ahmadieh H, Javadi MA. Intra-ocular lens implantation in children. Curr Opin Ophthalmol. 2001;12(1):30–4.
3. Dahan E. Intraocular lens implantation in children. Curr Opin Ophthalmol. 2000;11(1):51–5.
4. Choyce DP. IOLs in children. J Am Intraocul Implant Soc. 1979;5(2):146–7.
5. Lambert SR, Lynn M, Drews-Botsch C, et al. A comparison of grating visual acuity, strabismus, and reoperation outcomes among children with aphakia and pseudophakia after unilateral cataract surgery during the first six months of life. J AAPOS. 2001;5(2):70–5.
6. Letocha CE, Pavlin CJ. Follow-up of 3 patients with Ridley intraocular lens implantation. J Cataract Refract Surg. 1999;25(4):587–91.
7. Choyce DP. Intraocular lenses and implants. London: HK Lewis & Co; 1964.
8. Binkhorst CD, Gobin MH. Injuries to the eye with lens opacity in young children. Ophthalmologica. 1964;148:169–83.
9. Binkhorst CD, Greaves B, Kats A, et al. Lens injury in children treated with irido-capsular supported intraocular lenses. J Am Intraocul Implant Soc. 1978;4(2):34–49.

10. Hiles DA, Hered RW. Modern intraocular lens implants in children with new age limitations. J Cataract Refract Surg. 1987;13(5):493–7.

11. Binkhorst CD, Gobin MH. Treatment of congenital and juvenile cataract with intraocular lens implants (pseudophakoi). Br J Ophthalmol. 1970;54(11):759–65.

12. Tadros D, Trivedi RH, Wilson ME. Primary versus secondary IOL implantation following removal of infantile unilateral congenital cataract: outcomes after at least 5 years. J AAPOS. 2016;20(1):25–9.

13. Solebo AL, Russell-Eggitt I, Cumberland PM, et al. Risks and outcomes associated with primary intraocular lens implantation in children under 2 years of age: the IoLunder2 cohort study. Br J Ophthalmol. 2015;99(11):1471–6.

14. Kumar P, Lambert SR. Evaluating the evidence for and against the use of IOLs in infants and young children. Expert Rev Med Devices. 2016;13(4):381–9.

15. Struck MC. Long-term Results of Pediatric Cataract Surgery and Primary Intraocular Lens Implantation From 7 to 22 Months of Life. JAMA Ophthalmol. 2015;133(10):1180–3.

16. Vasavada A, Desai J. Primary posterior capsulorhexis with and without anterior vitrectomy in congenital cataracts. J Cataract Refract Surg. 1997;23 Suppl 1:645–51.

17. Vasavada A, Chauhan H. Intraocular lens implantation in infants with congenital cataracts. J Cataract Refract Surg. 1994;20(6):592–8.

18. Apple DJ, Solomon KD, Tetz MR, et al. Posterior capsule opacification. Surv Ophthalmol. 1992;37(2):73–116.

19. Hong AR, Sheybani A, Huang AJ. Intraoperative management of posterior capsular rupture. Curr Opin Ophthalmol. 2015;26(1):16–21.

20. Lin H, Tan X, Lin Z, et al. Capsular outcomes differ with capsulorhexis sizes after pediatric cataract surgery: a randomized controlled trial. Sci Rep. 2015;5:16227.

21. Luo L, Lin H, Chen W, et al. In-the-bag intraocular lens placement via secondary capsulorhexis with radiofrequency diathermy in pediatric aphakic eyes. PLoS One. 2013;8(4), e62381.

22. Teichman JC, Compan J, Conlon R, et al. Use of a security suture during retropupillary implantation of an iris-claw IOL. J Cataract Refract Surg. 2015;41(9):2019.

23. Gayton JL, Sanders VN. Implanting two posterior chamber intraocular lenses in a case of microphthalmos. J Cataract Refract Surg. 1993;19(6):776–7.

24. Lin JT. Comparing anterior and posterior piggyback IOL power calculations in 2-optics and 3-optics systems. J Refract Surg. 2008;24(7):665–6.

25. Alio JL, Abdelghany AA, Fernandez-Buenaga R. Management of residual refractive error after cataract surgery. Curr Opin Ophthalmol. 2014;25(4):291–7.

第四篇
复杂小儿晶状体病的手术技术

16

第十六章
合并葡萄膜异常的小儿白内障手术

吴明星　陈伟蓉　刘臻臻

摘　要

　　小儿白内障合并的先天性葡萄膜异常包括无虹膜、虹膜缺损、永存瞳孔膜、瞳孔变形。先天性葡萄膜异常与基因突变相关,常合并其他眼部异常和/或全身异常。合并白内障的葡萄膜炎是小儿常见的获得性葡萄膜异常的病因。伴有葡萄膜异常的小儿白内障手术难度较大,操作不当可能影响手术效果。本章将阐述小儿白内障手术中如何处理各种葡萄膜异常,讨论如何在患儿眼内应用虹膜隔型人工晶状体、人工虹膜、带虹膜隔的囊袋张力环等虹膜假体。

　　本章述及的合并葡萄膜异常的小儿白内障主要涵盖先天性葡萄膜异常合并的白内障和与葡萄膜炎相关的白内障两个方面。先天性葡萄膜异常主要包括无虹膜(aniridia)、虹膜缺损(coloboma of iris)和永存瞳孔膜(residual membrane of pupil)等。与常规小儿白内障手术相比,合并葡萄膜异常的小儿白内障手术难度较大,需要特殊的手术技巧并选择合适的辅助装置,以获得良好的手术效果。

第一节　合并先天性葡萄膜异常的小儿白内障

一、合并先天性无虹膜的小儿白内障

　　先天性无虹膜是由于神经外胚层或中胚层发育缺陷,虹膜发育停滞于原始状态所致。该病发病率约为 1:100 000~1:64 000,其中 2/3 的患儿有家族史,另外 1/3 为散发,85% 的病例为常染色体显性遗传,少数为常染色体隐性遗传[1]。

(一) 先天性无虹膜的分型及临床表现
　　根据先天性无虹膜合并的眼部及全身异常,将其分为 4 种类型:①Ⅰ型:眼部异常为主,视功能差,除无虹膜外,可伴白内障、眼球震颤、青光眼、黄斑中心凹发育不全[2];②Ⅱ型:无虹膜但视力好;③Ⅲ型:无虹膜伴智力低下;④Ⅳ型:无虹膜伴 Wilm 肿瘤[3,4]。
　　先天性无虹膜患儿的主要症状为畏光。裂隙灯显微镜下除可见虹膜缺如外,亦可见其

他眼部异常,部分患儿还存在全身异常。具体表现分述如下:

1. 眼部异常

(1)角膜病变:几乎所有患儿都合并角膜上皮改变,并且出现时间较早。其中 20% 的病例出现典型的无虹膜相关性角膜病变(aniridia-associated keratopathy,AAK)[5],其发生与角膜缘干细胞缺乏有关,主要表现为周边角膜增厚和新生血管形成(图 16-1a),病变逐渐向中央扩展并累及全角膜,出现角膜溃疡、角膜上皮下纤维增生和角膜失代偿等。也有病例表现为小角膜和圆锥角膜[1,5]。

(2)虹膜异常:多为双眼发病,虹膜缺失,房角镜下可见虹膜残端。

(3)青光眼:也是较常见的合并症。早期小梁网往往正常,但随着生长发育,虹膜残根可附着于房角壁或小梁网上,导致房角关闭。也有部分青光眼是由晶状体脱位引起。

(4)晶状体异常:

1)白内障:白内障(图 16-1b)为最常见的合并症。Nelson 等[6]报道 50%~85% 的病例合并白内障。晶状体混浊往往在出生时就出现,表现为较小范围的前极或后极混浊,混浊程度可随着年龄增加而加重。

2)晶状体脱位:Zamzam 等[7]报道近 56% 的病例合并晶状体脱位(图 16-1c)。

(5)眼底病变:视神经和黄斑发育不良是常见的眼底改变,两者可同时发生。黄斑发育不良的患儿常伴随水平型眼球震颤。此外,无虹膜患儿易发生视网膜裂孔和脱离。

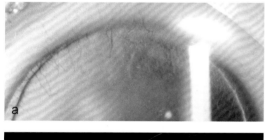
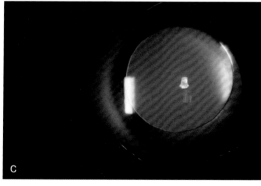
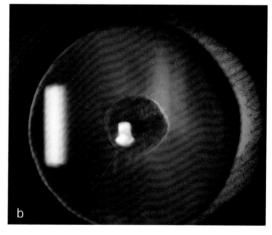

图 16-1 先天性无虹膜
a. 男性患儿,5 岁,角膜缘新生血管形成;b. 女性患儿,6 岁,合并先天性白内障;c. 女性患儿,8 岁,合并晶状体脱位

2. 全身异常

(1)Wilm 肿瘤:有 25%~33% 散发型先天性无虹膜患儿合并这种肾脏肿瘤。其原因可能是位于 11 号染色体短臂(11p)中间段缺失同时累及了先天性无虹膜基因和 Wilm 肿瘤的抑制基因。Wilm 肿瘤、先天性无虹膜、泌尿生殖系统畸形和智力低下统称 WAGR(Wilms tumour-aniridia-genital anomalies-retardation)综合征[3,4]。

(2)Gillespie 综合征:较为罕见,呈常染色体隐性遗传,主要表现为小脑共济失调、上睑下垂和精神发育迟滞等[8,9]。

(二) 小儿白内障合并先天性无虹膜的手术治疗

1. 术前评估　先天性无虹膜患儿常合并各种眼部异常,因此必须进行详细的术前评估。

(1)确定引起患儿视力下降的主要原因,明确视力下降是否主要由晶状体混浊,还是其他原因(如角膜混浊、青光眼等)引起。

(2)结合患儿解剖生理特点(如晶状体囊袋和悬韧带情况),评估并决定采用何种策略处理无虹膜状况。婴幼儿眼内空间较狭小,晶状体囊袋发育不完善,常影响虹膜假体与囊袋张力环等植入物的应用。

(3)评估合并存在的、影响视力的其他因素。对于主要因晶状体混浊导致视力下降的患儿,应进一步综合考虑影响视力的其他因素,以选择相应的治疗策略。例如,先天性无虹膜的白内障患儿多数合并角膜异常,如角膜混浊程度对白内障手术影响不大,应优先选择白内障手术,再根据角膜情况考虑进一步治疗;角膜严重混浊、影响白内障手术时,应先行角膜手术或联合手术。此外,应详细检查房角有无异常。必要时可做三面镜或间接检眼镜检查,排除或预防性治疗潜在的周边部眼底病变。

2. 术式的选择与手术技巧

(1)白内障摘除联合 IOL 植入术:由于先天性无虹膜合并白内障患儿在出生时晶状体混浊多数并不严重,随着年龄增长逐步加重,故晶状体手术多于 3 岁以后进行。白内障摘除联合 IOL 植入术是最常用的手术方法。特别是术前评估提示眼前段空间狭小、晶状体囊袋存在缺陷,或无虹膜假体装置可供选择时,笔者认为可单纯行白内障摘除联合 IOL 植入术。

1)切口构筑:切口的位置、类型与大小对保证无虹膜患者后续手术操作的顺利进行、提高术后视力均至关重要。先天性无虹膜患儿多合并角膜异常,为避免进一步损伤角膜、减少术源性散光,兼顾术中操作的便利及患儿术后切口的护理,多选择构筑上方改良巩膜隧道切口;同时,切口不宜过大,以保证手术操作的安全与稳定。但也有学者认为透明角膜切口可减少术中和术后出血[10]。

2)撕囊:先天性无虹膜的白内障患儿晶状体前没有虹膜限制、晶状体前囊膜薄且脆弱,撕囊口过大易发生囊膜撕裂。同时,囊口直径过大,无法遮盖 IOL 光学面边缘,将导致明显的 IOL 边缘效应,严重影响视觉质量。故这类患儿撕囊口直径一般控制在 4.5~5mm[11];术后周边的前囊膜可在一定程度上减轻患儿畏光症状。术中可使用囊膜染色技术增加可视度,保证撕囊操作顺利完成。

3)水分离和水分层:该类患儿晶状体囊膜较薄弱,且角膜与晶状体间无虹膜作为屏障,操作时应在囊袋内多个位置缓慢注水,以避免囊袋内局部压力骤升,造成囊膜损伤,或晶状体核脱出囊袋外对角膜造成机械性损伤。

4)晶状体摘除:应根据晶状体物质的硬度选择白内障灌注抽吸术或超声乳化白内障吸除术。

5)IOL 植入:可通过测量角膜缘白到白距离以估测患儿囊袋直径,选择合适的 IOL。在确保囊袋内植入的前提下,医生尽可能选择光学面直径相对较大的 IOL,使光学面边缘可被晶状体前囊膜口遮盖,以减少 IOL 边缘效应。

(2)虹膜假体联合 IOL 植入术:合并先天性无虹膜的白内障患者若白内障摘除术后仅植入 IOL,大瞳孔下眼内高阶像差和 IOL 边缘效应显著,影响视功能[12]。目前,在成人患者已有色素材料作为虹膜假体长期植入眼内,如单片式虹膜隔型 IOL、组合式人工虹膜、带虹膜隔的囊袋张力环等,但这些虹膜假体临床上极少应用于合并先天性无虹膜的白内障患儿,有少数研究报道可用于外伤性无虹膜患儿的治疗,远期效果尚待观察,其存在的问题有:脆性大,可塑性低,术中术后易断裂;植入的人工虹膜与张力环易造成囊袋内过度拥挤,使原本脆弱的囊袋负荷更重;可引起炎症反应、角膜内皮细胞损伤、青光眼等并发症及增加 PCO 发生率[11,15-17]。笔者认为,白内障患儿需谨慎选择这一类型的植入物。

二、合并虹膜缺损的小儿白内障

(一) 先天性虹膜缺损的分类

1. 典型性虹膜缺损　表现为瞳孔下方的完全性虹膜缺损,为先天胚裂闭合不全所致,可伴有睫状体、脉络膜和晶状体缺损。

2. 单纯性虹膜缺损　为胚裂正常闭合后发生的虹膜缺损,不合并其他葡萄膜的缺损。20 世纪 30 年代至 80 年代期间[18,19],先天性白内障(特别是绕核性白内障)患者常采用虹膜节段性切除术进行治疗。术后可见虹膜呈扇形缺损,多位于鼻下方,易与先天性虹膜缺损混淆。先天性虹膜缺损与这种术后改变的主要区别在于前者瞳孔边缘的色素缘和瞳孔括约肌一直由缺损部延伸至角膜缘,而后者缺损处边缘无色素缘(图 16-2)。

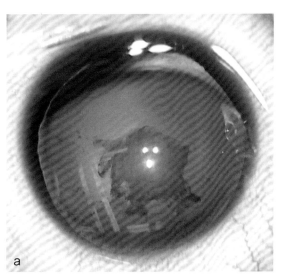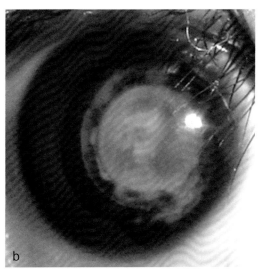

图 16-2　虹膜缺损
a.先天性虹膜缺损;b.节段性切除术后

(二) 小儿白内障合并虹膜缺损的手术治疗

1. 术式选择　对于先天性虹膜缺损合并白内障的患儿,应根据虹膜缺损的范围和方位决定采用何种手术方式处理虹膜缺损。一般认为,当虹膜缺损范围 <1/4 时,可行瞳孔成形术;当虹膜缺损范围超过 1/4 时,缝合虹膜张力较大,易发生虹膜撕裂,一般不主张行虹膜缝合术。

对于光学虹膜切除术后的患儿,其存留的大部分瞳孔括约肌功能正常,常采用白内障摘除术联合 IOL 植入和瞳孔成形术。

2. 手术方法

(1)白内障摘除联合 IOL 植入术:手术方法与常规小儿白内障摘除联合 IOL 植入术相似(图 16-3)。

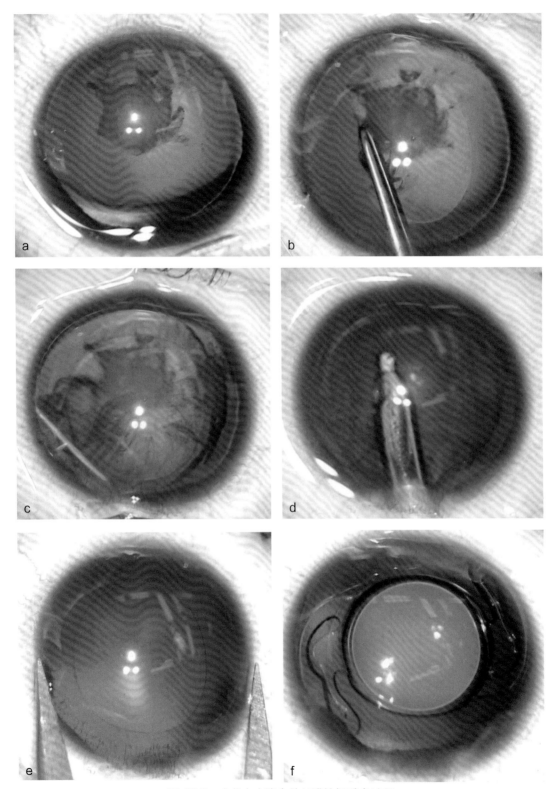

图 16-3　小儿白内障合并虹膜缺损手术过程

a. 术前(图片下方为十二点方位,可见患儿三至九点虹膜缺损);b. 台盼蓝染色后连续环形撕囊;c. 水分离;d. 灌注抽吸晶状体物质;e. 规尺测量角膜缘白到白距离,估算晶状体囊袋大小;f. 根据测量结果,植入直径相匹配的 IOL

（2）瞳孔成形术：用 1% 卡巴胆碱缩小瞳孔，以便控制缝线松紧。前房内注入足量黏弹剂（以内聚型为佳），以提供操作空间、预防前房积血。采用 10-0 尼龙缝线或聚丙烯缝线自虹膜缺损一端对应的角膜进针，在虹膜缺损部位相当于正常瞳孔缘外 0.5mm 处穿过两侧虹膜，自对侧角膜出针，注意避开瞳孔区。显微镊自切口伸入前房辅助完成缝合打结，结扎不宜过紧，防止虹膜撕裂。最后吸除前房内残留黏弹剂，切口缝合 1 针（图 16-4）。术后处理同一般眼内手术。若前房反应较重，可使用散瞳剂。

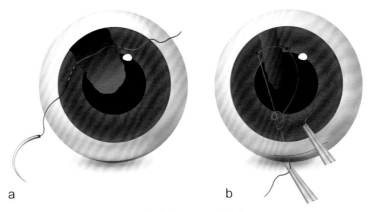

图 16-4　瞳孔成形术
a. 缝线进出位置；b. 前房内打结

滑结法行虹膜缝合的具体方法如下（图 16-5）：用 15° 穿刺刀做角膜隧道侧切口，将 10-0 聚丙烯缝线长直针从角膜侧切口穿入，进入前房后，穿过要缝合的虹膜的两侧边缘，从对侧角膜缘穿出。由于虹膜本身较柔软，若缝针穿过虹膜较困难，可使用 1ml 注射器针头协助固定长直针穿过虹膜。从角膜侧切口伸入镊子，夹出另一端缝线，进针端线尾与近对侧虹膜的线缠绕双结，然后拉紧缝线两端，缝线自动在眼内打结，用同样的方法打好并拉紧第 2 个及第 3 个结，即可形成牢固线结。从角巩膜隧道切口处伸入囊膜剪剪线。

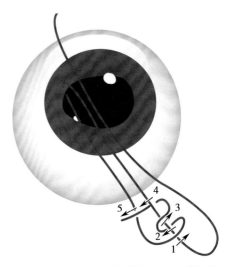

图 16-5　瞳孔成形术：滑结法行虹膜缝合

三、合并永存瞳孔膜的小儿白内障

胚胎时期晶状体血管萎缩吸收不完全，可在晶状体前囊膜残留部分虹膜组织，形成永存瞳孔膜。永存瞳孔膜在新生儿的发病率约为 30%~95%，大部分永存瞳孔膜可在出生后 1 年内消退，仅少数长期存在。

（一）永存瞳孔膜的分类与临床表现

按发生部位可将永存瞳孔膜分为位于虹膜或附着于晶状体的永存瞳孔膜。前者起自虹膜表面，另一端呈纤维状、条状、片状附于晶状体前囊膜表面（图 16-6），在晶状体附着处可见局限性白色混浊;后者不与虹膜联系,表现为散在细小色素残膜,呈点状、星状附着于晶状体前囊膜。

永存瞳孔膜多独立存在,严重时可伴随其他的眼部异常,如小角膜、小眼球、白内障、青光眼、黄斑发育不良和无虹膜等,少数患儿可伴随全身异常。

(二) 手术治疗

目前,永存瞳孔膜的手术治疗方法包括激光残膜切除术和永存瞳孔膜切除术。

1. 术式选择与术前评估　对于不影响瞳孔活动、非瞳孔区或瞳孔区遮挡面积较小的残膜,对患儿视力无明显影响,可观察或行

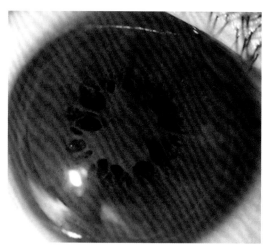

图 16-6　先天性永存瞳孔膜

散瞳等保守治疗。位于瞳孔区面积较大的残膜造成视轴遮挡,引起患儿视力下降甚至形觉剥夺性弱视时,须及时采取手术治疗。当永存瞳孔膜范围较小,机化不明显时,可行激光残膜切除术,而范围较大且机化严重时需行永存瞳孔膜切除术。此外,合并视轴区晶状体明显混浊者,还需联合常规的白内障摘除和 IOL 植入术。

术前可行 ERG,P-VEP 和固视性质等检查评估术后视力恢复情况。因永存瞳孔膜常合并房角发育不良等先天异常,术后青光眼的发生率高,故需仔细检查房角。

2. 手术方法

(1)激光残膜切除术:一般采用 Nd:YAG 激光。对于残膜较厚且机化严重时,激光往往难以有效地切除残膜。此外,由于虹膜血管丰富,激光切除易导致前房积血、继发性青光眼及葡萄膜炎等并发症。

(2)永存瞳孔膜切除术:做以穹窿为基底的结膜瓣,暴露角膜缘手术区,行角膜缘切口。在晶状体前囊膜和永存瞳孔膜之间的空隙内注入黏弹剂,用囊膜剪沿永存瞳孔膜贴近虹膜表面剪除永存瞳孔膜并取出(图 16-7)。必要时联合常规白内障摘除和 IOL 植入。

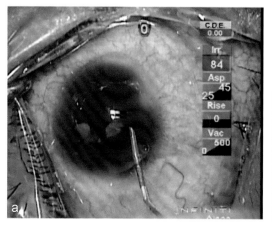

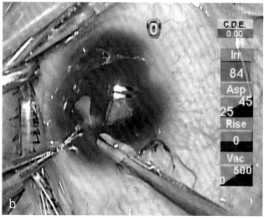

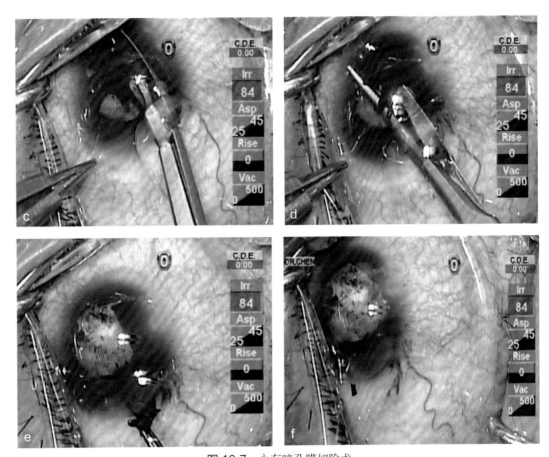

图 16-7　永存瞳孔膜切除术

a. 向永存瞳孔膜与晶状体前囊膜之间的空隙注入黏弹剂；b~d. 用囊膜剪沿瞳孔缘将残膜剪除；e. 用撕囊镊将游离的永存瞳孔膜夹出；f. 永存瞳孔膜切除后

第二节　合并葡萄膜炎的小儿白内障

小儿葡萄膜炎具有发病隐匿、症状轻、易慢性化、并发症多和致盲率高等特点。由于起病隐匿，炎症反应和刺激症状常不显著，易被患儿家长忽略而延误诊治，或是因患儿视力减退才就诊。其中，并发白内障、角膜带状变性和继发青光眼是造成葡萄膜炎患儿视力损害重要原因。

一、小儿葡萄膜炎的分类与临床表现

(一) 小儿葡萄膜炎的分类与眼部表现

与成人相似，根据葡萄膜炎发生的解剖位置，小儿葡萄膜炎也可分为前葡萄膜炎、中间葡萄膜炎、后葡萄膜炎和全葡萄膜炎。但小儿各类葡萄膜炎的常见病因有异于成人，具体分述如下：

1. 前葡萄膜炎　指葡萄膜炎症仅累及虹膜和前部睫状体，未累及睫状体平坦部，是小儿葡萄膜炎最常见的类型(30%~50%)。非感染性炎症常见于幼年型特发性关节炎(juvenile

idiopathic arthritis,JIA),感染性炎症主要见于疱疹病毒感染。患儿可出现眼痛、畏光、流泪及视力下降。裂隙灯显微镜检查可见睫状充血或混合充血,房水闪辉,角膜后沉着物(keratic precipitates,KP),前房纤维渗出,虹膜前后粘连和瞳孔变形。

2. 中间葡萄膜炎　指发生于睫状体平坦部以及锯齿缘附近的脉络膜视网膜炎症,约占小儿葡萄膜炎的 10%~20%,多为特发性炎症。除不同程度的视力下降及眼前段炎症表现外,典型体征为睫状体平坦部雪堤样混浊,可伴视网膜病变。

3. 后葡萄膜炎　指位于视网膜赤道部及以后区域的脉络膜视网膜炎。在小儿葡萄膜炎中约占 10%~20%。其中感染性炎症常见于弓形虫或结核感染,非感染性炎症主要为特发性炎症或结节病。患儿视力下降的程度取决于病变部位和玻璃体混浊程度。眼底检查可见视网膜渗出灶、水肿及眼底出血;晚期可见眼底色素沉着、晚霞状眼底、瘢痕和增殖性改变。

4. 全葡萄膜炎　前、中、后葡萄膜炎同时存在。约占小儿葡萄膜炎的 5%~10%。发病主要与结核菌感染或结节病有关。兼具上述几类葡萄膜炎的眼部表现。

(二) 小儿葡萄膜炎的眼部与全身病变

小儿葡萄膜炎眼部病变除葡萄膜炎症外,尚可有并发性白内障、角膜带状变性、继发性青光眼和视网膜病变等,其中,角膜带状变性尤为常见。

与小儿葡萄膜炎相关的全身疾病包括幼年型特发性关节炎、炎性肠病、Reiter 病、强直性脊柱炎(ankylosing spondylitis)和感染性疾病等,其中以幼年型特发性关节炎最为常见。

(三) 小儿葡萄膜炎并发白内障的原因

葡萄膜炎患儿约有 40%~60% 在其病程中会出现并发性白内障,发生率远远高于成年人。患儿白内障的高发率与葡萄膜炎的原发病及后续治疗均有关,且临床表现各异。

JIA 患儿中并发白内障发生率为 18%~46%,Behçet 病患儿约 46.9% 发生并发性白内障;上述原发病可产生严重、迁延不愈的前房炎症,引起虹膜后粘连,故病程初期常表现为晶状体前囊下混浊[20-22]。而中间葡萄膜炎、后葡萄膜炎患儿的晶状体混浊常始于晶状体后囊下,与葡萄膜炎症活动的解剖位置相邻。

此外,葡萄膜炎患儿使用激素治疗,或接受玻璃体视网膜手术也可引起并发性白内障,典型表现为晶状体后囊下混浊。

二、小儿葡萄膜炎并发白内障的治疗

(一) 治疗策略

由于小儿葡萄膜炎多并发于自身免疫性疾病,或原因不明,炎症难以控制;加上小儿本身的解剖生理特点,血 - 房水屏障发育未完善,故葡萄膜炎患儿在白内障术后更易发生严重、迁延的眼部炎症,对预后产生不良影响。因此,如这些患儿的并发白内障造成视力损害需要手术治疗时,手术前后规律、充分的抗炎治疗是确保手术预后的关键。临床上已形成共识,小儿葡萄膜炎需炎症反应静止至少 3 个月才可进行白内障手术[23]。

(二) 围手术期准备

1. 预防性抗炎　根据患儿病因以及炎症活动期的严重程度决定是否需要预防性局部和/或全身给予抗炎药物,以及是否需要联合给予两种及以上抗炎药物。局部抗炎可选用 1% 醋酸泼尼松龙或 0.1% 地塞米松点眼,每日 5 次,术前用药 1 周。预防性全身给药可使用激素或非甾体类抗炎药,如术前口服 3 天泼尼松龙 0.8~1.0mg/(kg·d)[24]。

2. 术前散瞳　术前充分散瞳对手术的顺利完成至关重要。对存在虹膜粘连的患儿,可于术前 3 天开始散瞳,并于术前 30 分钟加用托吡卡胺散瞳 3 次。

(三) 手术注意事项

1. 切口构筑　切口的位置、类型与大小对维持手术操作的稳定性具有重要意义。多选择在上方构筑改良巩膜隧道切口,以避免术中虹膜脱出,加重术后炎症。此外,葡萄膜炎患儿多存在角膜带状变性,应避免在变性区域构筑切口,以减少对角膜的进一步损伤。

2. 分离虹膜粘连　是小儿葡萄膜炎并发白内障手术操作的关键与难点之一。术中应尽量减少对虹膜的扰动,以避免触发葡萄膜炎症反应。可紧贴粘连区域注入黏弹剂推动虹膜以松解粘连;也可注入黏弹剂形成操作空间后,使用囊膜剪切断虹膜局部粘连;应避免直接使用器械反复牵拉虹膜。

3. 小瞳孔处理　术中应去除瞳孔区机化膜,如瞳孔仍不能散开,视程度轻重可行部分瞳孔括约肌放射状剪开,也可以采用虹膜拉钩或瞳孔开大辅助装置。

4. 晶状体物质与黏弹剂的清除　均应充分清除,以避免残余的晶状体物质和 / 或黏弹剂引起术后炎症反应。

5. IOL 植入　应尽量将 IOL 植入于晶状体囊袋内,以避免 IOL 与虹膜、房角或睫状体机械性接触引发炎症反应。

(四) 人工晶状体的植入与选择

小儿葡萄膜炎并发白内障手术是否植入 IOL 仍存在争议。我们观察到葡萄膜炎患儿,特别是 JIA 患者,植入 IOL 后,由于术后局部或全身的炎症活动,预后欠佳,故这类患儿不建议植入 IOL。但也有研究表明,葡萄膜炎患儿在严格把握手术适应证的前提下,二期植入 IOL 有利于视功能恢复[25-27]。

针对葡萄膜炎并发白内障患儿 IOL 材料选择的研究较少,且尚无定论。肝素表面处理(heparin surface modified,HSM)的 IOL 术后炎症反应轻,可能较其他材料更适合这类患儿[28],但也有研究表明 HSM-IOL 在葡萄膜炎患者中的效果与非表面处理的 IOL 无差别[29]。

(五) 术后处理

如前所述,葡萄膜炎患儿白内障术后的眼部炎症是影响手术预后的关键因素。术后眼部炎症除可引起虹膜粘连、瞳孔膜闭等,反复发作的炎症还可影响房角功能,引起眼压升高或继发性青光眼。此外,炎症渗出形成的机化膜收缩牵拉,还可引起 IOL 脱位。因此,小儿葡萄膜炎白内障术后应密切随访,采取有效措施,防治炎症、减少并发症。

1. 抗炎治疗

(1)类固醇药物:对于合并有全身炎症性疾病如 JIA 的患儿,可于手术结束时结膜下或球周注射倍他米松或地塞米松 2~4mg,以缓解术后炎症反应[30,31]。术后常规给予糖皮质激素滴眼液,如泼尼松龙、地塞米松、氟米龙等。通常术后第 1 周每 2 小时 1 次,其后逐渐减量。相对于先天性白内障,合并葡萄膜炎的白内障患儿术后局部使用糖皮质激素的时间可适当延长,最长可使用 8 周左右,但应该严密监控眼压。如发现眼压升高应及时停药,并处理并发症。

多数学者不主张小儿白内障术后常规全身使用糖皮质激素以避免药物的副作用。但对于病情复杂、术中操作过多或术后炎症反应剧烈的患儿,可考虑全身应用糖皮质激素[32]。

（2）非甾体类抗炎药：非甾体类抗炎药通过抑制环氧酶活性，阻断前列腺素合成而发挥抗炎作用，局部长期应用不会引起眼压升高、感染及创口愈合迟缓等副作用，因此被认为是小儿白内障术后控制炎症反应的辅助或替代药物。临床常用的滴眼液有 0.1% 溴芬酸钠、0.1% 双氯芬酸钠和 1.0% 普拉洛芬等。需注意非甾体类抗炎药滴眼液对眼部有一定的刺激，一些低龄患儿滴眼时难以配合。

2. 眼压监测与控制　患儿术后应密切监测眼压。术后早期轻度的眼压升高可暂不使用降眼压药物，给予充分抗炎治疗后，眼压多可恢复正常；中度以上眼压升高可加用降眼压药物。如眼部炎症控制后，眼压仍有异常，应继续使用降眼压药物，必要时进行手术干预。

3. 睫状肌麻痹剂与散瞳剂的应用　睫状肌麻痹剂的应用并非小儿白内障术后常规手段，需根据术后患儿眼部情况而定。睫状肌麻痹剂可消除术后睫状肌痉挛、稳定血 - 房水屏障，以缓解术眼疼痛、减轻炎症反应。长效睫状肌麻痹剂因无活动瞳孔的作用，不利于避免虹膜粘连，且存在引起 IOL 瞳孔夹持的风险。因此，若存在术后瞳孔反应迟钝或瞳孔区纤维素性炎症反应，建议选用托吡卡胺等短效散瞳剂。

小　结

合并先天性葡萄膜异常的小儿白内障，手术前必须详尽检查，以发现是否存在其他眼部或全身异常，根据个体特点制订治疗方案，关键在于综合评估眼部条件以选择合适手术方案，避免进一步损伤。合并小儿葡萄膜炎的白内障，炎症控制是贯穿于整个治疗过程的主题，手术应在炎症静止的情况下进行，根据患儿原发病及眼部情况决定是否植入 IOL，术后积极抗炎，以减少术后并发症。

（王琦玮　张树意　译）

参考文献

1. Lee H, Khan R, O'Keefe M. Aniridia: current pathology and management. Acta Ophthalmol. 2008;86(7):708–15.
2. Lee HJ, Colby KA. A review of the clinical and genetic aspects of aniridia. Semin Ophthalmol. 2013;28(5–6):306–12.
3. Fischbach BV, Trout KL, Lewis J, et al. WAGR syndrome: a clinical review of 54 cases. Pediatrics. 2005;116(4):984–8.
4. Van Heyningen V, Boyd PA, Seawright A, et al. Molecular analysis of chromosome 11 deletions in aniridia-Wilms tumor syndrome. Proc Natl Acad Sci U S A. 1985;82(24):8592–6.
5. Lopez-Garcia JS, Garcia-Lozano I, Rivas L, et al. [Congenital aniridia keratopathy treatment]. Arch Soc Esp Oftalmol. 2006;81(8):435–44.
6. Nelson LB, Spaeth GL, Nowinski TS, et al. Aniridia. A review. Surv Ophthalmol. 1984;28(6):621–42.
7. Zamzam AM, Sheriff SM, Phillips CI. Aniridia, ectopia lentis, abnormal upper incisors and mental retardation – an autosomal recessive syndrome. Jpn J Ophthalmol. 1988;32(4):375–8.
8. Boughamoura L, Yacoub M, Abroug M, et al. [Gillespie syndrome: 2 familial cases]. Arch Pediatr. 2006;13(10):1323–5.
9. Nevin NC, Lim JH. Syndrome of partial aniridia, cerebellar ataxia, and mental retardation – Gillespie syndrome. Am J Med Genet. 1990;35(4):468–9.
10. Wilczynski M. Phacoemulsification with implantation of Morcher aniridia capsular rings for postoperative atonic pupil after iridencleisis – case report. Klin Oczna. 2015;117(1):20–3.
11. Neuhann IM, Neuhann TF. Cataract surgery and aniridia. Curr Opin Ophthalmol. 2010;21(1):60–4.
12. Aslam SA, Wong SC, Ficker LA, et al. Implantation of the black diaphragm intraocular lens in congenital and traumatic aniridia. Ophthalmology. 2008;115(10):1705–12.
13. Burris TE, Holmes-Higgin DK, Silvestrini TA. Lamellar intrastromal corneal tattoo for treating iris defects (artificial iris). Cornea. 1998;17(2):169-73.
14. Fernández-López E, Pascual FP, Pérez-López M, et al. Sutureless artificial iris after phacoemulsification in congenital aniridia. Optom Vis Sci. 2015;92(4 Suppl 1):S36-9.
15. Osher RH, Burk SE. Cataract surgery combined with implantation of an artificial iris. J Cataract Refract Surg. 1999;25(11):1540–7.

16. Taneri S, Gerding H. Retinal detachment and phthisis bulbi after implantation of an iris prosthetic system. J Cataract Refract Surg. 2003;29(5):1034–8.

17. Srinivasan S, Ting DS, Snyder ME, et al. Prosthetic iris devices. Can J Ophthalmol. 2014;49(1):6–17.

18. Davis PL. Optical iridectomy in phakic and pseudo-phakic patients. Can J Ophthalmol. 1985;20(4):159–61.

19. Foster J. OPTICAL IRIDECTOMY, INDICATIONS, METHOD AND VALUE. Br J Ophthalmol. 1932;16(8):476–84.

20. Wolf MD, Lichter PR, Ragsdale CG. Prognostic factors in the uveitis of juvenile rheumatoid arthritis. Ophthalmology. 1987;94(10):1242–8.

21. Foster CS, Barrett F. Cataract development and cataract surgery in patients with juvenile rheumatoid arthritis-associated iridocyclitis. Ophthalmology. 1993;100(6):809–17.

22. Tugal-Tutkun I, Urgancioglu M. Childhood-onset uveitis in Behcet disease:a descriptive study of 36 cases. Am J Ophthalmol. 2003;136(6):1114–9.

23. Rojas B, Foster CS. Cataract surgery in patients with uveitis. Curr Opin Ophthalmol. 1996;7(1):11–6.

24. Zhang Y, Zhang M. [Clinical analysis on children uveitis complicated cataract surgery]. Zhonghua Yan Ke Za Zhi. 2014;50(10):772–6.
张扬, 张美芬. 少儿葡萄膜炎并发白内障手术治疗的临床分析 [J]. 中华眼科杂志, 2014, 50 (10): 772-776.

25. Magli A, Forte R, Rombetto L, et al. Cataract management in juvenile idiopathic arthritis: simultaneous versus secondary intraocular lens implantation. Ocul Immunol Inflamm. 2014;22(2):133–7.

26. Phatak S, Lowder C, Pavesio C. Controversies in intraocular lens implantation in pediatric uveitis. J Ophthalmic Inflamm Infect. 2016;6(1):12.

27. BenEzra D, Cohen E. Cataract surgery in children with chronic uveitis. Ophthalmology. 2000;107(7):1255–60.

28. Lundvall A, Zetterstrom C. Cataract extraction and intraocular lens implantation in children with uveitis. Br J Ophthalmol. 2000;84(7):791–3.

29. Tabbara KF, Al-Kaff AS, Al-Rajhi AA, et al. Heparin surface-modified intraocular lenses in patients with inactive uveitis or diabetes. Ophthalmology. 1998;105(5):843–5.

30. Li J, Heinz C, Zurek-Imhoff B, et al. Intraoperative intraocular triamcinolone injection prophylaxis for post-cataract surgery fibrin formation in uveitis associated with juvenile idiopathic arthritis. J Cataract Refract Surg. 2006;32(9):1535–9.

31. Rabinovich CE. Treatment of juvenile idiopathic arthritis-associated uveitis: challenges and update. Curr Opin Rheumatol. 2011;23(5):432–6.

32. Zaborowski AG, Quinn AG, Dick AD. Cataract surgery in pediatric uveitis. J Pediatr Ophthalmol Strabismus. 2008;45(5):270–8.

第十七章
小儿晶状体异位

郑丹莹　曹乾忠

摘　要

小儿晶状体异位可由先天因素或外伤导致,由于发生于视觉发育的关键阶段,常引起不同程度的屈光不正甚至弱视。此外,晶状体异位相关并发症也可影响小儿的视觉发育。因此,对于严重影响小儿视功能的晶状体异位,早期手术治疗很重要。由于晶状体位置异常,施行此类手术难度大。随着手术设备和人工晶状体(IOL)的不断发展,经巩膜睫状沟固定 IOL 不再是唯一的处理悬韧带异常的方法,虹膜拉钩、囊袋拉钩和囊袋张力环等辅助器械的发明使得原位手术成为可能;新型内窥镜的应用使得经巩膜固定 IOL 变得更为精准——这些举措均可减少手术并发症的发生。基于小儿晶状体异位的不同病因,本章将讨论小儿晶状体异位的手术指征、特殊手术技巧并简要介绍如何在手术中应用新型辅助器械。

小儿晶状体异位是指晶状体悬韧带由于发育异常或外伤等因素出现松弛、拉长或断裂,减弱或失去对晶状体的正常牵拉力,从而使晶状体离开正常的生理位置。文献报道,小儿晶状体异位的发病率为 6.4/100 000[1]。晶状体异位可引起小儿屈光不正,对视觉发育造成不同程度的影响,部分先天性晶状体异位还可伴有全身系统性疾病。因此,在制订治疗方案时,应综合考虑晶状体异位的范围、程度及对视功能的影响,同时还要考虑全身因素,严格把握手术适应证,制订合理的治疗方案。本章将从小儿晶状体异位的分类、临床表现、眼部检查及治疗等方面进行论述。

第一节　小儿晶状体异位的分类

小儿晶状体异位分为先天性和后天获得性两种。前者为先天发育异常,后者主要继发于眼外伤,少数是由眼内其他病变引起。

一、先天性晶状体异位

先天性晶状体异位(ectopia lentis)是指小儿出生时已存在或出生后自发的晶状体位置异常,通常双眼对称。先天性晶状体异位可单独发生,也可合并其他眼部发育异常,或者是全身系统发育异常疾病的眼部表现(尤与中胚叶发育异常的疾病相关)[1]。晶状体悬韧带发育异常是导致晶状体异位的主要原因[2]。不同的基因突变可引起不同类型的先天性晶状体异位。

(一) 单纯性晶状体异位

有较明显的遗传倾向,多为常染色体显性遗传,少数为常染色体隐性遗传[3,4]。该病通常为双眼对称性发病,晶状体多向上方和颞侧移位[3,5]。病因及确切机制尚未明确。

(二) 伴有其他眼部发育异常的晶状体异位

晶状体异位合并的其他眼部异常通常有球形晶状体(microspherophakia),晶状体缺损(coloboma of the lens)(图 17-1),虹膜缺损或无虹膜症(aniridia)及瞳孔异位(ectopia pupillae)等。

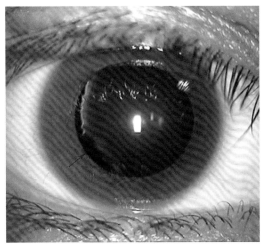

图 17-1　晶状体异位并缺损
患儿,女性,13 岁,右眼晶状体异位并缺损(箭头)

(三) 伴有全身系统发育异常的晶状体异位

1. 马方综合征(Marfan syndrome)　马方综合征是先天性晶状体异位(图 17-2a)中最常见的一种类型,发病率约(3~10)/10 000,在性别、地域及种族上无明显差异[6-9]。呈常染色体显性遗传,主要为 Fibrillin1 编码基因 *FBN1* 突变而导致与中胚叶发育相关的多处结缔组织异常。目前已有约 1 200 多个 *FBN1* 突变位点被发现[10]。该综合征主要是骨骼、心血管和眼部多系统受累[11,12]。患儿多表现为身材瘦长、四肢细长(图 17-2b)、蜘蛛指(趾)、脊柱侧弯、鸡胸、关节韧带松弛等,心血管异常表现为房间隔缺损、心瓣膜异常、主动脉扩张和主动脉瘤等,是导致患儿死亡的主要原因[13]。目前国际上最新的诊断标准由 Loeys 等[14]于 2010 年提出,该诊断标准与以往相比更强调眼部及心血管病变对确诊马方综合征的重要性。

马方综合征典型的眼部表现为晶状体异位呈进行性发展。据统计,大约有 30%~50% 的患者出现晶状体异位,以向上方及鼻侧异位多见,常呈双侧对称性,散瞳可见晶状体赤道部及过度拉伸的悬韧带(见图 17-2a)[15,16]。异位的晶状体可造成难以矫正的屈光不正(多呈高度近视),增加斜视和弱视的风险[17]。其他眼部异常还包括大角膜、虹膜弹性不良、虹膜隐窝消失、原发性开角型青光眼、周边视网膜变性和视网膜脱离等[18,19]。患儿晶状体不全异位可进展为全异位,引起继发性青光眼和晶状体源性葡萄膜炎等并发症[18]。

2. 同型胱氨酸尿症(homocystinuria)　同型胱氨酸尿症是先天性晶状体异位中较常见的一种类型,为常染色体隐性遗传。主要为编码 β- 胱硫醚合成酶(CBS)的基因突变[20,21],导致 β- 胱硫醚合成酶缺陷,使患儿血中胱氨酸增多而引起代谢紊乱。眼部典型的表现为双侧对称性晶状体异位,以向鼻下方异位多见,可合并角膜混浊、先天性白内障、虹膜萎缩、视神经萎缩和视网膜脱离等[22]。患儿常合并骨质疏松、智力缺陷、癫痫及血栓形成倾向,严重时可发生肺栓塞。

3. Weill-Marchesani 综合征(Weill-Marchesani syndrome)　Weill-Marchesani 综合征为常染色体隐性遗传病,主要与 Fibrillin1 相关的 *ADAMTS* 基因突变有关[20,23]。临床表现与马方综合征相反,患儿身材矮胖,指趾短粗(图 17-3)。眼部典型表现为球形晶状体及其引起的高度近视,晶状体异位以向鼻下方为主,严重时可脱入前房,因此,继发性青光眼发生率高[24]。

4. 高赖氨酸血症(hyperlysinemia)　高赖氨酸血症为罕见的常染色体隐性遗传病,为编码两个相关酶:赖氨酸 - 酮戊二酸还原酶(lysine-ketoglutarate reductase,LKR)和酵母氨酸脱氢酶(saccharopine dehydrogenase,SDH)的 *AASS* 基因突变引起赖氨酸脱氢酶缺乏[25],血浆中赖氨酸浓度升高是确诊的主要依据。该病主要表现为智力低下、球形晶状体及晶状体异位,其中球形晶状体为该综合征最典型的表现。

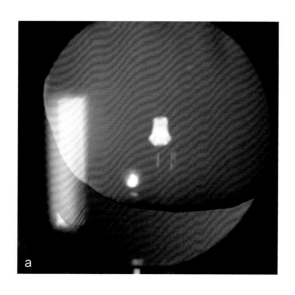

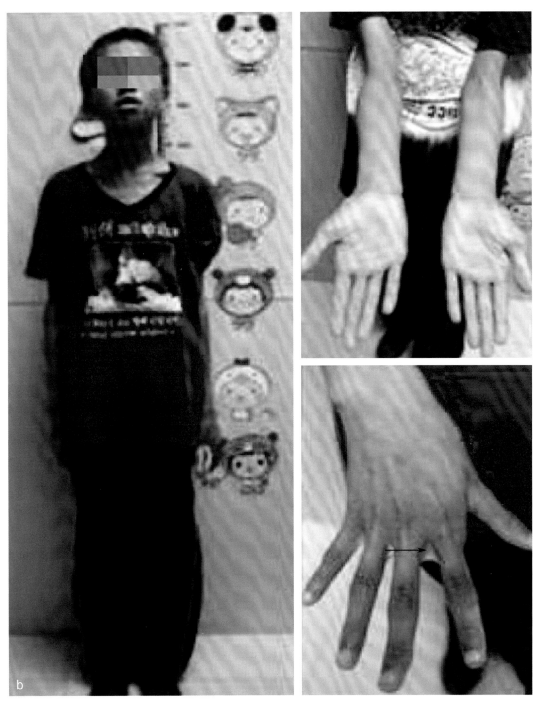

图 17-2　马方综合征的临床表现
a. 患儿,男性,8 岁,马方综合征,右眼晶状体向鼻上方异位,可见拉长的悬韧带;
b. 同时伴有骨骼发育异常,身材瘦高,蜘蛛指和指蹼(黑色箭头)

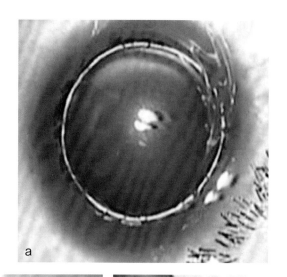

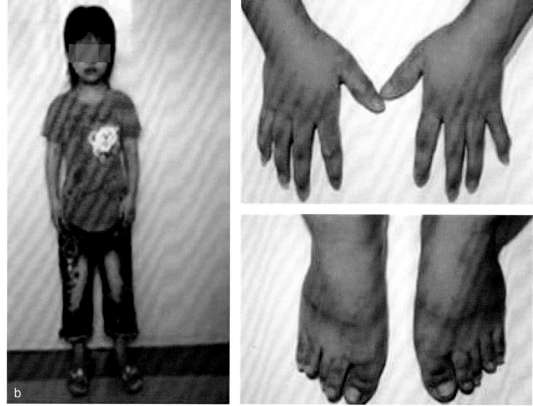

图 17-3　Weill-Marchesani 综合征
a. 患儿,女性,8 岁,异位球型晶状体;b. 患儿身材矮胖,指趾粗短

二、外伤性晶状体异位

外伤性晶状体异位多由钝挫伤所致。患儿有外伤史,但有时由于年龄小,受伤时未被及时发现,待出现视力下降或其他症状时,才从眼部表现推测为外伤所致。多为单眼,可伴有

外伤性白内障、房角后退、继发性青光眼以及视网膜震荡等。

三、自发性晶状体异位

　　眼内病变引起的悬韧带机械性伸长、炎症和变性引起的悬韧带变薄弱均可导致自发性晶状体异位。前者可见于先天性青光眼（牛眼）和后巩膜葡萄肿等引起的眼球扩张，也可见于其他眼内病变的牵拉或推压，如睫状体炎症粘连、玻璃体条索和眼内肿瘤等[26]。

第二节　小儿晶状体异位的临床表现

　　临床上根据悬韧带病变的范围和晶状体异位程度分为晶状体不全异位和全异位。

一、晶状体不全异位

　　当悬韧带部分松弛或断裂，导致晶状体偏离正常解剖位置时，称为晶状体不全异位（lens subluxation）。患儿主要有两个方面的症状：一是悬韧带松弛或断裂引起晶状体表面弯曲度增加而导致的晶状体源性近视；二是晶状体偏移或倾斜引起的晶状体源性不规则散光，这种散光往往难以用框架眼镜或角膜接触镜矫正。若患儿屈光不正长期未得以矫正，可出现弱视及斜视；严重的晶状体不全异位，患儿可产生单眼复视及眩光，也可引起继发青光眼。

　　裂隙灯显微镜下可见患儿前房深浅不一，虹膜震颤，晶状体震颤和/或玻璃体疝[27]。部分患儿散瞳检查时可在瞳孔区观察到晶状体赤道部，拉长或者离断的悬韧带。检眼镜检查眼底时可见双月形反光及双眼底像。

二、晶状体全异位

　　当悬韧带完全离断时，晶状体离开正常解剖位置进入前房或者玻璃体腔，称为晶状体全异位（lens luxation）。异位的晶状体可嵌顿于瞳孔区，向前可脱入前房（图 17-4a），向后可坠入玻璃体腔（图 17-4b）。晶状体全异位可引起继发性青光眼、晶状体源性葡萄膜炎及视网膜脱离等严重并发症[28,29]。外伤性全异位的晶状体甚至可以通过角膜穿孔处脱出眼外，或巩膜破裂口进入结膜下及球筋膜下。

　　根据异位晶状体所处的位置，患儿可出现不同的临床表现：

　　1. 晶状体嵌顿于瞳孔，可出现视物模糊及瞳孔阻滞引起的急性眼压升高。

　　2. 晶状体脱入前房，裂隙灯显微镜下可见前房内晶状体呈油滴状，边缘带金色反光。晶状体也可呈混浊状态。异位的晶状体可引起急性眼压升高，或因晶状体长期接触角膜内皮和虹膜，引发角膜内皮丢失或功能失代偿和虹膜睫状体炎[30]。

　　3. 晶状体脱入玻璃体腔，裂隙灯显微镜下可见患儿前房加深，虹膜震颤，瞳孔区未见晶状体，有时前房可见玻璃体疝。检眼镜检查眼底可见一边缘灰暗的圆形油滴状小块。若晶状体囊膜完整，无并发症，则患眼相当于无晶状体眼状态；若晶状体囊膜已破裂，溢出的晶状体皮质可诱发晶状体过敏性葡萄膜炎及溶解性青光眼[31]。

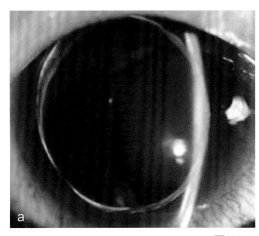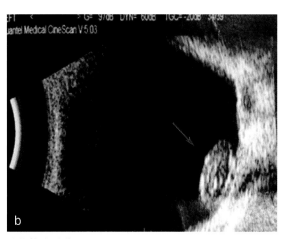

图 17-4　晶状体全异位
a. 晶状体脱入前房,边缘呈金色反光;b. B 超显示晶状体异位于玻璃体腔(箭头)

第三节　小儿晶状体异位的眼部检查

完善的检查对晶状体异位患儿治疗方案的制订具有重要意义。对于不合作的患儿可以在镇静或全麻下完成各项检查。

1. 视力　异位的晶状体会引起近视、远视及散光,若不及时矫正,则会增加弱视和斜视的风险。因此,应检查患儿远、近视力,并通过准确的验光及配镜以获得最佳矫正视力,为治疗方案的确定提供依据。

2. 眼压　晶状体异位及眼部发育异常均可引起继发性青光眼,因此,眼压检查对及时发现青光眼十分重要。

3. 眼位　先天性晶状体异位的患儿可合并有斜视,检查时可通过简单的角膜映光法,配合遮盖试验,了解患儿眼位情况。

4. 眼前段检查　晶状体异位的范围和程度的分级是指导临床治疗的重要指标。Hoffman[32]等将散瞳后裂隙灯显微镜检查的晶状体半异位分为轻、中、重度:①轻度:暴露的晶状体赤道部与瞳孔缘之间的无晶状体区面积占整个瞳孔区的 0~25%;②中度:暴露的晶状体赤道部与瞳孔缘之间的无晶状体区面积占整个瞳孔区的 25%~50%;③重度:暴露的晶状体赤道部与瞳孔缘之间的无晶状体区面积超过瞳孔区的 50%。对于晶状体异位患儿应充分散瞳进行裂隙灯显微镜检查,了解眼前段情况特别是晶状体异位程度及方位,仔细观察悬韧带异常的范围及程度,可对比患儿直立位和卧位时晶状体位置的变化,以协助判断悬韧带的状态[33]。房角镜检查对了解房角情况有时也是十分必要的。

5. 眼后段检查　晶状体异位常合并视网膜病变,有条件时,应尽量行视网膜检查。

6. 眼球生物测量　通过 A 超、角膜曲率计或 IOL-Master 测量眼轴、角膜曲率、角膜直径及前房深度等,以了解小儿眼球发育的情况。

7. 超声生物显微镜(ultrasound biomicroscopy,UBM)　可了解小儿悬韧带、晶状体、房角和睫状体等眼前段情况,以弥补了裂隙灯显微镜的不足,对于晶状体异位的诊治有重要意义。

8. **全身情况**　先天性晶状体异位可合并心血管、骨骼肌肉及神经等其他系统异常，心血管病变常呈隐匿性，因此致死率较高。马方综合征患者 60%~80% 伴有主动脉扩张，82%合并心脏瓣膜脱垂[34-36]。对双眼晶状体异位的患儿，应进行全身检查，必要时行心脏彩超、腰骶部 MRI、胸片或者胸部 CT，以及时发现病变，确保眼科手术安全。早期全身干预及监控，有利于延长患者的生存时间及提高生活质量。

第四节　小儿晶状体异位的治疗

小儿晶状体异位治疗可分为非手术和手术治疗。随着现代白内障手术技术与设备的进步，小儿晶状体异位的手术效果有了明显提高，但与常规白内障手术相比，仍存在较大的风险，激进的手术可能给患儿带来不良的后果，甚至致盲。对患儿治疗方案的确定应根据晶状体混浊程度及异位范围、患眼与对侧眼的视功能、眼部的其他情况，结合患儿的年龄和手术条件及术者的经验等综合考虑。

一、非手术治疗

目前临床上大多数术者认为对晶状体透明、轻度异位、无症状及无并发症者可随访观察。由于患儿处于视觉发育的关键阶段，晶状体异位引起的近视及散光，若不及时矫正，将会妨碍小儿正常视功能的建立与视觉发育[37-39]。轻微的晶状体异位引起的屈光不正可通过配戴框架眼镜矫正；当双眼存在屈光参差时，角膜接触镜较框架眼镜可更好地避免双眼成像大小的差异。个别患儿经无晶状体区域注视，配镜可获得意想不到的视力效果[40]。晶状体异位引起的弱视应该及时治疗，在矫正屈光不正的基础上，遮盖及视觉治疗是很有必要的[41]。对采取非手术治疗的晶状体异位患儿应坚持长期随访，定期散瞳检查，了解晶状体异位有无进展，同时需进行验光检查，根据其屈光状态改变及时调整配镜度数，以预防患儿交替注视、斜视和弱视的形成，保持其双眼视觉和立体视觉，提高患儿的视觉质量。当发现保守治疗效果不佳或出现并发症时，应重新评估，制订新的治疗方案。

二、手术治疗

（一）手术指征

小儿晶状体异位的手术时机，目前国际上尚无统一标准。临床上普遍认为当晶状体异位严重影响小儿视力与生活，且保守治疗无效时，应采取手术治疗。具体手术指征如下：

1. 晶状体异位引起明显复视而戴镜不能矫正者[42]。
2. 晶状体异位引起屈光不正，其最佳矫正视力 ≤ 0.3[31,33]。
3. 异位的晶状体赤道部达瞳孔中央，且屈光不正难以矫正[36]。
4. 异位的晶状体明显混浊，影响视功能。
5. 出现严重并发症，如继发性青光眼、角膜内皮失代偿及视网膜脱离等。

（二）晶状体摘除的手术方式

小儿异位的晶状体多为软核，其摘除方法主要分为前路手术和后路手术两类。前路手术是指通过透明角膜、角巩膜缘和巩膜切口进行手术，操作相对简便，不需做后灌注，避免穿过小儿发育尚未成熟的睫状体平坦部，减少对玻璃体和视网膜的扰动，是较多术者采用的手术方法。现代超声乳化晶状体吸除术是目前的主流术式,但是对于一些严重异位的患儿或无现代灌注抽吸设备的地区仍采用晶状体囊内摘除术或晶状体灌注抽吸术[37]。后路手术是指通过睫状体平坦部切口进行手术,在清除晶状体物质的同时,还可处理玻璃体和视网膜的病变。主要术式是经睫状体平坦部晶状体切割术(pars plana lensectomy,PPL),要求术者有熟练的眼后段手术技术[37]。临床上需根据晶状体异位情况、手术条件和术者的经验选择合适的手术方式。

1. 晶状体囊内摘除术　适用于瞳孔区可见接近全异位的晶状体,或全异位脱入前房的晶状体。一般行上方改良巩膜隧道切口,其大小取决于晶状体直径和核的硬度。在晶状体前后方注入黏弹剂以保护角膜内皮和分隔玻璃体,直接用囊圈将其完整娩出,并彻底清除眼前段的玻璃体。该术式切口大,手术风险高,对于软核的患儿,这一术式正逐渐被下述的各种小切口手术方式所取代。

2. 晶状体灌注抽吸术　适用于轻、中度异位的软核晶状体。在角巩膜缘作 2~3mm 切口,开罐或环形撕囊、水分离后用双腔管吸除晶状体皮质。操作时需注意灌注和抽吸的平衡,维持前房深度。为避免异位的囊袋随液流吸入抽吸针头,可采用黏弹剂顶压囊袋的方法。有玻璃体脱出时,应先处理玻璃体再行晶状体皮质的抽吸。该方法可保留患儿的晶状体囊袋,便于 IOL 囊袋内植入。由于无需超声乳化设备,该术式在发展中国家仍有开展。

3. 经前路的晶状体切割术　适用于全异位入前房或不全异位的软核晶状体。用前段玻璃体切割器经 ≤ 3.0mm 的透明角膜、角巩缘或巩膜切口进行晶状体咬切。

4. 超声乳化晶状体吸除术　利用超声乳化设备快速平稳的灌注抽吸功能,通过 ≤ 3.0mm 巩膜或角膜隧道切口,完成晶状体物质的清除。此术式切口小,并发症发生率低,由于是连续环形撕囊,可联合应用虹膜拉钩、囊袋拉钩或张力环,使手术安全性大大提高。手术技巧详见下文。

5. 经睫状体扁平部晶状体切割术　适用于晶状体严重异位或脱入玻璃体腔的情况。目前多应用 23G 玻璃体切割系统做经睫状体平坦部的三通道切口,行晶状体切割术和玻璃体切割术,若存在视网膜裂孔或变性区,可同时进行视网膜激光光凝术或其他玻璃体视网膜手术方式[43]。

(三) 超声乳化晶状体吸除术

超声乳化晶状体吸除术是目前处理晶状体不全异位的主流方法,由于是相对闭合的手术方式,可降低玻璃体脱出的风险[44]。先天性晶状体异位的悬韧带常呈稀疏拉长的状态,无断裂或只是少部分断裂,操作时可利用未断裂的悬韧带和晶状体囊袋作为前段玻璃体的屏障,完成晶状体核及皮质的清除后再处理囊袋。外伤性晶状体异位的悬韧带常呈断裂状态,可伴有玻璃体脱入前房,应先处理前房玻璃体再摘除晶状体。

1. 手术技巧

(1)切口构筑:由于小儿后房压力高,虹膜易脱出切口,故多采用隧道切口。目前对于小儿晶状体异位手术切口位置的选择仍有争论,Vasavada 等[45]推荐采用颞侧透明角膜切口,而 Cionni 等[44]则推荐在远离悬韧带薄弱的位置做切口。我们采用的方法是:对于先天性晶状体异位的患儿,悬韧带拉长但未断裂,通常选择悬韧带的薄弱区做 ≤ 3.0mm 的透明角膜隧道切口,便于处理位于虹膜后的部分晶状体;对于外伤性晶状体异位的患儿,如悬韧带断裂,可伴有玻璃体溢入前房,建议选择悬韧带未断裂处作切口,以避免玻璃体先溢出切口,妨碍晶状体物质的吸除。对于 <9 岁的患儿建议采用上方巩膜隧道切口。

（2）撕囊方法：小儿晶状体囊膜韧性较大，同时悬韧带松弛或断裂减弱了对囊袋的牵拉力，使撕囊操作更为困难。可先用黏弹剂推开虹膜，并在晶状体偏位侧的赤道部缓慢注入黏弹剂，使晶状体充分暴露并向中央移动，同时保护残留的悬韧带及玻璃体前界膜，若前房内有大量玻璃体可先行前段玻璃体切除。使用破囊针头在悬韧带无异常端的前囊膜处划开作一小瓣，随后用针头或撕囊镊完成连续环形撕囊，直径以 4.5~5mm 为宜，也可应用电撕囊仪完成撕囊[46]。操作时动作应尽量轻柔，避免对悬韧带及玻璃体的进一步扰动和损伤。对于明显偏位的晶状体，可在虹膜拉钩或囊袋拉钩的辅助下完成撕囊，视异位范围及核硬度使用 1~4 个虹膜拉钩将晶状体囊袋拉至瞳孔中央，边调整拉力边撕囊，拉钩力量需适中，避免囊袋过度牵拉而撕裂（图 17-5）。此外，还可采用染色剂增加囊膜可视度。

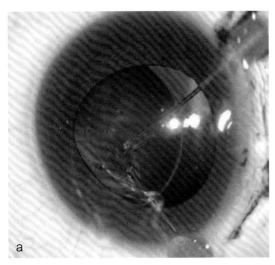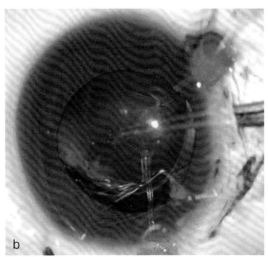

图 17-5 撕囊
a. 植入虹膜拉钩，牵拉晶状体前囊口，固定囊袋；b. 在虹膜拉钩辅助下完成撕囊

（3）水分离和水分层：小儿异位的晶状体由于缺乏悬韧带的正常牵拉力，故水分离及水分层操作时动作应尽量轻柔，避免对晶状体施加压力，可采用多点少量注液的方法，必要时使用黏弹剂进行分离，应尽量使皮质与囊膜分开，减少后续清除皮质时对囊膜的牵拉。此外，有硬核时应分出硬核，但同时应避免过度旋转晶状体核而加重悬韧带的损伤。

（4）晶状体吸除：由于异位的晶状体囊袋活动度大，在碎核和抽吸的过程中易吸住囊袋，因此，应调整超声乳化设备的参数，以达到前房和晶状体囊袋相对稳定的状态。笔者认为从确保手术的有效性和安全性角度考虑，建议适当降低瓶高，调低流量和负压完成手术，并根据术中前房情况及时调整各种参数。抽吸晶状体皮质时，从悬韧带正常区域开始，最后至悬韧带异常区，缓慢吸除皮质，避免向囊袋施加压力或牵拉囊膜，可反复在囊膜与皮质、核块间注入黏弹剂以保护囊袋，也可使用辅助钩、张力环和虹膜/囊袋拉钩等辅助方法（图 17-6）。对于接近全异位或全异位入前房的晶状体，可用 25G 注射针头自角膜缘穿入晶状体并自对侧角膜缘穿出，使异位的晶状体固定在前房，以完成撕囊或晶状体摘除等步骤（图 17-7），操作过程中需使用足够的黏弹剂形成前房，保护角膜内皮和顶压后面的玻璃体。

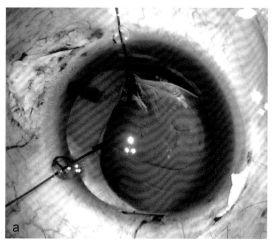

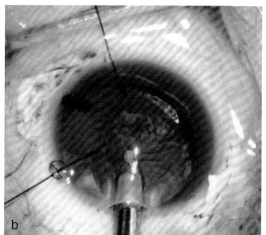

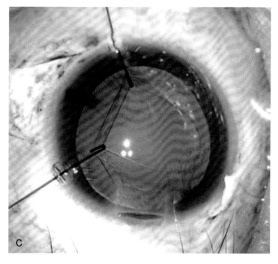

图 17-6 使用虹膜拉钩辅助晶状体皮质的吸除
a. 虹膜拉钩牵拉晶状体囊袋；b. 应用虹膜拉钩辅助晶状体皮质抽吸；c. 皮质抽吸完成后

（5）晶状体囊袋的处理：外伤性晶状体异位未断裂的悬韧带一般呈正常状态，应尽量保留完整的晶状体囊袋，便于 IOL 囊袋内植入。先天性晶状体异位如马方综合征，悬韧带的病变呈进行性加重，对是否保留囊袋存在争议。有术者提出不予保留，也有术者建议保留囊袋，但需在囊袋内植入可固定的张力环[47]。取出晶状体囊袋的方法：先清除囊袋内的晶状体物质，利用囊袋作为屏障防止玻璃体的脱出，然后在囊袋与玻璃体间注入黏弹剂，剪断残余的悬韧带，再取出囊袋（图 17-8）。也可使用玻璃体切割器清除残留晶状体囊膜。

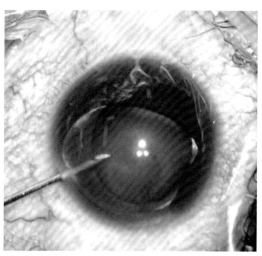

图 17-7 使用注射器针头将全异位的晶状体固定于前房

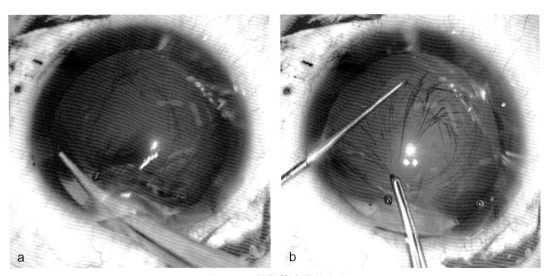

图 17-8　晶状体囊袋的取出
a. 用囊膜剪剪断病变的晶状体悬韧带；b. 用镊子取出晶状体囊袋

（6）前段玻璃体切割术：小儿后房压力高，在晶状体异位的手术过程中更易出现玻璃体的脱出，需对溢入前房和溢出切口外的玻璃体予以彻底清除，以减少瞳孔阻滞、黄斑囊样水肿和视网膜脱离等风险[48]。

2. 辅助器械的应用　小儿晶状体异位时，病变的悬韧带对囊袋的牵张力减少，晶状体囊膜在灌注抽吸时随着液体的流动而活动度较大，易被误吸，导致囊袋不完整或晶状体异位程度加重。因此，我们可以通过一些辅助器械增加囊袋的稳定性或让异位的晶状体尽量居中，便于手术，减少并发症的发生。

（1）囊袋张力环（capsular tension ring，CTR）：1991 年，Hara 等首次引入在异位晶状体囊袋赤道部植入一个环来支持悬韧带的概念，开创了利用植入器械辅助手术治疗晶状体异位的新时代。现代 CTR 是一种开环、两端可压缩并各有一个孔的 PMMA 环，分为 CTR 和改良型 CTR（mordified capsular tension ring，MCTR）（图 17-9a 和 b），根据不同的晶状体囊袋大小有不同的尺寸。CTR 在超声乳化联合 IOL 植入术中，有助于维持囊袋原来的形状，避免玻璃体脱出，使 IOL 维持于中心位置，从而提高了超声乳化和 IOL 植入的安全性和有效性[49]。此外，植入 CTR 还可抑制晶状体上皮细胞的增生和迁移，从而减少后发性白内障和囊袋纤维化的发生。1998 年，为了使 CTR 得以在更为严重的晶状体半异位中应用，Cionni[50]研发了改良型囊袋张力环 MCTR，其在 CTR 的基础上，在环的中间加上一个或两个顶端有环的柄，通过这种设计可将 MCTR 经缝线固定于巩膜上，使异位范围较大的囊袋回归中心，从而有利于后房型 IOL 的植入。笔者在马方综合征的患儿中应用 MCTR，远期随访发现 IOL 居中性良好[51]。值得注意的是，MCTR 的研发扩大了 CTR 的使用范围，但无论是 CTR 还是 MCTR 的植入，均要求患者具备完整的囊袋。根据患儿囊袋的大小，选择合适尺寸的 CTR 以及植入方法（顺时针植入或逆时针植入），以免撑破囊袋，如患儿囊袋过小，则不宜植入张力环（图 17-10）。

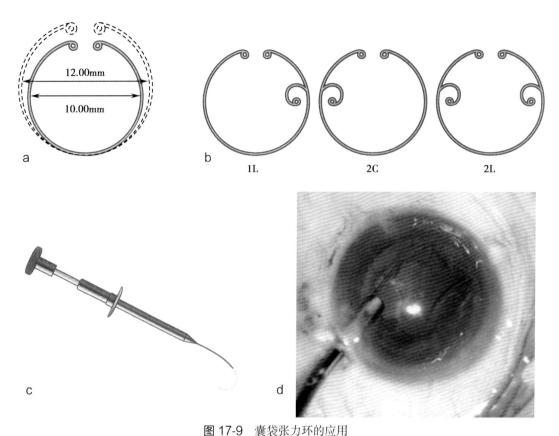

图 17-9 囊袋张力环的应用

a. Morcher CTRtype 14；b. Morcher MCTR；c. 张力环助推器；d. 应用助推器将张力环植入晶状体囊袋内

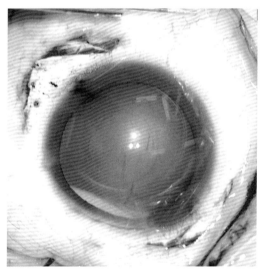

图 17-10 6 岁患儿，先天晶状体脱位，晶状体囊袋
直径为 8mm，不适宜植入常规尺寸的张力环

CTR 的植入时机：CTR 可选择在手术的不同阶段植入。在撕囊水分离后植入 CTR，囊袋可在赤道部张开，从而重建囊袋的轮廓，保护撕囊口以免被误吸而使悬韧带断裂或松弛范围扩大，但容易造成皮质难以抽吸，严重时可牵拉囊袋导致悬韧带损伤进一步扩大；也可在完成晶状体皮质抽吸后植入 CTR，但此时易对囊袋造成进一步的牵拉，作者认为有时可在囊膜拉钩的辅助下完成 CTR 的植入，以降低悬韧带损伤的风险。

　　CTR 的植入方法，分徒手法和推注器植入法。徒手法植入技巧：用黏弹剂填充囊袋空间，通过主切口用无齿镊把张力环从囊袋口左侧按顺时针方向植入囊袋内，可通过左侧角膜缘的辅助切口用辅助钩轻压张力环助其进入囊袋，若将 CTR 逆时针植入囊袋，则需从主切口的右侧做反方向的动作。推助器植入法操作较简便，技巧是：把张力环放置于推助器中，于前囊口下顺时针或逆时针推入张力环（图 17-9c 和 d）。有些外伤性晶状体异位的囊袋周边瘢痕化，在植入 CTR 时会有明显的阻力，应避免暴力植入而损伤晶状体囊袋，此时可注入更多的黏弹剂充盈囊袋或改变植入方向。

　　MCTR 植入法：对于晶状体异位范围较大或进展性异位的患儿，如残留悬韧带牵拉力尚好，可考虑采用 MCTR 植入（图 17-11）。其技巧是：选择晶状体悬韧带异常侧的中点，于角膜缘后做三角形板层巩膜瓣，10-0 聚丙烯缝线于板层巩膜瓣下、角膜缘后 1.5mm 穿入，经虹膜后方，自主切口处引出并结扎于 MCTR 的固定钩上，再用无齿镊将张力环旋转植入，直至固定环到达巩膜瓣的钟点，将缝线拉紧使囊袋正位后结扎缝线，并用 10-0 尼龙线缝合巩膜瓣。

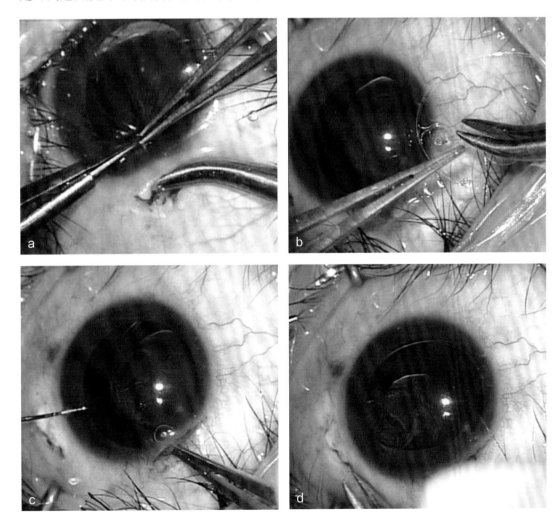

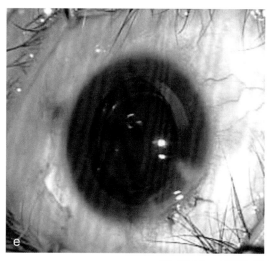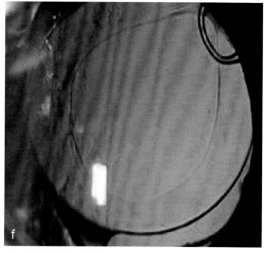

图 17-11　MCTR 植入手术步骤及术后效果

a. 预制缝线；b. 用 10-0 聚丙烯缝线捆绑 MCTR 固定孔；c. 植入 MCTR；d. 结扎缝线将 MCTR 固定于巩膜；
e. 囊袋内植入 IOL；f. 术后 2 年裂隙灯显微镜照片显示 MCTR 和 IOL 稳定居中

    （2）虹膜 / 囊袋拉钩：虹膜拉钩（图 17-12a）可在术中维持囊袋居中，使晶状体吸除、CTR 的植入和 IOL 植入等手术操作更为简便和安全，可减小对玻璃体的扰动，避免玻璃体大量脱出，从而减少手术并发症。Novak 等[52]认为对于悬韧带松弛或离断的患者，术中使用虹膜拉钩在切口的对侧撑起囊袋，可维持术中眼解剖结构的稳定性，减少小瞳孔的影响，为手术提供良好的视野及操作空间，从而防止手术操作对晶状体悬韧带和囊袋的进一步损伤。我们在既往的研究中使用虹膜拉钩辅助 27 例（31 眼）晶状体异位的患儿行晶状体吸除术，术中未出现如囊膜撕裂、核下坠和眼内出血等严重并发症[51]。

    虹膜拉钩的使用方法：在悬韧带异常的一侧，用 15° 穿刺刀于透明角膜缘作一小的隧道穿刺口，前房内注入中等量黏弹剂，通过已撕开的晶状体前囊膜口在需要拉钩处的前囊下注入少许黏弹剂形成空间，用镊子植入拉钩，用适度的牵拉力钩住前囊膜。根据晶状体异位的范围及核的硬度可放置 1~4 个拉钩。应注意的是，若前囊膜已撕裂，不应放置拉钩以免扩大撕裂范围。

    （3）其他新型辅助器械：近年来还报道了多种针对晶状体异位的 IOL 固定方法，包括囊袋张力带（capsular tension segments）和囊袋固定锚（capsular anchor）等。在选择固定方法时，应考虑囊膜的情况，特别是对于悬韧带病变还可能进展的患儿，应采用合适的辅助器械固定，减少术中和术后的并发症。

    1）囊袋张力带（图 17-12b）：由 PMMA 材料制成的一个 120° 开环，环中有柄，柄头有孔，可通过孔缝线固定于巩膜。术中使用虹膜拉钩钩住其中间柄的孔，放置于悬韧带松弛或离断部位，可稳定囊袋。也可与改良囊袋张力环联合植入，固定于巩膜[53]。

    2）闭合式可折叠型囊袋环（closed foldable capsular folding ring，CFCR）：由 16 个部件组成的环型可折叠结构，具有足够的硬度和记忆功能，可对抗囊袋收缩。CFCR 在囊袋赤道部提供了一圈 360° 的栅栏，使前囊膜与后囊膜无法接触，囊袋充分张开，从而减少后发性白内障的发生，且植入过程中可减轻对悬韧带的牵拉[54]。

3) 囊袋锚（capsular anchor）：由主柄及四肢（两肢垂直主柄、两肢平行主柄）构成（图 17-12c），类似锚样，由 PMMA 制成，可在悬韧带松弛或离断处起稳定囊袋的作用[55]。

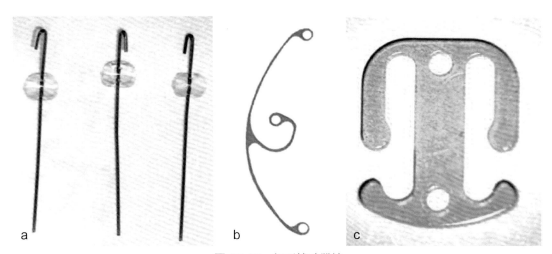

图 17-12　新型辅助器械
a.虹膜拉钩；b.囊膜张力带；c.囊袋锚

（四）异位晶状体的 IOL 植入方法

对于非进展性的晶状体异位如外伤因素，未断裂的悬韧带对晶状体囊袋仍有正常的牵拉力，可根据悬韧带离断的范围决定 IOL 植入方式，主要包括晶状体囊袋内固定、单襻缝线固定及双襻缝线固定。排除进展性异位后，Assia 等[47]建议如下：

1. <90° 的悬韧带离断可囊袋内直接植入 IOL。

2. 90°~150° 的悬韧带离断行囊袋内 CTR 联合 IOL 植入。

3. 150°~270° 的悬韧带离断可行 MCTR 联合 IOL 囊袋内植入，MCTR 需用聚丙烯缝线经睫状沟巩膜固定。

4. >270° 的离断一般不保留囊袋，行 IOL 双襻缝线巩膜或虹膜固定术，也可考虑前房型 IOL 植入术。

对于进展性的小儿晶状体异位，如马方综合征，未断裂的悬韧带有进一步拉长、稀疏甚至断裂的危险，因此，采用的 IOL 固定方式需从远期安全与效果考虑。主要方法包括 MCTR 联合 IOL 植入，IOL 双襻固定及前房型 IOL 植入法等。

具体的手术方式如下：

1. IOL 囊袋内植入术　分为单纯 IOL 囊袋内植入及联合 CTR/MCTR 的 IOL 囊袋内植入术。单纯 IOL 囊袋内植入可借助辅助钩固定囊膜进行 IOL 植入，具体方法见本书的第十五章，建议应用非折叠 IOL 或三片式折叠 IOL，把 IOL 的襻放置在悬韧带异常的位置，以起到支撑囊袋的作用；CTR/MCTR 植入后，黏弹剂填充维持囊袋空间，植入 IOL，IOL 应放置在 MCTR 的固定钩后面（见图 17-11）。

2. IOL 睫状沟植入　主要为双襻巩膜缝线固定后房型 IOL（scleral-fixated PC-IOL），其操作方法如下（图 17-13）：

（1）取双侧对称钟点（如一点和七点）剪开球结膜，于角膜缘后 3mm 做两个三角形袖袋式板层巩膜瓣,烧灼止血。

(2)采用外路法将带双长针的 10-0 聚丙烯缝线由板层巩膜瓣下、角巩膜缘后 1.5mm 穿入眼内,经过虹膜背面,通过瞳孔到前房,自透明角膜缘穿出,使用辅助钩将聚丙烯缝线自上方透明角膜主切口引出。同样方法将聚丙烯缝线经另一个板层巩膜瓣自角膜隧道切口引出。也可采用长短针单线法固定 IOL,即用长针于巩膜瓣下刺入眼内,另一侧巩膜瓣下对称位置刺入破囊针头,在瞳孔区直视下,把长针穿入破囊针头内,拔出破囊针头并带出长针,从主切口拉出缝线,并在中间剪开。

(3)将已装入推注器的三片式可折叠 IOL 在眼外推出一个襻,用七点处的缝线于前襻外 1/3 处打结,将晶状体推入眼内后留后襻在眼外,同样用一点处的缝线固定晶状体的后襻,然后将 IOL 襻送至睫状沟,拉紧缝线,调整 IOL 光学面的位置使其正位并将缝线固定于巩膜下。

(4)对于先天性晶状体异位的患儿,可考虑把囊袋取出,若术眼保留有晶状体囊膜,应尽量避免晶状体光学面与后囊膜接触,防止囊袋纤维化造成的 IOL 光学面偏心移位。若术中有玻璃体脱出前房甚至切口,应予彻底切除。

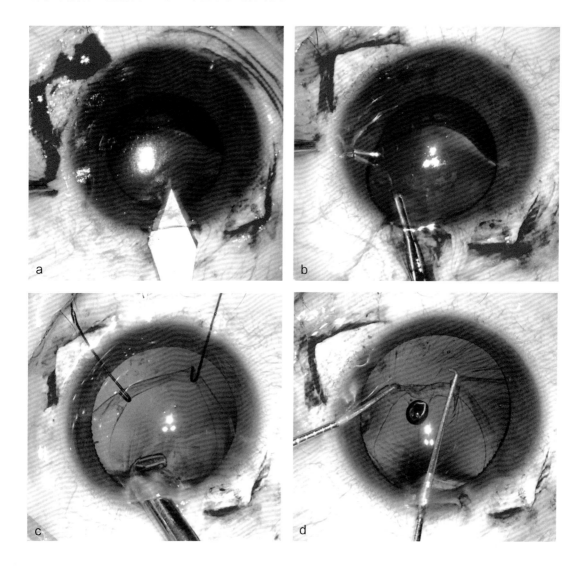

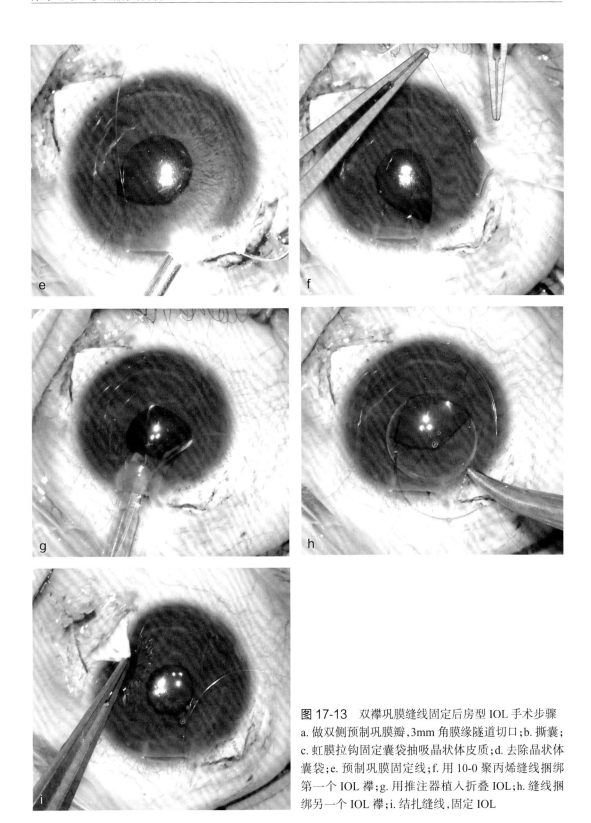

图 17-13　双襻巩膜缝线固定后房型 IOL 手术步骤
a. 做双侧预制巩膜瓣,3mm 角膜缘隧道切口;b. 撕囊;
c. 虹膜拉钩固定囊袋抽吸晶状体皮质;d. 去除晶状体
囊袋;e. 预制巩膜固定线;f. 用 10-0 聚丙烯缝线捆绑
第一个 IOL 襻;g. 用推注器植入折叠 IOL;h. 缝线捆
绑另一个 IOL 襻;i. 结扎缝线,固定 IOL

（5）用10-0尼龙线缝合巩膜瓣，以避免固定缝线外露，角膜主切口缝线缝合。

IOL双襻固定术（图17-15a）是目前治疗小儿晶状体异位较公认的方法，但该方法在虹膜后操作，属于盲探操作，易造成组织出血与损伤，还可因为IOL固定位置不准确而导致术后IOL偏位等问题。Ashraf等[56]研究发现，此术式实际上仅55%的IOL襻位于睫状沟处。Olsen[57]报道在内窥镜辅助下的非折叠IOL双襻缝线固定术可取得良好的效果。我们针对先天性晶状体异位的患儿也采用了内窥镜引导下的小切口折叠IOL双襻精准固定术，该方法可了解小儿睫状体的发育情况，将IOL精准固定于睫状沟处，同时直视下用黏弹剂及时处理进针时的出血，减少了手术并发症。其具体的操作方法是：摘除晶状体后，前、后房内均注入黏弹剂形成睫状沟空间，采用内路法通过3mm主切口同时放入内窥镜探头和带聚丙烯的缝针，内窥镜直视下避开睫状突进行缝针，在预制的巩膜瓣下从睫状沟进针，巩膜面出针，测量出针至角膜缘的距离，将缝线结扎埋藏在巩膜瓣下，对侧的缝线可根据第一针测量的距离选择从巩膜面入针，内窥镜直视下观察缝针进入睫状沟时的情况。对于双侧的缝合，我们建议用带角度的弯型内窥镜探头，以保证仅通过一个主切口完成IOL双襻的固定（图17-14）。操作中如发现出血，应立即对准出血点注入黏弹剂，待出血停止后，再继续后面的操作。

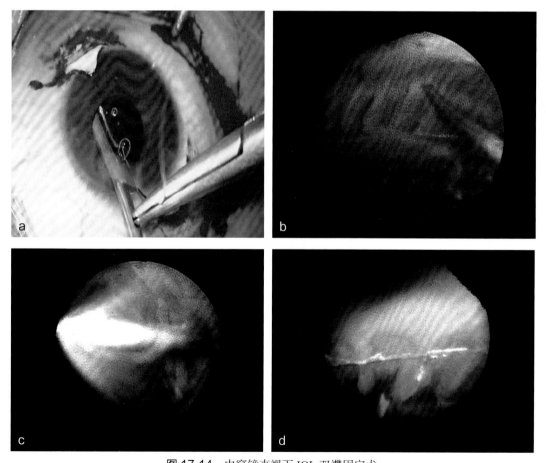

图17-14　内窥镜直视下IOL双襻固定术
a.从角膜缘主切口放入内窥镜；b.内窥镜下带固定线的长针准确通过睫状沟到眼外；c.内窥镜下从外路进入的固定针穿过睫状沟；d.内窥镜下见IOL襻位于睫状沟

3. 前房型 IOL 植入术 这种术式在小儿眼内应用目前仍有争议,需要做远期的观察和研究。对于异位范围严重(>270°)的患儿,可考虑选择前房型 IOL。术前需进行角膜内皮细胞计数及前房深度等检查。目前,临床上应用的主要是虹膜夹 AC-IOL(图 17-15b)。Claery 等[58]在晶状体异位患儿中应用虹膜夹 AC-IOL 取得较后房型 IOL 双襻固定更好的手术效果。但是由于 AC-IOL 远期效果不确定,可能有慢性葡萄膜炎、角膜内皮失代偿和继发性青光眼的风险,应用时需严格遵循植入指南,并进行密切随访。

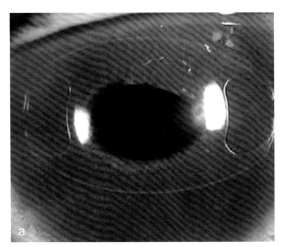
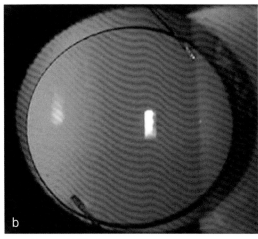

图 17-15 不同类型的 IOL 植入后的效果

a. 三片式折叠型 IOL 双襻固定植入术后 2 年的裂隙灯显微镜照片;b. 前房型 IOL 植入术后 3 年的裂隙灯显微镜照片

4. 虹膜固定后房型 IOL 植入术(iris-fixated PC-IOL) 与前房型 IOL 植入术一样,该种术式在小儿眼内应也存在争议。对于无有效后囊膜支撑情况下的 IOL 植入,虹膜缝线固定后房型 IOL 是一个新的选择。与前房型 IOL 相比,后房型 IOL 更接近生理位置,可避免前房型 IOL 的多种并发症,但目前无足够的证据来比较开放襻 AC-IOL、巩膜缝线固定后房型 IOL 和虹膜缝线固定后房型 IOL 的安全性和有效性[59]。虹膜缝线固定后房型 IOL 的方式有多种,如 Siepser 滑结固定法、简单小切口固定法和小切口外路固定法。

小 结

小儿晶状体异位主要由先天或外伤因素引起,对小儿的视功能发育有一定的影响,及早对其引起的屈光不正进行矫正有利于防止或减轻患儿的弱视,对于不能通过戴镜矫正或已出现并发症的晶状体异位需进行手术治疗。现代的小切口超声乳化联合 IOL 植入术并发症少,张力环及虹膜拉钩等新型辅助器械可以简化手术操作,提高手术的安全性。术前对患儿进行系统评估,采用个性化治疗方案,根据病情选择适合的手术方式是小儿晶状体异位手术成功的关键。

(王琦玮 张树意 译)

参考文献

1. Fuchs J, Rosenberg T. Congenital ectopia lentis. A Danish national survey. Acta Ophthalmol Scand. 1998;76:20–6.

2. Burian HM, Allen L. Histologic study of the chamber angle in patients with Marfans syndrome. Arch Ophthalmol. 1961;65:323–33.

3. Casper DS, Simon JW, Nelson LB, et al. Familial simple ectopia lentis: a case study. J Pediatr Ophthalmol Strabismus. 1985;22(6):227–30.

4. Meire FM. Hereditary ectopia lentis. A series of 10 cases of ectopia lentis et pupillae. Bull Soc Belge Ophtalmol. 1991;241:25–36.

5. Ruiz C, Rivas F, Villar-Calvo VM, et al. Familial simple ectopia lentis. A probable autosomal recessive form. Ophthalmic Paediatr Genet. 1986;7(2):81–4.

6. Chiu HH, Wu MH, Chen HC, et al. Epidemiological profile of Marfan syndrome in a general population: a national database study. Mayo Clin Proc. 2014;89(1): 34–42.

7. Gray JR, Bridges AB, Faed MJ, et al. Ascertainment and severity of Marfan syndrome in a Scottish population. J Med Genet. 1994;31:51–4.

8. Pyeritz RE. The Marfan syndrome. Annu Rev Med. 2000;51:481–510.

9. Pessier AP, Potter KA. Ocular pathology in bovine Marfans syndrome with demonstration of altered fibrillin immunoreactivity in explanted ciliary body cells. Lab Invest. 1996;75:87–95.

10. Dagoneau N, Benoist-Lasselin C, Huber C, et al. ADAMTS10 mutations in autosomal recessive Weill-Marchesani syndrome. Am J Hum Genet. 2004; 75(5):801–6.

11. Meire FM, Delleman WJ, Bleeker-Wagemakers EM. Ocular manifestations of congenital Marfan syndrome with contractures (CMC syndrome). Ophthalmic Paediatr Genet. 1991;12:1–9.

12. Kumar A, Agarwal S. Marfan syndrome: an eyesight of syndrome. Meta Gene. 2014;2:96–105.

13. Pyeritz R. Emery and Rimoin's principles and practice of medical genetics. In: Rimoin D, Pyeritz R, Korf B, editors. Marfan syndrome and related disorders. 6th ed. Oxford: Academic; 2013. p. 1–52.

14. Loeys BL, Dietz HC, Braverman AC, et al. The revised Ghent nosology for the Marfan syndrome. J Med Genet. 2010;47(7):476–85.

15. Chandra A, Ekwalla V, Child A, et al. Prevalence of ectopia lentis and retinal detachment in Marfan syndrome. Acta Ophthalmol. 2014;126:1311–3.

16. Cross HE, Jensen AD. Ocular manifestations in the Marfansyndrome and homocystinuria. Am J Ophthalmol. 1973;75:405–20.

17. Spanou N, Alexopoulos L, Manta G, et al. Strabismus in pediatric lens disorders. J Pediatr Ophthalmol Strabismus. 2011;48(3):163–6.

18. Remulla JF, Tolentino FI. Retinal detachment in Marfan's syndrome. Int Ophthalmol Clin. 2001;41: 235–40.

19. Izquierdo NJ, Traboulsi EI, Enger C, et al. Glaucoma in the Marfan syndrome. Trans Am Ophthalmol Soc. 1992;90:111–7.

20. Melenovská P, Kopecká J, Krijt J, et al. Chaperone therapy for homocystinuria: the rescue of CBS mutations by heme arginate. J Inherit Metab Dis. 2015; 38(2):287–94.

21. Silao CL, Fabella TD, Rama KI, et al. Novel CBS gene mutations in a Filipino patient with Classical Homocystinuria. Pediatr Int. 2015;57(5):884–7.

22. Ritelli M, Dordoni C, Venturini M, et al. Clinical and molecular characterization of 40 patients with classic Ehlers-Danlos syndrome: identification of 18 COL5A1 and 2 COL5A2 novel mutations. Orphanet J Rare Dis. 2013;8:58.

23. Shah MH, Bhat V, Shetty JS, et al. Whole exome sequencing identifies a novel splice-site mutation in ADAMTS17 in an Indian family with Weill-Marchesani syndrome. Mol Vis. 2014;20:790–6.

24. Saricaoglu MS, Sengun A, Karakurt A, et al. Autosomal dominant Weill-Marchesani syndrome and glaucoma management. Saudi Med J. 2005;26(9): 1468–9.

25. Houten SM, Te Brinke H, Denis S, et al. Genetic basis of hyperlysinemia. Orphanet J Rare Dis. 2013; 8:57.

26. Kaliki S, Shields CL, Eagle Jr RC, et al. Ciliary body medulloepithelioma:analysis of 41 cases. Ophthalmology. 2013;120(12):2552–9.

27. Marcus DM, Topping TM, Frederick Jr AR. Vitreoretinal management of traumatic dislocation of the crystalline lens. Int Ophthalmol Clin. 1995;35:139–50.

28. Ahram D, Sato TS, Kohilan A, et al. A homozygous mutation in ADAMTSL4 causes autosomal-recessive isolated ectopia lentis. Am J Hum Genet. 2009; 84(2):274–8.

29. Maumenee IH. The eye in the Marfan syndrome. Trans Am Ophthalmol Soc. 1981;79:684–733.

30. Dagi LR, Walton DS. Anterior axial lens subluxation, progressive myopia, and angle-closure glaucoma: recognition and treatment of atypical presentation of ectopia lentis. J AAPOS. 2006;10:345–50.

31. Mennel S, Meyer CH, Kroll P. Dislocation of the lenses. N Engl J Med. 2004;351(18):1913–4.

32. Hoffman RS, Snyder ME, Devgan U, et al. Management of the subluxated crystalline lens. J Cataract Refract Surg. 2013;39(12):1904–15.

33. Loo AV, Lai JS, Tham CC, et al. Traumatic subluxation causing variable position of the crystalline lens. J Cataract Refract Surg. 2002;28:1077–9.

34. Ng CM, Cheng A, Myers LA, et al. TGF-beta-dependent pathogenesis of mitral valve prolapse in a mouse model of Marfan syndrome. J Clin Invest. 2004;114:1586–92.

35. Pyeritz RE. Marfan syndrome: current and future clinical and genetic management of cardiovascular manifestations. Semin Thorac Cardiovasc Surg. 1993; 5:11–6.

36. Van Karnebeek CD, Naeff MS, Mulder BJ, et al. Natural history of cardiovascular manifestations in Marfan syndrome. Arch Dis Child. 2001;84:129–37.

37. Hakin KN, Jacobs M, Rosen P, et al. Management of

the subluxated crystalline lens. Ophthalmology. 1992;99:542–5.

38. Wright KW. Visual development and amblyopia. In: Wright KW, Spiegel PH, editors. Pediatric ophthalmology and strabismus. 2nd ed. New York: Springer; 2003. p. 584–95.

39. Simon JW. Basic and clinical science course. In: Section 6: pediatric ophthalmology and strabismus. San Francisco: American Academy of Ophthalmology; 2004. p. 68–374.

40. Nelson LB, Maumenee IM. Ectopia lentis. Surv Ophthalmol. 1982;27:143–60.

41. Kim SY, Choung HK, Kim SJ, et al. Long-term results of lensectomy in children with ectopia lentis. J Pediatr Ophthalmol Strabismus. 2008;45:13–9.

42. Tolentino FI, Schepens CL, Freeman HM. Systemic conditions with vitreoretinal degeneration. In: Tolentino FI, Schepens CL, Freeman HM, editors. Vitreoretinal disorders: diagnosis and management. Philadelphia: Saunders; 1976. p. 269–89.

43. Parolini B, Prigione G, Romanelli F, et al. Postoperative complications and intraocular pressure in 943 consecutive cases of 23-gauge transconjunctival pars plana vitrectomy with 1-year follow-up. Retina. 2010;30:107–11.

44. Cionni RJ. Capsule tension rings and segments. In: Steinert RF, editor. Cataract surgery. 3rd ed. Philadelphia: Saunders; 2010.

45. Vasavada AR, Praveen MR, Vasavada VA, et al. Cionni ring and in-the-bag intraocular lens implantation for subluxated lens: a prospective case series. Am J Ophthalmol. 2012;153(6):1144–53.

46. Luo L, Lin H, Chen W, et al. In-the-bag intraocular lens. Placement via secondary Capsulorhexis with radiofrequency diathermy in pediatric aphakic eyes. PLoS One. 2013;8(4):e62381.

47. Assia EL. Cataract surgery in eyes with loose zonules. In: Kohnen T, Koch DD, editors. Cataract and refractive surgery, essential in ophthalmology. Heidelberg: Springer Berlin; 2006. p. 13–22.

48. Plager DA, Parks MM, Helveston EM, Ellis FD. Surgical treatment of subluxated lenses in children. Ophthalmology. 1992;99:1018–21.

49. Jacob S, Agarwal A, Agarwal A, et al. Efficacy of a capsular tension ring for phacoemulsification in eyes with zonular dialysis. J Cataract Refract Surg. 2003;29(2):315–21.

50. Cionni RJ, Osher RH, Marques DM, et al. Modified capsular tension ring for patients with congenital loss of zonular support. J Cataract Refract Surg. 2003;29: 1668–73.

51. Wu W, Zheng D, Zheng Y, et al. Iris hooks and modified capsular tension ring for subluxation lens in patients with Marfan's syndrome. Chin J Ophthalmol. 2007;43(2):108–11.
吴文捷, 郑丹莹, 郑颖丰, 等. 虹膜拉钩联合可缝合囊袋张力环在马方综合征晶状体半脱位患者中的应用 [J]. 中华眼科杂志, 2007 (02): 108-111.

52. Novák J. Flexible iris hooks for phacoemulsification. J Cataract Refract Surg. 1997;23:828–31.

53. Khokhar S, Gupta S, Kumar G, et al. Capsular tension segment in a case of microspherophakia. Cont Lens Anterior Eye. 2012;35(5):230–2.

54. Dick HB. Closed foldable capsular rings. J Cataract Refract Surg. 2005;31(3):467–71.

55. Assia EI, Ton Y, Michaeli A. Capsule anchor to manage subluxated lenses: initial clinical experience. J Cataract Refract Surg. 2009;35(8):1372–9.

56. Ashraf S, Ahme M. Ultrasound biomicroscopy of haptics position after transscleral fixation of posterior chamber intraocular lenses. J Cataract Refract Surg. 2001;27:1418–22.

57. Olsen TW, Pribila JT. Pars plana vitrectomy with endoscope-guided adults. Am J Ophthalmol. 2011;151(2):287–96.

58. Cleary C, Lanigan B, O'Keeffe M. Artisan iris-claw lenses for the correction of aphakia in children following lensectomy for ectopia lentis. Br J Ophthalmol. 2012;96(3):419–21.

59. Simon MA, Origlieri CA, Dinallo AM, et al. New management strategies for ectopia lentis. J Pediatr Ophthalmol Strabismus. 2015;52(5): 269–81.

18

第十八章
存在后囊膜缺陷的小儿白内障
手术治疗

吴明星　刘臻臻　曲　博

摘　要

　　大约 10% 的小儿白内障合并晶状体后囊膜缺陷,常见的有后囊膜斑块、先天性膜性白内障、后极性白内障、晶状体后极后圆锥,以及伴有永存原始玻璃体增生症的后极及后囊下白内障。合并后囊膜缺陷的白内障患儿发生术中并发症的风险显著增加,最大的挑战是手术过程中如何控制晶状体物质,避免其坠入玻璃体腔。本章将分别阐述易合并晶状体后囊膜缺陷的各个小儿白内障类型的临床特征、诊断、手术时机和手术技巧。

　　大约 10% 的白内障患儿合并晶状体后囊膜缺陷(preexisting posterior capsular defect,PPCD)[1],主要类型有后囊膜斑块、后极性白内障、晶状体后极后圆锥、先天性膜性白内障、伴有原始永存玻璃体动脉的后极及后囊下白内障,以及致密纤维血管膜性白内障等。因为合并后囊膜缺陷的小儿白内障术中容易出现晶状体物质坠入玻璃体腔、前房出血等并发症,导致严重后果,因此手术方法有别于常规的小儿白内障,有时需要特殊的手术技巧。本章将对上述易合并后囊膜缺陷的小儿白内障类型分别进行阐述。

第一节　后囊膜斑块

一、病因与临床表现

　　后囊膜斑块(posterior capsular plaque)多位于 Berger 间隙,发生机制尚不清楚,后囊膜斑块内偶有血管残留,故有学者推测其来源于原始玻璃体血管[2]。后囊膜斑块表现为晶状体后囊膜混浊,可见于全白内障或后囊下白内障。

二、手术技巧

后囊膜斑块的手术处理关键在于如何完整地去除斑块。小的斑块,可尝试使用撕囊镊将其撕除;大的斑块,可以使用后囊膜电撕囊术或在正常囊膜区域做 PCCC 将其撕除(图 18-1)。操作时,为保持玻璃体前界膜的完整性,避免过多玻璃体溢出,可在后囊膜上做一个小的切口,然后在小口处注入黏弹剂分离后囊膜与玻璃体前界膜。撕除斑块后,再行前段玻璃体切割术。

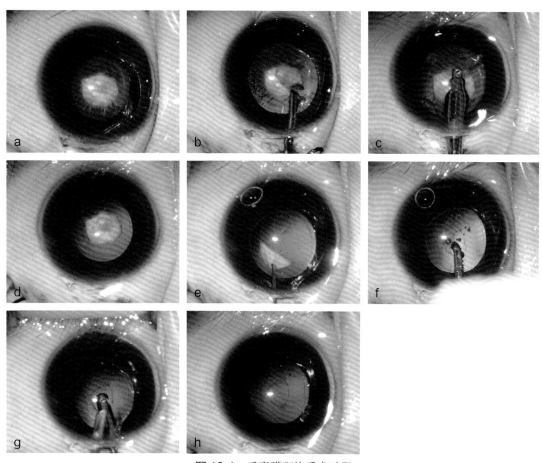

图 18-1　后囊膜斑块手术过程

a.后囊膜斑块;b.台盼蓝染色后连续环形撕囊;c.灌注抽吸晶状体皮质;d,e.撕除后囊膜斑块;
f.用电撕囊仪将后囊膜破口修整成连续边缘;g.前段玻璃体切除;h.前后囊膜撕囊口

第二节　后极性白内障

一、病因与临床表现

先天性后极性白内障(congenital posterior polar cataract)可为常染色体显性遗传,其遗传位点可能为 11q22-q22.3、16q22、14q22-23 或 20p12-q12[3-6]。

后极性白内障多为双侧性,混浊部位多位于晶状体后皮质或后囊下,呈致密性白色混浊,边界清楚(图 18-2),可能伴有后囊膜缺损[6]。根据混浊程度是否进展可将后极性白内障分为两种类型[7]:其一为稳定型,约占后极性白内障的 65%,表现为后囊膜中央边界清楚的圆形混浊,周围伴同心环样混浊圈,形似"牛眼"。这一类型的后极性混浊有时可被混浊的晶体核掩盖;其二为进展型,混浊始于后极部皮质,表现为放射轮辐状混浊,混浊外缘呈扇形,边界欠清,不累及晶状体核。多数后极性白内障的患儿术前难以判断后囊膜是否缺损。

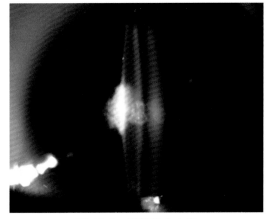

图 18-2　后极性白内障

二、手术技巧

后极性白内障摘除的注意事项如下:①水分离时应动作轻柔,在多个方位缓慢注水,注意观察晶状体物质的位置,有向下移动的趋势时应及时停止操作,可在尽量靠近晶状体核的部位进行水分层,使晶状体核下方形成厚的皮质垫,有利于安全移除晶状体物质;②皮质抽吸时降低瓶高、调低流量,应首先抽吸周边皮质,最后抽吸后极部中央皮质;③处理后极部混浊:可用截囊针、撕囊镊或电撕囊仪进行后囊膜连续环形撕囊;④ IOL 襻固定的位置主要取决于后囊膜缺陷的位置及范围,尽可能将 IOL 植入囊袋内,如后囊膜缺损过大可植入睫状沟;⑤如果有玻璃体溢出,应使用玻璃体切割头切除前房内玻璃体和部分前段玻璃体(图 18-3)。

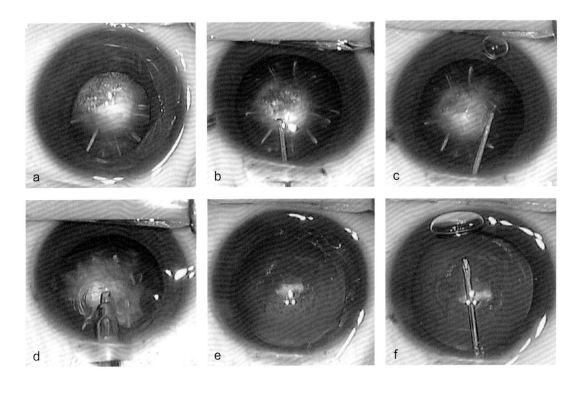

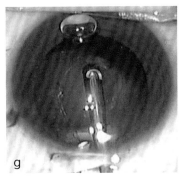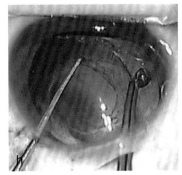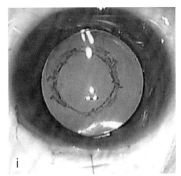

图 18-3　先天性后极性白内障手术过程

a. 后极性白内障；b. 前囊膜连续环形撕囊；c. 水分层；d. 清除晶状体皮质；e. 后极部混浊；f. 截囊针撕除后极膜性混浊；g. 前段玻璃体切除；h. 二次撕囊扩大前囊口；i. 囊袋内植入 IOL

第三节　晶状体后圆锥

一、病因与临床表现

晶状体后圆锥（posterior lenticonus）指晶状体后囊膜先天性变薄同时伴有后囊膜进行性向后突出（图 18-4），往往单眼发病，以散发病例为主，也可为 X 连锁遗传[8]。

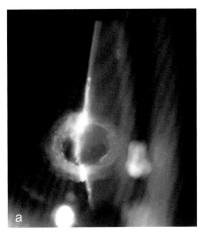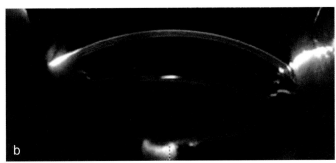

图 18-4　晶体后圆锥的检查表现

a. 晶状体后圆锥的裂隙灯检查表现；b. 晶状体后圆锥的 Pentacam 眼前节分析表现

裂隙灯后照法检查时，晶状体后圆锥早期表现为晶状体中央红色背景下的油滴样改变。在验光检影过程中可发现特征性的影动，表现为中央屈光状态为近视，外周屈光状态为远视。后圆锥大小不一，在圆锥后部有时可见局部混浊，该部位可发生后囊膜缺损，或后囊膜变薄向后凸出、扩张，呈憩室样改变。晶状体混浊可向前波及皮质和核。

在婴幼儿时期,晶状体皮质透明,但晶状体后圆锥的存在将导致不规则散光,使物像扭曲、失真,可能导致弱视。这类患者如发现视力损害,应该尽早手术。由于后圆锥是逐渐进展的,早期对患儿视力影响不大,很多患儿能够顺利建立良好的中心凹注视,预后一般较好[9]。

二、手术技巧

如晶状体后圆锥较透明或仅有圆锥部混浊,手术相对容易一些。进行前囊膜撕囊后,手术方法类似于后极性白内障(图 18-5)。当晶状体物质被吸除后,圆锥处薄弱的晶状体囊袋可向前或向后凸出,甚至后囊膜破裂伴有玻璃体脱出。

如晶状体中央混浊明显,术前往往难以发现晶状体后圆锥。手术过程中易造成后囊膜破裂,玻璃体脱出。在这种情况下,应进行前段玻璃体切除,清除残留晶状体皮质。

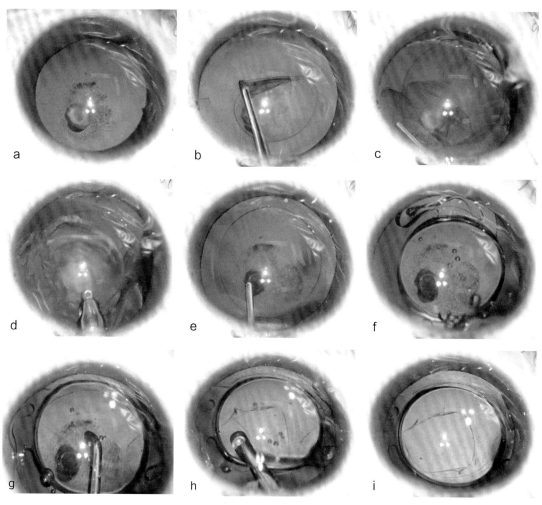

图 18-5　晶状体后圆锥手术过程

a. 晶状体后圆锥;b. 台盼蓝染色后连续环形撕囊;c. 水分层;d. 清除晶状体皮质;e. 注入粘弹剂;f. 囊袋内植入 IOL;g. 用电撕囊仪将后囊膜破口修整成连续边缘;h. 前段玻璃体切除;i. 前后囊膜撕囊口

第四节 先天性膜性白内障

一、病因与临床表现

先天性膜性白内障（congenital membranous cataract）的病因是由于晶状体蛋白被吸收后，晶状体前后径变薄，形成纤维化、膜状外观（图 18-6）[10,11]。先天性膜性白内障常见于先天性风疹综合征、Haller-Streiff-Francois 综合征和 Lowe 综合征。有时晶状体中央的前、后囊膜可融合形成致密的白色纤维膜，周边的晶状体皮质形成类似 Soemmering 环的形态，可有血管残留。有时可见完整前囊膜，但通常较薄，且多与机化膜形成粘连。可合并虹膜残膜，或由于机化膜皱缩，散瞳后可见睫状突外露。

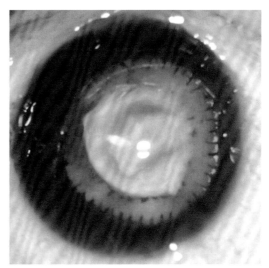

图 18-6 先天性膜性白内障

二、手术技巧

先天性膜性白内障的手术处理应注意以下两个问题：①晶状体前囊膜通常较薄、脆性大，且多与下方机化膜粘连，难以完成完整的连续环形撕囊，有时前后囊与机化膜粘连呈板块状，难以分开；②机化膜通常坚韧，难以用撕囊镊或截囊针撕开，可用电撕囊仪切开机化膜（图 18-7）。手术时应避免过度牵拉机化膜而导致睫状体或悬韧带损伤。也可用 15° 穿刺刀在囊膜中周部刺穿并切开机化膜，再用囊膜剪剪开机化膜形成囊膜切开口，大小略大于生理性瞳孔直径，既保证人工晶状体位置稳定，又可避免在瞳孔区暴露机化膜边缘。

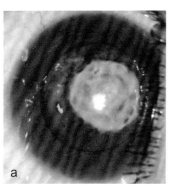
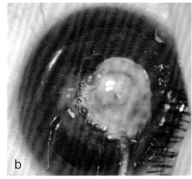
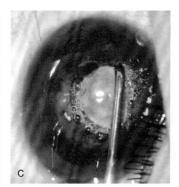

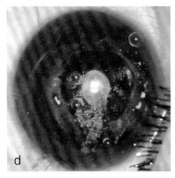 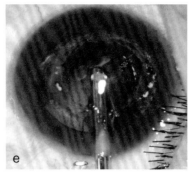 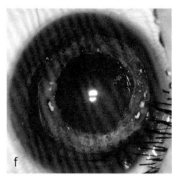

图 18-7　先天性膜性白内障手术过程

a. 膜性白内障；b~d. 用电撕囊仪撕除膜性混浊；e. 前段玻璃体切除；f. 清透的视轴区及完整的周边囊膜

第五节　伴有胚胎期血管残留的后极及后囊下白内障

伴有胚胎期血管残留的后极性白内障在后囊膜混浊处可见到玻璃体原始动脉与之相连，手术中如果切断动脉，可引起出血。详细内容请参见本书第十九章。

第六节　致密纤维血管膜性白内障

一、病因与临床表现

晶状体发育过程中，血管在后囊膜破损处生长进入晶状体皮质中，形成致密的纤维血管膜[12]。这种类型的白内障很少见。纤维血管膜可与瞳孔缘发生粘连。

二、手术技巧

对于这种类型的白内障，如果单纯使用常规手术方法（撕囊镊、抽吸和玻璃体切割头咬切等），手术过程中很容易出血。有学者在常规方法摘除白内障后采用双极电凝止血，也有学者使用离子刀（Fugo blade）进行手术，离子刀既有切割功能也有止血功能。

> 小　结

合并先天性后囊膜缺损的小儿白内障手术，对医生来说是一个挑战，应该在术前进行认真的前、后段检查，术中做好连续环形撕囊，始终保持前房稳定，在低流量、低负压下进行晶状体物质抽吸，可以减少对后囊膜的压力，避免玻璃体的脱出以及残核坠入玻璃体腔中，从而提高手术成功率。

（何嫦　孙琰　译）

参考文献

1. Vasavada AR, Praveen MR, Nath V, et al. Diagnosis and management of congenital cataract with preexisting posterior capsule defect. J Cataract Refract Surg. 2004;30(2):403–8.

2. Peng Q, Hennig A, Vasavada AR, et al. Posterior capsular plaque: a common feature of cataract surgery in the developing world. Am J Ophthalmol. 1998; 125(5):621–6.

3. Ionides AC, Berry V, Mackay DS, et al. A locus for autosomal dominant posterior polar cataract on chromosome 1p. Hum Mol Genet. 1997;6(1):47–51.

4. Yamada K, Tomita H, Yoshiura K, et al. An autosomal dominant posterior polar cataract locus maps to human chromosome 20p12–q12. Eur J Hum Genet. 2000;8(7):535–9.

5. Pras E, Mahler O, Kumar V, et al. A new locus for autosomal dominant posterior polar cataract in Moroccan Jews maps to chromosome 14q22–23. J Med Genet. 2006;43(10):e50.

6. Kymionis GD, Diakonis VF, Liakopoulos DA, et al. Anterior segment optical coherence tomography for demonstrating posterior capsular rent in posterior polar cataract. Clin Ophthalmol. 2014;8: 215–7.

7. Kalantan H. Posterior polar cataract: a review. Saudi J Ophthalmol. 2012;26(1):41–9.

8. Russell-Eggitt IM. Non-syndromic posterior lenticonus a cause of childhood cataract: evidence for X-linked inheritance. Eye (Lond). 2000;14(Pt 6):861–3.

9. Cheng KP, Hiles DA, Biglan AW, et al. Management of posterior lenticonus. J Pediatr Ophthalmol Strabismus. 1991;28(3):143–9, 150.

10. Gatzioufas Z, Huchzermeyer CR, Hasenfus A, et al. Histological and biochemical findings in membranous cataract. Ophthalmic Res. 2012;47(3):146–9.

11. Sugimoto M, Kuze M, Uji Y. Ultrasound biomicroscopy for membranous congenital cataract. Can J Ophthalmol. 2008;43(3):376–7.

12. Zhang ZD, Shen LJ, Qu J. Congenital membranous cataract associated with persistent fetal vasculature. Int J Ophthalmol. 2010;3(4):370–1.

第十九章
合并胚胎期血管残留的小儿白内障手术

丁小燕

摘 要

通常情况下,胚胎期的原始玻璃体血管系统在出生前应全部退化。但如果在胚胎期第 3 到第 9 个月间,原始玻璃体动脉部分或全部不退化,在晶状体后形成纤维样增殖膜,就会导致胚胎血管残留。该疾病对患儿视功能可造成严重影响,因此早期诊断和手术干预至关重要。近年来随着微创玻璃体的开展,手术治疗效果获得了极大的提高。本章讨论胚胎血管残留伴发的儿童白内障的临床特征、影像学特征、手术适应征、手术技巧及术中术后并发症的管理。

眼的血管发育过程极其复杂。在胚胎发育过程中,眼前段组织的营养主要来源于玻璃体动脉。玻璃体动脉分布在视网膜和晶状体之间的原始玻璃体内。正常情况下,玻璃体动脉在出生前应全部退化。但如果在胚胎期 3~9 个月间,由于某种原因玻璃体动脉部分或全部不退化,在晶状体前、后或玻璃体腔形成纤维样增殖膜,临床上称为永存原始玻璃体增生症(persistent hyperplastic primary vitreous,PHPV)。引起玻璃体动脉不退化或残留的原因尚不明确。Dass 曾报道了 2 例患者,其母亲怀孕期间均有可卡因或麦角酰二乙胺(致幻剂)服用史,但药物服用史与 PHPV 发病之间是否存在因果关系,目前还不清楚[1]。

1908 年 Collins 将其命名为晶状体后纤维血管膜持续增生症(persistent hyperplastic tunica vasculosa lentis,PHTVL),胎儿晶状体后纤维膜鞘持续增生(persistent posterior fetal fibrovascular sheath of the lens)[2]。Reese 在 1955 年首次提出了 PHPV 这个命名,包括前部和后部玻璃体的病变。PHPV 多见于婴幼儿或小儿,是临床上最常见的婴幼儿眼部发育异常之一[3]。95% 患者单眼发病,仅 5% 患者累及双眼。大部分 PHPV 患儿为散发性,偶见常染色体显性或隐性遗传。遗传性 PHPV 也可见于动物,尤其是猫和狗。永存原始玻璃体增生症可以单独出现,也可以联合其他眼部病变,如永存瞳孔膜、前极型或后囊型的先天性白内障、牵引性视网膜脱离、先天性视盘发育异常等一起出现,这些临床表现的发病原因均与胚胎期血管不退化或退化不全有关[4~7]。Goldberg 在 1997 年 Jackson 纪念演讲中提出将这些疾病归为一类,将其统称为胚胎期血管残留(persistent fetal vasculature,PFV)[8]。PFV 这一说法更好地描述了胚胎血管未完全退化过程中的一系列异常临床表现,如永存瞳孔膜、瞳孔膜闭、晶状体后纤维血管膜永存、胎儿晶状体后纤维膜鞘永存、视网膜镰刀状皱襞、视网膜漏斗状或蒂状脱离、自发性眼底出血等,更准确地描述和反映了此类疾病的原因和解剖特征,现已逐渐取代PHPV,故本章中统一采用PFV这一名称。

第一节　玻璃体及玻璃体动脉的胚胎发育

晶状体胚胎期供血供氧的情况在第二章中已有阐述,在此不再赘述。简单地说,胚胎8~10周,房角位置仅为一堆梭形细胞,已有血管条索及外间充质细胞伸入晶状体前面,部分血管沿两侧伸入晶状体后少许达玻璃体腔,形成膜样结构,称为前晶状体血管膜(anterior tunica vasculosa lentis)和后晶状体血管膜(posterior tunica vasculosa lentis)。

玻璃体及其动脉的胚胎发育对理解PFV的临床表现至关重要,故此处做一简单回顾。玻璃体的胚胎发育包括原始玻璃体形成、玻璃体血管侵入以及次级玻璃体发育三个阶段。当胚长4.5~5.6mm时,从表面外胚叶形成的晶状体板与视泡之间,出现一狭窄的腔隙,此为原始玻璃体腔。随着视杯的加深,胚胎第六周起,晶状体后面和视杯内面的玻璃体腔,就被细软的胞浆突网所填充,一部分由晶状体的外胚层细胞发育而来,另一部分由视杯视网膜层的神经外胚层发育而来,此即为原始玻璃体的原基。

当胚长接近10mm时,玻璃体动脉及来自中胚叶的细胞经胚裂进入视杯中。侵入的中胚叶细胞突与原来玻璃体腔内来自外胚叶的细胞突,相互连接共同构成网状组织,充满玻璃体腔,即原始玻璃体(primary vitreous)。原始玻璃体由玻璃体动脉及其分支供血。次级玻璃体(secondary vitreous)是从原始玻璃体和视网膜发育而来的。它体积迅速增大,充满了玻璃体腔的绝大部分,把原始玻璃体推向眼的中央和晶状体后表面,玻璃体动脉位于其中央。正常情况下,胚胎发育至第4个月时,原始玻璃体开始退化,玻璃体动脉逐渐萎缩消失,仅留下无细胞的玻璃体管,称Cloquet管,呈漏斗形,在视盘端窄,在晶状体后面宽。

如果此时由于各种原因,前晶状体血管膜、后晶状体血管膜或原始玻璃体不消失或消失不完全,残留于晶状体前方或后方,部分甚至发生增殖牵引,形成白色纤维斑块,则可引起多种临床表现,这类疾病统称为PFV。

第二节　胚胎期血管残留的临床表现和诊断

一、临床表现

广义的胚胎期血管残留(PFV)的临床表现多种多样。由于既往对这一疾病的认识有限,不同学者曾给予了不同的命名,并进行了详细的描述。本节中,我们结合Goldberg的分类法[8],将PFV主要临床表现分为:

(一)永存瞳孔膜(persistent papillary membrane)

永存瞳孔膜是PFV最常见的一种表型(图19-1),是胚胎发育过程中前晶状体血管膜(anterior tunica vasculosa lentis)退化不完全的遗留物。由此可造成瞳孔变形,有时可伴有先天性瞳孔外翻或称葡萄膜外翻(ectropion uvea)。依据瞳孔被阻滞的程度,视力可有轻度或明显降低。若患儿患有先天性白内障或晶状体后增生物,同时合并有永存瞳孔膜,可进一步支持PFV这一诊断。

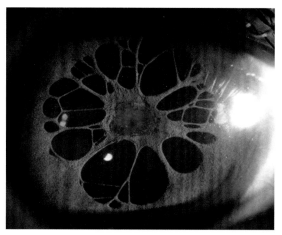

图 19-1　永存瞳孔膜

男性患儿,5 岁,右眼瞳孔区可见膜样组织,虹膜发育异常

(二) 虹膜玻璃体血管(iridohyaloid blood vessels)

同样是由于前晶状体血管膜退化不完全引起。通常表现为虹膜实质浅层的放射状血管,到达瞳孔缘后呈发夹样环状回旋,有时在同一子午线方位可查见角膜缘结缔组织异常。

(三) Mittendorf 点(Mittendorf dot)

位于晶状体后极偏鼻侧 0.5mm 的白色小点,为玻璃体动脉退化不全留下的残迹。在人群中较常见,发生率为 0.7%~2.0%,一般不引起任何视力障碍,无须治疗。

(四) 晶状体后纤维血管鞘残留(persistent posterior fibrovascular sheath of the lens)

由于后晶状体血管膜(posterior tunica vasculosa lentis)不退化引起,在晶状体后形成的纤维样增殖膜,也就是传统意义上的 PFV 综合征(图 19-2a 和 b)。增殖膜往往为白色或粉红色,借此可与 Coats 病的黄色渗出物、视网膜母细胞瘤的雪白色钙化斑相鉴别。晶状体后增殖膜大小不一,小的呈点状,大的可覆盖整个晶状体后囊膜,有的晶状体后增殖物完全不累及晶状体,有的则可引起严重的后囊膜混浊。在瞳孔充分散大的情况下,可查见延长的或向中心牵引的睫状突,是由于晶状体后纤维血管膜侵犯睫状突,进一步增殖与收缩,将睫状突拉向中心而导致的(图 19-2c)。

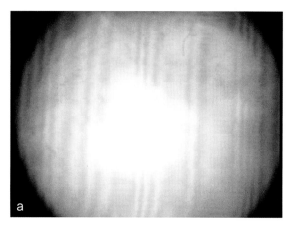

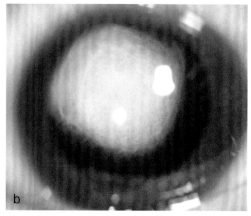

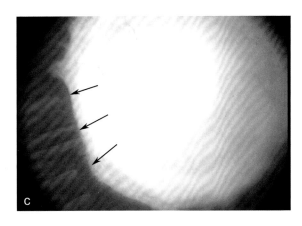

图 19-2　晶状体后纤维血管鞘残留

a. 男性患儿，2 岁，Retcam 广域成像系统显示左眼晶状体后布满黄白色纤维增殖膜，上有血管走行，眼底不可见，晶状体透明；b. 男性患儿，3 岁，眼前段照相显示右眼晶状体后中央及颞上方可见 5mm×5mm 大小的晶状体后白色纤维增殖膜，通过下方及鼻侧透明区可窥见视网膜平伏；c. 女性患儿，1 岁半，Retcam 广域成像系统显示右眼晶状体后布满黄白色纤维增殖膜，上有血管走行，眼底不可见，箭头所示为颞侧被牵拉至晶状体后的睫状突

（五）晶状体混浊

晶状体混浊大多是由于玻璃体腔纤维增殖膜引起。纤维增殖膜导致白内障的原因主要有：①纤维增殖膜的张力及细胞增殖导致晶状体后囊膜破裂，引起晶状体源性免疫反应、肉芽组织增生，增殖物通过破裂的后囊长入晶状体，导致晶状体混浊，引起继发性白内障，这种情形较常见；②残存的玻璃体动脉皱缩牵拉，引起晶状体后囊膜破裂而致晶状体混浊（图 19-3）。

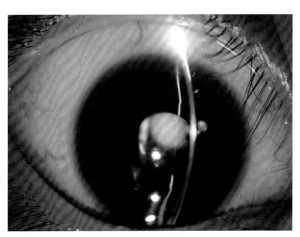

图 19-3　晶状体混浊

男性患儿，4 岁，右眼晶状体混浊，透过下方透明晶状体窥见视网膜平伏

（六）永存玻璃体动脉（persistent hyaloid artery）

正常情况下，玻璃体动脉位于 Cloquet 管内，在胚胎 7 个月时逐渐闭塞退化。若退化不完全，临床上表现为位于视神经和晶状体后囊之间的条索物（图 19-4）。

（七）Bergmeister 视盘（Bergmeister papilla）

Bergmeister 视盘是由于玻璃体动脉后段未完全退化引起的，表现为视盘表面的膜样或短条索状病变。本身并不影响视功能，对视功能的影响程度主要取决于增殖物是否引起黄斑部的牵拉病变或遮挡（图 19-5）。

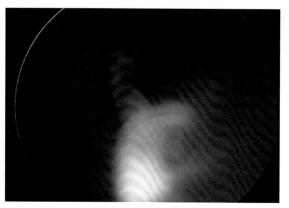

图 19-4　玻璃体动脉永存

女性患儿，9 个月，Retcam 广域成像系统显示视盘前一条索连于晶状体后囊，晶状体后囊部分混浊，视网膜平伏

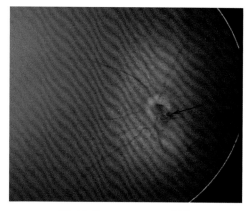

图 19-5　Bergmeister 视盘

男性患儿，4 个月，Retcam 广域成像系统显示右眼视盘前短条索，Bergmeister 视盘，晶状体透明，视网膜平伏

（八）视网膜皱襞（retinal folds）

有些 PFV 患者伴有视网膜皱襞，其视网膜皱襞可发生在眼底的任何象限，但以颞下最多。其前房正常，晶状体透明，可有小眼球。原因推测是少量纤维增殖沿 Cloquet 管向后发展与视网膜相连形成皱褶，严重者可导致牵引性视网膜脱离而预后不良（图 19-6）。

（九）先天性帐篷样视网膜脱离（congenital tent-shaped retinal detachment）

视盘处的原始玻璃体增殖并与视网膜粘连，牵拉局部视网膜使其呈皱襞样隆起，其中含有来自玻璃体动脉的血管（图 19-7）。部分患儿周边部视网膜受累，黏附于晶状体后囊和 / 或睫状体后表面。视力预后差。

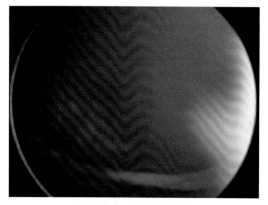

图 19-6　视网膜皱襞

男性患儿，1 岁，Retcam 广域成像系统显示右眼颞下方视网膜皱襞形成，伴晶状体中央后囊混浊

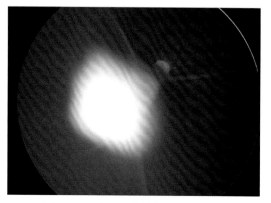

图 19-7　先天性帐篷样视网膜脱离

女性患儿，7 岁，Retcam 广域成像系统显示左眼原始玻璃体连于晶状体后囊与视盘之间，牵拉局部视网膜使其呈帐篷样隆起

（十）黄斑异常（macular abnormalities）

继发于牵引性视网膜脱离引起，严重影响视功能。

（十一）小眼球（microophthalmos）

可见于前段或后段的 PFV 中,也可能继发于牵引性视网膜脱离。PFV 通常伴有眼球发育阻滞,临床表现为小角膜。

（十二）继发性青光眼（secondary glaucoma）

PFV 患者可合并继发性青光眼,它也是该病患者视神经不可逆损伤最终失明的最常见原因。PFV 继发青光眼发病机制包括:①晶状体后纤维血管膜及增殖细胞牵拉晶状体后囊,导致晶状体后囊破裂,继发白内障形成,晶状体膨胀,虹膜隔向前,前房变浅,房角关闭,继发青光眼,在长期高眼压作用下,角巩膜壁扩张膨大,最终形成"牛眼";②虹膜炎症反应,色素脱失而继发青光眼,也可以是以上两个原因共同作用的结果;③晶状体后纤维血管膜侵及睫状突,血管膜增生和收缩可牵拉睫状突向中心,晶状体悬韧带松弛,对晶状体的牵拉减少,晶状体前移,造成瞳孔阻滞,晶状体虹膜隔前移,前房变浅,房角变窄,继发眼压升高[9~10]。

传统上,根据眼球结构的受累部位通常将 PFV 分为前段、后段和混合型 PFV。前段 PFV 较常见,约占 25%,主要表现为白内障和晶状体后局限型增生物。在部分患者中可见浅前房、睫状突拉长、虹膜血管粗大,有些患儿由于晶状体的膨胀可继发闭角型青光眼。后段 PFV 顾名思义,主要累及玻璃体和视网膜,约占 12%,可表现为玻璃体腔内实性残留物和视网膜增殖膜或视网膜皱襞,有时表现为黄斑及视盘的发育异常。大部分累及后段的 PFV 患者都伴有程度不一的前段 PFV,临床上最常见,约占 60%[4]。这种分类方法对临床治疗尤其是手术入路的选择有一定的指导意义,故在临床上获得广泛应用。

二、影像学诊断

（一）超声检查和彩色多普勒检查

对 PFV 的诊断,A 超、B 超检查作为眼科临床检查的常用手段。A 超提示玻璃体前部可有病理波,眼轴较短。B 超示晶状体后部及视盘之间典型的蘑菇状回声(图 19-8),蘑菇伞部位于晶状体后方,紧贴后囊,蘑菇柄部贯穿玻璃体腔与视盘相连,内反射不规则,无后运动。B 超具有无创、无痛、分辨率高、可重复性好、图像清晰、价格低廉、不受屈光间质混浊影响等优点,可弥补裂隙灯、检眼镜等的不足,且其成像具有特异性,因此是诊断 PFV 的重要方法。

彩色多普勒超声检查(color Doppler imaging,CDI)是利用超声波原理对人体组织的物理特征、形态结构与功能做出判断的一种非创伤性检查,能够直观地显示病变部位和形态,以及病变的血流信号和血流频谱特征,已广泛用于眼部疾病的诊断或辅助诊断中。

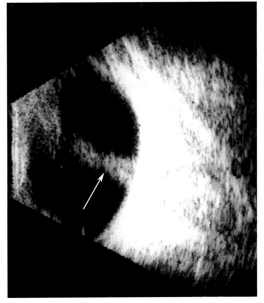

图 19-8　PFV 的 B 超检查

男性患儿,3 岁,左眼 B 型超声波影像显示玻璃体腔内连于视盘的条索

彩色多普勒超声检查作为无创性检查,能够多次重复,在诊断 PFV 上有非常重要的应

用价值,对于不能检查配合的患儿或屈光间质混浊无法进行眼底检查的患者尤为重要。

我们研究发现 PFV 彩色多普勒超声类型有四种:I 型、Y 型、倒 Y 型或 X 型(图 19-9)[11]。I 型回声表现为前端连于晶状体后,后端连于视盘,呈条带状,前、后端宽度差异不大,血流分布于视盘至晶状体后的条索内;Y 型回声表现为前端连于晶状体后,较宽,向后逐渐变窄,连于视盘,呈现前宽后窄,血流分布于视盘至晶状体后的条索及晶状体后的纤维增殖膜内;倒 Y 型回声表现,即前端连于晶状体后,较窄,向后逐渐变宽,连于视盘,呈现前窄后宽,可见两种不同的血流信号,位于视盘和三角形尖端的血流信号代表玻璃体永存血管,在三角形的两侧表面尚可见血流信号,表示视盘及盘周视网膜被牵引而引起的帐篷样视网膜脱离,血流信号来自视网膜表面的视网膜中央动静脉系统;X 型回声的特征为晶状体后和视盘的两端都很宽,而中间部分较狭窄,血流分布于视盘至晶状体后的条索及晶状体后的纤维增殖膜内,而连于视盘端可见三条血流,中央血流代表永存血管,两侧血流代表视网膜。

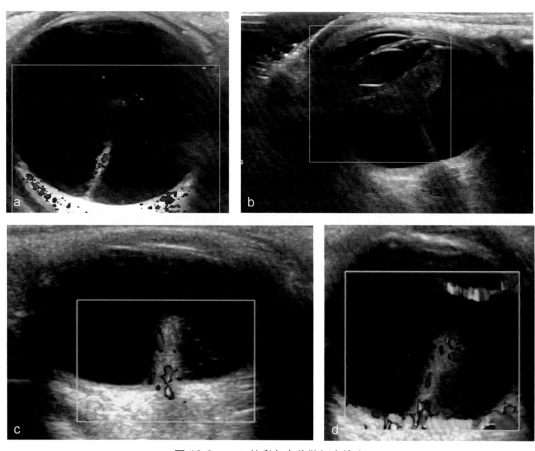

图 19-9　PFV 的彩色多普勒超声检查

a. 男性患儿,4 岁,右眼彩色多普勒显示病变回声为 I 型表现,血流分布于视盘至晶状体后的条索内;b. 女性患儿,4 岁,左眼彩色多普勒显示病变回声为 Y 型表现,血流分布于视盘至晶状体后的条索内及晶状体后的纤维增殖膜中;c. 男性患儿,5 个月,右眼彩色多普勒显示病变回声为倒 Y 型表现,中央血流代表永存血管,两侧血流代表视网膜,表示视盘及周边视网膜被牵拉;d. 男性患儿,1 岁,右眼彩色多普勒显示病变回声为 X 型表现,血流分布于视盘至晶状体后的条索及晶体后的纤维增殖膜内,中央血流代表永存血管,视盘前增殖物两侧亦可见血流信号

PFV 四种不同类型的彩色多普勒超声表现反映了 PFV 的病变部位及程度不同。不联合晶状体等眼前段改变的后部型 PFV 或眼前段病变轻的联合型,对视盘及视网膜牵引力无或弱,则呈现 I 型回声表现。联合型 PFV 对视盘及视网膜的牵引力强,牵拉视盘及旁边视网膜组织离开原位,则呈现倒 Y 型回声表现。若为眼前段病变程度重的联合型 PFV,大片状晶状体后纤维增殖膜形成,呈现晶状体后大片状回声,而对视盘及视网膜组织的牵引力并不强,视盘并未牵引离开原位,视盘前回声呈细线状,所以这类患者的回声呈现前宽后窄的 Y 型表现;若既存在晶状体后纤维增殖膜,又引起视盘处视网膜牵拉脱离,则表现为 X 型。彩色多普勒超声类型及特征不仅有助于 PFV 的诊断,还对患者的疾病发展及预后有一定意义,Y 型易导致白内障、浅前房、继发性青光眼及角膜混浊,倒 Y 型常由于视网膜皱襞和牵引性视网膜脱离导致视功能低下,而 X 型则前后段的并发症均易出现,故特别容易导致小眼球,眼球萎缩等。此外,此分型方法对手术入口的设计及术后疗效预测具有重要意义。

彩色多普勒超声安全无创,可实时显示眼内结构,对不配合眼底检查及屈光间质混浊无法进行眼底检查的患者尤为重要。结合临床特征,彩色多普勒超声检查能为 PFV 的诊断提供重要依据,对晶状体后的形态改变及病变与周边玻璃体之间的关系、晶状体后的纤维增生膜和视网膜及视网膜与球壁之间的关系可以准确分辨,也能清楚显示出病变的血流信号及血流频谱特征。而且通过观察 PFV 彩色多普勒超声显像特征及类型,临床医师可判断病变范围、累及部分及程度,有助于判断手术方式及预测术后疗效。

(二) 计算机 X 射线断层扫描技术(CT)

CT 作为一种有效的影像学技术,可清楚地显示 PFV 的眼部异常构型,包括小眼球、牛眼、眶壁切迹、小而形状不规则的晶状体等(图 19-10)。PFV 的 CT 显著性特征为晶状体后沿 Cloquet 管分布的三角形或圆锥形致密软组织影,基底部朝前,顶端向后。静脉碘造影 CT 增强扫描可有助于显示 PFV 的重要特征,包括以下几点:①视网膜脱离,表现为前部与睫状突或晶状体后相连,后部与视盘前相连视盘,视网膜下间隙呈高密度液体信号;②玻璃体动脉增厚可在 CT 上表现为致密管状信号区;③大部分患者无明显的眶内或眼部钙化点。

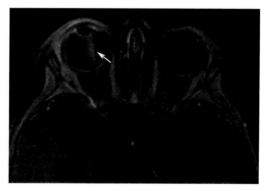

图 19-10　PFV 的 CT 检查
男性患儿,5 岁,右眼的 CT 影像显示条带状高密度影与视盘相连

三、鉴别诊断

由于 PFV 临床表现多样,患儿年幼,难以配合进行全面检查、对该病认识不深等因素的影响,PFV 的诊断仍然具有一定的挑战性。PFV 样改变可见于多种儿童眼病中,如先天性白内障、视网膜母细胞瘤、家族性渗出性玻璃体视网膜病变等,需排除这些眼病后方可诊断PFV。检眼镜下观察到连于视盘和晶体后表面的标志性血管是确定诊断的最佳方式,但一些其他的辅助技术包括 CT、MR 成像、超声检查和荧光素血管造影也是有必要的。

本病出现白内障时需与其他原因导致的白瞳症,如先天性白内障、早产儿视网膜病变和视网膜母细胞瘤等相鉴别。先天性白内障通常表现为晶状体本身的混浊,无玻璃体和视网膜的病变。在 PFV 中,晶状体后纤维血管膜首先出现于晶状体的后表面,而晶状体本身可以是透明的。然而,在某些进展性的 PFV 中,由于纤维血管膜的牵拉产生晶状体肿胀,最终可导致晶状体混浊。因此,通过 B 超检查在晶状体后部发现纤维血管膜可以帮助确定 PFV 的诊断。

通过病史、早产儿、低体重和吸氧史等,PFV 容易与早产儿视网膜病变相鉴别。本病还需与视网膜母细胞瘤相鉴别,本病多单眼发病,眼球较小,且有特征性晶状体后白色纤维血管膜和睫状突受牵拉的现象,另外,B 超检查未见实质占位病变、无钙化等亦可供鉴别[12~14]。

第三节　合并胚胎期血管残留的小儿白内障的特点

永存玻璃体动脉引起的白内障,是单侧小儿白内障的主要原因,约 20% 的单侧白内障归因于 PFV[15]。大部分为后极性白内障,局限性圆盘状、锥形或不规则圆形,也有部分患儿表现为核性白内障[16]。混浊可以是囊下,也可能是囊膜本身。Haargaard 等统计了 0~17 岁的单侧白内障患儿,57% 由 PFV 引起[17]。然而,Mullner-Eidenbock 等认为,如果用广义的 PFV 定义的话,结合他们在白内障手术过程中的所见,31 例先天性单侧白内障患儿中 100% 均能发现 PFV 征象[18]。一般表现为晶状体后囊膜 / 玻璃体前界膜上的血管残留组织,包括后囊膜混浊斑块中的无灌注蜘蛛网状血影血管,异常增厚的玻璃体前界膜,或与晶状体后囊膜混浊相连的膜样组织结构。不少由 PFV 引起的白内障病例,后囊膜有局限性缺损。后囊后表面或本身可有膜样增生。由于晶状体后极部是屈光结点所在部位,即使混浊面积小,或混浊程度较轻,同样容易造成形觉剥夺性弱视,对患眼视力发育影响显著。因此,对于部分前部型患儿,主张及早手术治疗,并联合弱视训练。

第四节　合并胚胎期血管残留的小儿白内障的手术治疗

由于临床上 PFV 病例较少见,患者临床表现变化多样,因此至今还没有统一的治疗方案。PFV 治疗的总原则为:早发现,早诊断,积极治疗。PFV 患儿,特别是伴有全白内障的患儿,可因其视觉发育过程中视网膜未能得到充分刺激而造成严重弱视。很多患儿出生时眼球既已萎缩,出于美容的考虑,而不得不行眼球剜出。虽然 20 世纪 80 年代玻璃体手术已开始运用在 PFV 患儿中,但当时主要的手术目的是去除混浊白内障和晶状体后增生物,以此来维持眼球外观,促使眶骨的正常发育,达到美容效果,但患儿视力往往恢复有限。一直到 20 世纪 90 年代后,闭合式玻璃体切割术手术技术和设备的不断改善,微创玻璃体手术不断改进,加上弱视治疗的极大进步,才使得 PFV 临床疗效得以改善。

一、手术适应证

PFV 通常单眼发病,对侧眼多正常,由于患眼手术后视力预后差,早年对其手术治疗多较保守。近年来,随着对 PFV 认识的不断深入以及眼科显微手术器械与技术的发展,其手术治疗指征在不断变化,但仍存在争议。对于前部型和混合型 PFV 患者,早期晶状体切割及玻璃体手术可以重建视觉通道并解除牵引,保存视力,减少继发性青光眼等并发症的发生,结合手术后弱视训练可获得有用视力。

现在学者们多认为,根据手术目的不同,PFV 手术适应证可分为两大类:

1. 为改善视力而进行早期晶状体及玻璃体增殖膜切除手术 包括:①早期无并发症的前部和混合型 PFV;②已有继发晶状体混浊,但无继发青光眼、角膜改变的 PFV;③晶状体自发吸收仅残留纤维机化膜的 PFV;④有自发性出血的 PFV 患儿可试行早期晶状体及玻璃体增殖膜切除手术。对于有手术适应证的病例,及时手术对其恢复视力、防止严重并发症、保存眼球有重要意义。

2. 为保存眼球、终止疾病发展而施行的手术 对于已经出现继发性青光眼的患儿,视力恢复已不再是主要问题,但及时行青光眼和白内障联合手术可解除危险因素并能终止其发展,减轻患者痛苦,挽救残存视力及保存眼球。

PFV 手术效果取决于患眼前部和后部受累的程度,前部型手术效果较好,可获得有用视力。Pollard 等对 48 例诊断为 PFV 的患儿行晶状体切割、晶状体后纤维增殖膜切除及玻璃体切割术,术后以软性角膜接触镜矫正无晶状体眼,联合系统的弱视训练,其中 8 例前部型 PFV 患儿均获得了 0.2 以上的视力[4]。Mittra 等对 14 例前部及后部 PFV 患者进行了现代玻璃体手术,并联合无晶状体眼的屈光矫正及弱视训练,发现 71% 的患者可获得 0.06 以上的视力,其中 57% 的患者其视力可达 0.2 以上[19]。获得良好手术效果的关键在于手术切除增殖膜,为患者提供了一个清亮的视觉通路,为后期有效的弱视训练打下基础(图 19-11)。

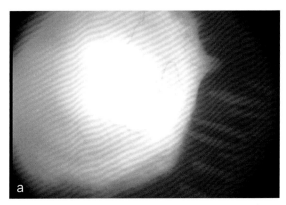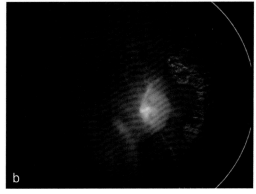

图 19-11 前段 PFV 的治疗效果

a. 女性患儿,1 岁半,Retcam 广域成像系统显示右眼术前晶状体后大片黄白色纤维增殖膜,睫状突牵拉至晶状体后;b. 该患儿接受 phaco+PPV 术后,眼底照相显示晶状体后黄白色纤维增殖膜及视盘前条索已清除,视网膜平伏

二、术前检查

术前尽可能完善形态学和功能学检查,如远视力、近视力、最佳矫正视力等。3 岁以下小儿视力检查较困难,可通过患儿的固视反射,或对外界环境的反应能力对视力进行初步判断。固视不良者提示中心视力发育障碍,术后视力较差。手术前应与患儿家属做好沟通,取得患儿家属的充分理解,保证家属对手术可能造成的后果及并发症等完全知晓并能接受的情况下,方可实施手术。对于视力预后差的患儿,手术应慎重考虑。术前瞳孔对光反射灵敏、

ERG 正常的患儿通常术后视力恢复良好。

如有条件,术前应在全麻或镇静情况下,充分检查患儿角膜、晶状体以及眼底情况。注意晶状体混浊形态、部位、密度,晶状体是否吸收、液化、钙化,囊膜是否完整,有无虹膜发育异常,虹膜前粘连或后粘连。应行超声波检查了解眼轴长度,玻璃体病变程度,视网膜有无脱离及脱离程度。同时还应注意角膜直径、前房深度、瞳孔直径及形态等。

三、手术方法

(一) 前路入口法

对于单纯伴有白内障的前段 PFV 患儿,或合并眼前段明显异常(如睫状突拉长、睫状体平坦部增殖膜)的 Y 型和 X 型的 PFV 患儿可采用前路入口法。采用角膜缘切口,以减少对玻璃体基底部和周边部视网膜的扰动,避免在视网膜锯齿缘或周边部造成医源性裂孔。这种方法具有术中操作方便,并发症少等特点。具体方法同常规小儿白内障手术。晶状体皮质吸除后,采用电撕囊的方法去除混浊的晶状体中央后囊膜,并进行前段玻璃体切除。必要时联合人工晶状体植入术,将人工晶状体放置在囊袋内或者睫状体沟以促进患儿的视功能恢复,避免患儿出现弱视、斜视等影响视功能及美容效果的并发症。对于玻璃体蒂的处理可以在晶状体切割后。单纯前部型者需完全切除,混合型者则保留蒂偏向一侧的部分囊膜和悬韧带,使玻璃体蒂进一步偏向该侧,以暴露视轴中心区,而不是完全使之游离而遮挡视轴。

(二) 后路入口法

未合并眼前段明显异常的 I 型和倒 Y 型的联合型 PFV 患儿或者后段 PFV 患儿可采用后路入口法。

在手术过程中特别要注意以下问题:

1. 巩膜切口的位置　术前应充分考虑婴幼儿眼球解剖与成年人的不同。睫状体扁平部切口可能造成锯齿缘截离、视网膜裂孔等并发症。因为婴幼儿睫状体平坦部尚未完全发育,且玻璃体视网膜粘连较严重,因此巩膜切口位置应适当前移,选择角巩缘 1.5~2.0mm 处睫状冠处做后路入口的巩膜切口是较好的选择。有时为方便晶状体摘除,也可选择经角膜缘或虹膜根部后做切口,以降低手术对患儿视网膜周边部的损伤。

2. 灌注管的留置　伴有视网膜皱襞的患儿术前要精确定位皱襞位置。患儿视网膜皱襞可位于颞下方、下方或鼻下方。注水管位置需避开视网膜皱襞。用 25G 或 23G 套管针行巩膜三切口,小心分离并去除晶状体后增生物和残留的玻璃体动脉,若发生玻璃体动脉出血,一般可加压止血或采用电凝止血。如晶状体后囊已大面积混浊方考虑行晶状体吸除术,用玻切头切除混浊的晶状体后囊膜,吸除晶状体皮质。玻切手术的范围视具体情况而定:若后段组织受累不明显,仅作前段玻璃体切除即可,若后段组织明显受累,则可继续切除玻璃体动脉周围的增殖膜,以缓解玻璃体牵引,部分解除视网膜皱襞。需注意操作务必要轻柔小心,避免医源性视网膜裂孔的产生。

四、术后并发症及处理

小儿白内障术后极易发生前房纤维素性渗出。由于婴幼儿血眼屏障尚未发育完全,以及虹膜在手术刺激下易发生渗出,故小儿白内障术后炎症的可能性更大。渗出最后可形成纤维素性膜,有时候可完全覆盖瞳孔区。因此,术后抗炎治疗非常重要。经抗炎治疗后,渗出物多在1~2周内消失,但部分患儿形成的纤维素性膜可引起瞳孔膜闭。此时,PFV患儿通常需要行前后段联合手术,手术时间长、操作复杂、手术器械进出眼球次数多。炎症消退后,若仍有瞳孔残留膜,可用YAG激光切开治疗。

五、手术疗效

由于黄斑或视神经乳头的先天性异常,术后视功能恢复有限,但出于改善眼内解剖结构、防止疾病进展等因素考虑,手术治疗也是必要的。

伴有PFV的患儿白内障术后疗效与多种因素有关,如PFV类型,术前视轴区的晶状体或玻璃体混浊范围,玻璃体残留条索的宽度,是否存在血流及血流量程度,晶状体后纤维血管膜的面积,眼轴长度,晶状体混浊发生的年龄,手术时的年龄等[5]。Anteby等[20]报道单侧PFV的89例患者,60例行前路或后路手术,另29例保守观察,两组比较,手术组中25%(15/60)的患者最终视力在20/200以上。Mittra等[19]观察14眼进行手术治疗并进行弱视治疗后,66%的患者最终视力在20/100以上,然而在这一研究中没有长期随访的结果,因此,没有考虑到手术的长期并发症对视力的影响。Alexandrakis等[21]在进行了230例单侧PFV患者手术治疗,发现术后有47%的患者视力在20/400以上,与对照组(12%)相比,有明显改善。累及眼后段的PFV手术治疗效果有限,尤其是对于双眼发病者。Walsh MK等[22]回顾性分析了22例前后段同时累及的双眼PFV患儿,这些患儿无家族史,基因学检查未发现有Norrie基因等异常,16例患者接受了早期的双侧玻璃体切除手术治疗,另外6例患者则接受了单眼的手术治疗,术后1年随访了13例患者,其中只有9例患者视力可维持在光感以上。在28只手术眼中,最终有3眼出现眼球萎缩。

在视功能发育关键期尽早手术以及术后弱视的管理都会影响PFV患儿最终视力的恢复。PFV患儿Ⅰ期植入人工晶状体的有效性和安全性尚不清楚。Anteby等[20]在30例PFV单侧患者中采用一期植入人工晶状体,在20%的患者中获得了20/50以上的视力,在33.3%的患者中视力在20/200以上。

近年来,CDI等诊断技术的发展推动了PFV的早期准确诊断,并使PFV的早期治疗得以实现。微创玻璃体手术的进展使早期手术变得安全有效,为后期治疗奠定了坚实的基础。

小　结

PFV是一组由于胚胎血管不退化或退化不全引起的临床异常,包括Mittendorf点、晶状体后纤维样增殖膜、持续性晶状体后纤维血管鞘残留、镰状视网膜皱褶、视网膜漏斗状或蒂状脱离和自发性眼底出血等。根据累及的部位,PFV可分为前部型、后部型和混合型,其中混合型最常见,约占60%。近年来,彩色超声多普勒等影像学技术的发展,为PFV的早期诊断提供了帮助,使早期治疗得以实现。随着显微白内障手术及玻璃体手术器械与技术的进步,早期手术已成为治疗PFV安全有效的方法,然而,术后长期系统的弱视训练也是PFV患儿视功能得以恢复的关键。

(何嫦　孙琰　译)

参考文献

1. Dass AB, Trese MT. Surgical results of persistent hyperplastic primary vitreous. Ophthalmology. 1999;106(2):280–4.
2. Dawson DG, Gleiser J, Movaghar M, et al. Persistent fetal vasculature. Arch Ophthalmol. 2003;121(9):1340–1.
3. Reese AB. Persistent hyperplastic primary vitreous. Am J Ophthalmol. 1955;40(3):317–31.
4. Pollard ZF. Persistent hyperplastic primary vitreous: diagnosis, treatment and results. Trans Am Ophthalmol Soc. 1997;95:487–549.
5. Sanghvi DA, Sanghvi CA, Purandare NC. Bilateral persistent hyperplastic primary vitreous. Australas Radiol. 2005;49(1):72–4.
6. Shastry BS. Persistent hyperplastic primary vitreous: congenital malformation of the eye. Clin Experiment Ophthalmol. 2009;37(9):884–90.
7. Chercota V, Munteanu M. Persistent hyperplastic primary vitreous associated with retinal folds. Oftalmologia. 2004;48(1):28–31.
8. Goldberg MF. Persistent fetal vasculature (PFV): an integrated interpretation of signs and symptoms associated with persistent hyperplastic primary vitreous (PHPV). LIV Edward Jackson Memorial Lecture. Am J Ophthalmol. 1997;124(5):587–626.
9. Sawada H, Fukuchi T, Ohta A, et al. Persistent hyperplastic primary vitreous–a case report of adult onset acute angle-closure glaucoma. Nippon Ganka Gakkai Zasshi. 2001;105(10):711–5.
10. Alward WL, Krasnow MA, Keech RV, et al. Persistent hyperplastic primary vitreous with glaucoma presenting in infancy. Arch Ophthalmol. 1991;109(8):1063–4.
11. Hu A, Pei X, Ding X, et al. Combined persistent fetal vasculature: a classification based on high-resolution B-mode ultrasound and color Doppler imaging. Ophthalmology. 2016;123(1):19–25.
12. Wieckowska A, Napierala A, Pytlarz E, et al. Persistent hyperplastic primary vitreous–diagnosis and differentiation. Klin Oczna. 1995;97(7–8):234–8.
13. Milot J, Michaud J, Lemieux N, et al. Persistent hyperplastic primary vitreous with retinal tumor in tuberous sclerosis: report of a case including tumoral immunohistochemistry and cytogenetic analyses. Ophthalmology. 1999;106(3):630–4.
14. Williams CP, Marsh CS, Hodgkins PR. Persistent fetal vasculature associated with orbital lymphangioma. J AAPOS. 2006;10(3):285–6.
15. Forster JE, Abadi RV, Muldoon M, et al. Grading infantile cataracts. Ophthalmic Physiol Opt. 2006;26(4):372–9.
16. Wilson ME, Trivedi RH, Morrison DG, et al. The Infant Aphakia Treatment Study: evaluation of cataract morphology in eyes with monocular cataracts. J AAPOS. 2011;15(5):421–6.
17. Haargaard B, Wohlfahrt J, Fledelius HC, et al. A nationwide Danish study of 1027 cases of congenital/infantile cataracts: etiological and clinical classifications. Ophthalmology. 2004;111(12):2292–8.
18. Mullner-Eidenbock A, Amon M, Moser E, et al. Persistent fetal vasculature and minimal fetal vascular remnants: a frequent cause of unilateral congenital cataracts. Ophthalmology. 2004;111(5):906–13.
19. Mittra RA, Huynh LT, Ruttum MS, et al. Visual outcomes following lensectomy and vitrectomy for combined anterior and posterior persistent hyperplastic primary vitreous. Arch Ophthalmol. 1998;116(9):1190–4.
20. Anteby I, Cohen E, Karshai I, et al. Unilateral persistent hyperplastic primary vitreous: course and outcome. J AAPOS. 2002;6(2):92–9.
21. Alexandrakis G, Scott IU, Flynn HW, et al. Visual acuity outcomes with and without surgery in patients with persistent fetal vasculature. Ophthalmology. 2000;107(6):1068–72.
22. Walsh MK, Drenser KA, Capone A, et al. Early vitrectomy effective for bilateral combined anterior and posterior persistent fetal vasculature syndrome. Retina. 2010;30(4 Suppl):S2–8.

第二十章
合并小眼球的小儿白内障手术

张新愉 钟潇健 陈晓云

摘　要

先天性小眼球是由于胚胎发育时期眼球发育异常所致,其特征为眼轴长度短于正常水平。该病尚无国际公认的分类标准,目前较为常用的是基于解剖学的分类方法。先天性小眼球患儿的临床特点与成人截然不同,因此需要制定针对性的治疗策略。特别需要指出的是,对于先天性小眼球的患儿,人工晶状体的植入时间应尽量推迟并避免背驮式人工晶状体的植入。此外,合并先天性小眼球的白内障摘除需要特定的技术,且该类患儿术后存在虹膜后粘连和青光眼的风险。本章将介绍小眼球的分类与临床特点、手术指征、手术时机、术前评估、人工晶状体度数测算、白内障摘除的手术技巧以及手术并发症的预防和处理。

先天性小眼球是胚胎期眼球发育障碍所致,是最常见的眼部发育异常之一。其主要表现为眼球前后径小于正常范围,可同时伴有小角膜、浅前房、窄房角、晶状体/眼球容积比增大、眼前段拥挤、高度远视、窄睑裂、小眼眶或眼球深陷于眼眶内等[1]。先天性小眼球还可伴有其他眼部发育异常,如眼前段发育不全、先天性白内障、脉络膜视网膜缺损、视网膜发育不良或视神经缺损等[2]。合并小眼球的先天性白内障的手术治疗,对手术医生是一场挑战,困难主要存在于五个方面:①白内障摘除的手术适应证和时机难以确定;②患儿狭小的眼前段限制了手术器械的操作,增加了手术难度[3,4];③术中和术后并发症的发生率增高,术中容易发生前、后囊撕囊口放射状撕裂及虹膜损伤,术后容易出现虹膜后粘连,青光眼,后囊膜混浊(posterior capsular opacification,PCO)等并发症[3~6];④人工晶状体(intraocular lens,IOL)植入的适应证相对眼轴正常的患儿更加保守[3,4,6],度数选择比眼轴正常的患儿更加困难,目前可用的IOL计算公式对于短眼轴的预测性较差,而且用于成人的IOL难以适合眼前段特别狭小的病例[7];⑤预后相对较差,在合并其他眼部发育异常的患儿中尤为如此[6]。因此,术者在术前应充分评估,权衡利弊,选择合适的手术方式,在术中采取必要的预防措施,将严重并发症的风险降至最低。

第一节 小眼球的分类与临床特点

小眼球通常是胚胎期眼球发育停滞所引起,多数为散发,少数为常染色体显性或隐性遗传。小眼球的临床表现多种多样,目前尚无国际公认的分类方法。Richard K.Parrish 等依据前房深度和眼轴长度,将小眼球分为以下几类(表 20-1)[8]。

表 20-1 小眼球的解剖学分类

浅前房合并短眼轴
小眼球(单纯型小眼球)(simple microphthalmos)
缺损性小眼球(colobomatous microphthalmos)
复杂性小眼球(complex microphthalmos)
浅前房合并正常眼轴
相对眼前段狭窄(relative anterior microphthalmos)
正常前房深度合并短眼轴
轴性远视(axial hyperopia)

经 Steinert 许可后转载[8]。

一、浅前房伴短眼轴

这种类型包括单纯性小眼球、缺损性小眼球以及复杂性小眼球三种亚型,由 Duke-Elder 于 1964 年提出[9]。

1. 单纯性小眼球(nanophthalmos/simple microphthalmos) 单纯性小眼球亦称为真性小眼球,是指除短眼轴外,患儿无其他先天性眼球结构缺陷,无全身异常[1,9]。患儿眼轴长度一般低于该年龄段眼轴长度的均数与两倍标准差的差值,例如,3 岁或以上的单纯性小眼球患儿平均眼轴长度小于 20.5mm。单纯性小眼球非常罕见,常双眼发病[10]。发病率无明显种族差异,多为散发,少数以常染色体隐性遗传方式存在[11]。小儿单纯性小眼球的临床特点如下:

(1)通常伴有小角膜,角膜横径约 9.5~11mm(图 20-1)。

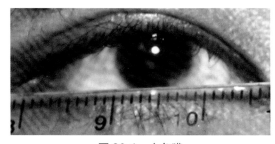

图 20-1 小角膜

(2)患眼呈均匀性缩小,体积约为正常眼的 2/3,伴有晶状体/眼球体积比例增加,但晶状体厚度可正常或轻度增加。

（3）中央及周边前房均变浅，周边部虹膜向前膨隆，但儿童时期房角尚处于开放状态，瞳孔通常难以充分散大，眼压波动范围大。

（4）患眼高度远视，范围从 +7.25D 至 +20.00D 不等。

（5）值得注意的是，在成人真性小眼球患者中，脉络膜渗漏是一个重要的临床特征[12]；而所有针对真性小眼球患儿的临床研究均未发现脉络膜渗漏[3-6]。笔者推测，这可能是由于真性小眼球患儿的巩膜相对成人较薄、较软，且更有弹性，从而对涡静脉的压迫较轻所致。

2. 缺损性小眼球（colobomatous microphthalmos）　缺损性小眼球与眼球发育时胚裂关闭不全有关。在正常情况下，胚裂在妊娠 6 周时关闭，胚裂关闭不全可导致缺损性小眼球，并通常伴有其他眼部发育异常，例如虹膜缺损、脉络膜缺损，甚至视路和视皮质的发育不全[9]。

3. 复杂性小眼球（complex microphthalmos）　复杂性小眼球与全身性疾病以及其他眼前后段异常有关，而与胚裂关闭不全无关。该亚型的患眼中，小眼球仅仅是伴有全身及眼部其他异常的遗传综合征的其中一项临床表现[2]。与复杂性小眼球相关的综合征见表 20-2[8]。

表 20-2　小眼球相关综合征

小眼球相关综合征
13 三体综合征（帕陶综合征）[13 trisomy syndrome（Patau syndrome）]
18 号染色体缺失综合征（chromosome 18 deletion syndrome）
先天性风疹综合征（congenital rubella syndrome）
颅面骨畸形综合征（Hallermann-Streiff syndrome）
LSD（麦角酰二乙胺）胚胎病[LSD（lysergic acid diethylamide）embryopathy]
Goldenhar 综合征（Goldenhar syndrome）
眼 - 齿 - 指（趾）发育障碍综合征[Oculodentodigital dysplasia（ODD）syndrome]
小颌舌下垂综合征（Micrognathia-glossoptosis syndrome）
眼 - 脑 - 肾综合征（Lowe 综合征）[oculo-cerebro-renal syndrome（Lowe syndrome）]
局灶性真皮发育不全[focal dermal hypoplasia（FDH）]
先天性白内障鸟脸畸形综合征（Francois syndrome）
Ullrich 综合征（Ullrich syndrome）

经 Steinert 许可后转载[8]。

二、浅前房伴正常眼轴长度

Naumann 在 1980 年将浅前房伴正常眼轴长度的患眼命名为相对性眼前段狭窄（relative anterior microphthalmos，RAM），并将 RAM 定义为眼轴长度大于 20mm，角膜横径介于 9~11mm，且眼前段与眼球体积比缩小。RAM 比单纯性小眼球更为常见[13]。

三、正常前房深度伴短眼轴

该亚型的主要临床特征为高度轴性远视,但前房深度正常。患眼除高度远视不伴有其他眼部形态学异常,故合并该亚型的白内障患儿出现白内障手术并发症的风险并无增高。

第二节 手术指征、手术时机与术前评估

浅前房伴短眼轴的小眼球患儿行白内障手术的风险较大,RAM 也存在一定的风险,而正常前房深度伴短眼轴型相对较小。因此,对于伴有小眼球的白内障患儿应进行全面评估,判断临床类型,严格把握手术指征,尽可能地改善患儿的视功能。对于符合手术指征的患儿,术者应充分认识其术中、术后可能出现的并发症,从而在术中采取必要的预防措施,有效控制风险。

一、手术指征与手术时机

(一)白内障摘除术的指征与时机

合并小眼球患儿行白内障摘除术的指征与时机与其他白内障患儿相同,详见第十二章第一节"小儿白内障摘除手术的指征与时机"。

(二)人工晶状体植入术的指征与时机

相对于先天性白内障而言,合并小眼球的白内障患儿前房狭小、囊袋直径较小,一般不建议过早植入 IOL,以减少青光眼等并发症的发生率[3,14]。此外,处于婴儿期的小眼球患儿眼轴非常短,IOL 度数测量的结果很可能为超高度数(≥ +30.0D)[15],而这类 IOL 在临床上较为罕见,为患儿的无晶状体眼矫正带来相当大的困难;延迟 IOL 植入时机则可避免使用超高度数的 IOL。目前针对合并小眼球的白内障患儿植入 IOL 的研究中,绝大多数患儿植入 IOL 的年龄为 3 岁以上[14,15]。可先行一期白内障摘除术,术后配戴框架眼镜或接触镜矫正无晶体眼,视术眼发育情况决定二期 IOL 植入时机[3,4,6]。另外,虽然在合并小眼球的成人白内障患者中,背驮式双联 IOL 植入(piggyback IOL implantation)是目前推荐的手术方式[16];但对于眼球发育不成熟、眼前段空间更为狭窄的低龄患儿,没有任何循证医学证据支持其应用。因此,笔者不主张在合并小眼球的低龄患儿中使用该植入方式。

二、术前评估

对于合并小眼球的白内障患儿,术前检查需注意以下方面:

1. 角膜直径、屈光度以及眼轴长度的生物测量 角膜直径 <11mm,屈光度 >+8D,以及眼轴长度 <20.5mm 或小于该年龄段眼轴长度均数减去两倍标准差的眼球,考虑为高危眼。

2. 眼前段检查 在全身麻醉状态下,采用 Zeiss 或 Sussman 房角镜观察房角,或采用小儿 12mm Koeppe 双目镜进行检查,观察房角情况的同时可以对比双眼情况。采用超声生物显微镜(UBM)观察房角结构以及周边部脉络膜情况。

3. 眼后段检查 B 型超声波检查了解脉络膜及视网膜情况。

第三节　人工晶状体度数测算

一、眼轴长度测量

眼轴长度测量的准确性对于 IOL 度数计算和术后屈光效果都具有决定性意义,对于眼轴极短的患儿来说更是如此,即使是极小的测量误差都可以导致术后屈光意外。研究显示,每 1mm 的眼轴测量误差会导致 2.0~3.0D 的术后屈光误差,眼轴越短这种影响越大[17]。大部分常用的超声生物测量仪器以正常大小的眼球的超声声速为标准进行校正;部分测量仪器设有眼轴长度测量范围,对于太短的眼轴则无法测量。目前国内大部分医院,尤其是基层医院大多采用接触式 A 型超声仪测量眼轴,这种方法由于超声探头对角膜表面的压陷作用,造成前房变浅 100~300mm,存在不可避免的测量误差,对于小眼球则测量误差更大[7]。目前国内外公认测量眼轴长度最准确的是光学相干生物测量仪(IOL Master)和浸入式 A 型超声扫描,这两种方法可减少小眼球患儿的测量误差。需要注意的是,当患儿不配合检查无法进行 IOL Master 测量时,应在全身麻醉下利用浸入式 A 型超声测量。

二、IOL 度数的计算

小眼球的 IOL 度数计算是白内障手术者面临的一个难题。以 SRK 回归公式为代表的第一代公式和以 SRK Ⅱ 为代表的第二代公式已不能满足现代晶状体屈光手术的要求。第三代公式,包括 SRK-T、Hoffer Q 和 Holladay Ⅰ 公式,关键的改进在于前房深度的个体化,即根据不同眼轴长度和角膜屈光力预测术后 IOL 位置,准确性明显优于第二代公式。最新的第四代公式,例如 Holladay Ⅱ 和 Haigis 公式,考虑了角膜直径和晶状体厚度的因素,对术后人工晶状体的位置预测更为准确。术者在选择公式时首先要熟悉各公式之间的差别和最佳适用范围,从而选择最合适的计算公式,避免术后屈光误差。Hoffer 的研究显示,对于正常范围的眼轴(22.0~24.5mm),几乎所有的公式均能提供准确的计算结果。对于短眼轴眼(<22.0mm),Hoffer Q 公式最准确,而对于超短眼轴眼(<19mm)建议使用 Hollday Ⅱ 公式[18,19]。

第四节　白内障摘除的手术技巧

在小眼球合并白内障的患儿中行白内障摘除术,术眼狭小的眼前段空间限制了手术器械的操作,增加了手术难度及风险。因此,针对其眼球特殊的解剖结构,在手术技巧上有以下几个方面有别于常规小儿白内障手术:

1. 对于眼前段狭小的患儿,首先需要重视的问题是角膜内皮的保护。前房浅意味着角膜内皮与晶状体的距离缩短,手术操作的空间缩小,术中伤及角膜内皮的风险增大。Arshinoff 软壳技术在这种病例可以起到很好的效果:一方面,向前房中央注入黏滞性黏弹剂,加深前房形成空间,然后在其上方注入弥散性黏弹剂,保护角膜内皮[20]。另一方面,术者应谨慎构筑切口,减少虹膜脱垂,从而避免因前房不稳定导致的并发症。

2. 小瞳孔的处理　小眼球的患儿通常瞳孔难以充分扩大,如果术中发现散瞳剂无法将瞳孔扩张到满意程度,必要时可使用黏弹剂辅助扩大瞳孔[21]。

3. 连续环形撕囊需要注意的问题,除了婴幼儿前囊膜固有的高弹性特点以外,还包括小眼球患儿还具有浅前房和眼后段压力增高的特点[6],撕囊前应注入足量的内聚型黏弹剂以加深前房,保证足够的操作空间,并与增高的后段压力抗衡,压平晶状体前囊膜表面,使撕囊时向周边部撕裂的可能性降至最低。

4. 用 10-0 尼龙线缝合切口并保证水密,避免切口渗漏引起术后低眼压。

5. 对于 <16mm 的真性小眼球患者,手术入路采用前路还是后路仍有争议。在一项针对 20 位(37 眼)眼轴 ≤ 16mm 合并白内障的小眼球患儿的前瞻性临床研究中,发现采取白内障超声乳化吸除术 + 后囊膜切开 + 前段玻璃体切除 + 周边虹膜切除术,术后可取得较好的效果[5]。

第五节　并发症与处理

合并小眼球患儿的白内障术中和术后并发症与常规小儿白内障并发症类似(详见第二十二和二十三章),但由于其眼球前后段比例失调的解剖特点,并发症的发生率较常规手术更高,尤其容易发生虹膜后粘连以及青光眼,术中需采取相应的预防措施,术后需更加密切的随访和观察。

1. 角膜损伤　由于小眼球患儿眼前段狭小,术中超声乳化针头与角膜之间距离更近,故更容易造成角膜内皮的损伤,采用黏弹剂软壳技术和低温平衡盐溶液(balanced saline solution,BSS)有助于保护角膜内皮,减低角膜损伤的严重程度。

2. 虹膜后粘连　为该类白内障摘除术最常见的术后并发症。Vasavada 等[3]报道了 42 例合并小眼球患儿的白内障摘除术,其中 35.7% 的术眼出现术后虹膜后粘连。术后虹膜后粘连的发生率及严重程度与炎症反应程度相关,应用短效散瞳剂、加强抗炎可控制这一并发症。

3. 后囊膜混浊　合并小眼球的患儿术后 PCO 的发生率为 5.2%~16.7%[3-5],其处理与眼轴正常的患儿相同,详见第二十四章。

4. 青光眼　浅前房合并短眼轴及 RAM 患儿前房狭窄,易合并眼前段发育不良,术后青光眼发生率较高。Vasavada 等[3]报道的 42 例手术结果显示术后青光眼的发生率为 30.9%。处理措施包虹膜周边切除、脉络膜上腔引流术和前段玻璃体切割术。

小　结

对于单纯性小眼球、RAM 和高度轴性远视的患儿,通过白内障摘除以及后续的屈光矫正和弱视治疗,通常能恢复一定的视功能。而对于缺损性和复杂性小眼球,是否进行手术治疗以及手术预后还取决于视网膜、视神经以及视皮质的受损情况。

(靳光明　伍洁仪　译)

参考文献

1. Weiss AH, Kousseff BG, Ross EA, et al. Simple microphthalmos. Arch Ophthalmol. 1989;107(11):1625–30.

2. Weiss AH, Kousseff BG, Ross EA, et al. Complex microphthalmos. Arch Ophthalmol. 1989;107(11):1619–24.

3. Vasavada VA, Dixit NV, Ravat FA, et al. Intraoperative performance and postoperative outcomes of cataract surgery in infant eyes with microphthalmos. J Cataract Refract Surg. 2009;35(3):519–28.

4. Praveen MR, Vasavada AR, Shah SK, et al. Long-term postoperative outcomes after bilateral congenital cataract surgery in eyes with microphthalmos. J Cataract Refract Surg. 2015;41(9):1910–8.

5. Prasad S, Ram J, Sukhija J, et al. Cataract surgery in infants with microphthalmos. Graefes Arch Clin Exp Ophthalmol. 2015;253(5):739–43.

6. Yu SY, Lee JH, Chang BL. Surgical management of congenital cataract associated with severe microphthalmos. J Cataract Refract Surg. 2000;26(8): 1219–24.

7. Joshi P, Mehta R, Ganesh S. Accuracy of intraocular lens power calculation in pediatric cataracts with less than a 20 mm axial length of the eye. Nepal J Ophthalmol. 2014;6(11):56–64.

8. Steinert RF (2009) Cataract surgery: technique, complications, & management. In: Parrish RK, Donaldson K, Mellem Kairala MB et al (ed) Nanophthalmos, relative anterior microphthalmos, and axial hyperopia, 3rd edn. Elesevier Saunders, Philadelphia, pp 399–410

9. Duke-Elder S. Normal and abnormal development: congenital deformities. In: Duke-Elder S, editor. System of ophthalmology. St. Louis: Mosby; 1964. p. 488–95.

10. Singh O. Nanophthalmos: a perspective on identification and therapy. Ophthalmology. 1982;89:1006.

11. Altintaş AK, Acar MA, Yalvaç IS, et al. Autosomal recessive nanophthalmos. Acta Ophthalmol Scand. 1997;75(3):325–8.

12. Simmons R. Nanophthalmos: diagnosis and treatment. In: Epstein D, editor. Chandler and Grant's glaucoma. Philadelphia: Lea & Febiger; 1986. p. 251–9.

13. Naumann GOH. Pathologie des Auges. Berlin: Springer; 1982.

14. Yu YS, Kim SJ, Choung HK. Posterior chamber intraocular lens implantation in pediatric cataract with microcornea and/or microphthalmos. Korean J Ophthalmol. 2006;20(3):151–5.

15. Sinskey RM, Amin P, Stoppel J. Intraocular lens implantation in microphthalmic patients. J Cataract Refract Surg. 1992;18(5):480–4.

16. Holladay JT, Gills JP, Leidlein J, et al. Achieving emmetropia in extremely short eyes with two piggyback posterior chamber intraocular lenses. Ophthalmology. 1996;103:1118–23.

17. John Shammas H. Intraocular lens power calculation. Thorofare: SLACK Incorporated; 2004.

18. Hoffer KJ. The Hoffer Q formula: a comparison of theoretic and regression formulas. J Cataract Refract Surg. 1993;19:700–12.

19. Hoffer KJ. Clinical results using the Holladay 2 intraocular lens power formula. J Cataract Refract Surg. 2000;26:1233–7.

20. Arshinoff SA. Dispersive-cohesive viscoelastic soft shell technique. J Cataract Refract Surg. 1999;25(2): 167–73.

21. Jhanji V, Sharma N, Vajpayee RB. Management of intraoperative miosis during pediatric cataract surgery using healon 5. Middle East Afr J Ophthalmol. 2011; 18(1):55–7.

第二十一章
小儿晶状体外伤

袁钊辉　娄秉盛

摘　要

　　晶状体外伤是小儿眼外伤最常见的类型之一,其常见的后果为外伤性白内障和外伤性晶状体脱位。小儿晶状体外伤通常具有复杂的病因并伴随严重的炎症反应,此外,该病也可伴发其他眼部损伤并影响视觉发育。由于患儿配合程度欠佳,该病的检查和诊断都具有挑战性。本章节将介绍小儿晶状体外伤的分类、临床特点、专科检查及注意事项,并讨论小儿外伤性白内障的手术处理,包括手术时机、手术技巧及一期或二期人工晶状体植入的获益与风险。

　　眼外伤是发展中国家单眼盲的首要原因。国际眼外伤分类系统根据创伤是否累及角膜或巩膜全层将机械性眼外伤分为开放性眼外伤和闭合性眼外伤两大类,两者均可导致晶状体的严重损伤,表现为外伤性白内障、晶状体半脱位或晶状体脱位,是外伤后致盲的重要原因之一。小儿晶状体外伤的临床特点包括:①致伤原因不清:由于小儿无法表达或惧怕父母的责怪故意隐瞒而无法确定眼外伤的原因;②损伤程度各异:常合并角膜、巩膜、虹膜及其他眼部组织损伤,可伴有眼内异物或眼底损伤,由于小儿眼球结构发育尚未完善,可伴有严重的炎症反应以及纤维组织增生;③视功能预后难以预测:晶状体外伤可对患儿的眼球结构和视功能产生严重的影响,处理不当,可导致弱视甚至失明等严重后果。临床上机械性眼外伤是小儿晶状体损伤的主要原因。本章主要对机械性眼外伤引起的小儿晶状体损伤的临床诊断与治疗进行详述。

第一节　小儿晶状体外伤的分类及临床特点

　　小儿晶状体外伤多见于 5~15 岁的学龄期儿童,以男孩为主。与城市相比,小儿晶状体外伤更多见于农村[1]。小儿晶状体外伤的伤情复杂多样,主要为玩耍时意外受伤所致,致伤物为剪刀、铁丝、针头、木棍、玩具枪、鞭炮等[2,3]。根据晶状体外伤的临床特点可分为外伤性白内障和外伤性晶状体脱位两大类型。

一、外伤性白内障

小儿外伤性白内障为小儿获得性白内障的首要原因[4]。由于致伤物的特点以及外伤程度的差异,晶状体混浊可在伤后立即发生,也可缓慢起病。按外伤后眼球壁的完整性可分为开放性眼外伤白内障和闭合性眼外伤白内障,其中以开放性眼外伤白内障更为常见,据文献报道,开放性眼外伤白内障的发病率大约是闭合性眼外伤白内障的 3 倍[4],两种白内障有其各自的临床特点。

(一) 开放性眼外伤所致的小儿白内障

开放性眼外伤所致的小儿白内障多由尖锐物体直接刺伤眼球壁和晶状体所致,亦见于严重的钝力打击。开放性眼外伤所致的白内障常合并晶状体囊膜的破裂,往往病情发生较快,伤情更加复杂。

1. 伴有晶状体囊膜破裂的外伤性白内障　晶状体囊膜破裂通常为致伤物直接伤及囊膜所致,房水经囊膜破口进入晶状体后,引起晶状体物质的水肿、混浊。晶状体囊膜破口的大小将影响晶状体混浊的发展速度和混浊范围[5]。当晶状体囊膜破口比较小时,囊膜可能迅速闭合或与虹膜发生粘连引起囊膜破口关闭,通常表现为局限性的晶状体皮质混浊(图 21-1a)。如果囊膜破裂口较大,整个晶状体快速混浊、膨胀,甚至晶状体物质脱入前房(图 21-1b) 和 / 或玻璃体腔。

伴有晶状体囊膜破裂的外伤性白内障若不及时处理,可引起继发性青光眼、葡萄膜炎等多种并发症。囊膜破裂可导致晶状体膨胀,出现前房变浅、瞳孔阻滞,从而引起眼压急剧升高。若脱出的晶状体物质进入前房,大量的晶状体皮质颗粒阻塞小梁网亦可导致眼压的升高,称为晶状体颗粒性青光眼(lens partical glaucoma),往往在晶状体囊膜破裂数日发病,患儿眼压升高,表现为明显眼痛、眼红及视力下降。裂隙灯显微镜检查房水中可见白色晶状体皮质颗粒和 / 或囊膜碎片,房水闪辉阳性,疏松的晶状体物质可沉于前房下方,可伴有虹膜后粘连。房角镜检查显示房角可开放,小梁网上有较多的晶状体皮质碎片附着。房水病理检查可见晶状体颗粒及巨噬细胞。此外,囊膜破裂使晶状体蛋白暴露,可导致前葡萄膜炎的发生,若炎症累及小梁网将导致房水排出障碍,引起眼压升高,称为晶状体过敏性青光眼(phacoanaphylactic glaucoma)。其特征性改变为晶状体的肉芽肿性炎症反应。临床上一般很难做出正确诊断。病理检查在晶状体皮质周围可见广泛分布的多形核粒细胞、淋巴细胞、巨噬细胞和类上皮细胞反应灶,可确诊。

伴有晶状体囊膜破裂的外伤性白内障若长期未能得到治疗,晶状体囊膜可发生机化,晶状体物质逐渐吸收,只剩下机化的晶状体囊膜及少量皮质,从而形成膜性白内障[5](图 21-1c)。膜性白内障亦可发生于其他类型的外伤性白内障。笔者发现,与成人相比,小儿外伤性白内障更易形成膜性白内障,且机化的囊膜坚韧,甚至伴有新生血管形成。

2. 不伴有晶状体囊膜破裂的外伤性白内障　开放性眼外伤不伴有晶状体囊膜破裂的白内障相对少见,可由外伤直接损伤所致,但更可能为外伤后眼球结构完整性被破坏、眼内微环境改变、眼内的炎症反应,以及晶状体代谢障碍等间接损伤所致。可在伤后缓慢起病,临床表现为不同程度的晶状体混浊。

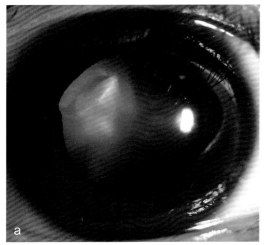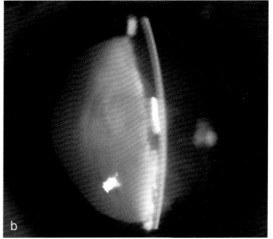

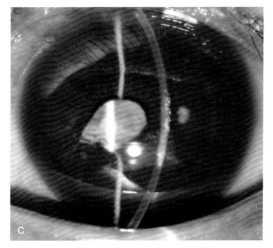

图 21-1　伴有晶状体囊膜破裂的外伤性白内障

a. 开放性眼外伤晶状体前囊膜破裂导致局限性皮质混浊：患儿，男性，7 岁，被尖刀片刺伤右眼 3 天，角膜颞侧中周部可见 2mm 长全层创口（已自闭），晶状体颞上方中周部可见长椭圆形前囊膜撕裂，囊膜破口边缘可见渗出膜附着，晶状体颞上方局限性混浊；b. 开放性眼外伤晶状体囊膜破裂合并皮质溢出：患儿，男性，6 岁，被铁丝刺伤右眼 2 天，前房变浅，上、下前房深浅不一，晶状体前囊膜破裂，晶状体混浊、膨胀、皮质松散，部分进入前房；c. 膜性白内障：患儿，男性，12 岁，农村留守儿童，左眼被竹片刺伤 9 个月，因父母外出打工，一直未就诊，可见鼻下方虹膜后粘连，瞳孔变形，晶状体囊膜广泛机化，晶状体物质部分吸收呈膜性混浊

　　3. 伴有眼内异物的外伤性白内障　主要机制如下：

　　（1）异物的机械性损害：异物穿破晶状体囊膜，房水进入皮质可引起晶状体混浊（图 21-2a）。

　　（2）异物的毒性反应：金属异物（如铁、铜等）未伤及晶状体，但是长期存留于眼内，产生各种化学反应而引起白内障。主要包括晶状体铁质沉着症（图 21-2b）和晶状体铜质沉着症。

（二）闭合性眼外伤所致的小儿白内障

闭合性眼外伤可由于钝力直接作用于眼球导致晶状体囊膜破裂，从而引起晶状体迅速混浊,亦可由于伤后眼内微环境改变、眼内炎症反应以及晶状体代谢障碍等继发因素导致晶状体逐渐发生混浊。由于外力作用的方向和强度不同,其表现形式也多样,可以为 Vossius 环状混浊、玫瑰花样白内障、点状白内障和全白内障。可同时合并眼部其他组织的损伤,如虹膜根部离断(图 21-3a),视网膜裂孔及前房或玻璃体积血等。

1. 伴有晶状体囊膜破裂的闭合性眼外伤所致的白内障　当眼球前表面受到钝力打击时,眼球前后径会显著变短,赤道部明显扩张,严重的赤道部拉伸可使晶状体囊膜破裂,通常为后囊膜破裂(图 21-3b),房水经囊膜破口进入晶状体内从而引起混浊。晶状体在受伤部位混浊之后,很快水化,形成液泡、水肿,混浊波及到晶状体的周边部,最后导致整个晶状体的混浊(图 21-3c)。如晶状体囊膜破口小,可形成局限性混浊。闭合性眼外伤导致的后囊

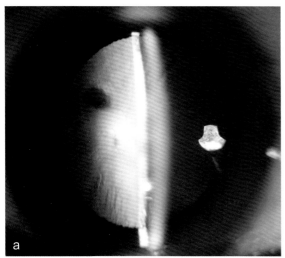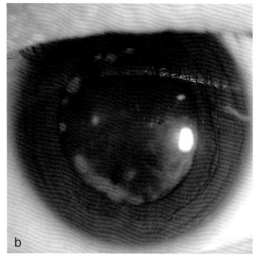

图 21-2　伴有眼内异物的外伤性白内障

a. 晶状体异物:患儿,男性,10 岁,敲打石块时被石子溅入左眼 2 天,可见晶状体皮质混浊、膨胀,前房变浅,颞上方中周部晶状体内可见棕黑色异物,约 3mm×2mm 大小;b. 铁锈沉着症:患儿,男性,15 岁,左眼视力下降半年就诊,追问病史,诉 1 年前改装汽车模型时曾被铁片击伤左眼,散瞳后可见晶状体中周部前囊膜下多处棕褐色斑块,呈圆形排列,伴晶状体轻度混浊,CT 检查证实左眼视网膜表面金属异物存留

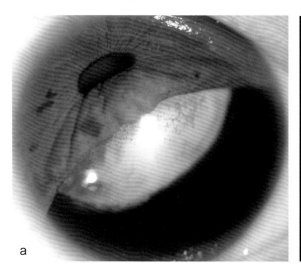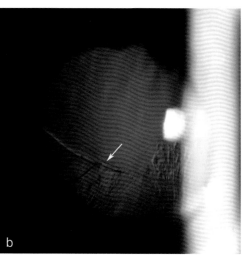

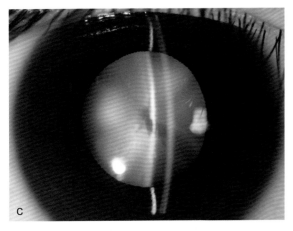

图 21-3　闭合性眼外伤所致的小儿白内障
a.眼挫伤致外伤性白内障合并虹膜根部离断:患儿,男性,15 岁,打篮球时被头撞伤右眼 1 个月,可见三点至八点方位虹膜根部离断,晶状体白色混浊,并向颞上方脱位,可见下方晶状体赤道部;b.眼挫伤致晶状体后囊膜破裂:患儿,女性,13岁,骑自行车摔倒后左眼撞到自行车把手后 1 天,可见瞳孔散大、瞳孔缘多处撕裂,晶状体后囊膜椭圆形撕裂,后囊膜破口周围皮质局限混浊;c.眼挫伤所致外伤性全白内障:患儿,男性,12 岁,右眼拳击伤 1 天,角巩膜未见伤口,晶状体伤后迅速发生混浊并出现水裂

膜破裂较为隐匿,除非在伤后早期,否则不易被裂隙灯显微镜检查发现,有文献报道可借助 Pentacam 的 Scheimpflug 成像法等对后囊膜破口进行检查[6,7]。

2. 不伴有晶状体囊膜破裂的闭合性眼外伤所致的白内障

(1) Vossius 环状混浊:表现为晶状体前囊膜环状混浊。外力的直接作用导致瞳孔缘部虹膜色素上皮脱落,贴附在晶状体表面而形成 Vossius 环,可形成晶状体前囊下混浊。

(2)晶状体脱位:闭合性眼挫伤所致的白内障,常合并晶状体悬韧带不同程度的断裂,导致晶状体脱位(图 21-4a)。

(3)玫瑰花样白内障(图 21-4b):晶状体受到外力冲击后,其晶状体纤维和晶状体缝的结构被破坏,液体向缝间和板层间移动,形成放射状混浊,如玫瑰花样。此型白内障可在伤后数小时或数周内发生,部分患者的混浊可以自行吸收;另外一些患者受伤后数年才发生,多为永久性。

(4)点状白内障:许多细小混浊点位于上皮下,一般在受伤后经过一段时间才出现,很少进展,对视力影响不大。

(三) 其他物理或化学因素所致的小儿白内障

电击、热、辐射、化学伤等因素可导致晶状体结构和透明性发生改变,一般小儿患者比较少见。其中电击伤最为常见。

1. 电击伤　可分为触电伤和雷电击伤。小儿触电伤多由于小儿误触家用电器、插孔等引起。电击性损伤与人体接触电流的时间长短、电流的高低、电流的接触面积、触电部位、电流通过的路径等有关。雷电击伤导致的白内障为前后囊下混浊,而触电伤多引起前囊下皮质混浊。电击伤的白内障可为静止性,也可为进行性。进行性者达到晶状体完全混浊多需数月之久,也有需要数年。少数患者的晶状体混浊可被完全吸收而变为透明。电击伤所致白内障如果混浊不影响视力,且呈静止性,可观察;如果混浊影响视力或逐渐进展,可行手术治疗。如果不伴有其他眼组织电击伤,其手术治疗效果良好。

2. 化学伤　化学伤所致的小儿白内障较为少见,通常为碱性化学伤所致,如石灰烧伤。由于碱性化学物可溶解脂肪和蛋白质,更易渗透进入眼内,化学物从而直接或间接引起晶状体的代谢障碍,从而导致晶状体混浊,通常表现为不同程度的晶状体混浊,严重者可表现为全晶状体乳白色混浊。

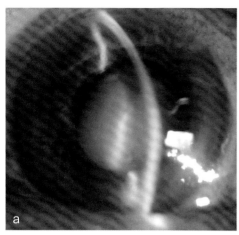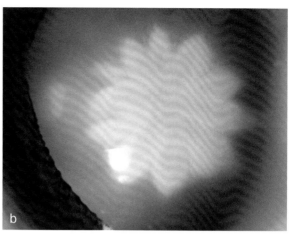

图 21-4　不伴有晶状体囊膜破裂的闭合性眼外伤所致的白内障

a. 眼挫伤致外伤性白内障合并晶状体脱位：患儿，男性，16 岁，羽毛球击伤左眼 5 天，可见晶状体中等程度白色混浊，晶状体囊膜完整，九点至一点位晶状体悬韧带断裂，晶状体向颞下方移位；b. 晶状体玫瑰花样混浊：患儿，男性，15 岁，打架时被拳头击伤右眼 7 天，可见晶状体纤维间水隙，放射状排列，呈玫瑰花瓣样外观。

二、外伤性晶状体脱位

外伤性晶状体脱位常常发生于眼球挫伤：挫伤使眼球压缩和扩张可引起悬韧带断裂，导致晶状体向前或向后倾斜。在悬韧带断裂的位置，玻璃体常会由此脱出形成玻璃体疝（图 21-5a），常伴有外伤性白内障。

（一）晶状体半脱位

根据晶状体悬韧带断裂的范围不同，晶状体脱位的范围也不同，临床表现也略有差异，轻度的晶状体半脱位可能没有症状和明显体征。随着晶状体脱位范围的扩大，临床表现也更明显：①前房深度不对称或前房深度改变（在同一眼的不同子午线前房深度不规则）；②虹膜和 / 或晶状体震颤，眼球转动时虹膜和 / 或晶状体颤动，瞳孔偏位；③晶状体偏中心，散瞳后瞳孔区可见部分晶状体赤道部；④严重者，玻璃体进入前房。

（二）晶状体全脱位

1. 脱入前房　晶状体多位于瞳孔区，透明的晶状体呈油滴状（图 21-5b），混浊成白色盘状；脱位之晶状体可引起角膜内皮的擦伤和后弹力层剥脱，引起角膜水肿。

2. 嵌顿于瞳孔区　引起瞳孔阻滞影响房水循环，引起急性眼压升高，导致继发性青光眼的发生。

3. 脱入玻璃体腔（图 21-5c）　玻璃体腔内可见一透明球状物，外伤时间久可与视网膜粘连。若晶状体长期位于玻璃体腔，可溶性晶状体蛋白可从晶状体囊膜渗透入前房而引起晶状体溶解性青光眼。

4. 严重外伤可使晶状体脱位于球结膜下，甚至眼外。

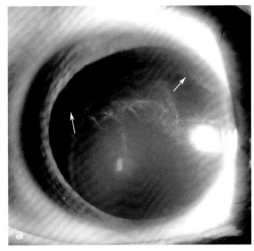
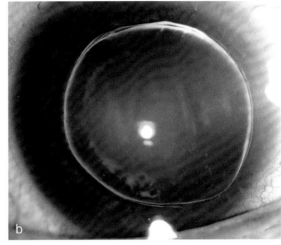

图21-5　外伤性晶状体脱位

a.外伤晶状体脱位伴玻璃体疝:患儿,男性,17岁,网球击伤右眼2周,可见七点至两点位晶状体悬韧带断裂,晶状体向鼻下方移位,玻璃体经颞上方脱位区疝入前房(箭头所指),伴晶状体轻度混浊;b.外伤性晶状体脱位入前房:患儿,女性,10岁,被婚礼礼炮砸伤左眼2天,可见晶状体脱入前房,与角膜内皮接触,接触区角膜轻度水肿,脱位的晶状体基本透明,呈油滴状,眼压45mmHg;c.外伤性晶状体全脱位至玻璃体腔患儿,男性,10岁,石块击伤右眼3个月,B超显示晶状体位于玻璃体腔内(箭头所指)

第二节　小儿眼外伤的检查

由于伤后精神紧张和眼部疼痛,患儿在检查时多不能配合,给检查、诊断和治疗带来了一定的困难,需要耐心仔细,取得小儿的信任和家长的配合。对于年龄稍大的患儿,检查者应耐心鼓励患儿,克服患儿的恐惧情绪,由于患儿往往配合时间短暂,最好让有经验的医生快速检查。对于不配合的患儿,为避免进一步损伤,可使用10%水合氯醛0.6~0.8ml/kg口服或保留灌肠镇静后进行检查,也可在全麻后检查。值得一提的是,对于严重的眼外伤,眼科医生应先排除危及生命的其他身体部位的损伤。

一、病史

详尽而精确的病史对了解眼外伤的病因、损伤的范围、性质和严重程度十分重要,有助于眼外伤的诊断与治疗。医师需要详细询问小儿、家长甚至旁观者,以了解小儿外伤的情况,包括受伤时间、致伤物及其性质、方向、距离,伤后有无做任何处理。除了现病史还要了解患者受伤前双眼视力、眼部疾病史、全身疾病史、药物过敏史、家族遗传史等情况。

二、检查

(一) 全身检查及注意事项

对于眼外伤急诊患儿,在进行眼科检查之前,必须加强对患儿全身情况的评估,如有无休克、颅脑外伤、感染、重要脏器损伤的征兆,对伤眼进行简单处理后及时请相关科室会诊或转诊。

(二) 视力检查

初诊时确定伤眼视力对于病情的评估是非常重要的。视力检查包括裸眼视力和最佳矫正视力,如果视力严重减退,还应该仔细确定是否存在光感,以及光定位是否准确。低龄患儿无法配合进行视力检查时,可检查患儿的追光反应,用小儿视力表或其他方法进行评估。

(三) 眼压检查

在排除开放性眼外伤存在的前提下,应尽可能了解患儿的眼压情况,最好使用非接触性眼压计检查。对于不配合患儿,可在麻醉下或服用镇静剂采用笔式眼压计,没条件的可采用指测法进行眼压粗略估计。

(四) 裂隙灯检查

在检查过程中应避免压迫眼球,不要轻易清理伤口,以免导致眼内容脱出,加重病情。检查时应注意眼前段伤口的位置、累及的范围和深度、有否伤口污染等,留意潜在的隐匿性伤口。观察晶状体的透明度、位置及稳定性以及晶状体囊膜的完整性,如合并晶状体脱位时应注意悬韧带的断裂范围及是否合并有玻璃体脱出。另外,需警惕有无合并眼内异物的可能。

(五) 辅助检查

对疑有眼眶骨折或眼内异物患儿,应常规行眼眶 X 线正侧位摄影检查或眼眶 CT 检查。当屈光介质混浊严重,无法检查眼底时,应行 B 超检查了解眼内情况。对可疑晶状体脱位者,可行超声生物显微镜(UBM)检查了解眼前段情况(房角、睫状体、晶状体及悬韧带情况)。在需要接触眼球或按压眼球的检查时(如 B 超或 UBM 等),检查前一定要确认眼球的完整性,避免压迫眼球时眼内容物溢出,加重病情,并避免检查所致的医源性眼内感染的发生。

(六) 对侧眼检查

应常规检查对侧眼,了解对侧眼的情况,避免对侧眼异常的遗漏。如果考虑要一期植入人工晶状体,需要测量对侧健眼的角膜曲率、眼轴等数据备用。

第三节　小儿外伤性白内障的处理

由于小儿的眼球和视觉功能正处于发育阶段,屈光介质的混浊可能导致患儿视功能发育的停滞及弱视的发生,因此,小儿外伤性白内障处理应以恢复视轴区屈光介质透明度、视功能重建及避免相关并发症的发生为基本原则。小儿眼外伤病情复杂,应根据上述小儿外伤性白内障独特的临床特点进行全面考虑、综合分析,选择合适的个性化的治疗方案[8]。

一、开放性眼外伤所致的小儿白内障的处理

(一) 手术指征

不同眼外伤所致的外伤性白内障,由于致伤物、外伤的力度和损伤程度不同,其处理也

不尽相同。白内障形成的部位、范围、密度、是否进展,以及是否合并严重的并发症决定了是否以及何时进行手术治疗[9]。对于局限性晶状体混浊,尤其是混浊部位局限在非视轴区时,推测白内障可能不会进展或者进展很缓慢且不影响视力,可以先随访观察。若在随诊中发现白内障进一步加重而明显影响视力时,需及时手术。

主要手术指征有:

1. 晶状体完全混浊。

2. ≥ 3mm 的局限性混浊累及视轴区域。

3. 晶状体囊膜破裂伴有晶状体皮质溢出。

4. 合并晶状体异物。

(二) 手术时机

小儿外伤性白内障的治疗强调早期手术,然而开放性眼外伤本身的复杂性和多变性导致小儿外伤性白内障手术时机的选择缺乏基于循证医学的诊疗指南。根据伤情不同,小儿白内障手术可以与开放性眼外伤一期伤口修补同时进行,也可以在伤后一定时间内择期进行二期手术治疗。具体优缺点如下[9~11]。

在伤口修补同时行一期白内障手术具有以下优点:①缩短了视力恢复时间,从而预防形觉剥夺性弱视的发生;②避免多次手术和麻醉;③及早清除晶状体皮质,减少由于晶状体蛋白暴露引起的炎症反应和发生晶状体源性青光眼的风险;④清除混浊的屈光介质,方便眼后段检查;⑤避免晶状体皮质和玻璃体混合引起增殖性玻璃体视网膜病变和牵拉性视网膜脱离;⑥对于经济情况较差的患者,一期手术摘除白内障并植入人工晶状体减少了患者的总体医疗费用。

然而,一期外伤性白内障摘除手术也存在其固有的缺点:①手术可能加重业已存在的眼内炎症反应;②角膜伤口的水肿和不稳定妨碍手术操作,手术时间相应延长,甚至可能给伤眼带来二次损害,如术中后囊膜破裂及玻璃体脱出。二期白内障手术在伤口关闭后进行,此时伤眼病情稳定,具有术后炎症反应轻,可能减少术后并发症的优势。

当合并视网膜脱离或者严重的眼后段损伤时,需要尽早经后入路进行玻璃体手术联合晶状体切割术[9]。

目前大多数学者认为在伤后 2~3 周,待眼内炎症消退后再进行手术可减少术后并发症的发生。Rupesh 和 Shah[12]的一个前瞻性大样本队列研究结果显示,眼外伤后 3~30 天再对外伤性白内障进行手术其视力预后更好,而这些患者中 44.6% 为儿童。由于该研究基于前瞻性大样本数据库,资料记录采用标准的国际眼外伤分类方法,较以往的小样本回顾性研究可能更有循证医学价值。

笔者认为在是否行一期或二期外伤性白内障的手术决策时,不能一概而论,应综合考虑包括患儿年龄、手术者的经验和技术、手术设备、晶状体的受伤程度、玻璃体视网膜情况等等。特别是急诊医生往往比较年轻,手术经验不太丰富,尤其在夜晚急诊,可能手术设备不全,在这种情况下,急诊医生应该更加慎重,只做必需的处理。

(三) 人工晶状体的植入时机

小儿外伤性白内障术后是否一期植入人工晶状体目前尚有争议[9~11,13]。一期植入人工晶状体可以缩短视力恢复的时间、避免多次手术和麻醉,减少诊疗费用,避免二期植入时囊膜粘连带来的问题,但是可能会加重术后炎症反应。另外,因为人工晶状体度数的测量困难可能导致屈光误差。选择二期人工晶状体植入时患者屈光稳定,可以进行较为精确的人工晶状体度数测算并判断视力预后,并且在后段病变需要玻璃体手术时可以更好地观察周边眼底。但是,二期人工晶状体植入可能会延长视力恢复的时间,虹膜粘连的分离可能会加重炎症反应,并导致一系列的并发症。

因此,是否一期植入人工晶状体仍然存在争议,Shah 和 Turalba[14]根据外伤性白内障的形态学特点结合开放性眼外伤分区系统(图 21-6)提出外伤性白内障是否一期手术摘除以及是否一期植入人工晶状体建议的决策流程(图 21-7)。

该流程建议:①对于没有明显囊膜破裂且视轴区无明显混浊的外伤性白内障,等到白内障明显影响视力时再手术;②如果出现囊膜破裂,将按照开放性眼外伤分区系统进行区别处理,对于Ⅲ区的裂伤,建议修补原始伤口,摘除外伤性白内障预防晶状体相关的并发症,但不植入人工晶状体;对于Ⅰ区和Ⅱ区伤口,根据囊袋稳定性情况,一期在囊袋内或睫状沟植入人工晶状体或二期再植入人工晶状体;③如果有明显眼后段损伤(如贯通伤和视网膜脱离)、明显的感染、晶状体后囊膜不稳定、悬韧带断裂、虹膜严重损害或植物性外伤,不建议一期植入人工晶状体。对于在急诊期间决策一期行白内障摘除的患者,该决策流程有一定的指导意义。

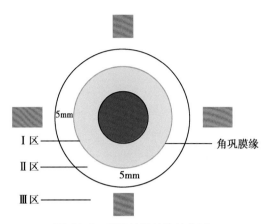

图 21-6　开放性眼外伤的分区

Ⅰ区为伤口局限于角膜和角巩膜缘,Ⅱ区为伤口波及角巩膜缘后 5mm 范围内,Ⅲ区伤口累及角巩膜缘 5mm 后的巩膜(粉色为眼外肌,分别代表上、下、内外直肌)

Shah 和 Turalba 的一期植入人工晶状体的推荐方案是否适合于儿童患者也存在争议。主要是眼外伤分区系统基于成人,小儿的眼部解剖结构 5 岁前处于快速发育阶段,如睫状体平部的长度,新生儿期为 1.8mm,1 岁时即增长为 3mm,5 岁时达 5mm。因此,采用基于成人的眼外伤分区系统对儿童眼外伤进行评估结果欠准确。因此,在是否一期植入人工晶状体的问题上,眼科医生应综合考虑,特别应避免在眼部炎症未能控制、眼后段情况不明、人工晶状体度数未能确定等情况下强行植入人工晶状体。

(四) 手术技巧

开放性眼外伤所致白内障的手术原则主要为:手术操作尽量减少眼部的损伤,尽可能保留晶状体囊袋以植入人工晶状体恢复屈光状态,控制散光,避免或减少手术并发症的产生。

1. 手术切口的选择　由于外伤性白内障病情复杂,术中情况与术前评估往往有较大差异,应尽可能选择改良巩膜隧道切口,选择切口位置应避开角膜伤口,避开晶状体悬韧带断裂位置。若合并眼后段损伤,且角膜严重损伤手术视野不清,但又必须及时处理晶状体时,可考虑经睫状体平坦部入路进行手术。

2. 晶状体囊膜的处理　有研究显示,在小儿外伤性白内障囊袋内植入人工晶状体的视力预后优于睫状沟内植入[15]。因此,手术中应尽可能保留能够支撑人工晶状体的囊膜,撕囊时尽量包绕前囊破口,使撕囊口连续光滑,对已机化的囊膜可用电撕囊。当前、后囊膜严重缺损时应尽可能保留周边前后囊膜。

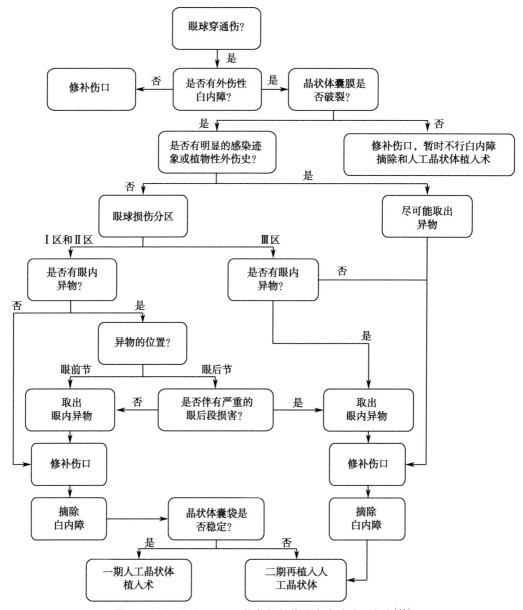

图 21-7　Shah 和 Turalba 推荐的外伤性白内障处理方案[14]

　　儿童晶状体纤维的增殖能力极强,如果保持后囊膜完整,术后后囊混浊的发生率几乎为100%[10,16]。有研究显示,术中一期切除后囊视轴部分有助于获得更好的视力预后[16]。因此为避免术后发生后囊膜混浊机化,可根据囊袋完整性情况,进行视轴区后囊膜环形撕囊,必要时联合前段玻璃体切割术。

　　3. 晶状体物质的处理　小儿晶状体核较软,用 I/A 或低能量超声乳化即可吸除晶状体物质。如术前即有玻璃体脱出,需在吸除晶状体物质前先切除脱至前房的玻璃体。在行 I/A或超声乳化时,应避开不连贯的晶状体前囊膜,应尽可能将晶状体物质清除干净。如合并晶状体内异物,则联合晶状体异物取出。

4. 前段玻璃体处理　小儿外伤性白内障术中需要进行前段玻璃体处理主要有两种情况,一是术前业已存在的致玻璃体脱出,为计划性前段玻璃体切割;二是术中发生的玻璃体脱出,为非计划性前段玻璃体切割,其中前者更为常见。前段玻璃体处理应当尽可能维持一个相对密闭的手术空间,采用灌注和切割分离的非同轴玻切系统,降低瓶高(50cm 以下),以高切割率(600~800cpm),中等真空吸力(150~200mmHg)进行切割。采高切割率,可最大限度避免玻璃体对视网膜的牵拉,可将玻璃体切割头伸到后囊口后进行玻切,先切除后囊膜破口处的玻璃体,再将玻璃体切割头伸到后囊后进行高速玻切,切割面朝上,并始终保持在术者可见范围内,避免切割到后囊,将向前脱出的玻璃体引回后段并切除,然后将玻切头移回囊袋内,降低切割率至 300cpm,增加真空吸力,清除残留的晶状体皮质。应彻底清除前房内的玻璃体,确保手术切口处无玻璃体嵌顿。

5. 人工晶状体植入术　应根据晶状体囊袋是否完整,囊膜的残留情况选择人工晶状体的固定位置。一般分为囊袋内植入和睫状沟植入,研究证实儿童睫状沟内植入人工晶状体是安全的。虹膜夹持前房型人工晶状体在小儿外伤性白内障中不建议使用。

二、闭合性眼外伤所致小儿白内障的处理

研究显示,闭合性眼外伤所致小儿白内障患者的视力预后优于开放性眼外伤患者[10]。闭合性眼外伤所致白内障治疗原则如下:

1. 对于 Vossius 环状混浊的患者,混浊一般不影响视轴区的视力,且混浊很少进展,一般不需要手术。

2. 对于晶状体囊膜破裂的患者,如果晶状体囊膜破裂口比较大,晶状体很快混浊,需积极手术处理;如果囊膜破裂口比较小,混浊范围局限在非视轴区,可以观察。

3. 对于玫瑰花样白内障的患者,部分患者的混浊可以吸收;另外一些患者受伤后数年才发生,多为永久性的。一般情况下以观察为主,如果混浊明显影响视力,可手术处理。

4. 对于点状白内障的患者,一般在受伤后经过一段时间才出现,很少进展,对视力影响不大,以观察为主。

三、其他因素导致的小儿外伤性白内障的处理

对于物理、化学因素引起晶状体损伤,若晶状体混浊不对患儿产生明显的视力影响,可不处理;若晶状体混浊明显影响患儿视力,可考虑积极手术处理,手术类似于普通先天性白内障。

第四节　小儿外伤性晶状体脱位的处理

参见本书第十七章第四节"小儿晶状体异位的治疗"。

小　结

开放性或闭合性眼外伤均可导致晶状体损伤。由于小儿主诉不全和检查配合欠佳,给晶状体外伤的检查、诊断与治疗带来困难。外伤性白内障常合并晶状体囊膜破裂、悬韧带损伤及眼内异物存留等情况,而小儿炎症反应较重,病情发展较快,处理起来更加复杂。

对于外伤后白内障摘除手术的时机、手术技巧以及人工晶状体植入时机等问题,需要综合考虑包括患儿年龄、手术者的经验和技术、手术设备、晶状体的损伤程度以及玻璃体视网膜情况等因素来决定。

(靳光明　伍洁仪　译)

参考文献

1. Johar SR, Savalia NK, Vasavada AR, et al. Epidemiology based etiological study of pediatric cataract in western India. Indian J Med Sci. 2004; 58(3):115–21.
2. Xu YN, Huang YS, Xie LX. Pediatric traumatic cataract and surgery outcomes in eastern China: a hospital-based study. Int J Ophthalmol. 2013;6(2):160–4.
3. Gogate P, Sahasrabudhe M, Shah M, et al. Causes, epidemiology, and long-term outcome of traumatic cataracts in children in rural India. Indian J Ophthalmol. 2012;60(5):481–6.
4. Khokhar S, Gupta S, Yogi R, et al. Epidemiology and intermediate-term outcomes of open- and closed-globe injuries in traumatic childhood cataract. Eur J Ophthalmol. 2014;24(1):124–30.
5. Shah MA, Shah SM, Shah SB, et al. Morphology of traumatic cataract: does it play a role in final visual outcome? BMJ Open. 2011;1(1):e000060.
6. Grewal DS, Jain R, Brar GS, et al. Scheimpflug imaging of pediatric posterior capsule rupture. Indian J Ophthalmol. 2009;57(3):236–8.
7. Grewal DS, Jain R, Brar GS, et al. Posterior capsule rupture following closed globe injury: Scheimpflug imaging, pathogenesis, and management. Eur J Ophthalmol. 2008;18(3):453–5.
8. Shah MA, Shah SM, Applewar A, et al. Ocular Trauma Score as a predictor of final visual outcomes in traumatic cataract cases in pediatric patients. Cataract Refract Surg. 2012;38(6):959–65.
9. Rumelt S, Rehany U. The influence of surgery and intraocular lens implantation timing on visual outcome in traumatic cataract. Graefes Arch Clin Exp Ophthalmol. 2010;248(9):1293–7.
10. Xie Lixin, Chief translator (2009) Harley's pediatric ophthalmology. People's Medical Publishing House, Beijing, pp 473–488.
    莱昂纳德·B. 纳尔逊, 斯科特·E. 奥利茨基. Harley 小儿眼科学 (第 5 版) [M]. 谢立信 , 译 . 北京 : 人民卫生出版社 , 2009: 473-488.
11. Kuhn F, Pieramici DJ; Chief translator: Zhang Maonian (2010) Ocular trauma principles and practice. People's Military Medical Press, Beijing, pp 193–206, 333–336.
    费伦茨·库恩 . 眼外伤——理论与实践 [M]. 张卯年 , 译 . 北京 : 人民军医出版社 , 2010: 333-336.
12. Shah MA, Shah SM, Shah SB, et al. Effect of interval between time of injury and timing of intervention on final visual outcome in cases of traumatic cataract. Eur J Ophthalmol. 2011;21(6):760–5.
13. Rogers GL. Pediatric cataract surgery: techniques, complications, and management. Ophthalmic Surg Lasers Imaging. 2005;36(6):526.
14. Shah AS, Turalba AV. Intraocular lens implantation in penetrating ocular trauma. Int Ophthalmol Clin. 2010;50(1):43–59.
15. Kumar S, Panda A, Badhu BP. Safety of primary intraocular lens insertion in unilateral childhood traumatic cataract. JNMA J Nepal Med Assoc. 2008; 47(172):179–85.
16. Jensen AA, Basti S, Greenwald MJ, et al. When may the posterior capsule be preserved in pediatric intraocular lens surgery? Ophthalmology. 2002;109(2): 324–7; discussion 328.

第五篇
手术并发症预防与处理

第二十二章
术中并发症及处理

柳夏林　倪　瑶

摘　要

小儿眼球具有固有的解剖生理特点,如巩膜薄、弹性大,前房浅,晶状体囊膜韧性大以及后房压力高等,不仅增加了晶状体手术的难度,而且增加了术中并发症的风险。预防和适当处理术中并发症将有助于优化手术结果。现代超声乳化技术和设备在小儿白内障手术中的发展和应用使小儿晶状体手术的安全性大大改善。然而,在手术的任何步骤,包括切口构建、撕囊、晶状体抽吸、人工晶状体植入、后囊膜切开术和前段玻璃体切割术的不当操作均可能导致并发症的发生。结合小儿眼球的解剖和生理特征,本章将详细分析上述手术步骤并发症的潜在原因、预防和处理。

小儿眼球具有固有的解剖生理特点,如眼球发育不成熟,巩膜薄、弹性大,前房浅,瞳孔难散大,晶状体囊膜韧性大以及后房压力高等,故手术方法有别于成人。小儿晶状体手术步骤中任何的操作不慎,都可能发生手术并发症[1]。随着超声乳化技术在小儿晶状体手术的应用,手术的安全性和效果得到了极大的提升,但我们在小儿白内障的手术中仍应积极预防和正确处理术中并发症,以提高术后效果。本章将阐述小儿白内障术中并发症发生原因、预防和处理方式。

第一节　与悬吊直肌相关的并发症

小儿白内障多选择上方切口,故常需行上直肌悬吊以固定眼球和充分暴露术野,这一操作可能出现如下并发症:

1. 眼外肌损伤　眼外肌由眼动脉分出的睫状前动脉供血,血供丰富,在进行上直肌悬吊过程中如操作不慎容易引起结膜下出血,甚至形成血肿。少量出血或血肿多会自行止血,可以不进行特殊处理。但大量出血会导致大的血肿形成,不仅影响手术操作,还将影响术后外观,血肿机化后还可引起限制性眼球运动障碍,因此,必要时需进行球结膜切开,排除积血并进行止血处理。另外,小儿眼外肌纤薄,缝针或牵引缝线均可能损伤上直肌,进而导致眼球运动受限或复视。长时间过度牵引眼外肌也可能造成一定的肌肉损伤,如上直肌牵引缝线也可能引起结膜下及眼外肌广泛瘢痕粘连,造成限制性眼球运动障碍。

2. 巩膜穿通　小儿巩膜壁软,容易误伤且不易被发现。在上直肌悬吊时,如缝针过深可造成巩膜穿通,严重者可出现视网膜脱离等并发症。若术中发现眼压突然降低或者进针处出现血肿,应仔细观察巩膜情况,必要时进行巩膜探查。对于巩膜穿通的处理可行巩膜外冷凝术,必要时行巩膜外垫压术,术后积极预防感染。

第二节　切口相关并发症

小儿眼球壁软,手术切口自闭性差,并且小儿好动、喜欢揉眼,因此,小儿白内障手术多采用改良上方巩膜隧道切口(即外切口位置在角巩膜缘后 1~2mm)以充分利用缝线、巩膜隧道、结膜和眼睑覆盖,以及眼球 Bell 现象等多重保护,提高切口的安全性。尽管如此,切口相关的并发症仍时有发生,主要为切口撕裂、切口过短和切口过长。不当的手术切口构筑,可产生一系列的手术并发症,如虹膜脱出损伤、虹膜根部离断、前房积血,甚至后囊膜破裂等。手术切口构筑是小儿白内障术中关键的步骤之一。

1. 切口撕裂　由于小儿眼球壁薄,组织结构脆弱,如切口构筑不当,容易发生切口撕裂。轻度撕裂时,可不做处理。如撕裂导致切口闭合不全、前房不稳定和虹膜脱出时,可在切口撕裂处的一侧缝合一针;如果严重撕裂,则需要缝合切口,在其他方位另做切口。

2. 切口隧道过短　过短的隧道切口可出现与切口撕裂同样的并发症。如切口只是偏短,可在黏弹剂的辅助下小心操作,完成手术。严重时可缝合切口,选择其他部位重新制作切口。

3. 切口隧道过长　过长的隧道切口常导致手术操作困难,增加后弹力层撕脱及角膜内皮损伤的风险。为避免出现隧道过长情况,应避免在眼压过低时制作切口,可在前房内注入黏弹剂,以提高眼内压。

第三节　角膜后弹力层脱离

小儿白内障手术中发生角膜后弹力层脱离和角膜损伤的概率要比成人低。小儿白内障术中并发角膜后弹力层脱离多发生于切口太窄,内切口靠前或隧道过长,角膜已有病理性改变,前房过浅时,当器械进出前房或植入人工晶状体操作不当,可造成角膜后弹力层脱离和角膜损伤(图 22-1)。当前房内出现漂浮的透明膜状物时,要仔细观察判断其是否是角膜后弹力层,注意与前囊膜碎片相鉴别,此时应暂停手术操作,以免脱离范围扩大。对于小范围脱离,可在后弹力层脱离的对侧注水形成前房,多能自行复位,也可注入无菌空气泡甚至惰性气体进行复位;对于大范围的后弹力层脱离,如顶压失败,可缝线固定。

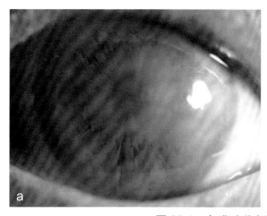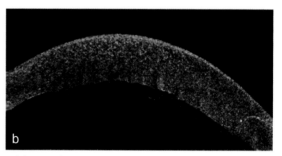

图 22-1　角膜后弹力层脱离导致术后角膜水肿

a.眼前段照相显示角膜后弹力层脱离导致的术后角膜水肿;b.AS-OCT 提示角膜后弹力脱离

第四节　撕囊相关并发症

完整的撕囊是完成小儿白内障抽吸和囊袋内人工晶状体植入的重要前提。由于婴幼儿晶状体前囊膜弹性大,同时玻璃体压力高,悬韧带附着点靠前,瞳孔有时不易散大,相对于成人手术,小儿术中连续环形撕囊的难度大大增加,囊膜相关并发症发生率更高。

一、撕囊口放射状撕裂

撕囊口放射状撕裂是小儿白内障术中主要的并发症之一。前囊口放射状撕裂,严重影响了后续手术的操作,破坏了囊袋的完整性,是导致后囊破裂、玻璃体脱出、人工晶状体位置异常的重要原因。

撕囊口撕裂主要发生于撕囊开口过大且未能及时将前囊膜瓣反转,以致前囊膜呈放射状向晶状体赤道部裂开。所幸的是,小儿前囊膜的裂开很少向后囊膜延续,如及时处理,仍可以获得一个连续的撕囊口。处理上,一旦发生前囊撕裂,应立即停止操作,检查撕裂程度,如撕裂范围较小,尚未波及赤道部,可注入黏弹剂,翻转囊膜瓣,向瞳孔中心方向牵拉撕囊,常常能够奏效,完成撕囊。或注入黏弹剂,从另一方向用囊膜剪,剪开囊膜边缘,向反方向撕囊,与先前撕囊口相连接,形成连续撕囊(图 22-2)。也可以采用在撕裂口周围部分开罐撕囊的方法,为前囊膜减张,避免囊膜进一步裂开。另外,也有学者建议,如果没有把握控制撕裂口进一步扩大,可转行射频透热切囊法,有助于修复裂口。

预防撕囊口撕裂的方法,主要是在撕囊时应注入足够多的高分子量黏弹剂,形成手术空间,初始开口要略小于预期的撕囊口,将囊膜瓣反转,始终保持向心性牵拉囊膜瓣,增加更换夹持或撕囊针附着囊膜的次数,形成连续环形的完整撕囊口。射频透热切囊法的撕囊口的边缘不平滑,容易在后续手术中继发撕囊口撕裂。

二、撕囊口过小或过大

撕囊口过小时,将给小儿白内障手术操作带来一定的困难,特别是可影响切口处皮质的抽吸,严重时可造成撕囊口裂开,甚至后囊破裂等系列并发症。另外,过小的撕囊口可能导致术后撕囊口皱缩而影响人工晶状体的居中性和稳定性,增加术后发生囊袋皱缩或囊袋阻滞综合征的风险。当术中发现撕囊口过小时,可以在晶状体物质移除前或者后进行二次撕囊(图 22-3~ 图 22-5)。反之,撕囊口过大时,前囊口边缘不能覆盖人工晶状体光学面,可导致人工晶状体偏位,并增加后发性白内障(PCO)的发生率,也容易损伤悬韧带、后囊膜,易合并放射状撕裂。

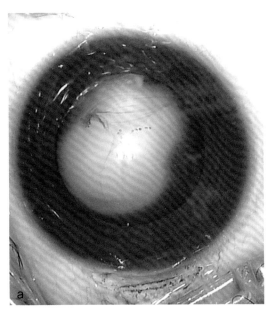
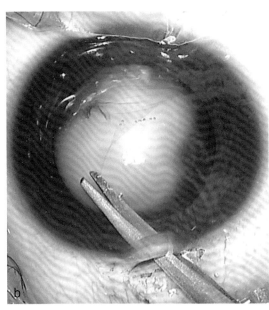
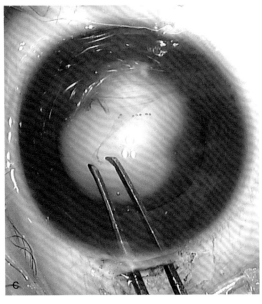
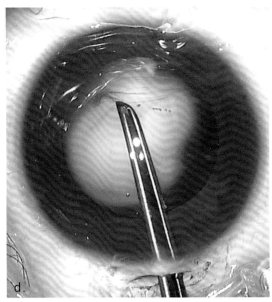

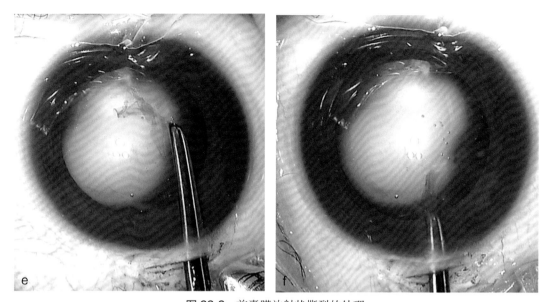

图 22-2　前囊膜放射状撕裂的处理
a. 撕囊时向周边放射状撕裂；b. 用囊膜剪在撕裂处对侧剪开；c. 用撕囊镊重新起瓣；d~f. 反方向撕囊

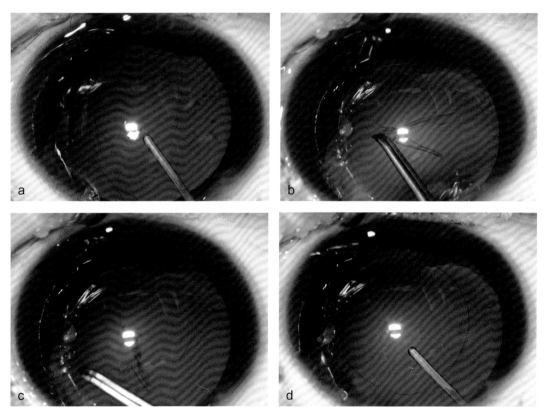

图 22-3　晶状体物质移除后二次撕除晶状体前囊膜
a. 前房内注入黏弹剂；b. 重新起瓣；c. 二次撕囊口；d. 扩大的撕囊口

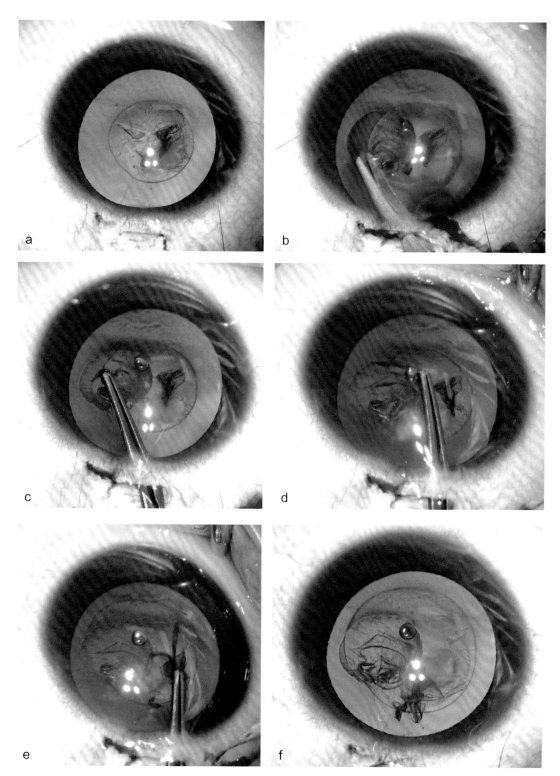

图 22-4　晶状体物质移除前二次撕除晶状体前囊膜

a. 前囊口过小；b. 用囊膜剪从撕囊口边缘剪开前囊膜；c~e. 用撕囊镊夹持剪开的囊瓣，以瞳孔中心为
轴心进行二次撕囊；f. 完成撕囊

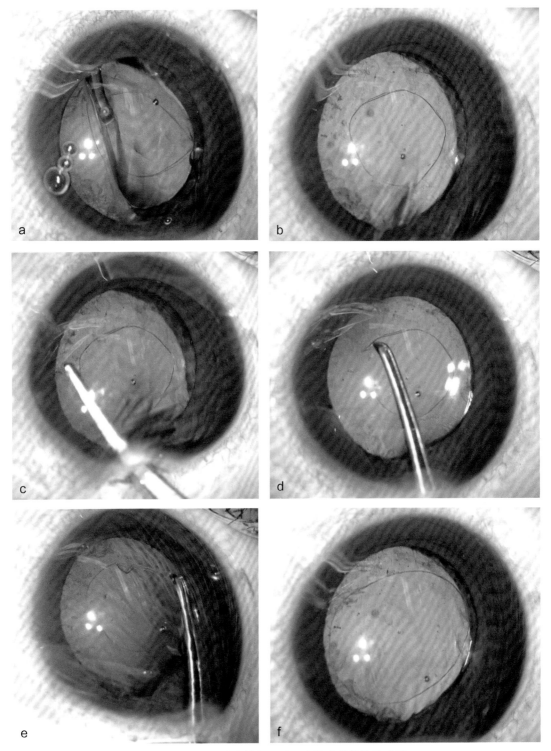

图 22-5 人工晶状体植入后二次撕除晶状体前囊膜

a,b.囊袋内植入人工晶状体后可见前囊口过小;c.用囊膜剪从撕囊口边缘剪开前囊膜;d,e.用撕囊镊夹持剪开的囊瓣,进行二次撕囊;f.完成撕囊

第五节　后囊膜破裂及玻璃体脱出

在手术过程中任何一个操作不慎都有可能引起后囊膜破裂(图 22-6),对于后囊膜有先天性缺陷的患儿(图 22-7),后囊膜破裂的风险更高。

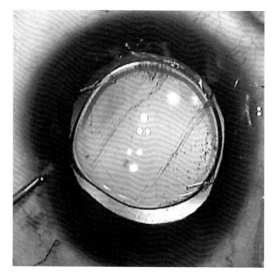

图 22-6　术中后囊膜破裂

一、后囊膜破裂发生的原因及预防措施

1. 发生于撕囊时　当前囊口发生放射状撕裂时,若处理不当或不及时,可导致后囊膜破裂及玻璃体脱出。

2. 发生于水分离时　主要发生于撕囊口过小,或前囊膜有放射状撕裂口,或后囊膜存在缺陷时。当从一个方向注水过多、过快时可发生后囊膜破裂,甚至导致晶状体核或皮质坠入玻璃体腔。另外,对于一些初学者或显微镜条件欠佳时,注水针头误穿后囊膜偶有发生。针对这些原因,水分离操作时动作应轻柔,缓慢,或多点注水。如注水过程中未见晶状体核上浮,甚至有下沉趋势,应立即停止注水,检查后囊膜是否有缺损或者已经破裂。当存在先天性后囊膜缺损时,特别是对于晶状体后极圆锥患儿,手术时一般不进行水分离。

3. 发生于超声乳化或灌注抽吸时　手术过程中前房过浅或由于浪涌造成前房不稳定,或操作中误吸后囊膜,均可造成后囊膜破裂。当术中发现前房突然加深,或晶状体核或皮质跟随性差,有向玻璃体腔下沉趋势时,应停止操作,检查是否有后囊膜破裂。

4. 发生于植入人工晶状体时　在植入人工晶状体时若前房内黏弹剂过少、前房过浅或操作不当,均可导致手术器械或人工晶状体损伤后囊膜,引起后囊膜破裂、玻璃体溢出。

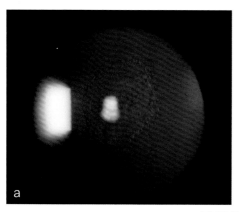
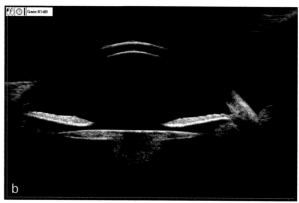

图 22-7　先天性后囊膜缺损

a. 裂隙灯显微镜后照法显示后囊中央缺损;b. 前段 OCT 显示晶状体皮质从后囊膜缺损处膨出

二、后囊膜破裂及玻璃体脱出的处理

在手术过程中,特别是在撕囊、抽吸软核、植入人工晶状体过程中,规范操作是预防后囊膜破裂和玻璃体脱出的关键。一旦发现后囊膜破裂,应谨慎处理,以防破裂口进一步扩大,清除残留的晶状体皮质和玻璃体,减少晶状体皮质沉入玻璃体腔等严重并发症的发生。

稳定后囊膜破裂口的方法如下:注入黏弹剂,将玻璃体往后压,避免由于小儿玻璃体腔压力高将玻璃体向前涌出扩大破口。若后囊膜破口较小,可尝试将其边缘撕成连续状(图22-8);若后囊膜破口较大,玻璃体大量脱出,应彻底切除前段玻璃体。

清除残留的晶状体皮质和玻璃体时,以低压灌注先切除切口处的玻璃体,并逐步向后囊膜破口处推进。如有大量晶状体物质残留时,可在黏弹剂的保护下,采用"干切"的方法切除切口内侧玻璃体,在低负压低灌注下小心抽吸皮质,防止过高的水压将晶状体物质冲入玻璃体腔。尽量清除皮质可减少术后炎症的发生。如无晶状体皮质残留,彻底切除前段玻璃体后,采用安全方法植入人工晶状体。如果后囊膜破口小,而且边缘连续,仍可将 IOL 植入囊袋内。由于三片式 IOL 的襻较硬,植入时对囊袋有牵拉力,容易引起后囊膜破口进一步撕裂,故建议使用单片式 IOL。如后囊膜破口太大,无法安全将 IOL 植入囊袋内,而前囊膜口

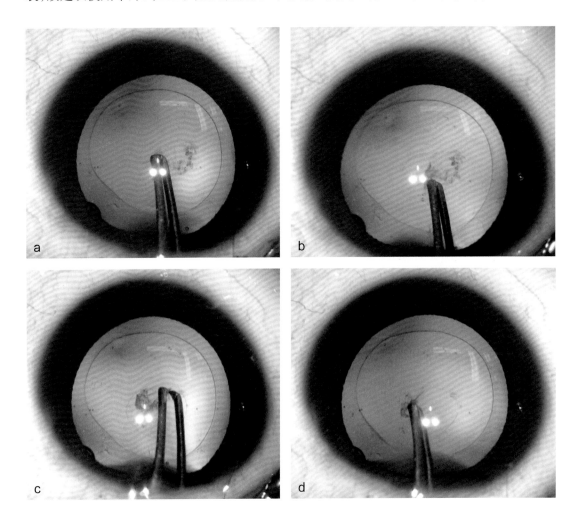

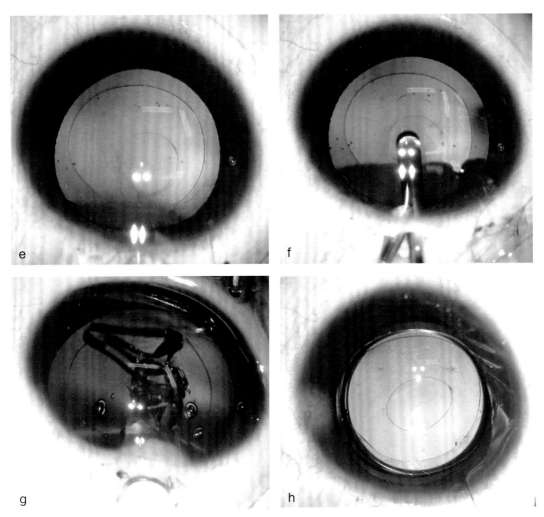

图 22-8　晶状体后囊膜破裂的处理
a~e. 用撕囊镊在后囊膜破口处进行连续环形撕囊；f. 前段玻璃体切除；
g. 囊袋内植入 IOL；h.IOL 在囊袋内位置居中，前后囊撕囊口清晰可见

完整，可将 IOL 植入睫状沟，这种情况下，多选择三片式 IOL。此外，有术者主张三片式 IOL 睫状沟植入后，将光学面嵌顿到前囊膜口下，而襻固定在睫状沟，这样更有利于 IOL 长期居中稳定。

第六节　悬韧带离断

小儿白内障术中悬韧带离断通常有两种原因，一是术前存在的悬韧带异常，二是手术操作不当。发现以上情况，均应立即暂停眼内操作，仔细评估悬韧带离断的范围、囊袋的完整性和稳定性，并评估是否采用以及采用何种囊袋支撑工具。

囊袋张力环（capsular tension ring，CTR）可有效支撑囊袋，并在囊袋赤道部产生一个均

匀的向外周扩张的力,以维持囊袋稳定状态,防止在清除残留晶状体内容物时,注吸针头误吸囊袋;同时维持囊袋空间以便囊袋内植入人工晶状体。

虹膜或囊袋拉钩是处理小儿晶状体悬韧带离断的另一个重要工具。根据悬韧带离断的范围,采用一个或数个拉钩稳定离断处的撕囊口。若悬韧带离断范围小,在晶状体内容物清除完全后,可植入三片式人工晶状体,并将襻的位置调整到能支撑悬韧带薄弱部位;若悬韧带离断范围较大,则在晶状体内容物清除完全后需要植入囊袋张力环。具体处理方法详见第十七章。

第七节　与人工晶状体植入相关的并发症

一、囊袋过小,人工晶状体囊袋内植入失败

目前使用的人工晶状体多数是针对成人晶状体囊袋设计的。而小儿眼球尚未发育完善、晶状体囊袋口相对小,往往并不适合植入成人人工晶状体。部分患儿可能存在人工晶状体囊袋内植入困难,甚至引起囊袋破裂、悬韧带离断等并发症。因此,术前应该通过测量角膜白到白距离来评估囊袋的大小。另外,手术时若发现囊袋过小,不能粗暴操作执意将人工晶状体植入囊袋,而可以根据实际情况将人工晶状体襻固定于睫状沟。

二、植入时囊膜破裂,悬韧带离断

植入人工晶状体时,如操作不当,可撑破囊膜或引起悬韧带离断。发生此类并发症时,应视后囊膜损伤的程度采用相应的处理方法,选择合适的人工晶状体类型。如后囊膜破损不大、没有玻璃体溢出,应该将破口行连续环形撕囊,人工晶状体仍可植入囊袋内;如后囊膜缺损严重,但仍有足够的周边部前囊膜,原则上应将三片式人工晶状体襻固定于睫状沟;如囊袋缺损严重,残留的前囊膜也难以支撑人工晶状体襻时,需进行经巩膜单襻或者双襻人工晶状体缝线固定。

如晶状体悬韧带离断范围仅限于一个象限、玻璃体尚未溢出,可不作特别处理;如悬韧带离断范围在一至两个象限,应植入囊袋张力环;如悬韧带离断范围大于两个象限,应植入改良张力环或者人工晶状体单襻 / 双襻缝线固定。如果出现眼内出血、虹膜根部离断等严重并发症时,应改为二期人工晶状体植入。

三、虹膜损伤、虹膜根部离断并前房积血

切口构筑不当、虹膜嵌顿于切口,使得手术操作时更容易造成虹膜组织的损伤,严重时可导致虹膜根部离断、前房积血。小儿虹膜尚未发育完全,瞳孔难以散大、术中特别容易受刺激收缩,导致瞳孔进一步缩小[3,4],更增加手术难度,同时增加虹膜损伤的风险。由于小儿血房水屏障尚未发育完善,术后炎症反应往往较重。白内障术中构筑好角膜 - 巩膜切口,防止出现虹膜脱出,避免或减少对虹膜组织的刺激,避免对脱出虹膜的损伤,是提高术后效果的关键。

小 结

小儿眼球的独特的解剖生理特点决定了小儿晶状体手术具有特殊性和挑战性,术前应进行手术评估,术中严格遵循操作规范,借助现代的显微技术及超声乳化仪器以及染色剂、张力环、电撕囊等各种辅助手段以减少术中并发症的发生,对已经发生的并发症要及时正确处理,最大限度降低组织损伤,以提高手术效果。

(刘臻臻 蔡雯嘉 译)

参考文献

1. Wilson Jr ME, Bartholomew LR, Trivedi RH. Pediatric cataract surgery and intraocular lens implantation: practice styles and preferences of the 2001 ASCRS and AAPOS memberships. J Cataract Refract Surg. 2003;29(9):1811–20.

2. Luck J, Brahma AK, Noble BA. A comparative study of the elastic properties of continuous tear curvilinear capsulorhexis versus capsulorhexis produced by radiofrequency endodiathermy. Br J Ophthalmol. 1994;78(5):392–6.

3. Wilson Jr ME, Trivedi RH, Mistr S. Pediatric intraoperative floppy-iris syndrome. J Cataract Refract Surg. 2007;33(7):1325–7.

4. Vijayalakshmi P, Kakkar G, Samprathi A, et al. Ocular manifestations of congenital rubella syndrome in a developing country. Indian J Ophthalmol. 2002; 50(4):307–11.

23

第二十三章
术后并发症及处理

张新愉　陈晓云

小儿晶状体病术后高并发症发生率及其对手术效果的影响是困扰医生的一个重要问题。由于小儿患者炎症反应强烈、血房水屏障发育不成熟,因此术后葡萄膜炎、后囊膜混浊、继发性青光眼和人工晶状体异位等并发症多见。这些并发症可能会严重影响小儿患者的眼球发育和视功能重建。本章对小儿晶状体病术后并发症的发病机制、危险因素、诊断、预防策略以及各种术后并发症的处理进行深入探讨。

白内障摘除术是小儿白内障的主要治疗方法,由于婴幼儿特殊的眼部解剖结构及生理功能,其手术方法有别于成年人且难度较大,葡萄膜炎、后发性白内障、青光眼和人工晶状体异位等术后并发症的发生率高。此外,小儿白内障术后并发症的症状和体征比成人更隐匿,容易被漏诊而延误治疗,影响手术效果,严重者可导致二次盲。因此,小儿白内障术后并发症的防治是提高手术效果、减少术后低视力和儿童盲发生的关键,也是当前眼科医生面临的重要挑战。本章将详细阐述小儿白内障术后并发症的发生原因和防治方法。

第一节　角膜相关并发症

一、角膜水肿

角膜水肿是小儿白内障术后早期并发症之一(图 23-1)。

(一)原因

1. 手术创伤　术中机械性损伤是术后角膜水肿最主要的原因。由于小儿患者的眼球较小,前房浅,操作空间有限,术中器械进出和 IOL 植入均容易损伤角膜内皮细胞,导致术后的角膜水肿。其次,术中因操作失误导致的角膜后弹力层撕脱、较长时间和较大量的前房灌注,也可损伤角膜内皮细胞。据报道,小儿白内障术后角膜内皮细胞数下降率为 5.1%~9.2%[1,2],

严重者可引起角膜水肿。

2. 术后炎症反应　术后的炎症反应可引起角膜内皮泵功能失调,并造成一定程度的内皮细胞凋亡。

3. 高眼压　可出现于术后早期或晚期,升高的眼压可直接破坏角膜内皮细胞的泵功能,导致角膜弥漫性水肿。但在小儿,有时眼压高达 40mmHg 以上,而角膜仍透明,易造成漏诊。

4. 其他　松脱的 IOL 襻可反复摩擦角膜内皮,造成进行性的角膜内皮细胞损伤,导致角膜水肿。前房内晶状体物质残留或玻璃体脱出,可黏附于角膜内皮,影响角膜内皮细胞的代谢,引起局限性的角膜水肿,也可持续刺激角膜内皮,引起顽固性角膜水肿。若患儿术前已存在角膜内皮营养不良、虹膜角膜内皮综合征和既往的内眼手术史等,术后更容易发生角膜水肿。

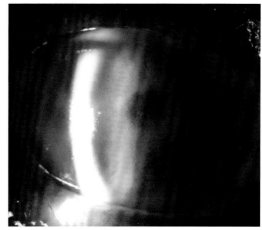

图 23-1　白内障术后角膜水肿

患儿 5 岁,白内障术后 1 天,角膜弥漫性水肿雾状混浊

（二）临床表现

1. 局限性水肿　一般为手术创伤引起,表现为角膜局部的水肿增厚。当发生下方角膜局限性水肿时,需警惕前房内晶状体物质残留。

2. 弥漫性水肿　多见于术后炎症,眼前段毒性综合征（toxic anterior segment syndrome,TASS）,高眼压和大范围角膜后弹力层脱离等,表现为角膜弥漫性增厚、透明度下降和后弹力层皱褶等。

3. 后弹力层卷缩　角膜后弹力层撕脱引起的角膜水肿,透过水肿的角膜还可观察到漂浮在前房内的卷缩的角膜后弹力层,如难以辨认时可使用前段 OCT 检查确认。

（三）处理

1. 局限性角膜水肿　小儿白内障术后局限性的角膜水肿通常为暂时性的角膜内皮功能障碍,一般不需特殊处理,绝大多数几天内可消失。肖伟等[3]对 105 例（186 只眼）先天性白内障患儿术后并发症进行了回顾性分析,发现术后早期角膜水肿的发生率为 35%（65 只眼）,所有病例未经特殊处理,术后 3~5 天水肿消失。但当前房内残留较多的晶状体物质或脱出的玻璃体而引起角膜局部持续性水肿时,应进行前房冲洗或玻璃体切割术。

2. 弥漫性角膜水肿　弥漫或持续性角膜水肿是白内障术后严重的并发症,需及时地根据病因进行治疗。若术后存在高眼压,可局部或全身应用降眼压药物（详见本章第五节）,眼压正常后角膜一般可恢复透明。由于炎症导致的角膜水肿,术后需加强抗炎,可局部应用糖皮质激素和非甾体类抗炎药物控制炎症,如 1% 的醋酸泼尼松或 0.1% 的地塞米松。Simon JW 等[4]报导的 4 例（5 只眼）白内障术后发生角膜水肿的患儿,局部应用糖皮质激素滴眼液 5~14 天后均可恢复。对于严重的眼前段炎症反应,如 TASS 引起的弥漫性角膜水肿,还需联合全身应用糖皮质激素。对于角膜后弹力层脱离导致的角膜水肿,应尽快使其复位。小范围的撕脱可通过前房内注入空气或惰性气体使其重新贴附于角膜基质,而大范围撕脱需行角膜全层缝合术使其复位。

二、角膜上皮损伤

角膜上皮损伤常发生于术后早期,可由于术中器械的创伤或术后由于术眼的疼痛不适小儿揉眼所致。此外,对于白内障术后未植入 IOL,需配戴角膜接触镜矫正无晶状体眼屈光状态的患儿,接触镜的取戴和消毒液均可损伤角膜上皮,造成角膜上皮缺损。

角膜上皮损伤主要表现为眼表的混合充血、角膜上皮点状或片状缺损、荧光素染色阳性,患儿常有眼红、流泪和疼痛等不适。

轻度的角膜上皮损伤可局部使用促上皮修复药物,如重组牛碱性成纤维细胞生长因子,还可使用不含防腐剂的人工泪液润滑眼表。较严重的角膜上皮缺损可行绷带包扎患眼,以减少瞬目,减轻疼痛及促进角膜上皮的愈合。

第二节　葡萄膜相关并发症

一、葡萄膜炎

葡萄膜炎是小儿白内障术后最常见的并发症,不及时治疗可引发及加重其他并发症,如角膜水肿、高眼压和 IOL 相关并发症等的发生,严重者可导致二次盲。

（一）原因

1. 血 - 眼屏障发育不成熟　由于小儿眼球的血 - 眼屏障尚未发育完善,手术创伤容易诱发非特异性炎症反应,细胞因子、前列腺素及花生四烯酸等致炎物质释放,导致大量纤维素性炎症渗出。

2. 切口构筑不当　小儿眼球壁薄,切口构筑不当时容易发生虹膜脱出,术中反复回纳虹膜将加重术后的炎症反应。

3. IOL 未植入囊袋内　虽然目前应用的 IOL 具有良好的生物相容性,但仍被机体视为一种异物,植入眼内后可诱发一系列免疫反应,尤其当 IOL 未能植入囊袋内,如睫状沟植入或非对称性植入（一个襻位于囊袋内,另一个襻位于睫状沟）时,IOL 襻与葡萄膜组织摩擦可引起显著的炎症反应。

4. 晶状体物质残留　残留于房水中的晶状体蛋白可诱发自身免疫反应,引起晶状体过敏性葡萄膜炎。

（二）临床表现

轻者可表现为房水闪辉和细胞（图 23-2a）。严重时可见前房内纤维素渗出、虹膜前后粘连、瞳孔变形、炎性膜形成（图 23-2b 和 c）、瞳孔膜闭、虹膜膨隆和继发性青光眼等。炎症反应一般在 IOL 眼更加明显。

（三）防治

1. 术前　应充分散大瞳孔,必要时使用非甾体类抗炎药。

2. 术中　①注意切口构筑,避免虹膜脱出,减少术中对虹膜的刺激;②减少器械进出前房的次数;③术中尽可能彻底地清除晶状体物质和黏弹剂;④尽量将 IOL 植入囊袋内,以减少 IOL 与周围葡萄膜组织的接触与摩擦,有助于减轻术后葡萄膜反应;⑤术中可使用抗炎药物灌注前房。有研究显示,在灌注液中加入肝素可减轻术后炎症反应以及相关的虹膜后粘连、瞳孔移位及 IOL 偏心等并发症[5]。另外,术中前房内注入曲安奈德,术后患儿前房反

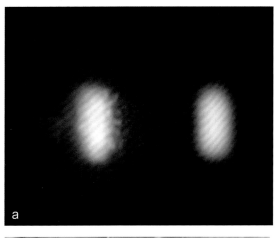
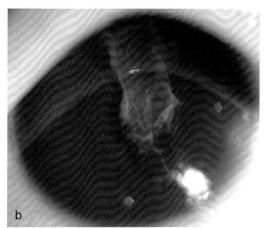
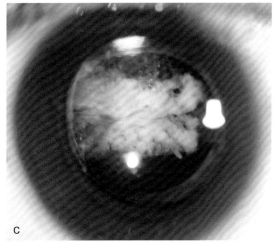

图 23-2　小儿白内障术后葡萄膜炎的临床表现
a. 前房内细胞；b. 人工晶状体前表面炎性膜形成；
c. 人工晶状体后表面炎性膜形成

应明显减少，且无视轴区混浊发生[6]。此外，在行白内障摘除、前段玻璃体切除联合后房型 IOL 植入术中，前房内注入组织纤溶酶原激活剂（r-TPA）也可减轻术后前房反应，抑制纤维渗出膜的生成[7]；⑥植入经肝素表面处理的 IOL，可减轻炎症反应及 IOL 表面的色素沉着[8]。

3. 术后　术后轻度炎症反应，可局部应用短效散瞳剂、皮质类固醇类联合非甾体类抗炎药物，通常能控制炎症。术后重度炎症反应，还需联合全身应用皮质类固醇类或非甾体类抗炎药物，但一般不宜使用作用较强的散瞳剂，以免发生 IOL 瞳孔夹持。炎性膜遮蔽视轴或引起瞳孔膜闭时，可行 Nd:YAG 激光炎性膜切开术。若炎性膜较厚激光无法穿透，则考虑行炎性膜切除术。

二、眼前段毒性综合征（toxic anterior segment syndrome，TASS）

TASS 是眼前段手术后发生的无菌性炎症[9]，与进入眼内的液体（如灌注液、抗生素、眼内器械残留的消毒剂和黏弹剂等）异常的 pH、浓度和渗透压而引起的细胞毒性损伤有关。

TASS 主要表现为术后急性发作的弥漫性角膜水肿、瞳孔散大固定、高眼压和眼前段炎症反应，眼痛可不明显。因患儿年龄小，常缺乏主诉，需术后详细检查才能发现，注意与眼内炎相鉴别。

TASS 的预防包括标准化的手术器械清洁及灭菌流程、术中和术后使用不含防腐剂的药物和眼内用药需确保合理剂量及浓度。

TASS 的治疗主要为局部和全身应用糖皮质激素控制炎症,减少组织损伤。黄钰森等[9]报道有些病例即使经积极治疗后角膜水肿和炎症反应得到控制,但仍可遗留角膜混浊斑和瞳孔变形,这也提示了 TASS 重在预防。

三、植入性虹膜囊肿

白内障术后继发植入性虹膜囊肿的病例较少见,多见于外伤性白内障患儿。发病一般较缓慢,病程长,为结膜或角膜上皮细胞沿伤口处缓慢植入虹膜实质层所致(图 23-3)。囊肿多发生于虹膜根部,无痛性生长扩大,囊腔内含有乳白色黏稠液体。患儿可出现不同程度的瞳孔变形、视轴遮挡、葡萄膜炎、角膜水肿的表现,较大的囊肿可阻塞房角,引起继发性青光眼等严重并发症。

对于较小的植入性虹膜囊肿,可行激光光凝术,但存在复发的风险;对于较大的虹膜囊肿,需行手术切除并联合虹膜部分切除,术中需尽可能将囊肿彻底切除,以防复发。

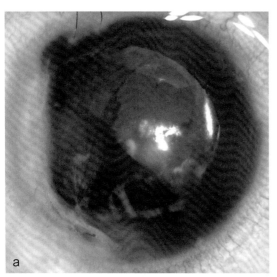
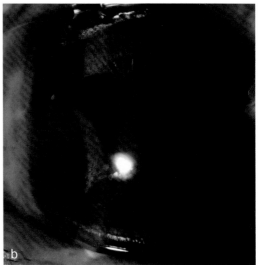
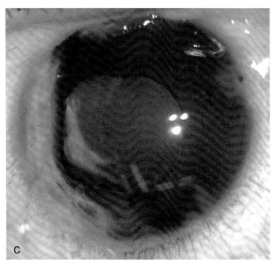

图 23-3　植入性虹膜囊肿
患儿,男,5 岁,外伤性白内障摘除联合 IOL 植入术后1 年。a.鼻侧角膜伤口瘢痕相应处虹膜表面囊性肿物;b. 裂隙灯切面图;c. 虹膜囊肿手术切除后 1 周

第三节 晶状体囊膜相关并发症

一、后囊膜混浊

后囊膜混浊(posterior capsule opacification,PCO)是小儿白内障囊外摘除术后最常见的并发症之一,最早可发生在术后 1 周。PCO 的发生机制与防治方法详见第二十四章。

二、囊袋皱缩

囊袋皱缩常发生于白内障术后 3~30 周,表现为囊袋赤道部直径缩小,伴有晶状体前囊纤维化和撕囊区面积缩小[10]。其发病原因为 IOL 植入后,由于手术的创伤、IOL 材料的刺激、术后炎症反应和血 - 房水屏障的破坏等,使残留的晶状体上皮细胞增殖并转化为成纤维细胞,后者高表达 α- 平滑肌肌动蛋白,并产生大量胶原等细胞外基质,堆积在晶状体前囊膜及 IOL 光学区之间,导致前囊膜纤维化、混浊。此外,成纤维细胞通过 α- 平滑肌肌动蛋白的收缩,牵拉撕囊口向中央移动,从而使囊袋收缩。囊袋收缩可引起 IOL 位置异常或囊袋内夹持,导致患儿产生复视、炫光和屈光不正等,严重影响患儿术后的视功能。

囊袋皱缩的预防措施包括:术中操作轻柔,避免损伤虹膜及破坏血 - 房水屏障,减少术后炎症反应。另外,撕囊口直径应控制在 5mm 左右,撕囊口过小易发生囊袋收缩[11]。此外,应选择组织相容性较好的 IOL 材料,如丙烯酸酯 IOL,减少 IOL 对囊袋的刺激[12]。当囊袋皱缩引起的 IOL 异位显著影响视功能时,可进行 Nd:YAG 激光行前囊膜切开,严重者需手术治疗。

第四节 人工晶状体相关并发症

相对于成年人,小儿白内障术后炎症反应较重,与 IOL 植入相关的并发症发生率也更高,且手术时的年龄越小,该并发症的发生率和严重程度均更高。

一、人工晶状体位置异常

白内障术后 IOL 位置异常与术后炎症反应,撕囊口不完整及囊膜机化收缩,IOL 非对称性植入(一个襻在囊袋内,另一个襻在睫状沟),IOL 质量和残留的晶状体皮质或上皮细胞增殖等因素有关。

轻度的位置异常表现为 IOL 偏中心(图 23-4a),只有在散瞳检查时才能发现,一般不需特殊处理,可随访观察 IOL 位置改变及矫正 IOL 偏中心引起的屈光不正。重度的位置异常表现为 IOL 脱位(图 23-4b)或夹持(图 23-5),可引起单眼复视或高度散光,严重影响视功能,IOL 瞳孔夹持有时还会引起继发性眼压升高,往往需要手术复位或取出。IOL 复位或取出的手术指征及手术技巧详见第二十五章。

二、人工晶状体表面沉着物

小儿 IOL 表面沉着物较成人常见,可能与小儿血 - 房水屏障未发育成熟,术后炎症反应剧烈有关。此外,IOL 表面沉着物还与 IOL 大小、植入位置及 IOL 质量相关。若植入 IOL 过小,

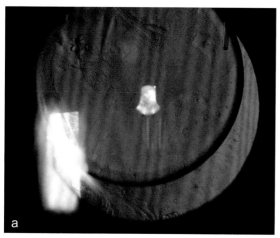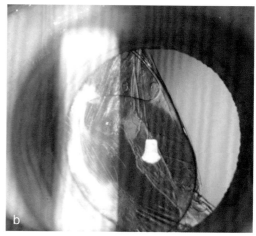

图 23-4　人工晶状体位置异常
a. IOL 偏中心；b. IOL 脱位

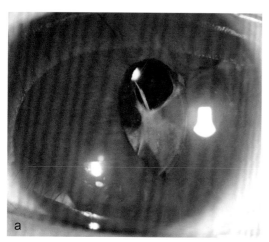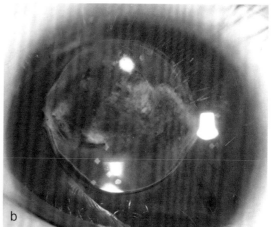

图 23-5　人工晶状体瞳孔夹持
a. IOL 光学面部分夹持于瞳孔区；b. IOL 光学面完全夹持于瞳孔区

IOL 易在眼内移动而摩擦葡萄膜组织，导致 IOL 表面色素沉着。相比睫状沟植入 IOL，囊袋内植入 IOL 表面出现沉着物的概率和严重程度均较低，可能与囊袋内植入减少 IOL 光学面与周围葡萄膜组织摩擦的机会相关。沉着物可为色素性（图 23-6）或非色素性，不影响视力时无须处理，若已影响视觉质量，可采用 Nd∶YAG 激光清除 IOL 表面沉着物。

三、人工晶状体混浊

IOL 混浊（图 23-7）主要与 IOL 材料的生物相容性相关，多见于硅凝胶和亲水性丙烯酸酯等材料[13]。混浊的 IOL 被手术取出后，电镜检查显示 IOL 发生钙化改变，原因为房水中的钙磷离子沉积于 IOL 中，导致 IOL 的混浊。近 10 年来，经过对 IOL 材料和工艺的改进，这种并发症已罕有发生。IOL 的混浊程度显著影响视功能时，需行取出或置换。具体手术方法详见第二十五章。

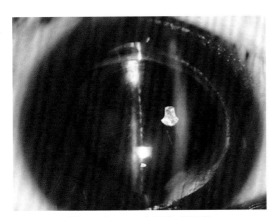

图 23-6　IOL 表面色素沉着

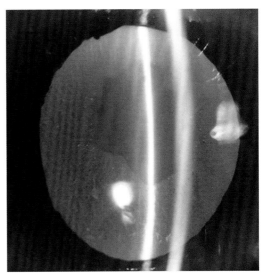

图 23-7　人工晶状体混浊

第五节　术后高眼压与继发性青光眼

　　术后高眼压和继发性青光眼是影响小儿白内障术后视功能恢复的主要并发症之一。术后高眼压为术后眼压高于 21mmHg,是继发性青光眼的高危因素。而后者的诊断,除了眼压之外,还需要有视神经和视野的损害。由于小儿难以配合眼压、视神经和视野检查,为青光眼的诊断和疗效评价带来极大的困难。

　　由于随访时间的差异,文献报道小儿白内障术后高眼压和青光眼的发生率也有很大的差异,约为 5%~32%[14,15]。中山眼科中心自 2011 年起为小儿白内障患者建立了临床数据库,林浩添等[16]通过对 206 例(379 眼)10 岁以下白内障患儿术后 10~16 个月的随访观察,发现术后高眼压的发生率为 17.4%,其中无晶状体眼为 16.8%,人工晶状体眼为 18.0%。因此,对于白内障摘除术后的患儿,应长期随访监测眼压,防止不可逆性青光眼视神经损害的发生。

　　小儿白内障摘除术后的继发性青光眼分为闭角型和开角型两种,以迟发型开角型青光眼最为常见,术后早期及晚期的闭角型青光眼也有发生。

一、继发性闭角型青光眼

　　早年由于手术技术及条件限制,急性闭角型青光眼是小儿白内障摘除术后的常见并发症(图 23-8)。随着手术技术的改良,此类并发症的发生率已明显降低。其主要发病的原因为过多的晶状体残留皮质造成周边虹膜膨隆引起房角关闭,还可能为玻璃体疝、瞳孔后粘连(图 23-9)和瞳孔膜闭引起的瞳孔阻滞等。Francois 等[17]对白内障术后继发闭角型青光眼的原因进行了综述(表 23-1)。

　　慢性闭角型青光眼则较为少见,主要是残留的晶状体皮质引起眼内慢性的炎症反应,导致瞳孔闭锁,最终引起眼压升高。

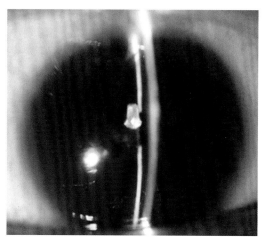

图 23-8　白内障术后闭角型青光眼,浅前房

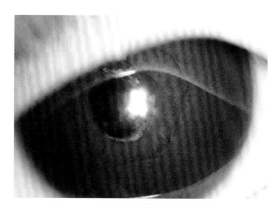

图 23-9　人工晶状体眼,瞳孔后粘连

表 23-1　先天性白内障摘除术后发生闭角型青光眼的原因

1. 葡萄膜炎引起的瞳孔阻滞或周边虹膜前粘连

2. 术后炎症反应形成的增殖膜引起瞳孔阻滞

3. 白内障摘除术后前房形成延迟

4. 玻璃体组织进入前房

5. 白内障摘除术后角膜上皮内生入前房

6. 前房积血,眼内出血

7. 虹膜脱出

8. 人工晶状体相关性青光眼

二、继发性开角型青光眼

开角型青光眼是小儿白内障摘除术后最常见的青光眼类型,一般为迟发型。Phelps 等[18]观察了 18 例先天性白内障摘除术后继发青光眼的病例,眼压升高可发生在白内障摘除手术后 2~45 年不等,其中 6 例发生视神经损害,所有患者前房角均开放。继发性开角型青光眼的发病机制尚不明确,综合目前的研究报道,可能与黏弹剂残留、术前已存在先天性青光眼或异常房角结构[19],手术造成房角结构和小梁网功能损害[14],合并小角膜、小眼球、瞳孔散大困难,先天性风疹综合征、Lowe 综合征和胚胎期血管残留等其他眼部异常[15],手术引起的机械效应与生化效应[20],以及术后长期应用糖皮质激素等因素有关。

三、检查与评估

由于眼压增高或青光眼可发生在术后几个月甚至几十年,而患儿往往缺乏"牛眼征"、溢泪和眼睑痉挛等典型的青光眼体征,因此,小儿白内障摘除术后应定期监测眼压及检查以下眼部情况,尤其是对于存在上述危险因素者。不能合作的患儿应在镇静或全麻下进行检查。

1. 测量角膜直径　通过测量角膜直径,可以证实"牛眼征"或小角膜的存在。当角膜直径小于同龄儿，或患眼角膜直径小于对侧健眼时，术后应密切监测眼压。Walton 等[21]认为，角膜雾状水肿、眼球增大以及不耐受角膜接触镜等是青光眼的早期表现。

2. 验光　远视度数大幅降低可能是小儿无晶状体眼青光眼早期诊断的一个重要体征。Egbert 等[22]在 4 例(6 眼)无晶状体性青光眼的青少年中发现，发生青光眼最早的临床体征是患儿远视度数的大幅降低，平均屈光度改变为 17D(9.25~21.00D)。

3. 前房角检查　通过前房角检查，往往可以明确发病原因。开角型青光眼在房角镜下可观察到虹膜根部附着于小梁网中后部，有时可遮住部分睫状带或巩膜突，或可见小梁网上散在色素沉着。如见晶状体碎屑则提示有晶状体物质残留。

4. 测量中央角膜厚度　眼压是青光眼诊断中最重要的指标，而角膜厚度直接影响眼压测量的准确性。Amir Faramarzi 等[23]在对白内障患儿术后 6 个月的随访中发现，无晶状体眼的中央角膜厚度较人工晶状体眼和同年龄正常小儿眼明显增加，虽然具体机制尚不明确，但提示在术后眼压评估中应注意角膜厚度的影响。

小儿白内障摘除术后定期随访对青光眼的及时诊断十分重要，一般建议术后 1 年内每 3 个月应进行 1 次青光眼排查，术后 10 年内每年 2 次，然后每年 1 次。

四、治疗方法

小儿白内障术后继发性青光眼的治疗，需要根据不同的病因有针对性地进行处理。

(一) 药物治疗

由于手术治疗存在一定的风险，药物治疗仍是处理小儿白内障摘除术后继发性青光眼的重要手段。与原发性先天性青光眼相比，无晶状体眼和人工晶状体眼对降眼压药物更敏感。β 受体阻滞剂、碳酸酐酶抑制剂和前列腺类衍生物等为降眼压的主要用药。1%~2% 的毛果芸香碱滴眼液有引起视网膜脱离、加重炎症反应的风险，需慎用。对于术后炎症反应引起的眼压升高，可联合使用皮质激素类药物，而不宜使用缩瞳药及前列腺素衍生物类药物。

1. β 受体阻滞剂　作为一种有效的房水生成抑制剂，β 受体阻滞剂是治疗小儿白内障术后高眼压的一线药物。虽然成人患者对 β 受体阻滞剂有良好耐受性，但婴幼儿，尤其是早产儿，或者伴有支气管痉挛性疾病(哮喘)和心血管疾病的患儿，则有可能产生严重的全身并发症。因此，在婴幼儿患者应用该类药物时应注意以下方面：①用药之前对患儿的全身情况作全面评估，支气管哮喘和心脏疾病应作为该类药物应用的禁忌证；②在有效情况下尽可能使用低浓度药物，如 0.25% 噻吗洛尔；③采用选择性 β_1 受体阻滞剂，如 0.25% 倍他洛尔；④在点眼时注意按压泪囊区以尽可能减少药物的全身吸收。

2. 碳酸苷酶抑制剂(carbonic anhydrase inhibitors, CAI)　CAI 也是通过抑制房水生成来降低眼压的一类药物。有两种给药方式：一为口服给药，代表药物为乙酰唑胺[10~20mg/(kg·d)]，比同种药物局部点眼降眼压作用好，但副作用也相应较大，包括代谢性酸中毒、腹泻、能量水平下降、胃口和体重下降等，因此，一般只有对局部用药无效或复发性病例才采用口服给药；另一种给药方式为局部点眼，代表药物为多佐胺(Trusopt)和布林佐胺(Azopt)，全身副作用较小，是治疗小儿白内障术后继发性青光眼的良好二线药物，或禁忌使用 β 受体阻滞剂的患儿的一线药物。

3. 前列腺素衍生物　前列腺素衍生物(拉坦前列腺素、曲伏前列腺素)通过增加葡萄膜巩膜房水外流来降低眼压，全身性副作用小，对于小儿用药安全性较高。副作用包括睫毛增粗加长变黑,虹膜颜色改变和眼部充血。该类药物的长期副作用尚未明确,不作为小儿白内障术后青光眼一线药物。

4. 肾上腺素受体激动剂

(1) α_2 受体激动剂:成人常用的有脂溶性的酒石酸溴莫尼定和水溶性的盐酸阿泊可乐定两种类型,后者比前者更易透过血脑屏障,故对中枢神经系统的副作用较大。酒石酸溴莫尼定局部点眼对于年龄较大的患儿,尤其对于应用其他药物后病情反复者有一定的降眼压效果,但该类药物应用于婴幼儿可产生较大的甚至危及生命的全身性副作用,如心动过缓、低血压、低体温、低肌张力、呼吸暂停和嗜睡等。因此,在小儿应用该类药物应尽可能使用低剂量,如 0.1% 阿法根,0.5% 阿可乐定,并监测嗜睡等不良反应。

(2) 其他肾上腺素受体激动剂:1% 肾上腺素和 0.1% 盐酸地匹福林,该类药物由于降眼压效能低,并有潜在的全身毒性(快速型心律失常和高血压等),因而限制了其在小儿病例的应用。局部副作用包括反应性结膜充血、角结膜黑色素样肾上腺色素沉积以及黄斑囊样水肿等。

5. 胆碱能药物(缩瞳剂)　这类药物对于正常眼和高眼压眼均具有增强房水外流而降低眼压的作用,并可用于房角或小梁手术前后维持瞳孔缩小状态。毛果芸香碱(1%~2%)用于无晶状体眼或人工晶状体眼时,副作用比自然晶状体眼小,然而视网膜脱离的风险依然值得注意。

6. 高渗药物　将甘油配制成 50% 溶液,口服剂量为 0.75~1.5g/kg,可加入牛奶、果汁等饮品中服用,增加小儿用药依从性。20% 甘露醇溶液静脉点滴剂量为 0.5~1.5g/kg,以 60 滴 / 分钟的速度快速滴注,可在 20~30 分钟内迅速降低眼压,并且降压效果可维持 4~10 小时。对于小儿病例,当常规用药无法控制眼压需要手术干预时,高渗药物可用于术前快速降眼压。

我们目前对小儿白内障术后高眼压和青光眼的用药方案:①眼压低于 25mmHg 时,应根据病因进行处理,如怀疑为炎症反应引起,应加用非甾体类抗炎药;②眼压介于 25~30mmHg 时,用一种抗青光眼药物,如卡替洛尔滴眼剂;③眼压介于 30~40mmHg 时,用两种抗青光眼药物,卡替洛尔和布林佐胺滴眼剂;④眼压达到或高于 40mmHg 时,同时使用三种抗青光眼药物,卡替洛尔、布林佐胺及酒石酸溴莫尼定滴眼剂。

(二) 激光治疗

Nd:YAG 激光行虹膜周边切除术可有效治疗瞳孔阻滞型青光眼。激光治疗前应先使用降眼压药物将眼压尽量降低。在术后炎症反应剧烈的情况下,初次激光治疗的周切口易闭合,可于 1 周后再次行激光治疗以达到降低眼压的目的。

(三) 手术治疗

1. 周边虹膜切除术　Nd:YAG 激光的广泛开展,使得通过手术进行虹膜周边切除成为第二选择,只有当多次激光虹膜周边切除术失败或者患眼术后发生剧烈炎症反应时,才考虑行手术切除周边虹膜。

2. 滤过性手术联合抗纤维增生药物　目前,小梁切除术仍是无晶状体眼或人工晶状体眼性青光眼的主要手术方式。以往文献对该术式成功率的报道差异很大。由于小儿 Tenon 囊相对于成人较厚,且在手术创伤后增殖活跃,伤口的快速愈合是该手术失败的主要原因,因此,年龄越小,该手术方式失败率越高。同成人抗青光眼手术一样,术中联合应用抗纤维增生性药物可提高手术的成功率。丝裂霉素 C 和 5 氟尿嘧啶(5-FU)为常用的抗纤维增生性药物,但由于 5-FU 术后需要多次结膜下注射,而小儿需全身麻醉后进行,故不适合用于小儿青光眼手术后抗纤维化的治疗。关于小儿青光眼术中应用丝裂霉素 C 的剂量和时间,目前仍无统一标准。大部分临床医生认为使用 0.2~0.4mg/ml 的丝裂霉素 C 2~3 分钟是安全有效的,但仍需大样本量、随机对照和长期随访的临床研究进一步明确其最佳剂量和时间,及其可能引起的眼部及全身并发症。术中联合使用丝裂霉素 C 的并发症包括:术后浅前房,角膜上皮病变,低眼压伴或不伴脉络膜脱离,以及严重的后期感染。因此,对这部分患儿术后应定期复查,并教会家长观察是否有发生并发症的迹象。

3. 青光眼引流物植入术　当患儿对药物或传统的抗青光眼手术无效时,可考虑行引流物植入术。通常在角膜缘后或接近赤道部使前房与结膜下或 Tenon 囊下交通,而达到引流房水,降低眼压的目的。此术式可避免由于滤过泡或药物治疗引起的一些并发症。

4. 睫状体破坏术　对于难治性青光眼患儿,在其他治疗方式均无效、视力很差且恢复无望的情况下,可考虑行睫状体破坏手术[24,25]。睫状体破坏术包括睫状体光凝术和睫状体冷冻术两种,前者更常用。分次睫状体光凝术可作为手术治疗的辅助手段,或者在不宜进行手术治疗的情况下采用。睫状体破坏术的远期成功率较低,并可能发生威胁视力的并发症。

第六节　眼后段相关并发症

一、黄斑囊样水肿

黄斑囊样水肿(cystoid macular edema,CME)是黄斑区视网膜内层(外丛状层和内核层)液体积聚造成的局部视网膜增厚,而呈现特征性囊样外观的一种病理改变,是血 - 视网膜屏障(blood-retinal barrier,BRB)受损,黄斑旁毛细血管渗漏所致。小儿白内障术后 CME 发生率较低,可能和小儿玻璃体基底部与视网膜相连紧密有关,但由于小儿 CME 的监测较成人困难,而且一旦发生对患儿视功能重建有明显影响,所以仍应引起重视。

(一) 发病原因

白内障术后 CME 的发病机制目前尚未完全清楚,主要影响因素包括玻璃体对黄斑区的直接牵引作用、眼内炎症反应以及术后低眼压等。白内障术中后囊膜破裂,对玻璃体的扰动,是术后发生 CME 较明确的危险因素。由于小儿白内障术后 PCO 的发生率非常高,通常需要预防性行后囊膜切开和前段玻璃体切割,但同时也增加了 CME 的发生率。为了研究白内障抽吸及后囊膜切开联合前段玻璃体切割术对先天性白内障患儿黄斑厚度的影响,我们应用 OCT 检测了 60 例患儿术中(白内障手术结束时,患儿在麻醉状态下接受 OCT 检查)及术后 1 周的黄斑厚度,发现 15%(9/60)的患儿术后 1 周出现黄斑区的水肿或厚度明显增加,由此提示联合前段玻璃体切除的先天性白内障手术对患儿黄斑区还是存在一定的影响。

(二) 临床表现

轻型 CME 患者可无明显症状或视力轻度下降,检眼镜下除了黄斑中心凹反光消失外无其他异常。病情较重的患者有较明显的视力下降和中心暗影,还可出现视物变形,视物变小等症状,检眼镜下可见黄斑区局限性视网膜增厚和水肿的典型体征。但对于婴幼儿患者,由于主诉不清和检查依从性差,通常难以发现早期症状和体征,而患儿本身可能存在的弱视也为视功能的评估造成困难。

白内障术后 CME 发生的时间,通常在术后 4~16 周,也有个案报道术后 7~16 年后才发生的迟发型病例。

(三) 检查方法

1. 直接或间接检眼镜　典型病例可以观察到黄斑区局限性视网膜增厚,视网膜下积液形成特征性囊样外观。

2. 荧光素眼底血管造影　可了解血 - 视网膜屏障的通透性。在成人通常采取静脉注射荧光素钠,在婴幼儿有以下两种方法可供选择。

(1)静脉给药:与成人相同。

(2)口服给药:由于静脉给药有潜在引起全身并发症的危险,对于婴幼儿还可以选择口服给药。体重低于 25kg 者,建议将 0.5g 荧光素(10% 溶液)与 50ml 果汁混合服用;体重 25~50kg 者,1g 荧光素(10% 溶液)与 100ml 果汁混合服用。口服约 30 分钟时荧光素血浆浓度接近静脉晚期水平,维持时间约为 2 小时。在 CME 患儿,黄斑区荧光素渗漏可通过间接眼底镜的钴蓝光滤光片观察到,渗漏最强的时间为口服染料后 45~60 分钟。已经有许多研究证实了这种口服给药的检查方法对患儿具有很好的安全性和有效性。

3. 光学相干断层扫描(optical coherence tomography,OCT)(图 23-10)　OCT 是一种分辨率高、扫描速度快、可进行生物组织断层成像的影像学方法。它可以从二维或三维角度观察黄斑部位细微的结构变化,定量测定黄斑区视网膜的厚度,定性描述视网膜各层组织的结构变化特点,为白内障摘除术后早期黄斑疾病的诊断和治疗提供理论依据。

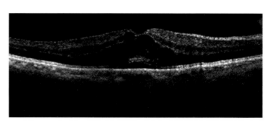

图 23-10　白内障术后黄斑囊样水肿 OCT 图像
患儿,6 个月,右眼白内障抽吸联合前段玻璃体切割术后 1 周,OCT 检查显示黄斑区囊样水肿

(四) 预防与治疗

由于术中对玻璃体的干扰和术后炎症反应均可导致 CME 的发生,围手术期的一些处理可降低 CME 的发生率。

1. 术前准备　术前局部使用非甾体类抗炎药能有效减少术中小瞳孔和术后 CME 的发生,但在小儿患者中尚缺乏报道。对于原有青光眼的患儿,在白内障术前停用某些抗青光眼药物,如毛果芸香碱术前停用 2 周,拉坦前列素(Latanoprost)术前停用 8 周,也是防止术后CME 发生的预防措施之一。对于原有葡萄膜炎的患儿,应在炎症非活动期进行白内障手术。

2. 术中的注意事项

(1)隧道式切口、闭合性手术和稳定的前房等,能最大限度减少术中虹膜脱出和损伤,以及减少术中低眼压的发生。

(2)如需一期进行前段玻璃体切割,后囊膜的连续环形撕囊比其他后囊膜切开方式更有利于维持玻璃体的稳定,后囊膜的环形撕囊口对玻璃体能起到一定的限制作用,可有效防止其脱出到前房甚至嵌顿在切口,可减轻玻璃体切割时对黄斑区的牵拉作用。

(3)IOL 的囊袋内植入,一是在眼球前后段形成屏障,更好地维持后段的稳定性;二是减少 IOL 对周围葡萄膜组织的机械性摩擦,减轻了术后的葡萄膜反应,因此,对降低 CME 的发生有一定作用。

（4）术毕确切的伤口闭合。

3. 术后处理　术后抗炎处理是预防和治疗 CME 的关键措施。

（1）类固醇药物的应用尽管在小儿有一定副作用，但局部短期使用仍然是必要的。对于术后长期黄斑水肿的病例，可采取口服或静脉给药。玻璃体腔内注射长效激素，如曲安奈德对 CME 有一定疗效，但需监测眼压变化，以防止及处理其引起的眼压升高。

（2）非甾体类抗炎药，如 0.1% 双氯酚酸钠，0.5% 酮咯酸和 1.0% 吲哚美辛的局部应用，均能有效减低 CME 的发生，也是治疗 CME 的一线药物之一。

（3）睫状体麻痹剂能减轻术后葡萄膜炎症反应，从而减少 CME 的发生，尤其在 IOL 囊袋内植入的患儿，局部用阿托品这种强力睫状体麻痹剂依然安全有效。

二、视网膜脱离

视网膜脱离（retinal detachment，RD）是小儿白内障手术较严重的术后并发症之一，在术后任何时候，甚至数十年后仍然可发生。虽然随着现代白内障摘除手术技术的发展，术后 RD 的发生率已大大降低，然而一旦发生，则严重影响患儿术后视功能的重建。

（一）发病原因

婴幼儿白内障术后 RD 发生率约为 1%，发生机制尚不确切，危险因素包括高度近视、周边视网膜变性以及术中后囊膜破裂和玻璃体脱出等。

（二）临床表现

白内障术后 RD 患儿的临床表现与成人相似，但在小儿患者较难早期发现，原因包括小儿主诉能力欠缺，对检查的依从性差，后发性白内障和继发性增殖膜形成也常常影响医生对眼后段的检查，因此，对怀疑 RD 的患儿应行 B 型超声波检查以确诊。

（三）治疗与预后

手术方法包括巩膜扣带术、玻璃体切除加内填压术或两者的联合手术，术后视网膜通常能达到解剖复位，而功能的恢复则受许多因素影响，提示预后不良的指征包括术前视力差、RD 涉及黄斑区和严重的玻璃体增殖性病变。

三、脉络膜脱离

小儿白内障术后发生脉络膜脱离并不多见，可发生于术后即时或术后 1 周至数月。其发病原因主要为术后低眼压，脉络膜血管外部压力下降，导致脉络膜血管扩张，血管壁渗透性增加所致。尤其是先天性青光眼并发白内障，由于术后眼压的急速降低，其术后发生脉络膜脱离的概率比常规白内障手术高（图 23-11）。此外，手术创伤及 IOL 的刺激，可诱发急性葡萄膜炎，使房水产生减少，眼内组织水肿，脉络膜血管渗出增加而引起。脉络膜脱离的主要症状是视力下降和眼痛，患

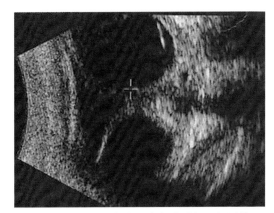

图 23-11　白内障术后脉络膜脱离 B 超图像
患儿，8 岁，先天性青光眼合并白内障，白内障术后 1 天，B 超显示脉络膜脱离呈球形高度隆起

儿往往无法准确表述,B型超声波检查可确诊。治疗以激素和高渗药物为主,使用散瞳剂、脱水剂以及全身和局部应用皮质类固醇药物,能促进炎症消退,使睫状体恢复正常房水分泌功能,眼压回升,脉络膜上腔的间隙会逐渐关闭(图23-12)。

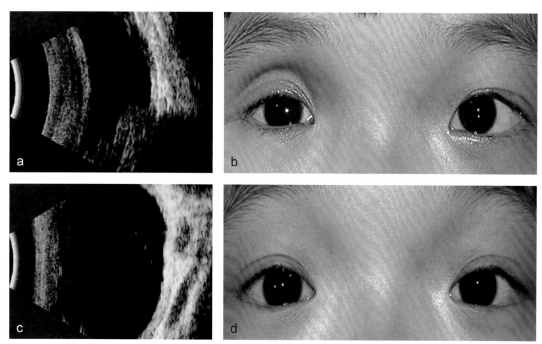

图 23-12　白内障术后脉络膜脱离

患儿,女性,8岁,右眼先天性白内障接受白内障超声乳化联合人工晶状体摘除术。a.术后第1天,B超显示脉络膜脱离;b.右眼低眼压(5mmHg),眼球凹陷;c.用皮质激素和高渗药物治疗后,术后第3天,B超显示脉络膜脱离范围和程度显著减轻;d.右眼眼压恢复(15mmHg),眼球无明显凹陷

四、玻璃体积血

玻璃体积血(vitreous hemorrhage)为术后较罕见的并发症。主要发生于合并永存原始玻璃体增生症(persistent hyperplastic primary vitreous,PHPV)的患儿。PHPV为胎儿玻璃体内原始纤维血管未退化继续增生所致,常并发白内障。手术治疗时需联合玻璃体切割术,可引起增殖膜中的残存血管出血,导致术后玻璃体积血。

Claudia 等[26]对43例(65只眼)伴有不同病史的先天性白内障患儿术后并发症进行分析,其中12只眼伴有PHPV,术后7只眼(58.3%)发生不同程度的玻璃体积血,2只眼为轻度,仍可进行眼底检查,5只眼为中至重度出血,需借助B超监测玻璃体及视网膜的情况。他们认为PHPV与术后并发玻璃体积血存在极强的相关性。

轻度的玻璃体积血,可不予特殊处理,待其自行吸收;严重的玻璃体积血且合并视网膜出血或脱离的情况,需尽早行玻璃体切割术。

第七节 感染性眼内炎

白内障术后感染性眼内炎（endophthalmitis）是较少见但后果极其严重的一种术后并发症,小儿白内障术后眼内炎的发病率为 0.071%~0.45%[27~29],82% 的病例可在术后 3 天呈现出眼内炎症表现（图 23-13）,65% 最终发展为无光感。因患儿缺乏交流能力,加之早期难与葡萄膜炎、视网膜肿瘤和其他眼底病相鉴别,所以医生在术后进行详细的检查并作出早期诊断显得更为重要。小儿白内障术后眼内炎主要的病原体为革兰氏阳性菌,占 94%,其中 70% 是表皮葡萄球菌,9.9% 是金黄色葡萄球菌,9% 是链球菌,2.2% 是肠球菌,其他的革兰氏阳性菌占 3%;革兰氏阴性菌仅占 5%[30]。

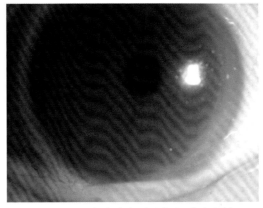

图 23-13 白内障术后眼内炎,前房积脓

一、危险因素

1. 局部与全身的感染因素 如鼻泪管堵塞和泪囊炎,睑缘炎,上呼吸道感染,脑膜炎,尿路感染等其他内源性的感染因素。

2. 手术切口构筑 由于手术切口为病原体进入眼内提供通路,故手术切口的构筑对术后感染的发生起关键作用。有研究提示透明角膜切口可增加感染性眼内炎的风险。由于小儿好动,容易受外伤,喜欢揉眼及术后用药依从性低等因素,构筑水密性切口尤为重要。对于小儿一般采用上方巩膜隧道切口,且术毕需缝合,使切口有缝线、结膜、上眼睑以及 Bell 现象的多重保护。

3. 手术操作和术中并发症 手术时间长、手术器械反复进出眼内、术中虹膜反复脱出和后囊膜破裂等会增加术后感染的风险。

小儿白内障术后眼内炎有其自身特点:缺乏主诉、易误诊、致盲率高、感染途径多样。Good 等[28]报道了 3 例小儿白内障术后眼内炎均有鼻泪管堵塞和上呼吸道感染症状,表明在术前对患儿行系统性的上呼吸道和鼻泪道检查是有必要的。并且双眼同时手术可能增加眼内炎风险,需要术者高度警惕,双眼手术应按两台独立手术来进行术前消毒和手术器械准备。

二、预防措施

由于感染性眼内炎一旦发生后果严重,故围手术期的预防措施非常重要,所有预防措施的目的均为最大限度地降低眼表菌群。

1. 术前预防性局部使用抗生素滴眼 术前局部使用抗生素是否能有效降低术后感染的发生率目前尚无定论,但仍作为常规预防措施使用。白内障术前常用的抗生素滴眼液有林可霉素、氧氟沙星、左氧氟沙星及妥布霉素,有研究报道,点眼后结膜囊细菌的清除率分别为 70.59%、94.74%、100%、89.47%[31]。

2. 聚维酮碘 手术开始前使用聚维酮碘局部消毒是目前公认有效预防术后感染的措

施。术前用 10% 聚维酮碘消毒眼周皮肤,结膜囊内点 5% 聚维酮碘并停留数分钟之后用 BSS 冲洗,能有效杀灭眼表病原体,且无严重角膜并发症,国内外研究均显示能有效降低白内障术后眼内炎的发生率[31,32]。

3. 术毕前房内注射抗生素　术毕向前房内直接注入抗生素是预防术后感染性眼内炎有效的方法,但需要考虑药物的眼内毒性和抗生素耐药性问题。常用的前房内注射抗生素主要为头孢霉素类及万古霉素。头孢霉素类主要有头孢唑啉、头孢呋辛和头孢他定。头孢唑啉为第一代头孢霉素类药物,对革兰氏阳性菌有较强的活性,由于抗菌谱较窄,目前应用较少。头孢呋辛是第二代的头孢菌素类抗生素,目前应用最为广泛的一种。头孢呋辛对金黄色葡萄球菌抗菌性弱于第一代头孢菌素,但抗肺炎球菌、革兰氏阴性杆菌优于第一代。一般前房内注射浓度为 1.0mg/0.1ml。目前,国际上已有多项研究已证实前房内注射头孢呋辛可显著地降低白内障术后眼内炎的发生率[33~35]。国内的研究也显示前房内注射头孢呋辛可将眼内炎发生率由 0.42% 降低到 0.13%[36]。头孢他定,为第三代头孢菌素类抗生素,主要用于革兰氏阴性杆菌的感染。万古霉素,应用于对青霉素及头孢菌素耐药的严重的革兰氏阳性球菌感染,对表皮葡萄球菌、金黄色葡萄球菌、链球菌等均敏感。一般前房内注射浓度为 0.4~1.0mg。国内有研究表明前房内注射万古霉素 0.4~0.8mg 可将眼内炎发生率由 0.06% 降低到 0[37]。

三、治疗方法

小儿白内障术后眼内炎的治疗原则与成人相同,用广谱抗生素进行抗感染治疗、快速诊断和及时手术干预是影响预后的关键。一旦怀疑感染性眼内炎,应立即抽取前房水进行病原学检测,同时局部和全身应用广谱抗生素。一旦确诊感染性眼内炎,应选取敏感抗生素进行全身及局部用药,炎症发展迅速的应及时行玻璃体切割术,并向玻璃体腔注射敏感抗生素。

由于全身用药、局部滴眼和结膜下注射抗生素都难以在眼内达到有效的抗菌浓度,最有效的方法为玻璃体腔内注射抗生素。注药前先抽取 0.2ml 玻璃体,分别行涂片和病原体培养加药物敏感试验。常用的眼内注射药物为万古霉素,每次注射含 1mg 万古霉素的 0.2ml BSS。也可选用头孢他啶玻璃体腔内注射,每次注射 0.2ml BSS 含 2mg 药物。24 小时后,可根据细菌学检查的初步结果,选择敏感的药物再重复注射一次。

全身应用抗生素作为辅助治疗,应联合使用抗菌谱较广的抗革兰氏阳性和阴性的抗生素。若抗生素治疗 3 天无效或与培养细菌的药物敏感试验结果不同,应及时更换抗生素。除全身大剂量多种抗生素联合用药外,还应静脉滴注皮质类固醇,以减轻炎症反应对视网膜的毒性。

小　结

小儿眼球发育和结构的特殊性使小儿白内障术后并发症呈现复杂和多变的特点,如后发性白内障几乎普遍存在、继发性青光眼的发生率明显高于成人等。此外,小儿白内障手术方式的选择和 IOL 植入时间等都与术后并发症的发生相关。因此,对于小儿白内障术后并发症的预防和治疗,一方面对术者的手术技术有更高的要求,另一方面需要术者在术后的检查中对各种并发症有充分的认识,做到早期诊断,早期治疗,以期取得良好的术后效果。

(曲　博　王晓然　译)

参考文献

1. Vasavada AR, Praveen MR, Vasavada VA, et al. Corneal endothelial morphologic assessment in pediatric cataract surgery with intraocular lens implantation: a comparison of preoperative and early postoperative specular microscopy. Am J Ophthalmol. 2012;154(2):259–65.

2. Borghol Kassar R, Menezo Rozalén JL, Harto Castaño MÁ, et al. Long-term follow-up of the corneal endothelium after pediatric cataract surgery. Cornea. 2012;31(5):529–32.

3. Xiao W, Zhao D, Pu W, et al. Clinical analysis of postoperative complications of infantile congenital cataract surgery. Int J Ophthalmol. 2009;9(5):861–4.

   肖伟, 赵岱新, 濮伟, 等. 婴幼儿先天性白内障手术后并发症的临床分析 [J]. 国际眼科杂志,2009, 9 (5): 861-864

4. Simon JW, Miter D, Zobal-Ratner J, et al. Corneal edema after pediatric cataract surgery. JAAPOS. 1997;1(2):102–4.

5. Bayramlar H, Totan Y, Borazan M. Heparin in the intraocular irrigating solution in pediatric cataract surgery. J Cataract Refract Surg. 2004;30:2163–9.

6. Dixit NV, Shah SK, Vasavada V, et al. Outcomes of cataract surgery and intraocular lens implantation with and without intracameral triamcinolone in pediatric eyes. J Cataract Refract Surg. 2010;36:1494–8.

7. Siatiri H, Beheshtnezhad AH, Asghari H, et al. Intracameral tissue plasminogen activator to prevent severe fibrinous effusion after congenital cataract surgery. Br J Ophthalmol. 2005;89(11):1458–61.

8. Basti S, Aasuri MK, Reddy MK, et al. Heparin-surface-modified intraocular lenses in pediatric cataract surgery: prospective randomized study. J Cataract Refract Surg. 1999;25:782–7.

9. Huang Y, Dai Y, Wu X, et al. Toxic anterior segment syndrome after pediatric cataract surgery. J AAPOS. 2010;14:444–6.

10. Davison JA. Capsule contraction syndrome. J Cataract Refract Surg. 1993;19(5):582–9.

11. Hollick EJ, Spalton DJ, Ursell PG, et al. Lens epithelial cell regression on the posterior capsule with different intraocular lens materials. Br J Ophthalmol. 1998;82:1182–8.

12. Tognetto D, Toto L, Sanguinetti G, et al. Lens epithelial cell reaction after implantation of different intraocular lens materials: two-year results of a randomized prospective trial. Ophthalmology. 2003;110(10):1935–41.

13. Gashau AG, Anand A, Chawdhary S, et al. Hydrophilic acrylic intraocular lens exchange: Five-year experience. J Cataract Refract Surg. 2006;32(8):1340–4.

14. Simon JW, Mehta N, Simmons ST, et al. Glaucoma after pediatric lensectomy/vitrectomy. Ophthalmology. 1991;98:670–4.

15. Mills MD, Robb RM. Glaucoma following childhood cataract surgery. J Pediatr Ophthalmol Strabismus. 1994;31:355–60.

16. Lin H, Chen W, Luo L, et al. Ocular hypertension after pediatric cataract surgery: baseline characteristics and first-year report. PLoS One. 2013;8(7):e69867.

17. Francois J. Late results of congenital cataract surgery. Ophthalmology. 1979;86:1586–9.

18. Phelps CD, Arafat NI. Open-angle glaucoma following surgery for congenital cataracts. Arch Ophthalmol. 1977;95:1985–7.

19. Keech RV, Tongue AC, Scott WE. Complications after surgery for congenital and infantile cataracts. Am J Ophthalmol. 1989;108:136–41.

20. Asrani S, Freedman S, Hasselblad V, et al. Does primary intraocular lens implantation prevent "aphakic" glaucoma in children? J AAPOS. 1999;3:33–9.

21. Walton DS. Pediatric aphakic glaucoma. A study of 65 patients. Trans Am Ophthalmol Soc. 1995;93:403–13.

22. Egbert JE, Kushner BJ. Excessive loss of hyperopia. A presenting sign of juvenile aphakic glaucoma. Arch Ophthalmol. 1990;108:1257–9.

23. Faramarzi A, Javadi MA, Jabbarpoor Bonyadi MH, et al. Changes in central corneal thickness after congenital cataract surgery. J Cataract Refract Surg. 2010;36:2041–7.

24. Bloom PA, Clement CI, King A, et al. A comparison between tube surgery, ND:YAG laser and diode laser cyclophotocoagulation in the management of refractory glaucoma. Biomed Res Int. 2013;2013:371951.

25. Frezzotti P, Mittica V, Martone G, et al. Longterm follow-up of diode laser transscleral cyclophotocoagulation in the treatment of refractory glaucoma. Acta Ophthalmol. 2010;88(1):150–5.

26. Kuhli-Hattenbach C, Luchtenberg M, Kohnen T, et al. Risk factors for complications after congenital cataract surgery without intraocular lens implantation in the first 18 months of life. Am J Ophthalmol. 2008;146:1–7.

27. Whitman MC, Vanderveen DK. Complications of pediatric cataract surgery. Semin Ophthalmol. 2014;29:414–20.

28. Good WV, Hing S, Irvine AR, et al. Postoperative endophthalmitis in children following cataract surgery. J Pediatr Ophthalmol Strabismus. 1990;27:283–5.

29. Wheeler DT, Stager DR, Weakley DR. Endophthalmitis following pediatric intraocular surgery for congenital cataracts and congenital glaucoma. J Pediatr Ophthalmol Strabismus. 1992;29:139–41.

30. Endophthalmitis Vitrectomy Study Group. Results of the Endophthalmitis Vitrectomy Study. A randomized trial of immediate vitrectomy and of intravenous antibiotics for the treatment of postoperative bacterial endophthalmitis. Arch Ophthalmol. 1995;113:1479–96.

31. Speaker MG, Menikoff JA. Prophylaxis of endophthalmitis with topical povidone-iodine. Ophthalmology. 1991;98:1769–75.

32. Guan J, Wu Qiang HP. Analysis of bacterial culture after different antibiotics and pre-postoperative conjunctiva sac of cataract patients. Chin J Pract Ophthalmol. 2007;25:1288–91.

管建花, 吴强, 胡萍, 等. 白内障术前结膜囊预防性用药后细菌检测分析 [J]. 中国实用眼科杂志, 2007, 25: 1288-1291.

33. Endophthalmitis Study Group, European Society of Cataract & Refractive Surgeons. Prophylaxis of postoperative endophthalmitis following cataract surgery: results of the ESCRS multicenter study and identification of risk factors. J Cataract Refract Surg. 2007;33:978–88.

34. Garcia-Saenz MC, Arias-Puente A, Rodriguez-Caravaca G, et al. Effectiveness of intracameral cefuroxime in preventing endophthalmitis after cataract surgery Ten-year comparative study. J Cataract Refract Surg. 2010;36:203–7.

35. Montan PG, Wejde G, Koranyi G, et al. Prophylactic intracameral cefuroxime. Efficacy in preventing endophthalmitis after cataract surgery. J Cataract Refract Surg. 2002;28:977–81.

36. Sobaci G, Uysal Y, Mutlu FM, et al. Prophylactic usage of intracameral cefuroxime in the prevention of postoperative endophthalmitis. Int J Ophthalmol. 2009;9:1439–43.

37. Yang W, Zhou Y, Lin Z. Intracameral vancomycin in the prevention from infectious endophthalmitis on phacoemulsification with intraocular lens. Chin J Pract Ophthalmol. 2002;20:51–3.

杨文辉, 邹玉平, 林振德, 等. 前房内注射去甲万古霉素对预防超声乳化术后感染的作用 [J]. 中国实用眼科杂志, 2002, 20: 51-53.

第二十四章
小儿后发性白内障的防治

吴明星　刘臻臻　刘良平

摘　要

　　小儿白内障患者术后发生晶状体上皮细胞异常增殖的危险因素有：晶状体上皮细胞活跃的生长能力和高度的增殖能力、白内障术后严重的葡萄膜炎症反应、术后药物治疗和随访的依从性差以及葡萄膜炎诱导的血-房水屏障的破坏使房水中细胞因子和蛋白的异常升高。因此，后发性白内障或后囊膜混浊（posterior capsule opacification，PCO）是小儿白内障术后最常见的并发症。小儿后发性白内障的发生与手术年龄、手术方法以及人工晶状体的设计、材料和植入位置等因素有关。防治策略包括手术技术的改良、激光后囊膜切开术、抑制晶状体上皮细胞增殖的药物治疗、可生物降解的载药囊袋张力环和基因治疗等。本章将对小儿后发性白内障的发病机制、危险因素、预防和治疗策略进行讨论。

　　白内障囊外摘除术后或晶状体外伤后，残留的晶状体上皮细胞增生形成混浊，称为后发性白内障（secondary cataract，aftercataract），临床上习惯称为后囊膜混浊（posterior capsule opacification，PCO）。后发性白内障是小儿白内障术后最常见的并发症，发病率可高达39%~100%[1~4]，影响小儿视功能的重建。因此，后发性白内障防治是小儿晶状体病治疗的重要环节。

第一节　小儿后发性白内障的发病机制

　　与成人PCO相似，小儿白内障囊外摘除或吸出术后，残留的晶状体上皮细胞（lens epithelial cells，LEC）过度增殖，发生上皮向间充质转化（epithelial mesenchymal transition，EMT），运动性增加，并沿着囊膜向后移行而堆积在后囊膜，同时细胞外基质大量沉积，导致后囊膜混浊而引起PCO的发生。晶状体囊外摘除术或外伤后，囊袋内残留的LEC分为两种类型（图24-1）：一种是位于前囊膜撕囊口周围的单层LEC（anterior lens epithelial cells，A

细胞);另一种为位于囊袋赤道部的 LEC(equator lens epithelial cells,E 细胞)。手术或外伤的刺激可诱发晶状体的创伤修复反应,导致 A 细胞发生增殖、迁移和 EMT,高表达成纤维细胞的标记物,如 α- 平滑肌肌动蛋白(α-smooth muscle actin,α-SMA)、N- 钙粘蛋白(N-cadherin)和波形蛋白(vimentin)等。同时,A 细胞还可产生细胞外基质如Ⅰ型胶原蛋白、Ⅳ胶原蛋白和纤连蛋白(fibronectin)等,大量的成纤维细胞及细胞外基质紊乱堆积在后囊膜,最终引起后囊膜的纤维化而混浊[5-7]。若以 E 细胞的增殖和向后囊膜迁移为主,不转化为高表达α-SMA 的成纤维细胞,而是转化为囊状细胞(bladder cells),则引起后囊珍珠型混浊的病理改变。

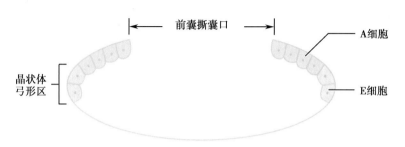

图 24-1　晶状体囊外摘除术后残余的细胞种类
A 细胞:位于撕囊口处周围前囊瓣背部的单层 LEC;E 细胞:位于囊袋
赤道部(晶状体弓形区)的残余 LEC

　　白内障术后,由于血 - 房水屏障的破坏及手术的刺激,房水中多种细胞因子和生长因子过度表达,如转化生长因子 -β(transforming growth factors-β,TGF-β),成纤维生长因子 -2(fibroblast growth factor-2,FGF-2)、白介素 -1(interleukins-1,IL-1)及 IL-6、表皮生长因子(epidermal growth factor,EGF)和肝细胞生长因子(hepatocyte growth factor,HGF)等[8]。其中,TGF-β 目前被认为是引起 LEC 病理性纤维化最重要的细胞因子,其激活的 Smad2/3 通路是最早被证实且被认为是 TGF-β 诱导 EMT 的经典信号通路,可刺激 LEC 转化为成纤维细胞及促进细胞外基质的大量生成[9,10]。除了经典的 TGFβ/Smad2/3 通路外,TGF-β 还可激活其他非经典的 PI3K/Akt 和 ERK1/2 通路等,相互调控共同参与了 PCO 的病理过程[11,12]。此外,以往的研究也已经证实 FGF-2 和 HGF 可刺激 LEC 的大量增殖,而 EGF 可促进 LEC 的迁移[8]。IL-1 不仅可促进 LEC 的增殖和 ECM 的生成,还可进一步加重白内障术后的炎症反应[13]。此外,生长因子的变化与血 - 房水屏障的改变相关,若患儿术前存在与血 - 房水屏障改变有关的基础疾病,如葡萄膜炎等,术后 PCO 的发生率则更高[14]。

第二节　小儿后发性白内障的临床表现及影响因素

一、后发性白内障的临床表现

　　后发性白内障的主要症状是白内障术后的视力下降。裂隙灯显微镜检查表现为不同程度、不同形态的晶状体后囊膜混浊(图 24-2),包括:① Soemmering 环,即晶状体周边部皮质再生,被前、后囊膜粘连包裹,形成周边混浊、中央透明的环;②珍珠型 PCO,即残留的 E 细胞增殖成簇,形成透明的珍珠样小体,也称 Elschnig 珠;③纤维型 PCO,残留的 A 细胞向后囊膜移行,同时分泌纤维性胶原使后囊膜纤维化、皱缩;④混合型。

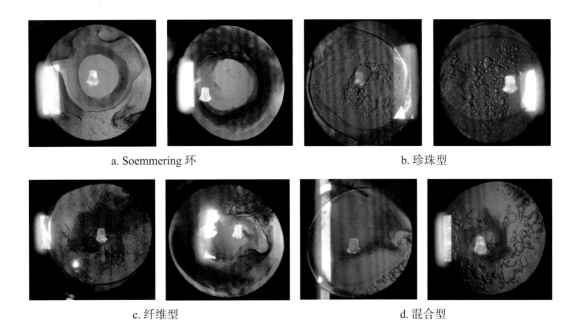

a. Soemmering 环　　　　　　　　　　　　b. 珍珠型

c. 纤维型　　　　　　　　　　　　d. 混合型

图 24-2　不同形态的晶状体后囊膜混浊

后发性白内障主要影响视功能中的视力、对比敏感度及眩光敏感度等,影响程度取决于 PCO 的类型及部位。研究发现珍珠型 PCO 对中心视力、各频段对比敏感度和眩光敏感度的影响均高于纤维型 PCO[15]。

二、影响小儿后发性白内障发生的因素

小儿后发性白内障发生率与患儿手术年龄、术后炎症反应、手术方式及技巧、人工晶状体材料和光学面设计及植入位置、白内障类型等多种因素有关。

(一) 手术年龄

手术年龄越小,残留的 LEC 增殖能力越强,即使白内障术中同时行后囊膜切开联合前段玻璃体切割术,仍有较大风险发生后发性白内障。Peterseim 等[16]对白内障术中联合后囊膜切开加前段玻璃体切割的患儿进行观察,发现小于 2 个月的小儿比年龄较大的小儿更易发生后发性白内障。Hosal 等[3]的研究表明小于 1 岁的小儿发生后发性白内障的相对风险是 1 岁小儿的 4.7 倍。

(二) 术后炎症反应

小儿白内障手术难度大,血 - 房水屏障发育不健全,加上术后用药和随访依从性差,术后炎症反应重,房水中细胞因子异常升高,为 LEC 增殖、向间充质转化提供了条件,促进 PCO 的发生。

(三) 手术方式

目前,小儿白内障常用的手术方式包括单纯白内障抽吸术(phacoaspiration)、白内障抽吸联合后囊膜切开术(phacoaspiration & posterior capsulectomy),以及白内障抽吸联合后囊膜

切开联合前段玻璃体切割术（phacoaspiration & posterior capsulectomy & anterior vitrectomy）。研究表明，以上三种术式 PCO 发生率依次降低[3]。未行后囊膜切开术的患儿发生 PCO 的概率是后囊膜切开的 5~10 倍，白内障摘除术不联合后囊膜连续环形撕囊（posterior continuous capsulectomy，PCCC）及 AV 组的 PCO 发生率高达 76.9%[17]，PCCC 不联合 AV 的发生率为 44.4%[18]，PCCC 联合前段玻璃体切割术后随访 1~3 年 PCO 的发生率为 11.8%。Chrousos 等[19]报道在后囊膜切口很小的病例中有 12% 发生混浊，但是当后囊膜切口足够大时，可有效预防 PCO。手术技巧也会影响 PCO 的发生，熟练的手术操作及较短的手术时间可最大程度减轻手术的损伤和术后血 - 房水屏障的破坏，从而降低 PCO 的发生率。

（四）人工晶状体材料、设计与植入位置

PCO 的发生率与是否植入人工晶状体相关，人工晶状体眼的 PCO 发生率则与人工晶状体的材料、形状设计以及植入位置有关。小儿人工晶状体眼 PCO 的发生率是无晶状体眼的 3.6 倍[20]。

人工晶状体材料对 PCO 发生率的影响取决于其对 LEC 退行性变的影响。退行性变的发生率取决于人工晶状体的材料类型，植入丙烯酸酯、PMMA 以及硅凝胶人工晶状体的患儿发生晶状体上皮细胞退行性变的比例分别为 83%、15% 和 8%，其原因可能是人工晶状体材料的疏水性影响 IOL 与晶状体囊膜的黏附力。材料越疏水，黏附力越强，退行性变发生率越高；LEC 退行性变的发生率与 PCO 的发生率成负相关[21]。

人工晶状体的形状设计对 PCO 发生率的影响主要取决于人工晶状体襻和光学面的边缘设计。大量实验和临床结果证实，光学面与襻的夹角之间前倾的夹角、光学面边缘的直角方边设计能够有效防止后囊膜 E 细胞向视轴移行和增殖，可有效降低后发性白内障的发生率[22~24]。

另有研究表明人工晶状体植入的位置可影响 PCO 发生率。后囊膜切开联合人工晶状体光学部夹持术因重新建立眼前后段间的解剖屏障，可进一步降低小儿 PCO 发生率[25]。

（五）白内障的类型

有研究表明先天性白内障、发育性白内障和外伤性白内障的患儿手术效果不同，不同类型的白内障 PCO 发生率不同[26]。Gimbel 等的研究也支持以上结论，外伤性白内障术后 2 年间需做后囊膜切开术的累计发生率高于先天性白内障[27]。外伤性白内障术后后发性白内障的发生率明显增加，可能是由于创伤后的炎症反应更严重。

（六）全身情况

后发性白内障的高发生率与全身情况相关，如幼年型特发性关节炎。BenEzra 等[28]观察到患有幼年型特发性关节炎的 3~17 岁患儿，尽管进行了晶状体抽吸联合后囊膜切开联合前段玻璃体切割术，仍有 80% 出现人工晶状体渗出膜，均需要二次手术治疗。

第三节　后发性白内障的防治策略

20 世纪 60 年代，小儿白内障手术的首选方法是 Scheie 推广的单纯晶状体抽吸并保留完整的晶状体后囊膜。这种术式使残留的晶状体上皮细胞易增殖、迁移至后囊膜，导致 PCO 的发生。对于部分病例，后发性白内障引起的视轴区混浊对视力的影响比原先的白内障更严重。20 世纪 70 年代，随着玻璃体切割术的出现，眼科医生为白内障患儿行晶状体抽吸联合后囊膜切开和前段玻璃体切割术，这种新术式明显降低了后发性白内障的发生率。20 世

纪90年代初,白内障超声乳化吸除术的应用使小儿白内障术后炎症反应明显减轻,但是,术后如发生PCO,仍然会导致小儿视力不良。同时,严重的后囊膜混浊、纤维化和囊袋皱缩可能导致人工晶状体偏位,甚至破坏人工晶状体光学部-襻连接处。在现代白内障手术时代,如何有效防治小儿后发性白内障仍然是眼科医生面对的一项挑战。

一、小儿后发性白内障的预防

(一) 手术技术的改进

小儿白内障手术如仅采用白内障抽吸联合后囊膜切开术,完整的玻璃体前界膜仍可作为残存晶状体上皮细胞迁移、增殖和转化的支架。为进一步降低PCO发生率,目前临床上常采用白内障抽吸联合后囊膜切开和前段玻璃体切割术。笔者认为,3岁前患儿建议行后囊膜切开联合前段玻璃体切除,3岁后由于患儿多可配合在表面麻醉下行Nd:YAG后囊膜切开术,可保留后囊膜。

白内障抽吸联合后囊膜切开和前段玻璃体切割术的优点是降低后发性白内障发生率,无需行激光晶状体后囊膜切开,从而避免与其相关的并发症[29]。但是,切开后囊膜联合玻璃体切割术可能增加黄斑囊样水肿、视网膜脱离和手术伤口玻璃体嵌顿的风险[30];保留后囊膜利于人工晶状体囊袋内植入及保持其长期稳定。

晶状体后囊膜切开的手术方式包括:一是用玻璃体切割头经角膜缘或睫状体扁平部行晶状体后囊膜切开;另一种方法用撕囊镊或电撕囊进行PCCC,这一方法形成的后囊口抗张能力更佳,不易撕裂。进行晶状体后囊膜切开术后,可在囊袋内或睫状沟植入后房型人工晶状体。为提供更好的晶状体共轴性,同时降低后发性白内障的风险,可以行人工晶状体光学部后囊口夹持术[31]。

(二) 人工晶状体材料及设计的改进

如前文所述,PCO的发生率与所植入人工晶状体的形状设计、材料有关。人工晶状体光学面边缘的直角方边设计,襻与光学面之间的夹角,以及与晶状体囊膜黏附性较强的材料(如疏水性丙烯酸酯)有利于抑制PCO的发生。

(三) 后发性白内障的药物预防

药物预防后发性白内障应具备以下条件:①有效抑制晶状体上皮细胞的增殖、迁移;②对眼内其他组织无毒副作用;③药物易进入晶状体囊袋且有效浓度能够维持足够时间。

目前已应用于临床的预防PCO的药物主要用于抑制术中、术后的炎症反应。包括以下几种类型。

1. 类固醇　白内障术前、后局部和全身使用类固醇可能会降低出现渗出膜的风险。在葡萄膜炎并发白内障的病例中,术前局部或全身使用类固醇可控制已存在的眼部炎症。

2. 非甾体类抗炎药　环氧合酶-2为晶状体上皮细胞EMT的标志,非甾体类抗炎药作为环氧合酶抑制剂,可能在预防PCO方面起作用[32,33]。

3. 肝素　术中灌注液中加入低分子量肝素可以降低术后炎症的严重程度[34]。肝素表面修饰(HSM)聚甲基丙烯酸甲酯人工晶状体也可能有助于减少渗出膜的形成[35]。

此外,实验研究表明能抑制晶状体上皮细胞增殖,预防PCO的药物还包括:①抗代谢类药物,如丝裂霉素-C、柔红霉素、5-氟脲嘧啶等;②蛋白酶体途径抑制物,如MG132;③影响细胞增殖信号转导的药物,如环氧化酶2(COX-2)抑制剂、苏拉明、干扰素;④天然草药提取物,如 Thapisigargin、姜黄素、榄香烯等。目前,这一类药物对眼部其他组织的毒性仍是限制其临床应用的重要因素。

二、小儿后发性白内障的治疗

(一) Nd:YAG 激光后囊膜切开

目前治疗小儿后发性白内障最主要的方法为 Nd:YAG 激光后囊膜切开术(图 24-3)。但该方法需要患儿充分配合,低龄儿童往往需要麻醉,且有损伤人工晶状体的可能,一般适用于能配合治疗的学龄儿童。Nd:YAG 激光后囊膜切开仍保留玻璃体前界膜,不仅为晶状体上皮细胞的迁移和转化提供了支架,而且为炎性细胞、囊膜碎片和色素的沉积提供了场所。

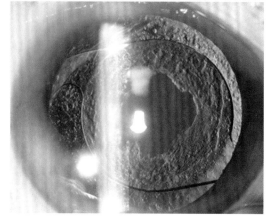

图 24-3 Nd:YAG 激光后囊膜切开术后

(二) 晶状体后囊膜切开联合前段玻璃体切割术

对于严重的增殖膜和再生皮质较多的 PCO,Nd:YAG 激光无法将囊膜完全切开。对于这类患儿可选择的治疗方法是进行晶状体后囊膜切开联合前段玻璃体切割术(图 24-4)。尤其是对部分在 PCO 形成的过程中出现了虹膜后粘连的患儿,术中可同时分离粘连,切除后囊膜,并进行前段玻璃体切割,以防止 PCO 的复发。此外,该术式也适用于患儿年龄小,不适宜在手术室外的全麻下行激光手术,多次激光治疗后仍有复发,以及缺乏激光设备等情况。

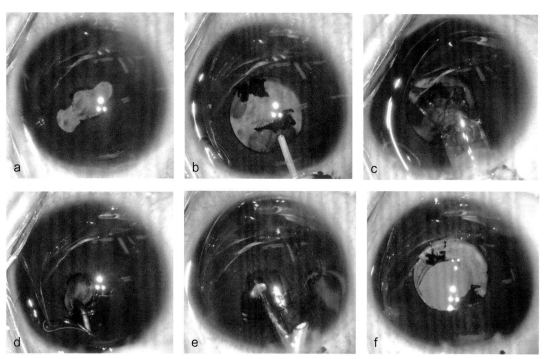

图 24-4 晶状体后囊膜切开联合前段玻璃体切割术

a. 后发性白内障合并虹膜后粘连;b. 注入黏弹剂松解虹膜后粘连;c. 睫状沟植入人工晶状体;d. 电撕囊仪行前后囊膜切开;e. 切除前段玻璃体;f. 术毕

小 结

与成年患者相比,由于小儿的病理生理特点,其白内障术后残留的晶状体上皮细胞增殖能力强,后发性白内障发生率高、程度重,故小儿后发性白内障防治是目前眼科研究的热点和难点之一。目前,临床治疗与预防主要通过手术方式与技术的优化、人工晶状体设计与材料的改良这两方面来降低PCO的发生率。新型药物、基因治疗及晶状体原位再生是小儿后发性白内障防治的新思路。

(谈旭华 李金燕 译)

参考文献

1. Gimbel HV, Ferensowicz M, Raanan M, et al. Implantation in children. J Pediatr Ophthalmol Strabismus. 1993;30(2):69–79.
2. Basti S, Ravishankar U, Gupta S. Results of a prospective evaluation of three methods of management of pediatric cataracts. Ophthalmology. 1996;103(5): 713–20.
3. Hosal BM, Biglan AW. Risk factors for secondary membrane formation after removal of pediatric cataract. J Cataract Refract Surg. 2002;28(2):302–9.
4. Jensen AA, Basti S, Greenwald MJ, et al. When may the posterior capsule be preserved in pediatric intraocular lens surgery? Ophthalmology. 2002;109(2):324–7; discussion 328.
5. Li P, Jing J, Hu J, et al. RNA interference targeting snail inhibits the transforming growth factor beta 2-induced epithelial-mesenchymal transition in human lens epithelial cells. J Ophthalmol. 2013;2013: 869101.
6. Lovicu FJ, McAvoy JW. FGF-induced lens cell proliferation and differentiation is dependent on MAPK (ERK1/2) signalling. Development. 2001;128(24): 5075–84.
7. Mansfield KJ, Cerra A, Chamberlain CG. FGF-2 counteracts loss of TGFbeta affected cells from rat lens explants: implications for PCO (after cataract). Mol Vis. 2004;10:521–32.
8. Awasthi N, Guo S, Wagner BJ. Posterior capsular opacification: a problem reduced but not yet eradicated. Arch Ophthalmol. 2009;127(4):555–62.
9. Wallentin N, Wickstrom K, Lundberg C. Effect of cataract surgery on aqueous TGF-beta and lens epithelial cell proliferation. Invest Ophthalmol Vis Sci. 1998;39(8):1410–8.
10. Hosler MR, Wang-Su ST, Wagner BJ. Role of the proteasome in TGF-beta signaling in lens epithelial cells. Invest Ophthalmol Vis Sci. 2006;47:2045–52.
11. Choi J, Park SY, Joo CK. Transforming growth factor-beta1 represses E-cadherin production via slug expression in lens epithelial cells. Invest Ophthalmol Vis Sci. 2007;48:2708–18.
12. Yao K, Ye P, Tan J, et al. Involvement of PI3K/Akt pathway in TGF-β2-mediated epithelial Mesenchymal transition in human lens epithelial cells. Ophthalmic Res. 2007;40:69–76.

13. Nishi O, Nishi K, Fujiwara T, et al. Effects of the cytokines cells on the proliferation of and collagen synthesis by human cataract lens epithelial. Br J Ophthalmol. 1996;80(1):63–8.
14. Nibourg LM, Gelens E, Kuijer R, et al. Prevention of posterior capsular opacification. Exp Eye Res. 2015;136:100–15.
15. Cheng CY, Yen MY, Chen SJ, et al. Visual acuity and contrast sensitivity in different types of posterior capsule opacification. J Cataract Refract Surg. 2001; 27(7):1055–60.
16. Peterseim MW, Wilson ME. Bilateral intraocular lens implantation in the pediatric population. Ophthalmology. 2000;107(7):1261–6.
17. Luo Y, Lu Y, Lu G, et al. Primary posterior capsulorhexis with anterior vitrectomy in preventing posterior capsule opacification in pediatric cataract microsurgery. Microsurgery. 2008;28(2):113–6.
18. Raina UK, Gupta V, Arora R, et al. Posterior continuous curvilinear capsulorhexis with and without optic capture of the posterior chamber intraocular lens in the absence of vitrectomy. J Pediatr Ophthalmol Strabismus. 2002;39(5):278–87.
19. Chrousos GA, Parks MM, O'Neill JF. Incidence of chronic glaucoma, retinal detachment and secondary membrane surgery in pediatric aphakic patients. Ophthalmology. 1984;91(10):1238–41.
20. Hosal BM, Biglan AW. Risk factors for secondary membrane formation after removal of pediatric cataract. J Cataract Refract Surg. 2002;28(2):302–9.
21. Hollick EJ, Spalton DJ, Ursell PG, et al. Lens epithelial cell regression on the posterior capsule with different intraocular lens materials. Br J Ophthalmol. 1998;82(10):1182–8.
22. Vargas LG, Peng Q, Apple DJ, et al. Evaluation of 3 modern single-piece foldable intraocular lenses: clinicopathological study of posterior capsule opacification in a rabbit model. J Cataract Refract Surg. 2002; 28(7):1241–50.
23. Nixon DR, Apple DJ. Evaluation of lens epithelial cell migration in vivo at the haptic-optic junction of a one-piece hydrophobic acrylic intraocular lens. Am J Ophthalmol. 2006;142(4):557–62.
24. Richter-Mueksch S, Kahraman G, Amon M, et al. Uveal and capsular biocompatibility after implantation of sharp-edged hydrophilic acrylic, hydrophobic acrylic, and silicone intraocular lenses in eyes with

pseudoexfoliation syndrome. J Cataract Refract Surg. 2007;33(8):1414–8.

25. Gimbel HV. Posterior continuous curvilinear capsulorhexis and optic capture of the intraocular lens to prevent secondary opacification in pediatric cataract surgery. J Cataract Refract Surg. 1997;23 Suppl 1:652–6.

26. Kora Y, Inatomi M, Fukado Y, et al. Long-term study of children with implanted intraocular lenses. J Cataract Refract Surg. 1992;18(5):485–8.

27. Gimbel HV, Ferensowicz M, Raanan M, et al. mplantation in children. J Pediatr Ophthalmol Strabismus. 1993;30(2):69–79.

28. BenEzra D, Cohen E. Cataract surgery in children with chronic uveitis. Ophthalmology. 2000;107(7): 1255–60.

29. Rao SK, Ravishankar K, Sitalakshmi G, et al. Cystoid macular edema after pediatric intraocular lens implantation: fluorescein angioscopy results and literature review. J Cataract Refract Surg. 2001;27(3): 432–6.

30. Hoyt CS, Nickel B. Aphakic cystoid macular edema: occurrence in infants and children after transpupillary lensectomy and anterior vitrectomy. Arch Ophthalmol. 1982;100(5):746–9.

31. Wormstone IM, Wang L, Liu CS. Posterior capsule opacification. Exp Eye Res. 2009;88(2):257–69.

32. Chandler HL, Barden CA, Lu P, et al. Prevention of posterior capsular opacification through cyclooxygenase-2 inhibition. Mol Vis. 2007;13:677–91.

33. Flach AJ, Dolan BJ. Incidence of postoperative posterior capsular opacification following treatment with diclofenac 0.1% and ketorolac 0.5% ophthalmic solutions: 3-year randomized, double-masked, prospective clinical investigation. Trans Am Ophthalmol Soc. 2000;98(101–105):105–7.

34. Vasavada VA, Praveen MR, Shah SK, et al. Anti-inflammatory effect of low-molecular-weight heparin in pediatric cataract surgery: a randomized clinical trial. Am J Ophthalmol. 2012;154(2):252–8.

35. Tanaka T, Yamakawa N, Mizusawa T, et al. Interaction between inflammatory cells and heparin-surface-modified intraocular lens. J Cataract Refract Surg. 2000;26(9):1409–12.

第二十五章
人工晶状体复位、取出与置换

郑丹莹

摘 要

随着小儿白内障人工晶状体(intraocular lens,IOL)植入术的广泛开展,IOL 相关的并发症越来越受到关注,尤其是 IOL 移位或脱位导致患儿视力显著下降或其他并发症时,需进行 IOL 复位、取出或置换术。小儿特殊的眼球结构及术后严重的炎症反应,使 IOL 易与周围组织粘连,因此 IOL 取出比植入更为复杂和危险。本章将对手术适应证,术前准备,手术方法的选择,IOL 复位、取出或置换的相关技术进行详细阐述。

第一节 人工晶状体复位术

IOL 位置异常是小儿 IOL 植入术后常见的并发症[1,2],会引起患儿屈光不正,慢性炎症反应或危及角膜内皮等问题,严重时需进行手术复位。

一、IOL 位置异常的原因与临床表现

小儿 IOL 位置异常的原因主要包括术后严重的炎症反应、不对称囊袋皱缩、残留晶状体皮质增殖、IOL 直径过短、先天或外伤引起的悬韧带异常和囊袋不完整等。

小儿 IOL 位置异常主要表现为:

1. 固定性瞳孔夹持(pupillary capture) 指 IOL 的光学面部分或全部位于虹膜之前,虹膜与 IOL 粘连(图 25-1),可合并后发性白内障,有时还可出现 IOL 襻的断裂。据报道,小儿 IOL 瞳孔夹持发生率远高于成人,约为 8.5%~41%,常见于 2 岁以下的患儿、植入 IOL 光学面直径小于 6mm 或 IOL 睫状沟固定者[3,4]。Pandey 等[5]在一组外伤性白内障患儿的研究中发现,行 IOL 睫状沟固定患儿的 IOL 夹持发生率可高达 40%,而 IOL 囊袋内固定组未见发生。

2. IOL 脱位的两种表现 一种为囊袋内脱位,是由于悬韧带的异常,使植入于囊袋内的 IOL 连同囊袋一起半脱位或全脱位于前房(图 25-2)或玻璃体腔[6];另一种为囊袋外脱位

（图25-3），是由于囊袋不完整或IOL的不对称固定，引起IOL的半脱位或全脱位[7]。

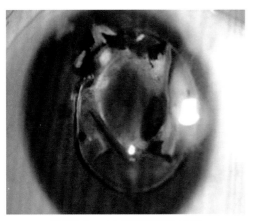

图25-1 IOL固定性瞳孔夹持
IOL的光学面位于虹膜之前，合并后发性白内障

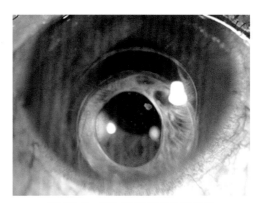

图25-2 IOL囊袋内脱位于前房

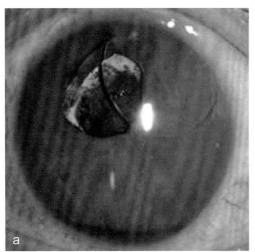

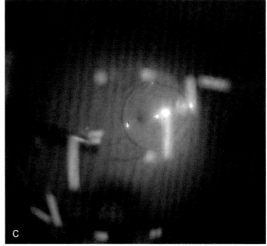

图25-3 IOL囊袋外脱位
a. IOL囊袋外脱位至前房；b. UBM检查显示IOL囊袋外脱位至前房（白色箭头）；c. IOL囊袋外脱位至玻璃体腔内，IOL位于视网膜前

二、IOL 复位术适应证

对于 IOL 的位置异常,当 IOL 光学面仍大部分位于瞳孔区且未引起严重并发症时,可先进行屈光检查及屈光不正的矫正,并密切随访观察;当 IOL 光学面明显移位,导致患儿视力显著下降或其他并发症,而其与周围组织粘连不严重,且 IOL 无受损的情况下,可考虑行 IOL 复位术[1]。术前需对眼部情况及 IOL 进行以下的评估[8~10]:

1. 眼部情况　有无合并角膜、眼底等不宜植入 IOL 的病变。

2. IOL 度数　原 IOL 的度数是否合适,是否存在较大的屈光误差。

3. IOL 直径　如 IOL 复位后需行睫状沟固定,应考虑原来的 IOL 直径是否合适,若把直径过小的 IOL 放在睫状沟,可发生 IOL 再次偏位。

4. IOL 的受损情况　IOL 光学面是否透明,襻的形状是否正常。

5. IOL 襻的材料　IOL 襻的材料需符合再次固定的要求,若考虑行 IOL 缝线固定,原 IOL 为 PMMA 襻的非折叠 IOL 或三片式折叠 IOL 较妥。

三、IOL 复位的手术技巧

IOL 复位主要包括后房型和前房型虹膜夹 IOL 复位。

(一) 后房型 IOL 复位

进行 IOL 复位时,术者应认真检查囊袋或后囊膜情况以及虹膜粘连程度,必要时行虹膜粘连分离术。IOL 复位手术分为前路法和后路法。

1. 前路法 IOL 复位术

(1)切口:应尽量避免在虹膜粘连处制作切口。

(2)分离 IOL 与周围组织的粘连:对于粘连的虹膜,先用黏弹剂进行分离,难以分开时可采用囊膜剪锐性分离,尽量避免刺激虹膜组织,以减少术后炎症反应。在操作过程中,应保护 IOL 光学面与襻的完整性。

(3)形成 IOL 复位空间(图 25-4a):为了形成 IOL 复位的空间,应对虹膜与晶状体囊膜的粘连进行充分分离。当瞳孔缘与囊膜完全粘连时,应选择上方做主切口,在切口位置做周边虹膜切除,通过周切口,紧贴后囊,边注入黏弹剂边分离虹膜与囊膜之间的粘连,形成植入空间。在操作中,应尽量保留晶状体囊膜。

(4)IOL 再次固定:当仍有足够的周边囊膜时,一般直接把 IOL 植入睫状沟(图 25-4b 和 c)。当无足够的周边囊膜作为支撑时,应视具体情况行 IOL 单襻或双襻缝线固定。下面以双襻缝线固定术为例进行详细描述(图 25-5)。

1)选择对称部位做两个以穹窿为基底的结膜瓣,巩膜面烧灼止血。

2)于结膜瓣下做以角膜缘为基底的两个对称巩膜三角瓣,约 1/2 巩膜厚度。

3)于颞侧或上方作 3.2mm 的角巩膜缘隧道切口(低龄患儿采用上方巩膜隧道切口),于主切口左侧 90° 的角膜缘用 15° 穿刺刀做辅助切口;

4)前房内注入黏弹剂并分离 IOL,用调位钩将 IOL 旋入前房,并将 IOL 的一个襻旋出主切口;

5)用带针的 10-0 聚丙烯缝线于巩膜瓣下角膜缘后 1.5mm 处完成引线。①方法一:采用一端带针的缝线,先掀起三角形巩膜瓣,在巩膜面浅层过针,然后从巩膜面穿刺进入眼内,经后房、瞳孔区和前房,从周边角膜出针,剪去针头,从主切口把缝线拉出(见图 25-5);②方法二:采用两端带针的 10-0 聚丙烯缝线,一端从巩膜瓣下进针入眼内,另一端用 25G 针头于对侧巩膜瓣下穿刺入眼内,在瞳孔区直视下把带线的缝针插入 25 号针头内,抽出 25G针头,将缝线从巩膜瓣下引出。从主切口把缝线拉出,一分为二剪断备固定使用(图 25-6)。

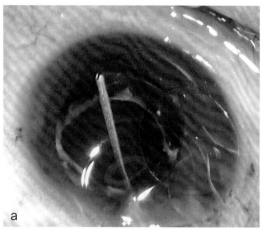

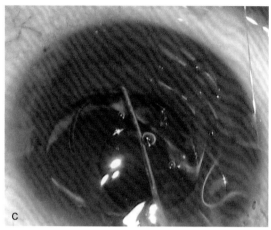

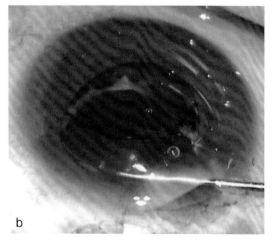

图 25-4 IOL 睫状沟植入
a. 虹膜后注入黏弹剂分离虹膜与囊膜之间的粘连,形成 IOL 复位空间;b. 将 IOL 前襻植入睫状沟;c. 将IOL 后襻植入睫状沟

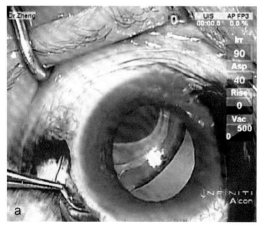

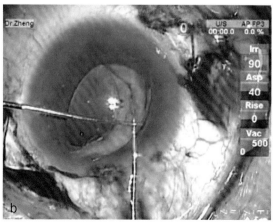

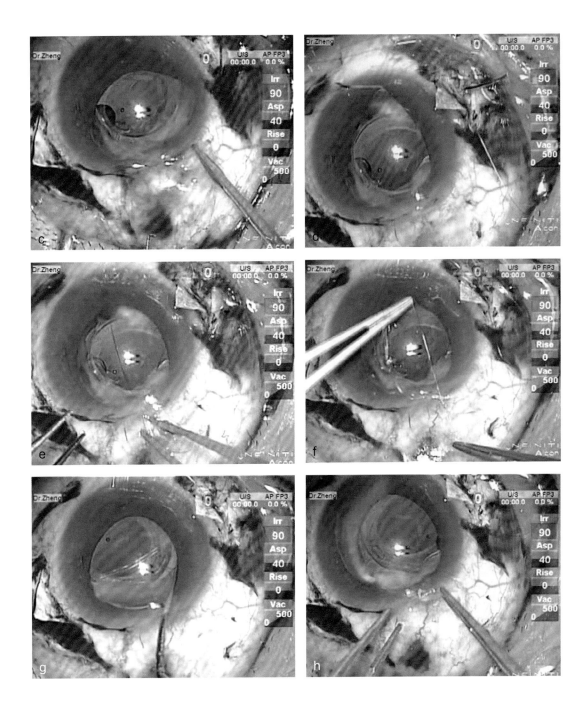

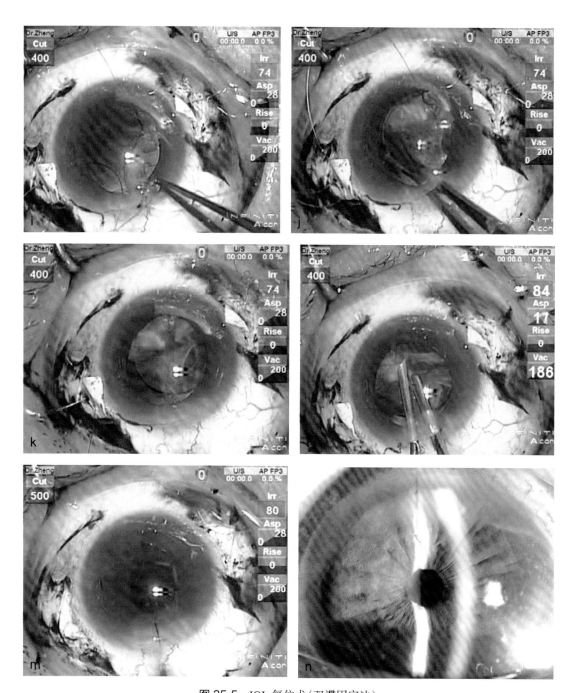

图 25-5　IOL 复位术（双襻固定法）

a. 于角膜缘后 3mm 做以角膜缘为基底的 1/2 巩膜厚度的三角瓣；b. 黏弹剂辅助下，用两把调位钩把 IOL 分离出囊袋并旋入前房；c. 用无齿镊把一个 IOL 襻拉出主切口；d. 用带针的 10-0 聚丙烯缝线从巩膜面穿刺入眼内，经后房、瞳孔区和前房，从周边角膜出针；e. 剪去针头，从主切口把缝线拉出；f. 用主切口右侧缝线结扎一个襻，结扎位置在襻的中外 1/4~1/3 处；g. 将缝线结扎的襻旋入眼内；h. 旋出 IOL 另一个襻；i. 用主切口左侧缝线结扎襻的中外 1/4~1/3 处；j. 把该襻旋入眼内；k. 用两把显微无齿镊分别调整两侧缝线使 IOL 居中，于巩膜瓣下结扎缝线；l. 用前段玻璃体切割针头切除残余的晶状体皮质及囊膜；m. 缝合角巩膜缘的主切口；n. IOL 双襻复位术后一天的裂隙灯显微镜彩照

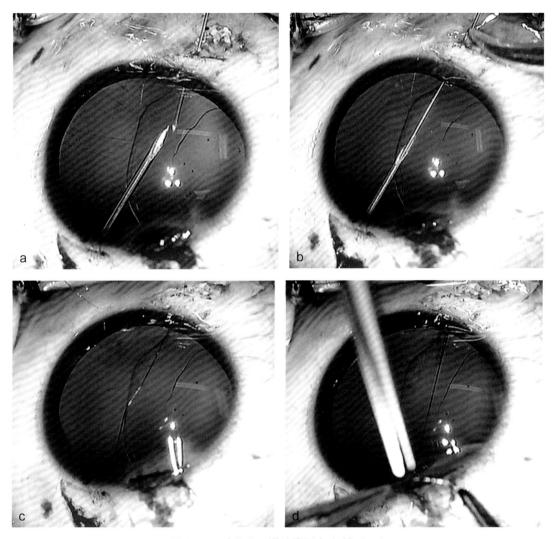

图 25-6 睫状沟双襻缝线固定法(方法二)

a. 从巩膜瓣下进针穿刺入眼内;b. 25G 针头于对侧巩膜瓣下穿刺入眼内,在瞳孔区直视下把带线的缝针插入 25G 针头内;c. 从主切口将引导针头拔出,引出带线针头;d. 将缝线从中间剪开,备固定时用

6)将 IOL 的一个襻旋出主切口外,用主切口右侧缝线结扎此襻,结扎位置在襻的外侧 1/4~1/3 处,将此襻旋入睫状沟。

7)将 IOL 的另一襻旋出主切口外,用主切口左侧缝线结扎此襻,并将其旋入眼内。

8)用显微无齿镊分别调整两侧缝线使 IOL 居中,于巩膜瓣下结扎缝线。

9)清除黏弹剂,形成前房。巩膜瓣用 10-0 尼龙线缝合一针,烧灼或缝合结膜瓣。

做 IOL 双襻缝线固定时需注意"一个中点,两个一致":巩膜面进针的两点连线需过角膜中点,且进针位置与角膜缘距离一致;在 IOL 双襻上的绑线点与襻末端的距离需一致。

2. 后路法 IOL 复位术

当 IOL 脱位于中后段玻璃体时,则采用睫状体平坦部为切口的后段玻璃体切除手术,在导光纤维、玻璃体切割头或显微镊的帮助下,先把 IOL 托入前房,再行复位。手术的关键在于解除 IOL 与周围组织的粘连及清除脱出的玻璃体。

（二）前房型虹膜夹 IOL 复位

前房型虹膜夹 IOL 在小儿的应用存在争议,笔者不主张在小儿晶状体手术中使用这类 IOL,但是临床上偶有前房型虹膜夹 IOL 固定夹滑脱的情况。应评估角膜内皮细胞、前房深度及虹膜情况,再决定是否进行 IOL 复位或取出。复位术主要针对大龄患儿。具体手术步骤如下:

1. 采用上方 3.2mm 的巩膜隧道切口,用 15° 穿刺刀在两点或十点处做辅助切口(根据需固定襻的位置决定)。在 IOL 前后表面注入黏弹剂形成足够的操作空间,用隧道刀把主切口扩至 3.5~4mm。

2. 用前房型 IOL 固定镊固定 IOL 光学面,用弯成 90° 的 20G 针头挑起相应位置的中周部虹膜,用虹膜夹将其夹住固定,注意需在合适的位置与宽度夹持全层虹膜。

3. 清除黏弹剂后,用 10-0 尼龙线缝合切口 1~2 针使其密闭。

第二节 人工晶状体的取出与置换

一、IOL 取出与置换的原因

早期 IOL 取出的原因主要是后房型 IOL 引起的葡萄膜炎 - 青光眼 - 前房积血综合征(uveitis-glaucoma-hyphema syndrome,UGH 综合征),或前房型 IOL 引起的继发性青光眼、角膜内皮失代偿等。随着 IOL 材料、工艺和消毒方法的改进,IOL 取出与置换的原因有了新的变化,包括以下几个方面[11]:

1. IOL 较大的屈光度误差　IOL 出现较大屈光误差的原因包括:生物测量误差、公式选择不当及 IOL 植入术后严重近视漂移[12,13]。若戴框架眼镜或角膜接触镜难以满意地矫正屈光不正或影响患儿视觉发育时,应考虑行 IOL 取出或置换术。

2. IOL 混浊与损伤　IOL 混浊(图 25-7)主要与 IOL 材料相关,多见于硅凝胶和亲水性丙烯酸酯等材料[14]。笔者将发生混浊的亲水性丙烯酸酯 IOL 行手术取出,进行光学显微镜检查及能谱分析,发现其表面布满不规则的颗粒沉淀物,而颗粒沉淀物中含有大量的钙和磷[15]。此外,小儿白内障术后往往炎症反应较重,严重时浓厚的炎症渗出膜覆盖于 IOL 表面,可导致 IOL 混浊。儿童 IOL 在眼内的使用时间一般比成人长,在选择 IOL 材料时应更慎重。当 IOL 混浊严重影响视功能时,需行手术取出或置换。

IOL 损伤可发生在植入 IOL 的过程中,由于操作不当或器械的质量问题造成 IOL 襻弯曲或折断、光学面划伤等情况,也可发生在术后进行激光后囊膜切开术时,由于 IOL 的材质或操作问题,激光损伤 IOL 光学面(图 25-8)。当这些损伤影响小儿视觉质量时,需行 IOL 取出或置换术。

3. 角膜内皮受损　角膜内皮受损多见于植入前房型 IOL 的患儿,如房角支撑型或虹膜夹持固定型 IOL,也可见于明显偏位全部或部分脱入前房的后房型 IOL(图 25-9)。当引起角膜内皮数进行性减少或角膜局限水肿时,应及时行 IOL 取出术。

4. 青光眼　青光眼可发生于小儿白内障术后早期至术后数年。房角支撑型 IOL 可引起顽固性高眼压,并可伴有 IOL 间断接触综合征或 UGH 综合征,在这些情况下需考虑行 IOL 取出术。

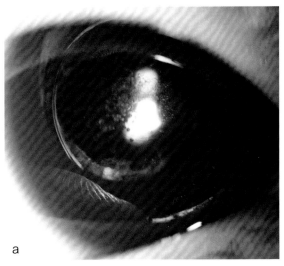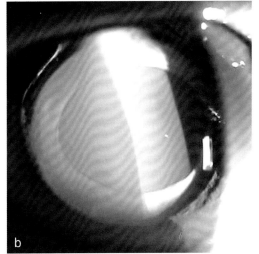

a　　　　　　　　　　　　　　　　b

图 25-7　IOL 混浊

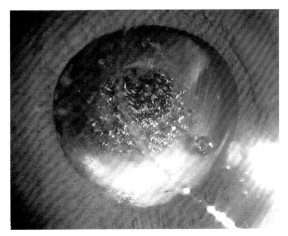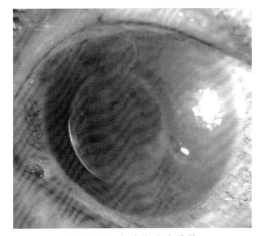

图 25-8　IOL 激光损伤　　　　　　　　　　　图 25-9　角膜内皮失代偿

　　5. 难治性葡萄膜炎　临床上,对于葡萄膜炎并发白内障的小儿,当炎症静止 3 个月以上,可行白内障摘除联合 IOL 植入术[16],但有些患儿,特别是青少年型类风湿关节炎相关性葡萄膜炎患者,术后可产生严重的炎症反应,甚至用药无法控制,需行 IOL 取出术[17,18]。

　　6. 视网膜脱离　IOL 术后发生视网膜脱离一般不需取出 IOL,若 IOL 在眼内影响眼底观察及手术操作,应取出 IOL。

二、手术技巧

　　医生应根据患儿的年龄及患眼的具体情况采取不同的手术方式。手术操作应遵循以下原则:尽量减少对眼内组织的扰动,减少术后炎症反应;尽量保留囊膜,减少对悬韧带的牵拉,避免二次损伤。

(一) IOL 取出

需根据 IOL 的类型选择取出方式。

1. 前房型 IOL 的取出

(1)术前需充分缩小瞳孔,作上方长 3.2mm 的角巩膜缘切口,于两点或十点位角膜缘 15°穿刺刀做辅助侧切口。

(2)于 IOL 前后注入黏弹剂以分离与周围组织的粘连。对于虹膜夹型 IOL 可在主切口用 IOL 夹固定光学面,从辅助切口置入 IOL 调位钩或弯成 90° 的针头,把夹口内的虹膜往下方推出夹口(图 25-10)。对于 Z 型襻的房角支撑型 IOL 应以逆时针方向旋出 IOL 襻。

(3)根据 IOL 直径扩大切口,用 IOL 植入镊夹住其光学面取出。

(4)用 10-0 尼龙线缝合切口至密闭状态。

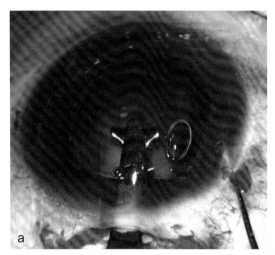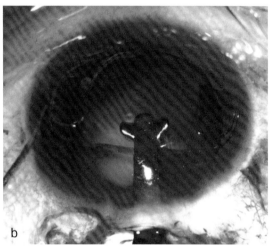

图 25-10　虹膜夹型 IOL 的取出

a. 在主切口用 IOL 夹固定 IOL 光学面;b. 从辅助切口置入 IOL 调位钩把夹口内的虹膜往下方推出夹口

2. 后房型 IOL 的取出

(1)切口:应根据所取出的 IOL 材料和直径而定。硬性 IOL 一般整片取出(图 25-11),切口为 5.5 ~6mm;软性 IOL 切口一般为 3.0~3.5mm。具体步骤如下(图 25-12)。

(2)游离 IOL(图 25-12a~c):对于囊袋完整者,前房及囊袋内注入足量的高分子黏弹剂,如爱维或 Healon GV,使 IOL 光学面及襻与囊膜分离,将 IOL 游离出囊袋外,并移至前房。对于晶状体囊膜纤维增生明显,前囊口皱缩,IOL 与晶状体囊膜或周围组织粘连较紧的情况,应先用囊膜剪剪开粘连组织和囊膜,再将 IOL 游离至前房内。对于睫状沟固定的 IOL,应充分分离 IOL 与周围组织的粘连。

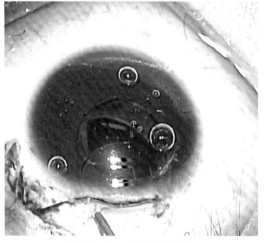

图 25-11　整片取出 IOL

(3)剪断 IOL：硬性 IOL 一般不能剪断其光学面，应整片取出；若其襻和机化膜粘连紧密，无法使 IOL 脱出，可将 IOL 襻剪断，切断点应尽量靠近光学面，再将光学面取出。软性 IOL 取出前，在前房内需补充黏弹剂，从侧切口用辅助器械钩住 IOL 光学部边缘将其固定，用 IOL 剪或小梁剪将 IOL 光学面从中央剪断(图 25-12d)。

(4)取出 IOL：用 IOL 镊子通过主切口将游离的一半 IOL 取出，以同样方法游离另一半 IOL 并从前房取出(图 25-12e 和 f)。对于硅胶材料的软 IOL，较难将其剪为两半，可稍扩大切口至 4mm，利用其柔软性直接从切口夹出。对于完全脱位到玻璃体腔中后段的 IOL，先经睫状体平坦部三切口行玻璃体切割术，注意清除 IOL 与周围玻璃体的粘连，切勿强行牵拉 IOL，以免牵拉视网膜，引起视网膜裂孔。用眼内镊夹住上襻的根部提起 IOL，并用导光纤维协助托起 IOL，将 IOL 送入前房，再从上方角膜缘切口取出 IOL。

(5)应彻底清除溢入前房及切口外的玻璃体。

特别注意的是，对于虹膜支撑型 IOL 或已行缝线固定的 IOL，需先夹住光学面固定，再剪断全部固定缝线，把 IOL 脱入前房后，做后续的操作。

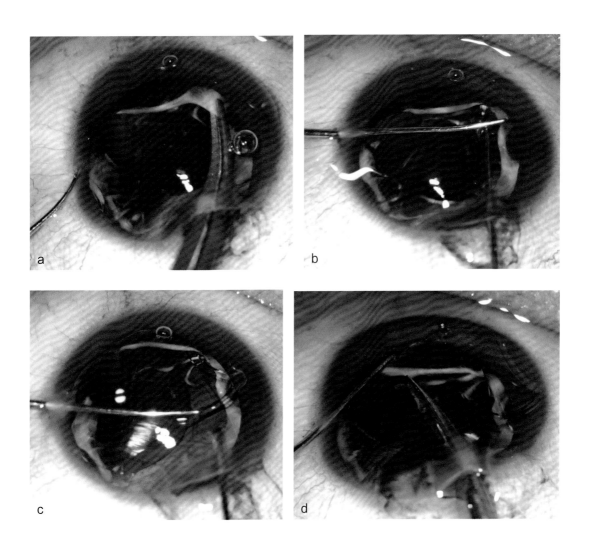

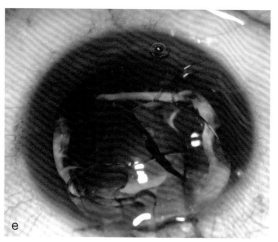
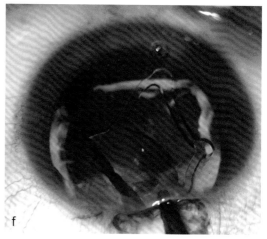

图 25-12　后房型 IOL 的取出

a. 以囊膜剪剪开前囊口机化膜；b. 分离 IOL 襻；c. 以辅助器械将 IOL 的襻游离至前房；d. 以辅助器械钩住 IOL 光学部边缘将其固定,用 IOL 剪刀或角膜剪横断剪开 IOL；e. 用 IOL 镊子通过主切口将游离的一半 IOL 取出；f. 以同样方法游离另一半 IOL 并从前房取出

(二) IOL 的再次植入

在 IOL 置换前,应行 IOL 度数的测量,为患儿植入合适的 IOL。

1. 囊袋内 IOL 固定　取出 IOL 后,如仍有足够的囊袋空间支撑 IOL,可于囊袋内注入足量的黏弹剂,把新的 IOL 植入囊袋内。

2. 睫状沟固定法(图 25-13)　植入 IOL 前应再次检查是否为 IOL 的再次植入形成足够的空间,前房内注入黏弹剂,植入 IOL,将 IOL 襻固定于睫状沟。

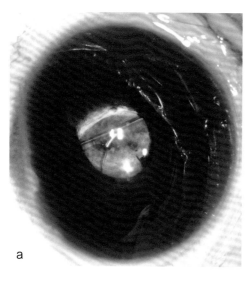
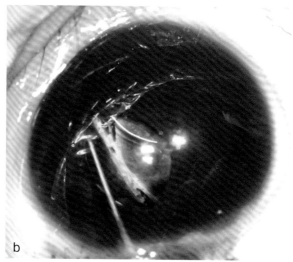

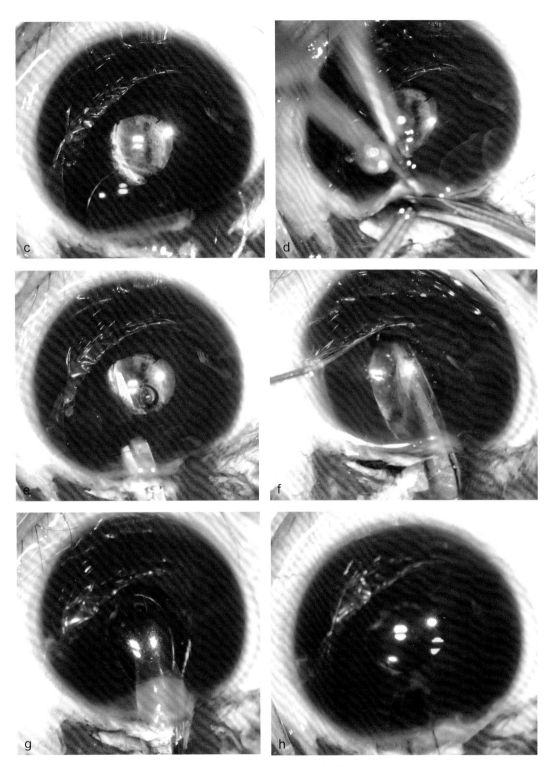

图 25-13 IOL 置换 + 后囊膜切开

a. IOL 偏位合并后囊膜混浊；b. 用辅助器械从主切口进入眼内分离虹膜后粘连；c. 从主切口处取出 IOL；d. 因主切口处粘连明显，在该处做一虹膜周切口；e. 用囊膜剪经虹膜周切口进入后房分离虹膜与晶状体残留囊膜；f. 用囊膜剪剪开晶状体后囊膜；g. 注入黏弹剂形成睫状沟空间，紧贴虹膜后表面把 IOL 植入睫状沟；h. 术毕 IOL 正位

3. 巩膜缝线 IOL 固定术　当残留的晶状体囊膜不能支撑 IOL 时,可视囊膜情况采用经睫状沟巩膜缝线 IOL 单襻或双襻固定术。具体操作见本章第一节。

第三节　手术并发症

人工晶状体复位、取出与置换手术相关并发症包括:

1. 后囊膜破裂　是 IOL 复位、取出与置换术中最常见的并发症,发生率约为 3%~30%[19,20],多因手术操作不当引起。如合并玻璃体脱出,需行前段玻璃体切割术。

2. 悬韧带离断　原撕囊口过小或 IOL 襻与囊膜粘连过紧,在游离 IOL 过程中均易导致悬韧带离断,甚至玻璃体脱出。游离 IOL 时应注入足量黏弹剂,动作轻柔,前囊口过小可剪开或使用电撕囊扩大前囊口,以避免牵拉囊袋,引起悬韧带离断。发生悬韧带离断的处理参考第十七章的方法处理。

3. 虹膜损伤　无论是 IOL 复位、取出及置换,由于已是再次手术,虹膜后粘连一般较重,严重时还存在广泛的虹膜与囊膜粘连,因此,在分离虹膜粘连的过程中极易损伤虹膜,尤其术中当瞳孔难以散大时,更易造成虹膜损伤。术中合理地使用黏弹剂及扩大瞳孔,可减少此并发症的发生。

4. 前房积血　在分离虹膜粘连过程中也易损伤虹膜血管而导致前房积血,可通过注入黏弹剂或 2% 去甲肾上腺素、密闭切口和升高眼压等方法进行止血,手术结束前需清除前房积血以避免加重术后的炎症反应、引起继发青光眼。术后可使用止血药物预防再次出血。

5. 角膜水肿　多因机械性操作引起,可局部使用高渗或抗炎药物,常常可以治愈。

6. 黄斑囊样水肿　较少见,多为自限性,可局部使用非甾体类药物治疗。

小　结

小儿 IOL 植入术后,可由于种种原因,导致 IOL 出现偏心、移位、脱位或较大的屈光误差,需行 IOL 复位、取出和置换术。术前应对患眼进行评估,决定手术方法,术中应尽量谨慎操作,避免二次损伤,术后应加强抗炎,避免术后并发症。

(陈　卉　许博涵　译)

参考文献

1. Lambert SR, Drack AV. Infantile cataracts. Surv Ophthalmol. 1996;40(6):427–58.

2. Hiles DA, Hered RW. Modern intraocular lens implants in children with new age limitations. J Cataract Refract Surg. 1987;13:493–7.

3. Pandey SK, Wilson ME, Trivedi RH, et al. Pediatric cataract surgery and intraocular lens implantation: current techniques, complications, and management. Int Ophthalmol Clin. 2001;41(3):175–96.

4. Mingxing W, Yizhi L, Yuhua L, et al. The causes and reposition of fixed intraocular lens pupillary capture in children. Chin J Ophthalmol. 2004;3:190–2.
吴明星, 刘奕志, 刘玉华, 等. 儿童人工晶状体固定性瞳孔夹持的原因和手术复位 [J]. 中华眼科杂志, 2004, (3): 190-192.

5. Pandey SK, Ram J, Werner L, et al. Visual results and postoperative complications of capsular bag and ciliary sulcus fixation of posterior chamber intraocular lenses in children with traumatic cataracts. Cataract Refract Surg. 1999;25(12):1576–84.

6. Chan CK, Agarwal A, Agarwal S, et al. Management of dislocated intraocular implants. Ophthalmol Clin North Am. 2001;14(4):681–93.

7. Zheng DY, Chen LN, Sun Y, et al. Out-of-the-bag intraocular lens dislocation: outcomes of posterior chamber intraocular lens exchange, risk factors, and prevention. J Chin Med. 2010;123:2562–7.

8. Mello MO, Scott IU, Smiddy WE. Surgical management and outcomes of dislocated intraocular lenses. Ophthalmology. 2000;107(1):62–7.

9. Gul A, Duran M, Can E, et al. Surgical management

of intraocular lens dislocations. Arq Bras Oftalmol. 2015;78(5):313–7.

10. Kim SS, Smiddy WE, Feuer W, et al. Management of dislocated intraocular lenses. Ophthalmology. 2008; 115(10):1699–704.

11. Carlson AN, Stewart WC, Tso PC, et al. Intraocular lens complications requiring removal or exchange. Surv Ophthalmol. 1998;42(5):417–40.

12. Jin GJ, Crandall AS, Jones JJ. Intraocular lens exchange due to incorrect lens power. Ophthalmology. 2007;114(3):417–24.

13. Eibschitz-Tsimhoni M, Archer SM, Del Monte MA. Intraocular lens power calculation in children. Surv Ophthalmol. 2007;52(5):474–82.

14. Gashau AG, Anand A, Chawdhary S, et al. Hydrophilic acrylic intraocular lens exchange: Five-year experience. J Cataract Refract Surg. 2006;32(8):1340–4.

15. Zheng DY, Lin Y, Zhang ZP, et al. Late postoperative complication of the foldable lens implantation: opacification of the intraocular lens. Chin J Ophthalmol. 2002;38(7):408–11.

16. Van Gelder RN, Leveque TK. Cataract surgery in the setting of uveitis. Curr Opin Ophthalmol. 2009;20:42–5.

17. Adan A, Gris O, Pelegrin L, et al. Explantation of intraocular lenses in children with juvenile idiopathic arthritis-associated uveitis. J Cataract Refract Surg. 2009;35(3):603–5.

18. Jones JJ, Jones YJ, Jin GJ. Indications and outcomes of intraocular lens exchange during a recent 5-year period. Am J Ophthalmol. 2014;157(1):154–62.

19. Fernández-Buenaga R, Alió JL, Pinilla-Cortés L, et al. Perioperative complications and clinical outcomes of intraocular lens exchange in patients with opacified lenses. Arch Clin Exp Ophthalmol. 2013;251(9):2141–6.

第六篇
视功能重建

26

第二十六章
小儿晶状体手术后视功能重建

邓大明　李劲嵘　余敏斌

摘　要

小儿晶状体疾病的治疗主要涉及两个方面,包括透明视轴的恢复和视功能的重建。术后视功能的重建对于确保小儿患者良好的视觉效果非常重要。晶状体手术后的功能性视觉重建主要包括屈光不正的矫正、弱视的预防和治疗,以及融合功能和立体视觉的恢复,这可能会大大改善小儿患者的视觉预后。矫正屈光不正被认为是小儿晶状体手术后视力康复的基础,矫正方法包括配戴框架眼镜或隐形眼镜(contact lenses,CL),行屈光手术和人工晶状体(intraocular lens,IOL)植入。弱视的治疗是视功能恢复的关键,应在白内障手术后尽早开始。弱视的治疗方法有多种,临床医生应根据患者的具体临床情况选择合适的治疗方案。本章将讨论这些治疗选择的适应证和特点。

第一节　概述

小儿晶状体手术后面临屈光不正和弱视的问题,合适的屈光不正矫正方法及弱视治疗手段是促进患儿眼球发育和视功能重建的关键环节。本章将对小儿晶状体术后屈光矫正、弱视治疗等一系列问题进行阐述。

一、规范的屈光矫正是视功能重建的基础

正常眼球在发育过程中,屈光系统的变化是同眼轴的增长相匹配的,从婴幼儿的远视状态逐步达到正视化。在晶状体摘除术后,患儿由于晶状体的缺失,屈光系统处于调节功能丧失、高度远视状态,入射光线无法准确地聚焦在视网膜上,导致大幅度的光学离焦,引起发育期内眼部传入信息的异常,使正处于眼球发育的患儿出现正视化异常,导致视觉发育障碍。因此,屈光矫正是先天性白内障术后视功能重建的基础,其矫正方法包括人工晶体植入,配戴框架眼镜或角膜接触镜等。

二、弱视治疗是提高视功能的必要手段

小儿晶状体病以及由此引起的眼球震颤、固视障碍、眼位偏斜等其他眼部异常,均可导致视觉传入信息的异常。由于婴幼儿正处于视觉发育的敏感期,视觉信息传入异常会导致视觉功能发育的障碍而发生弱视,表现为单眼和双眼视功能受损,尤其是形觉、对比觉和立体视觉的损害。小儿晶状体手术仅仅恢复了屈光间质的透明性,患儿视功能发育障碍和损害仍然存在,需要通过规范的弱视治疗,促进患儿的视功能重建。

近年来,随着心理物理学分析方法、动物模型、脑功能成像和脑电技术等的出现,我们对弱视的视觉皮层中枢机制有了更深一步的认识,现认为弱视已经不仅仅是一种眼部的疾患,而是一种视觉中枢感知功能发育的异常。越来越多的研究将神经和认知科学中广泛使用的一些治疗手段,如兴奋性神经递质(左旋多巴)的摄入,电或磁神经康复刺激方法[如经颅直接电流刺激(transcranial direct current stimulation, tDCS)和经颅磁刺激技术(transcranial magnetic stimulation, TMS)],认知科学中的知觉学习(perceptual learning),中国传统医学的针灸治疗等应用于弱视的治疗研究中。这一系列研究中,尽管许多研究的可行性和有效性都还没有经过严格的临床随机对照试验来证实,但随着研究的不断深入,这些方法将可能逐渐成为弱视视功能重建的有效补充。

第二节　小儿无晶状体眼屈光矫正

屈光矫正是弱视康复的基础和关键,小儿白内障患者在晶状体摘除手术后,眼球处于高度远视的屈光状态,应尽快矫正,为视功能重建创造良好的屈光条件。由于小儿屈光系统在完成正视化的过程中,眼球发育在不同阶段具有不同的特点。因此,选择合适规范的屈光矫正方法对患儿视功能重建显得尤为重要。本节将介绍各种屈光矫正方法的优缺点及适应证。

一、框架眼镜

【适应证】双眼无晶状体眼、无法耐受角膜接触镜、暂时无法行人工晶状体植入术的患儿,均可配戴框架眼镜。对于单眼无晶状体的患儿,若能耐受角膜接触镜等其他方法,框架眼镜一般不作为首选。

框架眼镜是目前婴幼儿双眼无晶状体眼最常用的屈光矫正方法(图26-1),其优点是验配方便,经济安全,可以随时更换,可根据患儿的视近和视远需求进行单焦点和双焦点的矫正。但也存在一些缺点。主要表现在以下几方面:

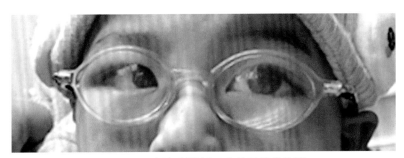

图 26-1　框架眼镜矫正小儿无晶状体眼

1. 镜片厚重导致配戴依从性下降　由于婴幼儿鼻梁及耳廓尚未发育完全,配戴框架眼镜时固定困难,厚重的高度远视镜片会引起患儿配戴不适,且存在认知缺陷及家长对配戴眼镜的重视程度不够,导致配戴眼镜的依从性下降(图 26-2)。在镜架方面可选择较轻的钛金属或合金材料,但金属镜架易变形而导致矫正效果差。亦可选择非金属材料镜架,如具有重量轻、不易变形的合成材料环氧树脂镜架,又如可塑性高、还原性好的尼龙材料镜架,不慎掉地或踩压后可还原,不易破裂。为减少镜片的厚重感,还可选择折射率稍高的镜片,但应注意折射率太高时,色差会因阿贝系数的增大而导致矫正效果下降。近十年来,膜压贴式镜片较好地满足了这方面的需求,但较高度数的贴膜镜片会在一定程度上导致成像的改变,且压贴膜与镜片之间有一定的空隙,易藏污纳垢导致粘贴不牢,甚至脱落。

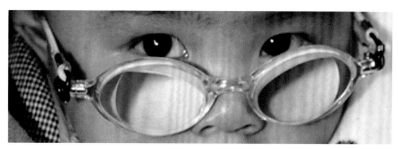

图 26-2　无晶状体患儿从框架镜上方视物,未起到矫正作用

2. 物像放大率　框架眼镜的屈光度每变化 0.50D,物像放大或缩小约 1% 左右。当双眼的物像不等量达到 5% 左右,也就是屈光度相差约 2.50D 时,人的视觉系统常常无法耐受这种差异而导致视觉抑制或混淆。单眼先天性白内障术后无晶状体眼,由于戴镜时双眼物像放大率差异太大,患儿可产生严重的双眼复视,导致融像困难,视觉抑制加重,也较易因不适而拒绝戴镜,影响单眼和双眼视功能的重建。对于双眼先天性白内障患儿,术后双眼同时戴镜,双眼物像的放大率接近或相同,小儿较为容易接受。

3. 球面像差大　无晶状体眼患儿配戴的眼镜通常是较高度数的凸透镜,光线经过其折射后在视网膜上的成像是曲线像,而非正视眼所看到的直线像,加之动态的眼球扫视、跟踪运动,使得视物有明显高低不平的感觉。且先天性白内障患儿大部分合并存在先天性眼球震颤,视轴中心常常偏移光学中心,甚至会产生三棱镜效应,使视敏度和视锐度下降。

4. 周边视野缩小　由于镜片面积较小,周边的光线无法经过镜片折射后全部进入眼内,甚至一部分光线不经镜片就直接进入眼内,这部分物像无法在视网膜上清晰成像,因而形成一模糊视野区。另外,高度数镜片的偏心易引起三棱镜作用,在视野周边范围形成环状盲区,感知的视野范围缩小。

5. 周边光学离焦　使用光学镜片矫正屈光不正时,矫正的仅仅是中央屈光度,但周边屈光度和中央屈光度往往存在不同,因此,对先天性白内障患儿在使用光学镜片进行屈光矫正时,其周边的屈光度常会出现较大的相对远视或近视状态,而导致眼球正视化的异常而影响视觉发育。目前,已有能够矫正周边离焦的新型软性角膜接触镜进入临床试验,期待这种特殊设计的矫正方式能在将来解决先天性白内障术后的屈光矫正。

二、角膜接触镜

相比框架眼镜,角膜接触镜在无晶状体眼的屈光矫正中具有较大的优势。角膜接触镜的工艺设计和材料学的发展克服了以往镜片厚重、异物感强、透氧性差和对眼表损害大等缺点。与框架眼镜相比,角膜接触镜主要具有以下优势和缺点。

角膜接触镜的优势:①对于高度屈光不正,角膜接触镜由于离眼球光学系统的节点近,视网膜成像无明显的放大或缩小;对于术后屈光参差,双眼的物像大小相对一致,不容易造成融合障碍和视觉抑制;②配戴角膜接触镜后,周边视野扩大,周边视力亦得到矫正,消除了由于周边屈光未矫正所致的物像畸变、像差和色差等;③配戴舒适,活动方便,不会像框架眼镜那样遇冷遇热时被水蒸气蒙住镜片,也不会引起耳、鼻或颞侧皮肤的疼痛和过敏反应,也避免了框架眼镜被撞击后变形、脱落甚至破碎导致眼外伤发生的可能性,对于好动的小儿具有较大优势;④外观自然,避免了因为厚重框架眼镜引起的外观异常而在群体活动中受到嘲笑或排斥,更有利于患儿的身心健康发展。

但同时角膜接触镜也具有以下缺点:①对于1~3岁的婴幼儿,由于检查不能配合,无法获取准确的角膜曲率参数,较难制作出合适的角膜接触镜,角膜接触镜可能因为偏心而导致矫正效果差;②接触镜易丢失,造成患儿有效矫正时间的缩短;③频繁取、戴接触镜,小儿易产生抗拒心理。针对这个棘手的问题,中山眼科中心白内障专科开发出一种儿童隐形眼镜配戴和取出器,通过特殊的连接管将负压气囊和隐形眼镜吸盘连接,通过负压的作用将隐形眼镜牢固地吸附在吸盘上,可以安全、快速和方便的配戴和摘取隐形眼镜,尤其适合儿童(图26-3);④高度数的接触镜制作工艺较复杂,价格昂贵。上述种种因素也导致了患儿治疗的依从性差。

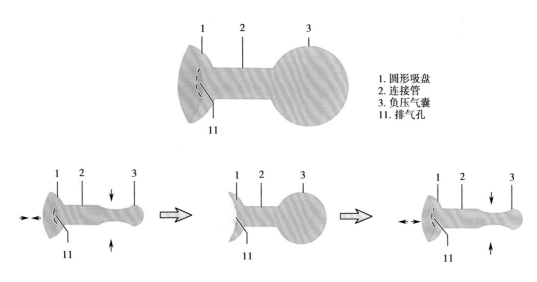

1. 圆形吸盘
2. 连接管
3. 负压气囊
11. 排气孔

图26-3　角膜接触镜的配戴和取出器

角膜接触镜的配戴和取出器的使用方法如下:图中虚线部分为隐形眼镜,挤压负压气囊,将圆形吸盘贴附在隐形眼镜外表面,放开气囊,产生的负压将隐形眼镜牢牢吸住,此时可将隐形眼镜片从眼镜片盒中取出。将吸附在吸盘上的隐形眼镜片内面对准角膜表面，挤压气囊以解除负压，隐形眼镜片从吸盘脱开，继而与角膜表面形成负压而被配戴到角膜表面。

角膜接触镜对无晶状体眼的屈光矫正优于框架眼镜。然而，配戴角膜接触镜存在眼表感染和过敏等并发症的风险，且对镜片取戴、护理以及患儿与其父母的配合程度均有较高的要求，因此，医务人员应该高度重视对患儿和父母的宣教。

(一) 配戴时机及注意事项

一般来讲，术后 3 个月无眼部禁忌证即可以进行相关检查，验配角膜接触镜。但应注意避免在患儿身体不适时配镜，耐心指导患儿家长掌握镜片配戴的操作和护理技能，以帮助患儿尽快适应。

(二) 屈光矫正的处方原则

接触镜度数的选择对于小儿无晶状体眼的矫正尤为关键，不合适的度数同样会导致弱视的发生。一般情况下，婴幼儿要求有更好的视近能力，随年龄增长，视远能力也越来越重要。每个患儿配戴接触镜的度数应根据验光结果来决定，另外需加上过矫量或欠矫量。过矫量或欠矫量的确定方式目前有较大争议，我们的经验是 1 岁以内欠矫 1.50~3.50D，1~4 岁欠矫 0.50~1.50D。

(三) 适应证

1. 单眼无晶状体眼　单眼无晶状体眼患儿，双眼的屈光参差往往超过 10D，小儿处于视觉发育的关键时期，屈光参差超过 3D 即有可能导致弱视。配戴角膜接触镜减少了光学离焦和双眼像差，常常是安全和有效的。

2. 双眼无晶状体眼　双眼白内障术后无晶状体眼患儿，表现为高度远视的屈光状态，可通过配戴角膜接触镜重建视觉功能。

3. 不规则散光　小儿外伤性白内障常合并有角巩膜损伤，伤口缝合术后往往产生不规则散光，这种不规则散光用普通的光学眼镜难以矫正，选择透气性好的硬性角膜接触镜，通过泪液透镜覆盖不规则的角膜表面，可达到矫正不规则散光的作用。

4. 眼球震颤　先天性白内障患儿常常伴有眼球震颤，配戴角膜接触镜矫正伴有眼球震颤的屈光不正，可以减少框架眼镜的视觉变形和成像不稳定，有助于提高视功能。

(四) 注意事项

在决定是否配戴角膜接触镜之前，需考虑以下几个方面的问题。

1. 角膜　尽管不规则散光是配戴角膜接触镜的适应证，但有时又会因为角膜不规则散光程度过大和角膜瘢痕等问题，导致配戴角膜接触镜的难度增大。

2. 患儿不能清晰表达　患儿年龄太小，不能准确表达异常感受。例如，小儿配戴角膜接触镜过程中出现角膜上皮损伤或炎症等并发症时，由于不能清晰表达，可能会延误诊治，后果严重。因此，应教会家长辨别类似的异常表现，并及时到医院治疗。

3. 经济承受能力及依从性　小儿屈光状态快速变化，需要定期复查和更换角膜接触镜，会给患儿家庭带来一定的经济负担。

4. 过敏反应　角膜接触镜的材料和消毒液等都可能引起过敏反应，可以通过抗过敏的药物得到有效控制。适时更换镜片，并正确掌握清洗镜片的流程，选择合适的护理产品，可有效预防过敏反应。

（五）角膜接触镜类型的选择

临床常用的角膜接触镜包括硬性高透氧性角膜接触镜（rigid gas permeable contact lens，RGP）和软性角膜接触镜。RGP 镜片热传导能力强，保湿性能好，透氧性高，特别适合散光度数较大和角膜表面不规则的患儿，其缺点在于弹性差，配戴易翘曲，舒适感欠佳，需要较长适应期。

软性角膜接触镜弹性好，柔软，可覆盖全角膜，配戴舒适，适应时间短。与 RGP 相比，其缺点是容易吸附沉淀物，使用寿命短。目前使用最广泛的软性角膜接触镜主要成分是聚甲基丙烯酸羟乙酯（简称 HEMA），这类镜片加入柔软吸水的塑胶聚合物材料（又称水凝胶），含水量达到 30%~80%，保证了配戴的舒适性。近 10 年来，软性角膜接触镜的材料已经不再局限于传统的水凝胶材料，还添加了不同的单体以增加材料的透氧性，其中主要为硅氧烷 - 聚二甲基硅氧烷（又称硅水凝胶材料）。

临床上对于低龄患儿，应尽可能选择透氧性高且能过夜配戴的镜片，以减少摘戴次数和避免眼表损伤。这类镜片通常可持续配戴 30 天，方便婴幼儿的配戴和其父母对镜片的操作和护理，而且镜片经过特别的亲水性处理后，可减轻戴镜异物感。镜片的更换周期为 1~2 次/年。另外，在 RGP 镜片加入防紫外线的材料，还可以减少紫外线照射引起的眼部损害。RGP 镜片容易在患儿哭闹和揉眼时丢失，建议留有备用镜片。RGP 镜片在 3 岁以上的患儿配戴早期应每月检查一次，低于 1 岁的婴儿可每周检查一次，以观察眼部组织的反应、镜片的外观和护理。

现代设计的角膜接触镜透氧性高，提高了镜片长时间配戴的安全性。但是，角膜接触镜对于患儿的眼表状况和配合程度、父母的教育水平等均有较高的要求，我们在给患儿选择是否配戴角膜接触镜时，不但应该考虑其适应证，更应该考虑患儿及家长的实际情况。

三、人工晶状体

人工晶状体植入，相对于框架眼镜放大率低，对周边视野影响小；相对于角膜接触镜来说，省去了戴取以及镜片护理的烦琐，也减免了感染的风险，是目前矫正无晶状体眼屈光不正常用的方法。人工晶状体的选择与植入方法详见第十四和十五章。

四、角膜屈光手术

因受角膜厚度的影响，通常角膜屈光手术对远视性屈光不正，最高可以矫正 +6.00D，而大多数无晶状体眼患儿的屈光状态都是 +12.00D 以上的高度远视，从而使得该术式难以在临床开展。

第三节　弱视治疗

小儿晶状体疾病造成视功能损害的主要原因之一是由于形觉剥夺引起的弱视。国内外的研究均表明，即使是接受了合适的人工晶状体植入的患儿，术前存在的形觉剥夺引起的视功能发育障碍仍然存在。由此可见，弱视治疗在先天性白内障治疗中的重要性。本节将对弱视的概念、发病机制和治疗等方面进行论述。

一、弱视的概念

弱视是引起儿童单眼视觉功能损害的第一位疾病,在世界各地均有较高的患病率(2%~5%)[1,2]。弱视会严重损害患者的单眼和双眼视觉功能,更有针对单眼弱视的研究发现非弱视眼更容易发生外伤、炎症和视野损害等病变[3]。弱视的诊断在不同国家有着不同的标准,经典的概念认为弱视是一种视觉发育期内形觉剥夺或者双眼交互作用等异常的视觉感知引起的视功能发育障碍[4]。美国眼科学会(American Association of Ophthalmology,AAO)对弱视的诊断标准和视力标准做出了准确的定义[5](表26-1)。

表26-1　弱视诊断标准[5]

标准	临床表现
单眼弱视	
注视性质	不平衡的注视表现
优先注视	两眼相差 2-octaves*
最佳矫正视力	两眼视力相差 ≥ 2 行
双眼弱视	
最佳矫正视力	年龄 ≤ 3 岁:任何一只眼视力低于 20/50
	年龄 ≥ 4 岁:任何一只眼视力低于 20/40

*2-octaves 差异相当于 teller 视力表 4-cards 的差异,相当于以 4° 视角比例来划分。

二、弱视的发病机制

弱视常见的病因为斜视、屈光参差、屈光不正和形觉剥夺(先天性白内障和上睑下垂等),这些异常如果发生在视觉发育期内,会导致视功能发育障碍[6]。

视觉发育分为关键期、敏感期和可塑期[7]。关键期指视觉感知功能发育达到与成人相同程度的时期;敏感期指异常的视觉干扰能够引起视觉感知功能障碍的时期;可塑期,指视觉感知功能对其自身的发育障碍仍然具有修复能力的时期。这三个分期实际上是相对的,对视觉刺激的敏感程度逐渐降低,不同物种、不同人群、不同个体的视觉感知功能发育存在较大的差异。目前,对于视觉发育期的划定时间存在着较大的争议,一般认为关键期约为5~6岁、敏感期为 8 岁和可塑期为 11~12 岁。过去的观点认为,一旦超过视觉可塑期,将再无法建立正常视觉感知功能。但是国内外的其他团队和我们近期的研究显示,即使年龄超过视觉可塑期的患儿,其受损的视觉感知功能仍然具有一定的恢复空间。因此可塑期究竟是有一定的期限还是终身的,还需更深入的研究去证实。但是从视觉发育的三个分期可以看出,弱视的治疗越早越好,尽量在视功能具有较大可塑性的时期内进行,才可能获得较大程度的视功能康复。

在此,我们仅对先天性白内障引起的形觉剥夺性弱视的发病机制进行介绍。先天性白内障弱视形成的主要机制包括形觉剥夺、视觉抑制、眼球固视和运动功能障碍以及知觉性斜视等。

1.　在视觉发育的敏感期内,由于晶状体混浊导致感光细胞和外侧膝状体以及视觉皮层的神经元得不到合适和足够的形觉、色觉和运动觉等刺激,视觉中枢无法建立正常的结构和功能,最终导致视觉感知功能的异常。许多实验证实了弱视的视网膜神经节细胞功能相对正常,其损害主要在视皮层和外侧膝状体[8]。

2.　先天性白内障形成弱视的另一个更重要机制是视觉抑制。视觉抑制是单眼先天性白内障和双眼先天性白内障单眼手术后弱视形成的根本原因。许多研究表明,单眼先天性白内障的外侧膝状体及视皮层的改变显著区别于双眼白内障,这揭示了两者引起弱视的机制极为不同[9]。双眼的形觉剥夺延长了视皮层神经元的可塑性关键期,而单眼的形觉剥夺会造成双眼视觉信息传入的不平衡,视觉中枢信息传入相对强势的一侧会对另一侧的视觉感知功能发育产生抑制作用。中山眼科中心的弱视研究团队通过对视觉抑制定量及定位测量(抑制地形图)的研究,发现视觉抑制与单眼弱视及单眼和双眼视觉功能损害高度相关(图 26-4)[10-13]。目前,对视觉抑制的检测和治疗已成为弱视防治研究新的热点。

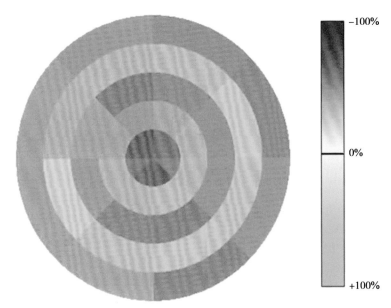

图 26-4　视觉抑制地形图
通过不同的颜色表示中心视野视觉抑制的严重程度,
红色表示抑制程度较深,绿色表示抑制程度较浅

3.　由于先天性白内障发病较早,患儿的视觉感知功能、眼球固视功能和运动功能等均未发育完善。而这些功能异常反过来会影响正常视觉信息的传入,阻碍了正常视功能的建立,加重弱视的发展。

4.　由于视觉功能的严重损害,单眼先天性白内障患儿易合并斜视,而斜视的发生和发展可能会产生视觉抑制和旁中心注视,加重视功能的损害。

三、弱视的治疗

弱视治疗是先天性白内障患儿视觉康复的关键。研究表明,出生 1 个月左右是视觉功能形成的重要时期,因此,在去除形觉剥夺因素后要及时进行弱视治疗[14,15]。尤其是单眼先天性白内障的患儿,由于其自身表达能力有限,且能通过健眼完成基本生活需求,容易导致部分家长忽视对患儿弱视的治疗。此外,多数弱视患儿治疗时间长,视力恢复慢,部分家长和患儿容易对治疗失去耐心和信心。因此,为了保证弱视治疗的依从性,提高家长对疾病的认识也是弱视治疗的重要组成部分。

弱视治疗方法包括屈光矫正、遮盖和压抑治疗、物理治疗、视觉训练、药物治疗、经颅微刺激方法、针灸疗法等。应该强调的是,Antonio-Santos A 团队经过广泛的文献回顾后,发现目前全世界范围仍缺乏针对先天性白内障引起的形觉剥夺性弱视有效治疗方法的随机对照临床研究,以下提及的所有治疗方法均基于常见类型的弱视(屈光参差及斜视)而定。这也提示我们,先天性白内障性弱视的治疗任重道远,更有广阔的研究空间[16]。

(一) 屈光矫正

屈光矫正是先天性白内障患儿弱视治疗至关重要的一步。前面章节我们已经做了较多的阐述,在这里重点讨论其对弱视治疗的意义。框架眼镜是双眼白内障患儿屈光矫正的一个有效的方法,尤其对于低龄患儿,可以避免人工晶状体植入导致的并发症[17]。对于单眼患儿,由于框架眼镜引起的物像不等极易造成视觉抑制,影响弱视治疗的效果。我们前期的研究表明,对于屈光参差性弱视的患儿,物像不等是引起其视觉抑制的一个重要原因,消除物像不等后,视觉抑制也将得到大大的缓解[12]。角膜接触镜对未植入人工晶状体的单眼先天性白内障患儿是一个很好的选择,它可以缓解框架眼镜引起的像差的影响。此外,还可以根据患儿的屈光状态随时更换镜片度数,这是人工晶状体无法比拟的优势。但是角膜接触镜的眼表并发症和配戴依从性是影响其疗效的重要因素。

(二) 遮盖和压抑治疗

遮盖和压抑治疗主要是通过人为的抑制弱视患儿的非弱视眼,减少对弱视眼的抑制,使其有更多的机会接受外界的视觉信息刺激,改善视功能。特别是单眼先天性白内障患儿,由于形觉剥夺时间长、视觉抑制重,所以遮盖疗法在其弱视治疗中发挥着极其重要的作用,在有效的屈光矫正基础上,合适的遮盖方法和良好的依从性,是保证该类型患儿取得良好治疗效果的前提。各种类型的弱视遮盖和压抑疗法的应用在其他专著中均有述及,不再详细展开介绍。我们在此仅仅介绍和先天性白内障相关的遮盖和压抑疗法。

1. 遮盖疗法　根据遮盖的透光性可分为半透明遮盖(如 Bangerter 磨砂片,ND 滤光片、彩色滤光片等)和不透明遮盖。根据遮盖的强度可分为全天遮盖和部分遮盖。根据遮盖的方式可分为眼贴遮盖和镜架固定遮盖。

对于单眼先天性白内障患儿的弱视治疗,我们提倡经典的高强度的遮盖治疗,并保证每天遮盖健眼 6~8 小时,甚至可以采用隔天全天遮盖的方法。我们强调早期(3 岁前)高强度的遮盖,但是,可塑期也是遮盖性弱视的高发期,因此在保证高强度遮盖的同时,要注意遮盖性弱视的发生。一般认为 5 岁以后的儿童发生遮盖性弱视的可能性比较小,可以尽量高强度遮盖治疗。

其他遮盖方式:如 Bangerter 磨砂片遮盖,中性密度滤光片(neutral density filter,NDF)遮盖。Bangerter 磨砂片一种是微泡样磨砂设计的薄膜,遮盖后通过空间畸变等作用来达到压抑相对健眼视力的目的(图 26-5 和图 26-6)。中山眼科中心前期研究发现 Bangerter 磨砂片和 ND 滤光片不但可以在一定程度上压抑相对健眼,而且还可以通过部分压抑健眼,使弱视患儿可以在双眼单视的前提下进行治疗[18,19]。这类遮盖方式,相对而言不会引起明显的外观改变,也不会像遮眼贴那样容易引起皮肤过敏等反应,患儿较容易接受,具有一定的应用前景。这些遮盖方式多应用于轻度和中度的弱视患儿,单眼先天性白内障患儿的弱视程度多较为严重,我们在早期不提倡使用这些遮盖方法,但是在弱视眼的视力提高到一定程度,尤其是 0.5 以上的时候,可以考虑使用这些半透明的遮盖方法以提高治疗效果和效率。但是在使用这类部分遮盖方法的时候应注意,不同强度的压抑膜存在个体差异。因此,我们建议先进行压抑后的视力测量,再决定使用的压抑膜强度。

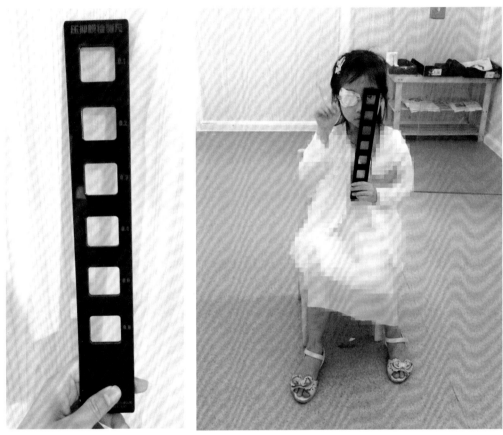

图 26-5　Bangerter 压抑膜视力测量板和 Bangerter 膜下的视力测定

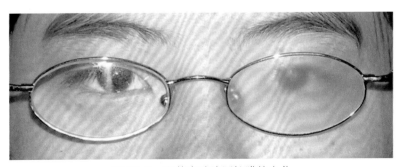

图 26-6　配戴磨砂片压抑膜的患儿

2. 阿托品压抑疗法　临床上常使用 1% 的阿托品滴眼液进行压抑治疗。阿托品滴眼液可放松非弱视眼的调节力,使健眼在视近时呈现相对远视状态,降低近视力,达到部分压抑的作用。使用方法从每天一次至每周一次,对于中度弱视的患儿效果无显著差异[20]。由于先天性白内障患儿的矫正视力通常较差,阿托品压抑疗法常常无法起到有效的压抑作用,无法迫使患儿使用弱视眼注视,因此在先天性白内障的弱视治疗中应用不多。但是当患儿视力逐渐提高,而又开始抗拒遮盖治疗的时候,阿托品压抑疗法也可作为一种替代治疗方法。

(三) 物理治疗

弱视的传统物理治疗主要有以下五种:

1. 氦氖激光(图 26-7)　主要是采用低功率(0.9mW),对人体无害的 640nm 波长的红色氦氖激光照射黄斑区,通过兴奋各级视觉通路上的视细胞,来达到兴奋弱视侧感知细胞,解除抑制的作用;

2. 红光闪烁刺激　主要是通过 640nm 波长的红光对黄斑区的视锥细胞进行针对性的闪烁刺激;

3. 后像疗法(图 26-8)　通过强光刺激黄斑旁中心凹区域,使相应感光细胞感受阈值上升,对环境光形成负后像。同时,通过对黄斑中心凹区进行遮光,避免在该处形成负后像,通过两者结合改善注视性质;

4. 光刷刺激(如海丁格刷)　是一种利用旋转的偏振光片形成的内视现象,该现象只会出现在中心凹 Henle 纤维对应区,这意味着当看到刷状视标时患者必然是在利用黄斑区中心凹进行注视。

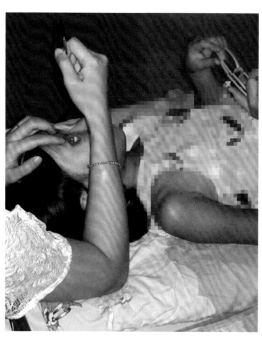

图 26-7　氦氖激光治疗图
让患儿注视正前方的某一注视点,在 33cm 处用 0.9W
低功率的氦氖激光刺激黄斑区

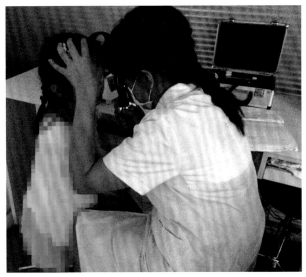
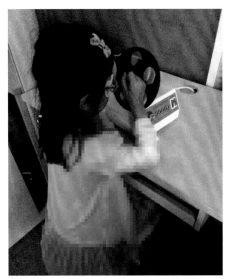

图 26-8　后像治疗

通过直接检眼镜刺激黄斑旁中心凹区域,进行后像训练

5. 光栅刺激(图 26-9)　由 Campbell 及与 Hess 1978 年在剑桥大学(Cambridge)工作期间共同发明,因此,也称作 CAM 刺激法[21]。它的理论基础主要是认为人视觉皮层 V1 区是由大量可以感知不同方向和不同空间频率刺激的视细胞组成的,因此,CAM 刺激法通过不同空间频率、不同方向的对比度视标对弱视眼进行刺激,以改善视觉中枢的视觉感知功能。需要指出的是,尽管在开发之初 CAM 治疗效果明显,但在临床对照试验中未能取得理想结果[22,23],因此被国外临床医生认为是无效的。然而,在近年来兴起的各种弱视知觉学习训练均受其启发,原理也多有类似[24]。目前被广泛应用的一种弱视治疗方法——截止频率下的对比敏感度训练,现已证明该方法能有效改善弱视患者的视力。该方法由 Lu 等提出,被证明在弱视患者中具有更好的单眼视功能提高的效果,中山眼科中心研究团队也阐明了其对双眼视功能的作用机制[25,26]。该方法理论上比 CAM 具有更强的针对性,有望成为一种高效的弱视治疗手段[27]。

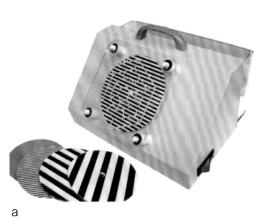
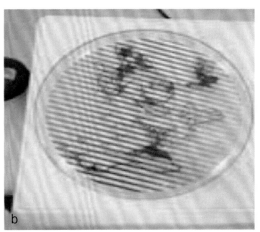

a

b

图 26-9　光栅刺激

(a)CAM 视觉刺激器样本:光盘在弱视眼前旋转,可从这些光盘中选择不同空间频率的光栅。(b)CAM 视觉训练期间弱视眼所看到的样本图像

　　以上几种刺激模式均可以改善注视功能、提高黄斑区视锥细胞对应皮层的感知功能,对固视功能差、黄斑区感光细胞发育不良的先天性白内障弱视可能具有一定效果。这些治疗方法在我国应用较为普遍,但是目前缺乏大样本的随机对照临床研究结果支持。

(四) 视觉训练

　　弱视患者存在着多种视觉功能的损害,如视觉抑制及各种功能障碍:如空间感知、运动感知、扫视功能和追踪功能障碍、融合功能障碍及固视功能障碍等,视觉训练就是根据各种视觉感知功能障碍设计,例如精细目力训练、红绿眼镜的抗抑制、扫视功能、融合功能训练等。随着计算机终端显示技术的发展,知觉学习成为新的研究热点,以 Hess,Levi,Polat 和 Lu 为代表的北美和欧洲的许多视觉科学家,采用阈值测定和反馈的方法,对视觉可塑期内及可塑期后的弱视患儿进行反复的视觉任务刺激,均获得了不同程度的单眼和双眼视功能的改善。上述这些方法,有望在遮盖和屈光矫正的基础上,加强弱视的治疗效果,提高治疗效率,缩短弱视的治疗周期。

　　近年来,中山眼科中心对弱视的抗抑制训练进行了一系列深入的研究。传统弱视治疗观念建立在弱视患儿不具备双眼视觉、无法获得立体视等高级双眼视功能的假说上。我们前期研究表明,弱视视觉皮层中仍残存一定程度的双眼相互作用,而视觉抑制才是阻止弱视视觉重建的最大障碍。消除视觉抑制后,成人弱视的视觉功能仍有较大改善空间。在消除视觉抑制的基础上,进行双眼视觉平衡训练(图 26-10)能够改善许多弱视患儿,甚至是年龄超过视觉可塑敏感期患儿的视功能[28,29]。这种方法的最大优势就是可以在不遮盖相对健眼下来治疗弱视,患儿依从性高,且较容易在家庭进行训练和治疗。该方法对先天性白内障术后的大龄患儿可能也有一定疗效,这可为更多患儿带来康复的曙光。

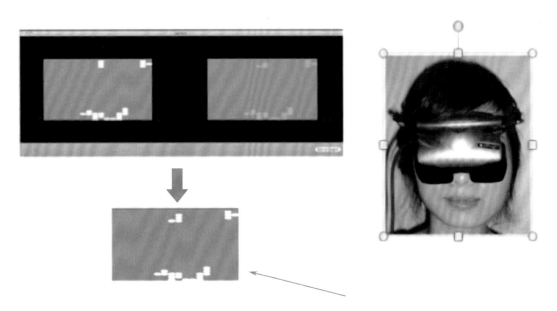

图 26-10　双眼平衡下的治疗模式

视频游戏刺激被分成了两部分,两部分可以根据双眼的不平衡状态调整刺激强度,人为的使不平衡的双眼在平衡的条件下进行训练,受试者通过特殊的视频传导技术,配戴视频眼镜后,用双眼分别感知游戏的两部分,通过双眼融合后将游戏内容整合在一起后进行训练

第四节 其他辅助治疗

一、兴奋性神经递质的补充治疗

弱视是一种神经发育性的疾病,因此近年来也有应用一些神经递质类的兴奋性药物来进行弱视的辅助治疗,最经典的就是左旋多巴的应用。研究显示,这种药物可以通过外源性提高神经递质浓度,改善视觉感知通路的神经传导和视皮质细胞的兴奋性,其在视觉诱发电位上表现为潜伏期缩短,N1-P1波振幅增加,这表明左旋多巴可一定程度上提高弱视的形觉视力[30]。而且在部分患者中,停药后会出现视力回退现象,这进一步提示在这些缺乏多巴胺的患者中,外源性补充会有一定的效果(图26-11)[30]。而部分患者并非缺乏多巴胺类神经递质,可能是缺乏神经生长因子(NGF)、脑源性神经营养因子(BDNF)等,因此补充多巴胺效果不佳。

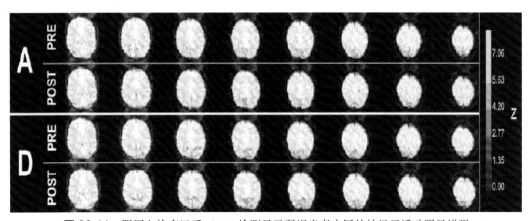

图26-11 服用左旋多巴后,fMRI检测显示弱视患者皮层的神经元活动明显增强

二、经颅刺激视皮层的治疗

在神经科学中广泛应用的皮层刺激可能通过改变弱视兴奋/抑制环路的平衡改善弱视的视觉功能。例如广泛应用于运动神经功能康复的重复经颅磁刺激(repetitive transcranial magnetic stimulation,rTMS)和经颅直流电刺激(transcranial direct current stimulation,tDCS)(图26-12)是其中的代表,研究发现,无论是rTMS还是tDCS均能够改善一些已经超过视觉可塑性敏感期的弱视患者的视觉感知功能。中山眼科中心对tDCS的应用研究发现,tDCS能够在视觉训练的基础上加强大龄弱视患儿立体视觉的重建[31]。在另一项采用P-VEP探讨tDCS对可塑期后弱视患

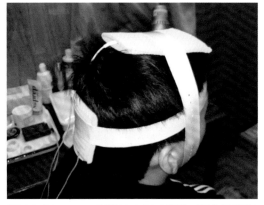

图26-12 tDCS刺激治疗超过视觉可塑期的弱视

儿的视觉神经传导通路兴奋性改变的研究中发现,tDCS 能够显著提高大龄弱视患儿 P-VEP 的振幅[32]。这些研究表明,tDCS 是一种潜在的治疗大龄和难治性弱视的手段,但其确切疗效和作用机制仍有待下一步探索。先天性白内障的弱视程度往往更重,皮层的抑制更深,仍未见在这类患者中的皮层刺激的报道,应用前景需进一步研究。

三、针灸治疗

针灸可能通过经络的反复刺激使大脑血流量增加,诱导神经生长因子的释放,从而提高弱视患者的视力。近年有大样本临床研究观察针灸在弱视治疗中的效果[33,34],该方法的效果与传统的遮盖无显著区别,确切机理和效果还需要进一步研究证实。

小　结

我们有责任和义务向全社会宣传有关小儿晶状体病的知识,争取早发现早治疗,要让家长充分认识到早期手术只是迈向视觉康复的前提,而屈光矫正、弱视治疗和双眼视觉训练是恢复双眼视功能不可或缺的环节。

（曹乾忠　熊浪　译）

参考文献

1. Attebo K, Mitchell P, Cumming R, et al. Prevalence and causes of amblyopia in an adult population. Ophthalmology. 1998;105:154–9.
2. Holmes JM, Leske DA, Burke JP, et al. Birth prevalence of visually significant infantile cataract in a defined US population. Ophthalmic Epidemiol. 2003; 10:67–74.
3. Tommila V, Tarkkanen A. Incidence of loss of vision in the healthy eye in amblyopia. Br J Ophthalmol. 1981;65:575–7.
4. Hubel DH, Wiesel TN. Receptive fields, binocular interaction and functional architecture in the cat's visual cortex. J Physiol. 1962;160:106–54.
5. American Academy of Ophthalmology Pediatric Ophthalmology/Strasbimus Panel. Preferred Practice Pattern Guidelines. Amblyopia. San Francisco, CA: American Academy of Ophthalmology; 2012. Available at: www.aao.org/ppp.
6. Holmes JM, Clarke MP. Amblyopia. Lancet. 2006; 367:1343–51.
7. Sale A, Berardi N, Spolidoro M, et al. GABAergic inhibition in visual cortical plasticity. Front Cell Neurosci. 2010;4:10.
8. Kiorpes L, McKeet SP. Neural mechanisms underlying amblyopia. Curr Opin Neurobiol. 1999;9(4):480–6.
9. Hubel DH, Wiesel TN. The period of susceptibility to the physiological effects of unilateral eye closure in kittens. J Physiol. 1970;206(2):419–36.
10. Li J, Thompson B, Lam CS, et al. The role of suppression in amblyopia. Invest Ophthalmol Vis Sci. 2011;52(7):4169–76.
11. Li J, Hess RF, Chan LY, et al. How best to assess suppression in patients with high anisometropia. Optom Vis Sci. 2013;90(2):e47–52.
12. Li J, Hess RF, Chan LY, et al. Quantitative measurement of interocular suppression in anisometropic amblyopia: a case-control study. Ophthalmology. 2013; 120(8):1672–80.
13. Babu RJ, Clavagnier SR, Bobier W, et al. The regional extent of suppression: strabismics versus nonstrabismics. Invest Ophthalmol Vis Sci. 2013; 54(10):6585–93.
14. Wiesel TN, Hubel DH. Single-cell responses in striate cortex of kittens deprived of vision in one eye. J Neurophysiol. 1963;26:1003–17.
15. Daw NW. Mechanisms of plasticity in the visual cortex. The Friedenwald Lecture. Invest Ophthalmol Vis Sci. 1994;35:4168–79.
16. Antonio-Santos A, Vedula SS, Hatt SR, et al. Occlusion for stimulus deprivation amblyopia. Cochrane Database Syst Rev. 2014; 6(2):CD005136.
17. Zwaan J, Mullaney PB, Awad A, et al. Pediatric intraocular lens implantation: surgical results and complications in more than 300 patients. Ophthalmology. 1998;105(1):112–8.
18. Li J, Thompson B, Ding Z, et al. Does partial occlusion promote normal binocular function? Partial occlusion effect on binocular function. Invest Ophthalmol Vis Sci. 2012;53:6818–27.
19. Chen Z, Li J, Thompson B, et al. The effect of Bangerter filters on binocular function in observers with amblyopia. Invest Ophthalmol Vis Sci. 2015; 56(1):139–49.
20. Repka MX, Cotter SA, Beck RW, et al. A randomized trial of atropine regimens for treatment of moderate amblyopia in children. Ophthalmology. 2004;111(11):2076–85.
21. Campbell FW, Hess RF, Watson PG, et al. Preliminary results of a physiologically based treatment of ambly-

opia. Br J Ophthalmol. 1978;62(11):748–55.

22. Keith CG, Howell ER, Mitchell DE, et al. Clinical trial of the use of rotating grating patterns in the treatment of amblyopia. Br J Ophthalmol. 1980;64(8):597–606.

23. Tytla ME, Labow-Daily LS. Evaluation of the CAM treatment for amblyopia: a controlled study. Invest Ophthalmol Vis Sci. 1981;20(3):400–6.

24. Levi DM, Li RW. Perceptual learning as a potential treatment for amblyopia: a mini-review. Vision Res. 2009;49(21):2535–49.

25. Zhou Y, Huang C, Xu P, et al. Perceptual learning improves contrast sensitivity and visual acuity in adults with anisometropic amblyopia. Vision Res. 2006; 46(5):739–50.

26. Huang CB, Zhou Y, Lu ZL. Broad bandwidth of perceptual learning in the visual system of adults with anisometropic amblyopia. Proc Natl Acad Sci U S A. 2008;105(10):4068–73.

27. Chen Z. Monocular perceptual learning of contrast detection facilitates binocular combination in adults with anisometropic amblyopia. Sci Rep. 2016;6:20187.

28. Li J, Thompson B, Deng D, et al. Dichoptic training enables the adult amblyopic brain to learn. Curr Biol. 2013;23(8):R308–9.

29. Li J, Spiegel DP, Hess RF, et al. Dichoptic training improves contrast sensitivity in adults with amblyopia. Vision Res. 2015;114:161–72.

30. Algaze A, Leguire LE, Roberts C, et al. The effects of L-dopa on the functional magnetic resonance imaging response of patients with amblyopia: a pilot study. J AAPOS. 2005;9(3):216–23.

31. Spiegel DP, Li J, Hess RF, et al. Transcranial direct current stimulation enhances recovery of stereopsis in adults with amblyopia. Neurotherapeutics. 2013; 10(4):831–9.

32. Ding Z, Li J, Spiegel DP, et al. The effect of transcranial direct current stimulation on contrast sensitivity and visual evoked potential amplitude in adults with amblyopia. Sci Rep. 2016;6:19280.

33. Lam DS, Zhao J, Chen LJ, et al. Adjunctive effect of acupuncture to refractive correction on anisometropic amblyopia: one-year results of a randomized crossover trial. Ophthalmology. 2011;118:1501–11.

34. Zhao J, Lam DS, Chen LJ, et al. Randomized controlled trial of patching vs acupuncture for anisometropic amblyopia in children aged 7 to 12 years. Arch Ophthalmol. 2010;128:1510–7.

第二十七章
晶状体病患儿的生活质量评估

陈伟蓉

摘 要

　　小儿处于快速生长发育时期,作为一个特殊的群体,他们在生理、心理、智力水平等方面都与成人有所不同。因此,患儿的生活质量评估应选择与成人患者不同的项目和侧重点。儿童期是发展生活技能、体验外部世界、学习知识的重要阶段,因此,良好的视力是小儿健康发展的关键因素。然而,目前还没有专门为白内障患儿设计的问卷或量表。因此,设计白内障患儿的生活质量量表,对其手术前后的生活质量进行具体有效的评估显得尤为重要。根据研究结果,我们编制并验证了白内障患儿的生活质量量表,本章将对白内障患儿生活质量的评估进行阐释。

　　生活质量(quality of life,QOL)又可称为生存质量或生命质量,20世纪30年代在美国作为一个专门的术语被提出,兴起于20世纪50—60年代,70年代被引入社会学研究领域。随着医学研究的不断发展,医学模式和健康观念的转变,到70年代后期"生活质量"开始作为医学治疗效果主观评价指标。世界卫生组织(WHO)将生活质量定义为:不同文化和价值体系中的个体对与他们的目标、期望、标准以及所关心的事情有关的生存状况的体验。它包含了个体的生理健康、心理状况、独立能力、社会关系、个人信仰及与周围环境的关系[1]。

　　生活质量在眼科领域于20世纪90年代迅猛发展,主要应用于白内障、青光眼、年龄相关性黄斑变性、糖尿病视网膜病变、角膜移植等患者的评估。

　　在成人白内障领域,VF-14、VFQ-25、SF-8、IND-VFQ等量表先后被建立并用于相关临床研究[2-5]。在国内,于强等编制了适用于视功能损害眼病患者的生活质量量表(SQOL-DVI),并应用于白内障摘除联合人工晶体植入术患者生活质量的研究[6,7]。此外,赵家良[8]、Joseph[9]、何明光[10]等采用美国国立眼科研究所制定的特别面向发展中国家的VF和QOL量表,分别在北京顺义、香港和珠海斗门进行流行病学调查,研究白内障患者的生活质量问题。

儿童是一个特殊群体,他们不是成人的缩小版。由于儿童处于生长发育阶段,在生理、心理及智力等方面均与成人不同,因此对于不同发育水平的儿童,其生活质量的评估也需要有不同的侧重点。WHO生活质量组在1998年提出了儿童生活质量研究的六个方面,并作了详细的阐述[11]。英国先天性白内障小组(British Congenital Cataract Interest Group)将普遍适用于儿童疾病(如儿童肿瘤或其他系统慢性疾病)的生活质量量表用于调查先天性白内障儿童[12],亦有学者将儿童视觉功能问卷(children's visual function questionnaire,CVFQ)用于先天性白内障儿童的生活质量调查[13,14]。然而目前,仍未见到专用于先天性白内障儿童生活质量调查量表的相关报道。因此制订一个区别于成人白内障的生活质量量表,来特异而有效的评估儿童白内障患者术前及术后各个治疗阶段的生活质量显得尤为重要。笔者先期研究制订了先天性白内障儿童生活质量量表,并应用于双眼先天性白内障儿童的生活质量评估[15,16]。本章将对儿童白内障术后生活质量的评估进行阐述。

第一节 儿童白内障生活质量量表的制订

一、量表设计的原则

量表的制订除了需要具有良好的信度、较高的效度和反应度外,还需针对儿童这个特殊人群遵循以下三个具体原则。

(一) 适合性原则

生活质量量表需要在被调查者的配合下完成,因此,在设计量表时不仅要考虑研究内容,同时还需着重考虑被调查者的实际情况。从被调查者的群体属性角度出发,才能设计出适合于特定研究对象的量表,使被调查者在回答、填写问题时遇到较少的障碍,减少完成调查量表的时间和精力,同时也有利于调查量表的完成与回收。对于白内障儿童,首先应该从儿童这个特定的角度出发,并与儿童的日常生活密切相关。儿童的日常生活分为家庭和学校两个部分,应该针对这两个方面设计不同的问卷内容。

(二) 有效性原则

在设计制订生活质量量表之前,首先明确调查对象及研究目的。接下来所设计的问卷题目均要紧紧围绕既定目的展开。凡是在研究目的范围之内的,有助于达成研究目的的问题均应该纳入量表;而对于研究课题及其理论假设来说是冗余以及不能对结果进行进一步分析的问题,都不予纳入。总体而言,设计者制订量表时要有一个总框架,对一个研究课题需要哪些指标来检测及其所起的作用都应该十分清楚。对于儿童白内障患者,应该涵盖与视功能损害有关的重要指标并充分反映儿童与成人生活质量的差异。

(三) 可行性原则

完成调查量表需要被调查者密切配合,因此在量表设计时就要考虑所调查对象的特点及配合度。调查表中的问题必须考虑被调查者的意愿,同时量表问题要简短,内容明确,语言通俗易懂,使被调查者能够顺利完成。如果量表内容太多,调查时间太长,均有可能影响到调查质量。由于儿童理解能力及表达能力与成人不同,儿童白内障生活质量量表的题目和答案应易于儿童的理解和回答。同时,儿童的配合程度相对于成人较低,因此问题和答案的设计应该尽量简短,使完成整个问卷的时间缩短,这样才能提高儿童完成量表的依从性,增加量表的可信度。

二、量表设计方法和步骤

(一) 调查目的、参与人员及分工

明确调查目的是制订一份优质量表的首要步骤,接下来明确参与人员及其分工、建立条目池和筛选条目等步骤,均要紧紧围绕该目的展开。参加调查研究的人员,不仅包括该研究领域的专家及技术人员,也包括研究调查的对象。设计量表中的专业技术人员是具有丰富临床及科研工作经验的白内障医生,研究对象是能够理解和配合的儿童白内障患者,同时也需要得到患者监护人的支持。按照工作内容分类,参与研究的工作人员主要分为两类:议题人员和选题人员。参与人员参考国内外文献著作并加以讨论,从而明确该量表的评估目标(定义、范畴、内容等)。

(二) 量表的内涵和外延

调查量表中不同的概念,在特定的调查环境中代表了各自的内涵和外延。本步骤的工作主要为对概念进行界定及解释,由选题人员给出每个概念可操作的定义及构成。例如,该量表中的满意度是指什么,具体是对于哪个领域和方面,每个领域和方面的含义和内容有何不同等。该过程的完成是整个调查量表的基础,因此,需要选题人员认真充分的讨论,还需经过专家组的评议完成。

(三) 建立条目池和筛选条目

本步骤主要任务是确定所有备选的可以进入调查量表中的问题和答案。在统一和明确各种概念后,选题人员向议题人员解释所确定的概念及其所属领域和方面。然后,议题人员根据其个人的理解和经验,独立地写出与量表中概念有关的量表条目并进行汇总,形成条目池(item pool)。最后调查问卷中所涉及的问题及答案均从条目池中筛选。

(四) 设计可操作性条目

本步骤主要初步确定条目的形成及答案选项,大多数量表中问题的答案采用线性或等级形式。前者是指给出标准化单位的线段和两端选项,在调查时由被测者根据问题的要求及自己内心体验决定答案在线段上的位置;而后者则需选择表示不同等级的程度副词表达答案的等距选项。常用于表示频度的副词有"从不、罕见、偶尔、较少、有时、经常、总是"等,其他反映程度的副词还有"有点儿、比较、非常"等。招募一批有代表性的受试者,让每一个受试者根据对这些副词所代表的程度的理解将该词标记在标准化线段上,通过分析各词的平均位置,选出合适位置的程度副词。

(五) 量表的定性评价

当完成条目池后,必须对条目进行测评和筛选。定性评价可使用专家咨询法和 Delphi 法。专家咨询法是通过邀请相关领域的专家,一般采用座谈会的形式,对每一条目的重要性、关联性和可行性等进行分析讨论,最终达到共同的意见。Delphi 法则一般采用向专家发送信件的形式,由各个专家单独对每项条目进行评价。可要求专家对每一条目的重要性、必要性和可行性进行定量评分,并提出具体的修改意见。最后,根据以上两种方法的调查结果,对各条目进行排序,修改问题或答案中不恰当的措辞,并淘汰排列在后面的项目,也可对各个条目所占权重进行评估和拟定。

(六) 量表的定量评价

经过以上步骤一个量表已初步完成,随后可先将其作为蓝本进行小样本量的预调查,主要目的是对量表中题目和答案的可理解性、语言的流畅性,及量表本身的信度、效度和反应度等进行评价。然后,根据预调查和量表定量考评的结果,再次对量表进行修改及完善,从而形成最终的版本。对于一些特殊的量表,在制订完成后还需经过一个较大样本量的正常测试对象的抽样调查,并根据抽样调查结果制订量表各条目的权重值和总评分的计算公式。

三、量表设计的注意事项

(一) 量表问题的数量

量表的内容都是由不同的问题及其答案组成,量表问题的数量设计需与完成该量表所需的时间相协调。根据以往的调查和经验表明,对于一般的受访者,个人调查访谈时间应控制在 15~30 分钟以内比较合适。若是问题设计太多或者过于复杂,整个调查时间超过半个小时,被访者回答问题的质量就会有所下降,影响调查的真实可靠性。按照这个时间限制,量表中的题目数量应该保持在 30~50 个以内。因此,一般情况下,所有设计的量表都会按照这个数目进行控制,如果题目超过这个范围,则需采取相应的措施来保证调查问卷的质量。针对儿童白内障患者的年龄及性格特点,应该尽量缩短调查时间,同时还要保证调查的真实准确性。经过预调查及临床实践,我们的儿童白内障生活质量量表最终设定了 20 个问题(见本章附录)。

(二) 量表问题的措辞

在编写调查量表中问题的题干和答案时,一定要注意措辞。首先,题干和答案所涉及的概念一定要准确、易懂,不能含糊,若有特殊的含义,需要做出相应的解释。同时问题的题干应该尽量用简短准确的语言表达,句子结构不要太过复杂,避免一个题干包含多个问题、在问题中出现引导性的语言、断定性的问题和笼统、抽象的问题。

(三) 量表的测评内容

量表的测评内容可能包含不同的客观及主观指标,在设计题目时应注意这两种不同属性指标提问的方式。如客观指标的提问需要具体、客观,最好能够达到量化,而主观指标的提问更多是注重被访者的感受和他们对某种事物的态度,只能是通过一些反应不同程度的词来描述(例如:优秀、良好、一般等),不可能达到数量化。

四、先天性白内障儿童生活质量量表的内容及评定方法

根据以上量表的制订原则、步骤方法及注意事项,参照目前已经存在并广泛用于临床的国内外各种生活质量量表(包括儿童和视力损害两方面内容,如儿童癌症、糖尿病以及癫痫的生活质量量表,成人白内障、青光眼等眼部疾病的生活质量量表),同时与公共卫生领域的专家进行讨论,综合各种有效信息,我们制订了双眼先天性白内障儿童生活质量量表(见本章附录)。

量表主要涉及四个方面的内容,共 20 个问题,包括视功能的评价(问题 1~9,分别测试近距离视力、中距离视力、远距离视力、暗视觉、对自己视力的总体评价、深度觉、复视、色觉以及眩光),生活自理能力的调查(问题 10~13,包括穿衣、洗澡、大小便、吃饭),活动交往的调

查(问题 14~16,体育活动、集体活动、社交能力)和精神心理的评估(问题 17~20,自信心、幸福感、认同感)。上述指标均根据患者的最佳矫正视力进行测评。

问卷要求受检者根据个人的主观感受程度作答,同时根据各个问题的不同分级进行计分,其中问题 1~6 和问题 10~20 均分成 5 级,对回答无困难者计 4 分,最大困难者计 0 分,介于中间者分别分为 3 级,按照顺序依次计为 3 分、2 分和 1 分;问题 7~9 分成 2 级,"不会"计 4 分,"会"计 0 分。按照以上原则进行分数评定,将每个分项中所有问题的分值相加得到该分项的总分,将问卷中所有分项的分值相加得到问卷的总分。该量表的总分为 80,分值越高,提示其生活满意度越高,生活质量越好。

第二节　双眼先天性白内障儿童生活质量量表的评价

量表是否能够真实而准确地反映调查者所需要调查的内容,其调查结果的可信程度如何需要一系列的指标对其进行客观的评价,这些主要的评价指标包括效度、信度以及反应度三个方面。

一、效度

效度(validity)主要用来衡量量表的有效性、正确性及准确性,主要反映了所测定的结果与真实结果之间偏差的大小。效度旨在反映某测量工具是否有效地测量了原本预期的内容,即实际测量结果与预想结果的符合程度。通过效度,可使我们明确量表能否测量所需要研究的概念及对该概念测量的准确程度。由于无法确定目标的真实值,效度的评价常需与外部标准进行比较才能判断。通常可以应用以下几个指标来评价量表的效度。

（一）内容效度（content validity）

内容效度是指量表所设计的每一个题目是否都能代表原本所希望测量的主题,说明了测定对象对问题的理解和回答是否与问题设计者询问的内容相一致,通常内容效度是通过专家评议打分而得出。主要反映每个问题的得分和其所属分项得分的相关性。若相关系数越高,则量表的效度越高。反之,则提示该条目与该分项的关系不大。若相关系数没有统计学差异,则最好予以剔除。

（二）标准关联效度（criterion-related validity）

又称为标准效度,是指以一个已经存在并且经过实践证实的公认有效的调查量表作为对比标准,将使用新调查量表所测定的结果与标准调查量表的测定结果相比较,分析它们的相关性,是通过两个结果相互对比而得出的结果,以两种量表测定得出的相关系数表示标准效度。

（三）结构效度（construct validity）

也称为构想效度,主要用来说明调查量表的内在结构是否与制表时的理论设想相符合,同时说明测量结果的各内在成分是否与设计者原打算测量的领域相一致。结构效度的评价可采用证实性因子分析(confirmatory factor analysis,CFA)。CFA 通过确定存在几个因子,以及各实测变量与各因子的关系,用实际数据拟合特定的因子模型,分析拟合优度,再进一步评价实测指标与设计目标是否吻合。证实性因子分析将调查量表中的每一个题目均作为一个指标,分析所有指标中的内在公因子。若该公因子与量表所涉及的领域密切相关,则表明该量表具有较好的结构效度。

以上三种效度的评价指标之间并非完全独立的,它们之间存在一定的内在联系。如内容效度与结构效度在一定程度上有所关联,而结构效度的量化指标也能间接地评价内容效度。

二、信度

信度(reliability)是用来评估调查量表的准确性、稳定性和一致性的指标,它反映了在测量过程中随机误差所引起的测定值变异程度的大小。如果患者的生活质量并未发生改变,则采用同一个调查量表多次测量的结果一致性越高,其可信度就越好。信度包括以下三个指标:

(一) 重测信度(test-retest reliability)

是指相同的量表前后两次调查同一批被访者后,量表得分的相关系数 r。一般要求该系数达到 0.7 以上,它反映了量表跨时间的一致性。例如,同组患者在首次接受调查后 2~3 周,再使用同一量表进行二次调查,并对前后两次测量的总分进行相关分析,计算相关系数 r,得出 P 值,若 $P<0.05$ 则表明重测信度好,重测信度越好,量表的一致性和可信度就越高。

(二) 分半信度(split-half reliability)

分半信度是反映测验项目内部一致性的指标,即表示测验内容相同或特质的程度。其具体分析方法为将量表的调查项目分成两部分,如前后两部分或按提问项目数的奇数和偶数分为两个部分,然后计算两个部分得分的相关系数 r,相关越高表示信度高或内部一致性程度高。

(三) 克朗巴赫 α 信度系数(Cronbach's alpha coefficient)

是指量表所有可能的项目划分方法得到的分半信度系数的平均值,是最常用的信度测量方法,其计算公式为:

$$\alpha = \frac{K}{K-1}\left(1 - \frac{\sum\limits_{i=1}^{K} s_{Yi}^2}{s_X^2}\right)$$

其中 K 为样本数,s_X^2 为总样本的方差,s_{Yi}^2 为目前观测样本的方差,通常 α 值在 0~1。如果 α 值小于 0.6,一般认为量表内部一致信度不足;当 α 值为 0.7~0.8 时,表示量表具有相当的信度;当系数达 0.8~0.9 时,则说明量表信度非常好。在不同的调查研究中,研究者对克朗巴赫 α 信度系数应该达到的数值要求不同。此外,克朗巴赫 α 信度系数的一个重要特性是它的值会随着量表项目的增加而增加,因此应该注意克朗巴赫 α 信度系数可能由于量表中包含多余的测量项目而被人为地、不适当地提高。

三、反应度

临床医学用的量表常用于评价不同治疗措施效果的比较,因此,量表必须能反映出对象细微的疗效差异,并且能检测到经过医学干预后最小的有意义的临床改变,即具有一定的反应度(responsiveness)。反应度代表了目标特征随对象、时间变化的能力,即反映对象特征值变化的敏感度。

量表得分评价常用的统计量是效应尺度统计量(effect size statistics,ES),计算公式为 ES=(手术后生活质量的得分 – 手术前生活质量的得分)/ 手术前生活质量得分的标准差。一般认为 ES 应大于 0.2,0.2~0.5 为较小效应,0.5~0.8 为中等效应,0.8 以上为较大效应。

随着人们生活状况、思想观念等各种因素的改变,医学模式已经发生了巨大的变化。近年来,对特定人群生活质量的调查已经成为医学研究领域衡量健康水平的又一重要手段。同时,在眼科领域,仅仅视功能检查已不能全面评估患者的健康状态,这就需要一种更全面的评价方式对患者的健康情况进行有效评价。作为患者主观方面的评估,生活质量不但在一定程度上反映了患者的社会生活能力和精神心理状态,还能对患者视功能客观检查进行有效的补充。

以往针对先天性白内障患儿的研究主要关注其视功能。当手术完成、患儿视力提高后,即认为达到治疗终点。然而,医生对病情的评估与患儿自我感觉及社会对患儿的认识存在较大的差异。患儿的自我感受、视功能状况、社会交往、心理状态、性格情绪等方面很少为人重视,国内外很少有生活质量量表在儿童眼科中应用的文献报道,而专门针对先天性白内障儿童的生活质量量表仍未见报道。基于此,我们根据生活质量量表制订的一般原则和步骤,结合先天性白内障儿童的特点,参考经过实践的量表内容,制订了专门适用于先天性白内障儿童的生活质量量表,并进行了一些初步的验证和研究[15],以求能够更加全面的评价先天性白内障儿童的健康状况,提高白内障儿童的治疗效果。

小 结

对特定人群生活质量的调查已经成为医学研究领域衡量健康水平的重要手段,对先天性白内障患儿自我感受、视功能状况、社会交往、心理状态、性格情绪等方面的评估具有重要意义。儿童是一个特殊群体,配合程度、理解能力及表达能力均低于成年人。因此,晶状体病患儿生活质量量表的制订除了需要具有良好的信度、较高的效度和反应度外,还需遵循适合性、有效性、可行性三个具体原则。我们制订了专门适用于先天性白内障儿童的生活质量量表,有利于更加全面的评价先天性白内障儿童的健康状况。

附:双眼先天性白内障儿童生活质量量表[15]

1. 白天,你能看清课本上的字吗?
   (1)很容易看清,而且十分清楚。
   (2)能看清全部字,但比较吃力。
   (3)大部分的字能看清,有些复杂的字看不清。
   (4)课本上的字比较模糊,只能看清一小部分,比如 1、2、3 等数字。
   (5)所有的字都很模糊,看不清。
2. 晚上在台灯下做作业,当台灯光线很暗时,你能看清课本上的字吗?
   (1)很容易看清,而且十分清楚。
   (2)能看清字,但比较吃力。
   (3)大部分的字能看清,有些复杂的字看不清。
   (4)课本上的字比较模糊,只能看清一部分,比如 1、2、3 等数字。

(5)所有的字都很模糊,看不清。

3. 上课时,你能看清黑板上的字吗?

(1)很容易看清,而且十分清楚。

(2)能看清字,但比较吃力。

(3)大部分的字能看清,有些复杂的字看不清。

(4)课本上的字比较模糊,只能看清一部分,比如 1、2、3 等数字。

(5)所有的字都很模糊,看不清。

4. 你能看清你前面或者后面 3~4 排的同学,或同学桌子上的东西吗?

(1)很容易看清,而且十分清楚。

(2)能看清,但比较吃力。

(3)大部分能看清,但小一点的东西,比如橡皮,就分辨不出。

(4)只能看清同学,至于同学桌子上的东西,基本上看不清。

(5)只能模糊分辨大概的样子。

5. 你觉得自己的视力怎么样?

(1)非常好。

(2)比较好,应该跟正常小朋友一样。

(3)一般。

(4)比较差。

(5)很差。

6. 你下楼梯有困难吗?

(1)不困难。

(2)有点儿困难。

(3)比较困难。

(4)非常困难。

(5)平时自己根本不能下楼梯。

7. 你看一个东西时,会有两个图像吗?

(1)会。

(2)不会。

8. 平常看东西觉得颜色跟别人感觉不一样,或者画同样的东西时,老师觉得你的画色彩很淡或很深或跟同学不一样,有这种情况发生吗?

(1)会。

(2)不会。

9. 你晚上跟父母上街时,有没有觉得看车灯时,外面有一个大的光圈?

(1)会。

(2)不会。

10. 自己独立穿衣感到困难吗?

(1)不困难,平时都自己穿衣服。

(2)有点儿困难,有时候需要爸妈帮助。

(3)比较困难,大部分时间需要爸妈帮助。

　　　　(4)非常困难,绝大部分时间需要爸妈帮助。

　　　　(5)自己根本不能穿衣服,都要爸妈帮忙。

11.　你自己独立洗澡感到困难吗?

　　　　(1)不困难,平时都自己洗澡。

　　　　(2)有点儿困难,有时候需要爸妈帮助。

　　　　(3)比较困难,大部分时间需要爸妈帮助。

　　　　(4)非常困难,绝大部分时间需要爸妈帮助。

　　　　(5)自己根本不能洗澡,都要爸妈帮忙。

12.　你自己独立上洗手间感到困难吗?

　　　　(1)不困难,平时都自己上洗手间。

　　　　(2)有点儿困难,有时候需要爸妈帮助。

　　　　(3)比较困难,大部分时间需要爸妈帮助。

　　　　(4)非常困难,绝大部分时间需要爸妈帮助。

　　　　(5)自己根本不能一个人上洗手间,都要爸妈帮忙。

13.　你自个儿吃饭感到困难(不需要长辈喂)吗?

　　　　(1)不困难,平时都自己吃饭,不需要喂。

　　　　(2)有点儿困难,有时候需要爸妈帮助。

　　　　(3)比较困难,大部分时间需要爸妈帮助。

　　　　(4)非常困难,绝大部分时间需要爸妈帮助。

　　　　(5)根本不能自己吃饭,都要爸妈帮忙。

14.　在学校上体育课,你和同学玩游戏或者在家和父母玩游戏感到困难吗?

　　　　(1)不困难。

　　　　(2)有点儿困难。

　　　　(3)比较困难。

　　　　(4)非常困难。

　　　　(5)根本不能和同学或父母玩游戏。

15.　你喜欢参加班级活动或同学自己组织的活动吗?

　　　　(1)非常喜欢,每次有活动都参加。

　　　　(2)喜欢,基本上都参加。

　　　　(3)看活动喜欢或不喜欢。

　　　　(4)很多不喜欢,参加的很少。

　　　　(5)都不喜欢,不参加。

16.　你和同学相处和睦吗?

　　　　(1)能。

　　　　(2)基本上能。

　　　　(3)一般都可以。

　　　　(4)很少能。

　　　　(5)不能。

17. 学校老师或父母给你任务时,有没有信心很好地完成它?

　　(1)非常有信心。

　　(2)基本上有信心。

　　(3)由任务难易决定。

　　(4)基本上没有信心。

　　(5)没有信心,很害怕老师或父母给我任务,而且通常都完成不了。

18. 平常感到开心吗?

　　(1)通常很开心。

　　(2)大部分时间很开心。

　　(3)开心和不开心时间差不多。

　　(4)大部分时间不开心。

　　(5)很少开心。

19. 你觉得老师喜欢你吗?

　　(1)每个老师都非常喜欢。

　　(2)比较喜欢,大部分老师都喜欢我。

　　(3)有点儿喜欢。

　　(4)我不知道老师喜不喜欢我。

　　(5)不喜欢,他们都很讨厌我。

20. 你觉得同学们喜欢你吗,比如很喜欢跟你在一块儿玩等?

　　(1)非常喜欢。

　　(2)比较喜欢。

　　(3)有点儿喜欢。

　　(4)我不知道同学喜不喜欢我。

　　(5)不喜欢,他们都很讨厌。

(刘良平　李剑冰　译)

参考文献

1. WHO. The development of the WHO quality of life assessment instrument. Geneva: WHO; 1993.

2. Gothwal VK, Wright TA, Lamoureux EL, et al. Measuring outcomes of cataract surgery using the Visual Function Index-14. J Cataract Refract Surg. 2010;36(7):1181–8.

3. Yamada M, Mizuno Y, Miyake Y, et al. A multi-center study on the health-related quality of life of cataract patients: baseline data. Jpn J Ophthalmol. 2009;53:470–6.

4. Ishii K, Kabata T, Oshika T. The impact of cataract surgery on cognitive impairment and depressive mental status in elderly patients. Am J Ophthalmol. 2008;146:404–9.

5. Gupta SK, Viswanath K, Thulasiraj RD, et al. The development of the Indian vision function question-naire: field testing and psychometric evaluation. Br J Ophthalmol. 2005;89:621–7.

6. Qiang Y, Shaozhen L, Henian C, et al. The development of a scale of life quality for diseases with visual impairment. Chin J Ophthalmol. 1997;33:307–40.
于强,李绍珍,陈和年,等. 视功能损害眼病患者生存质量量表的研究 [J]. 中华眼科杂志,1997, 33: 307-310.

7. Yu Q, Li S, Jingjing AO, et al. Vision changes and quality of life in cataract patients. Eye Sci. 1997;13:85–9.
于强,李绍珍,敖晶晶,等. 白内障患者视力改变与生存质量的关系 [J]. 眼科学报,1997,13: 85-89.

8. Zhao J, Sui R, Jia L, et al. Visual acuity and quality of life outcomes in patients with cataract in Shunyi County, China. Am J Ophthalmol. 1998;126(4):515–23.

9. Joseph L, Michon JJ, Chan WS, et al. Visual acuity and quality of life outcomes in cataract surgery patients in Hong Kong. Br J Ophthalmol. 2002;86(1):12–7.

10. He M, Xu J, Wu K, et al. Quality of life assess-ment of cataract surgery in elderly population of

Doumen County, Guangzhou Province China. Chin J Ophthalmol. 2002;38(10):594–7.

何明光, 许京京, 吴开力, 等. 广东省斗门县白内障手术的生存质量评价 [J]. 中华眼科杂志, 2002, 38: 594-597.

11. WHO QOL Group. The World Health Organization quality of life assessment (WHO QOL): development and general psychometric properties. Soc Sci Med. 1998;46:1569–85.

12. Chak M, Rahi JS, et al. The health-related quality of life of children with congenital cataract: findings of the British Congenital Cataract Study. Br J Ophthalmol. 2007;91:922–6.

13. Birch EE, Cheng CS, Felius J. Validity and reliability of the Children's Visual Function Questionnaire (CVFQ). J AAPOS. 2007;11(5):473–9.

14. Lopes MC, Salomao SR, Berezovsky A, et al. Assessing vision-related quality of life in children with bilateral congenital cataracts. Arq Bras Oftalmol. 2009;72(4):467–80.

15. Chen W, Ye H, Deng D. Development and evaluation of the scale of quality of life for children with bilateral congenital cataract. Chin J Ophthalmol. 2007;43:239–44.

陈伟蓉, 叶荷花, 邓大明. 双眼先天性白内障儿童生活质量量表的制订及评价 [J]. 中华眼科杂志, 2007, 43: 239-244.

16. Ye H, Chen W, Deng D, et al. Quality of life assessment in children with congenital bilateral cataract. Chin J Ophthalmol. 2007;43:996–9.

叶荷花, 陈伟蓉, 邓大明, 等. 双眼先天性白内障儿童生活质量的初步评价 [J]. 中华眼科杂志, 2007, 43: 996-999.